超声诊断
临床备忘录

第 2 版

主　编　杜起军　崔立刚

主　审　王金锐

编　者　（以章节先后为序）

崔立刚　任路平　闫敏芳
赵　波　杜起军　佟乃珲
王俊彦　郭　玲　陈　炜
刘　舲　牛怡芳　牛惠萍
程　辉　谢媛媛　秦冰娜
杨国庆　王玲玲

科学出版社

北　京

内 容 简 介

作为一本深受读者喜爱的、也是超声科住培生、研究生、进修生和年轻超声医师的必备参考书——《超声诊断临床备忘录》（第1版）于多年后，终于迎来了第2版的面世。第2版沿袭初版的写作风格，对9章内容做了局部调整和增删，增加了新的分类和分型，使其更加贴近最新临床进展。希望此书一如既往地受到读者喜爱。

本书共9章。分别从腹部疾病、泌尿生殖系统疾病、妇产科疾病、心脏疾病、血管及浅表器官疾病、介入超声、相关影像学知识与诊疗技术、操作平台解读和值班备忘录9个方面，以条目形式提纲挈领地将超声和临床相关知识列举出来，其中超声部分重点包含：超声诊断要点和鉴别诊断要点；临床部分包含：疾病定义、分型分类、病因病理、临床症状、诊断要素；其他辅助检查如：影像学检查、实验室检查等，内容囊括了和超声诊断相关的所有专业知识要点。是超声医师名副其实的临床知识备忘录。

本书适合超声科医师阅读参考。

图书在版编目（CIP）数据

超声诊断临床备忘录/杜起军，崔立刚主编. —2版. —北京：科学出版社，2018.6

ISBN 978-7-03-057967-6

Ⅰ.①超… Ⅱ.①杜…②崔… Ⅲ.①超声波诊断 Ⅳ.①R445.1

中国版本图书馆CIP数据核字（2018）第131566号

责任编辑：郭 颖 郭 威 / 责任校对：王晓茜 严 娜
责任印制：霍 兵 / 封面设计：龙 岩

科 学 出 版 社 出版

北京东黄城根北街 16 号
邮政编码：100717
http://www.sciencep.com

三河市春园印刷有限公司印刷

科学出版社发行 各地新华书店经销

*

2018年6月第 二 版 开本：889×1194 1/32
2024年4月第八次印刷 印张：18 3/4
字数：673 000

定价：75.00元
（如有印装质量问题，我社负责调换）

第 2 版前言

时间过得真快，《超声诊断临床备忘录》（以下简称《临床备忘录》）出版已经 7 年了。面世之初，我们非常忐忑地关注着它的发行量，因为这标志着读者的接受和认可程度。在经过 7 年 7 次的重印发行后，稍稍舒了一口气。原本定位于基层超声医师的"口袋书"，在国家级三甲医院的研究生、住培生、进修生的口袋或案头也有了它的身影，我们感到十分欣慰。尽管如此，我们深感其中仍有许多不足，有待进一步提高。

7 年时间不算长，也不算短。这期间临床及超声医学领域有许多的变化和进展。为能更好地服务读者，对《临床备忘录》内容的增减和修订渐成必要。再有郭威编辑的热情鼓励与支持，终于使我们又一次开启了"写作模式"，组织原班人马，收集了近年来的大量资料，继续遵循求"新"、求"准"、求"简"（洁）、求"实"（用）的原则，第 2 版增加了近几年超声及临床医学和基础研究等重要的新进展和热点问题，力求跟上超声医学发展的步伐，如本次修订中增加了"介入超声"的章节，在一些内容上也重新进行了调整和更新，如"冠心病分型"采用最新本科 8 版教材的分型等。

超声医学在我国经过轰轰烈烈的发展，现已过而立之年，已发展成为一个完整的学科，其应用渗透到临床的方方面面，正散发着勃勃生机。本书如能在这百花园中成为一片小小的绿叶，那将是全体参编人员的幸事和祈盼！

2018 年春

第 1 版序

近年，由于超声理论与医学基础、临床实践的紧密结合，超声诊断技术迅速发展，超声设备普及化和超声检查常规化，使得临床对超声依赖性及要求逐渐增高。一个正确的超声诊断除了要求对图像有深刻的解读外，更深层次分析判断还需要扎实的医学基础知识及临床知识作为支撑。超声有别于其他影像诊断技术，其从操作到诊断的"一站式"工作模式要求超声医师在短时间内将图像信息、基础理论、临床经验三方面知识融为一体，综合思辨，做出诊断。对于广大超声医师来说，手边有一本浓缩三方面知识点的工具书，随时查阅，将对工作非常有益。目前，国内这类结合病因、病理生理、声像图特点和临床鉴别等内容的手册式书籍尚为空白。

有鉴于此，山西医科大学教学医院长治市人民医院杜起军教授、北京大学第三医院崔立刚博士根据多年的实际工作经验和体会精心编写了这本《超声诊断临床备忘录》。

本书具有以下特点：①手册式，工作时查阅方便，即查即得；②利于使用者开阔思路，分析鉴别，做出诊断；③作者长期在一线工作，所列知识点符合实际工作需要，具有较高的实用性和可读性。

本书的知识点基本涵盖了基层超声医师应该知道和想要知道的。具体体现在：①一些有关基础、临床知识的复习；②疾病相关知识的浓缩、梳理与提示；③相关临床诊断标准、临床特征与新进展；④超声医师应知的疾病治疗预后及复查要点。

　　本书是一本超声诊断辅助用书,在超声诊断与临床之间架起了一座便捷的桥梁。由于其要点式的编排特点,利于在紧张的工作中快速查阅、思考和下结论,对进一步提高诊断符合率大有裨益。本书也有助于年轻临床医师和在校医学生丰富知识结构、开阔视野。本书的切入点是超声诊断与临床相结合,此写作方式是一种很好的尝试,相信它的出版将得到广大基层超声工作者、在校大学生和青年临床医师的欢迎。

北京大学第三医院教授、博士生导师

中国医学影像技术研究会超声分会副主任委员

中国生物医学工程学会超声分会副主任委员

2011 年春于北京

第 1 版前言

在长期繁忙的临床超声诊断工作中，深深体会到一个合格的超声医师除超声知识外，还应有扎实的医学基础知识及临床知识作为支撑。工作中经常出现这样的场景：在检查病人时，你特别想即刻了解某病的病因、病理生理、病理解剖等基础知识和临床诊断及治疗中的相关知识，以利于分析判断并做出诊断，但因现场不便，可能就非常遗憾地放下了。几年前，读过北京协和医院著名妇产科专家郎景和教授的一篇文章，文中列举他的学生邓珊医师读研期间竟在协和这样人才济济的医院里硬是将平日里的查房日记整理成备忘录并出版发行，成为近年的畅销书之一。好奇之心驱使我认真阅读了此书，竟为其巧妙和妥帖的构思与设计所吸引。我从事超声工作近 30 年，深感基层超声医师也需要类似的书籍，内心深处萌动了写一本超声诊断方面备忘录的想法，但本人才疏学浅，几经踌躇，在同事及北京大学第三医院超声科崔立刚博士的支持和参与下，在忐忑不安中动笔了。

本书是一本超声诊断辅助用书，从基层超声诊断工作实际需要出发，试图提供超声医师在诊断过程中应该知道和想要知道的有关基础和临床方面的知识。努力求"新"，求准，求"简（洁）"，求"实（用）"，以听课笔记的形式，"散"中有序。尽量将易被忘记和忽略的基础与临床有用信息梳理、浓缩，收罗其中，满足实际工作中"快餐式"的阅读需要，便于查阅、思考、交流、确认，使超声医师在诊断中更加胸有成竹，提高诊断符合率。

本书能够顺利完成，缘于我们的团队——我科全体人员。在选题确定后，大家根据自己的专业分题写作，系统查阅国内外资料，精心选择知识点，互相支持，互相勉励，按时交稿。最后由闫敏芳、赵波两位医师完成通读任务。写作提高了自己、锻炼了队伍，我科医、教、研水平得到提高。

感谢我院领导和其他同事及我的家人的鼓励和支持，当我在写作遇到困难、困惑时，从他们那里得到了信心，使我坚持下来，历时两年，终可付梓。我国著名超声诊断专家、北京大学第三医院超声科王金锐教授为本书主审并撰写序言，是对我们的莫大鼓舞。解放军总医院超声科王月香博士、北京大学第三医院心内科李昭屏博士，以及内蒙古鄂尔多斯中心医院王淑敏主任对本书相关部分进行了审阅，提出了宝贵的修改意见和建议。我们对专家付出的劳动表示崇高的敬意，对他们严谨的学风和渊博的知识表示钦佩。本书完稿后得到出版社领导和编辑热情指导和关注，为我们开启了"绿色通道"，使本书顺利出版，我们深受感动。

两年前在忐忑不安中动笔，今天在诚惶诚恐中交稿。在写作过程中我们深感知识的欠缺，水平有待提高，望超声界同仁不吝赐教。

2011 年春

目　录

第 **1** 章 腹部疾病

常用缩略语

AFP	甲胎蛋白	IVC	下腔静脉
AIDS	获得性免疫缺陷综合	MODS	多器官功能障碍
	征（艾滋病）	MRCP	磁共振胰胆管造影
BCS	巴德-基亚里综合征	PHC	原发性肝癌
CA	腹腔动脉	PHT	门静脉高压
CBD	胆总管	PLT	血小板
CCK	胆囊收缩素	PPPD	保留幽门的胰头十二指肠切
CDFI	彩色多普勒血流成像		除术
CEA	癌胚抗原	PSV	收缩期峰值流速
CEUS	超声造影	PTCD	胆管内置引流
CP	慢性胰腺炎	PTC	经皮肝穿刺胆道造影术
EMBE	内镜胆管金属支架引流术	PV	门静脉
ERCP	内镜下逆行胰胆管造影	PW	脉冲多普勒
EUS	内镜超声	RAS	罗-阿窦
FNH	局灶性结节性增生	RFA	射频消融术
HA	肝动脉	RI	阻力指数
HCG	人绒毛膜促性腺激素	SMV	肠系膜上静脉
HV	肝静脉	SPV	脾静脉
HCC	肝细胞癌	SVC	上腔静脉
IMA	肠系膜下动脉	GPT	谷丙转氨酶
IMT	血管内中膜厚度		

第一节　肝脏疾病

一、肝　囊　肿

病因病理

● 先天性肝囊肿：由肝内胆管、淋巴管发育障碍所致。

● 后天性肝囊肿：由肝内胆管、淋巴管炎症、水肿致管腔分泌物潴留引起，以年长者多见。

超声诊断要点

● 可见肝内单个或多个、单房或多房、圆形或卵圆形无回声区。

● 壁薄、光滑、界清。

● 后方回声增强，有侧边声影。

● 多房者，囊内可见多条间隔强回声带。

● 合并感染、出血，囊内漂浮弥漫性点状低回声，壁厚，边缘不整。

鉴别诊断

● 肝内正常管道横断面。

● 低回声肝小血管瘤。

- 肝肿瘤液化、坏死或囊性变。
- 肝脓肿。
- 肝棘球蚴病。
- 肝外性腹腔囊肿。
- 肝内胆管囊状扩张。

相关链接

- 后天性肝囊肿多为退行性改变，40～50 岁出现，＞60 岁常见。
- 该病一般无须特殊处理。
- 囊肿较大，压迫周围组织，或囊内出血、感染，选择手术或腹腔镜治疗，如开窗术或去顶术。
- 超声引导下经皮穿刺抽液，注入无水乙醇硬化治疗对该病有明显效果。
- 诊断该病超声为首选，准确率达 98%。
- CT：外形光滑、界清、圆形低密度灶。平扫 CT 值：0～20HU。增强 CT 值不变。
- 囊肿侧方声影形成：入射声束经囊液、囊壁的分界面→入射角过大形成"全反射"→声束无法到达囊壁侧后方组织→探头接收不到该区域回波信号→侧方声影形成（图 1-1）。
- 静脉血管断面后方回声增强不明显的原因：断面小；血流内的细胞成分造成一定程度的声吸收。

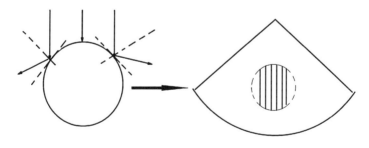

图 1-1 侧方声影形成

二、多 囊 肝

病因病理

- 胚胎期形成且未及时退化而残留的多余胆管，在肝小叶内群集、扩张所致。

超声诊断要点

- 典型多囊肝全肝增大。
- 肝包膜凹凸不平，形态失常。
- 肝内密布无数大小不等的囊泡样无回声区。
- 囊壁菲薄、光滑，后方回声增强，囊肿间呈线状分隔，互不沟通。
- 重者几乎无正常肝实质及正常管道结构。
- 轻者仅累及某一肝叶或肝段，大体形态大致正常，囊肿间肝组织回声正常，肝内管道结构易辨认。

鉴别诊断

- 多发性单纯性肝囊肿。
- 先天性胆管囊状扩张。

相关链接

- 该病为先天性肝多囊性病变，具有家族性、遗传性。
- 常伴多囊肾（约 50%）、多囊胰、多囊脾。
- 多数患者中年后出现症状，主要为消化道压迫症状，如上腹胀满、腹痛、肝区痛，伴黄疸。
- 严重多囊肝，肝组织破坏严重，肝功能受损，出现腹水、黄疸，引起门静脉高压（PHT）。合并多囊肾者，可致肾衰竭。
- CT：对该病诊断直观、准确，并能对脾、胰、肾的多囊性病变做出诊断。
- MRI：T_1WI 呈低信号，T_2WI 呈高信号。余同 CT。
- 该病一般不主张手术治疗，有明显症状的大囊肿，可行穿刺抽液，注入无水乙醇硬化，或行开窗术，目的是缓解症状。

三、肝　脓　肿

分类

- 阿米巴肝脓肿。
- 细菌性肝脓肿。

病因病理

- 阿米巴肝脓肿

①人误食入阿米巴包囊→肠道内阿米巴滋养体逸出（造成肠黏膜损伤，引起阿米巴痢疾）→侵入肠黏膜→进入肠壁小静脉→肠系膜静脉→门静脉（PV）→肝。

②阿米巴溶组织酶破坏肝细胞、原虫大量繁殖阻塞肝静脉（HV）→细胞缺血、坏死→脓肿。

③脓液为坏死肝细胞、红细胞、胆汁、脂肪滴等混合而成的"果酱"样物质。

● 细菌性肝脓肿

①全身细菌性感染，特别是腹腔内感染。

②常见致病菌为大肠埃希菌、金黄色葡萄球菌、厌氧链球菌、类杆菌属。

③细菌通过胆道、PV、肝动脉（HA）或因肝外伤感染进入肝。

④炎症反应形成多发性小脓肿。

⑤炎症逐渐扩散，肝组织受损，小脓肿融合成较大脓肿。

超声诊断要点

● 肝内病灶囊壁和内部回声呈动态演变过程：脓肿前期（炎症期）→脓肿形成期→脓肿吸收期。

● 脓肿前期（炎症期）

①可见肝内单个或多个圆形或不规则形低回声区，内有点、片状强回声，边界欠清。

②彩色多普勒血流成像（CDFI）：散在点、条状血流信号。

● 脓肿形成期

①病灶呈圆形、椭圆形无回声，内有稀疏细点状回声，随体位改变浮动。

②脓腔液化不全时，无回声区内见蜂窝状或不均质强回声。

③囊壁厚，内壁不光整，边界欠清。

④CDFI：脓肿壁、脓腔分隔上可见血流信号。

● 脓肿吸收期：脓肿内无回声区明显缩小或消失，代之以斑片状或条索状高回声。

● 慢性肝脓肿：久治不愈肝脓肿，内为实性杂乱高回声团（坏死及肉芽组织）。

鉴别诊断

● 早期与原发性小肝癌、转移癌鉴别。

● 成熟液化时与肝囊肿、肝包虫囊肿、膈下脓肿鉴别。

相关链接

● 溶组织阿米巴原虫属肉足鞭毛门的叶足纲，食品或饮水被其污染并摄入体内可致阿米巴痢疾。

● 肝脓肿典型临床表现

①寒战、高热。

②肝区疼痛、肝大。

- 肝膈顶部脓肿可致右胸腔反应性少量积液。

- 实验室检查：白细胞↑，中性粒细胞百分比↑。血液细菌培养（＋）。血清阿米巴抗体（＋）。

- CT 平扫：边界清的低密度区，CT 值 2～29HU；增强：脓肿壁有不同程度强化改变，内部不增强，较大者可检出气体。

- MRI：脓肿内脓液弛豫时间较长，脓肿周围有明显水肿。

- 一次超声检查只反映脓肿形成、吸收和瘢痕化中的某一阶段，应行连续超声随访观察。

- 阿米巴脓肿常为单发大脓腔，多位于右肝包膜下，囊壁较光滑，内为典型巧克力样脓液。

- 阿米巴肝脓肿、细菌性肝脓肿治疗原则不同。

前者应用抗阿米巴药物，穿刺抽脓。

后者应用抗感染药物，手术治疗。

四、肝棘球蚴病

定义

- 肝棘球蚴病又称肝包虫病，系棘球绦虫的蚴虫病，因人食入虫卵在肝脏形成包囊所致。

感染方式

- 直接感染：主要是与狗密切接触。

- 间接感染：人畜共饮同一水源。

- 呼吸道感染：干旱多风地区虫卵随风飘扬，被误吸入。

病因病理

- 误吞食虫卵→蚴虫脱壳而出→穿过肠系膜进入门静脉系统→约75%的蚴虫被阻滞肝内，约15%通过肝随血流到肺，甚至播散到脑、眼眶、脾、肾、肌肉等部位→蚴虫在体内发育成棘球蚴（包虫蚴）。

- 肝内棘球蚴形成内囊、外囊。

- 内囊：分内、外两层。

①内层：生发层→长出头节、生发囊→生发囊破裂释放头节入囊液→囊液中营养成分被子囊和头节消耗→虫体死亡，囊壁钙化。

②外层：为多层的角质层，有弹性，白色半透明。

- 外囊：由宿主组织形成的一层纤维性包膜，厚且可钙化（钙化不一定都意味着包虫囊死亡）。

超声诊断要点

● 肝形态失常，左右叶比例失常，包膜局部隆起，形成"驼峰"征，压迫邻近器官（右肾、胆囊等）。

● 病变处肝内胆管走行显示不清，胆管可显示受压梗阻。

● 肝棘球蚴囊肿声像图

①单纯囊肿型

a. 肝内孤立囊肿，单发或多发，囊壁有或无钙化，壁厚 3～5mm，可呈双层。

b. 囊底可见细小的点状回声堆集（棘球蚴），随体位改变漂浮，形成"落雪"征。

c. 囊肿逐渐增大，成年人增长约每年 3.0cm，儿童约每年 5.0cm。

②多囊型

a. 大囊腔内可见许多小囊状环（子囊），紧密连接，甚至挤压变形，其间无肝实质回声。

b. 子囊中可见孙囊回声，大小、数目不等，形成肝囊型棘球蚴病特征性征象→囊中囊。

③蜂窝状型：大囊内有许多较厚间隔，其内分布多个小无回声区，病变区呈蜂窝状结构。

④内囊分离型：多种原因致囊肿壁破裂感染。

a. 囊肿内外两层间隙增宽且宽窄不一，内囊壁塌陷于囊液中。

b. 囊壁增厚、毛糙或囊液内见卷曲、不规则强回声带漂动。

⑤囊壁钙化型

a. 囊壁增厚粗糙，呈"蛋壳"状或"瓦缸边"状。

b. 囊内呈不均质中低回声及无回声，亦可为点状、斑片状、点片状交错的不规则强回声，提示内容物钙化，虫体多已死亡。

⑥实质型：虫体死亡，组织坏死机化。囊壁增厚，边界粗糙，厚薄不均，囊内呈杂乱不均密集强回声斑、团（由子囊壁碎片充满囊腔所致）。

鉴别诊断

● 肝囊肿。

● 多囊肝。

● 肝脓肿。

● 假性胰腺囊肿。

● 先天性胆管囊性扩张症或胆总管囊肿。

相关链接

- 该病主要流行于牧区，终宿主→犬，中间宿主→人，人与人之间不传染。
- 目前公认的绦虫有 4 种
①细粒棘球绦虫（最多见）。
②多房棘球绦虫（也称泡状棘球绦虫）。
③伏氏棘球绦虫。
④少节棘球绦虫。
- 临床症状：早期无症状，随着囊肿长大，可出现压迫症状，如肝区胀痛、上腹不适、食欲缺乏等。发病于儿童者，可影响发育，出现贫血等。
- 超声：是肝棘球蚴病检查的首选方法，能对肝棘球蚴病不同表现进行临床进展、转归和疗效的判断。
- CT：可充分显示单发或多发囊肿及多子囊型棘球蚴囊肿。囊内见圆形水样密度影。部分可见蛋壳样钙化。合并感染者，棘球蚴及子囊坏死塌陷，与脓腔混杂，CT 值增大。
- MRI：肝内见圆形囊性病变，可单发或多发，单囊或多囊。T_1WI 呈低信号，T_2WI 呈高信号。增强后，囊壁轻度强化，MRI 显示的囊壁为外囊。
- 核素检查：单囊型一般为边界清楚的类圆形放射缺损区。
- 包虫皮内试验：又称卡索尼皮内试验（Casoni intradermal test）：用囊液做皮内注射，阳性率达 90%～95%。
- 血清学诊断
①补体结合试验：特异性高，但在蠕虫类疾病及肿瘤中有交叉反应。
②间接凝血试验：假阳性少，常与皮内试验结合应用，使诊断符合率更高。
- 治疗
①手术治疗。
②药物治疗：常用阿苯达唑。
③超声引导下对囊肿进行穿刺、抽吸、引流，并注入无水乙醇、甲醛等进行硬化治疗。

五、肝 血 管 瘤

病因病理

- 先天性血管发育异常，肝内局限性小血管扩张、充血，血液淤滞。
- 由扁平内皮细胞围成的大小不一的血管腔组成。

病理分型

- 海绵状血管瘤（常见）。
- 毛细血管瘤（少见，并可转化为海绵状血管瘤）。
- 混合性血管瘤（两种类型并存）。

声像图回声分型

- 高回声型。
- 低回声型。
- 无回声型。
- 等回声型。
- 混合回声型。

根据形态大小分型

- 小血管瘤（直径≤5cm）。
- 中等大血管瘤（直径 6～9cm）。
- 巨大血管瘤（直径 10～14cm）。
- 特大血管瘤（直径≥15cm）。

超声诊断要点

- 肝内单发或多发结节，边界清，对周围血管无挤压征象。
- 小血管瘤常见高回声，放大观察，内见细小筛孔状弱回声。
- 中等血管瘤常见稍强回声，少数为等回声、低回声或无回声。
- 巨大血管瘤常见混合回声，边界欠清，后壁回声增强，加压可变形。
- 低回声血管瘤外周可见相对较厚线状或血管壁样高回声。
- 彩色多普勒血流成像（CDFI）显示血流信号不明显。
- 超声造影（CEUS）："向心性填充""慢进慢出"。
  ①动脉期：无强化或周边环状增强，中央无增强。
  ②门静脉期和实质期：向心性填充。
  ③延迟期：完全填充。较大血管瘤，病灶中央不出现强化改变。

鉴别诊断

- 肝细胞癌。
- 转移性肝癌。
- 肝囊肿。
- 肝错构瘤。

相关链接

- 肝血管瘤为最常见肝良性肿瘤，女性多于男性。发病率 0.4%～20%，可为多发。

- 一般无症状，多在体检中发现。少数患者肝区不适，隐痛（因瘤体较大或位于肝包膜下）。

- 超声随访，一些小血管瘤内部回声有动态变化：高回声→低回声。与血管瘤血窦内血液充盈程度动态变化有关。恶性肿瘤无此现象。

- 血管瘤本质：极其缓慢流动的血湖（故血流信号不明显）。

- 强回声多见，因瘤内血管壁及血管间隙之间纤维膈较多。

- 二维超声＋彩色多普勒血流成像（2D＋CDFI）首次诊断该病，仅可提示"血管瘤可能性大"，并不能确诊。超声造影与增强CT可确诊。

- 肝脏超声造影血流时相见表1-1。

表1-1　肝脏超声造影血流时相

时相	静脉注射后时间（s）	
	开始时间	结束时间
动脉期	10～20	25～35
门静脉期	30～45	120
实质期（延迟期）	＞120	微泡消失（240～360）

注：动脉期：肝内出现纤细的动脉造影剂信号至门静脉内开始出现造影剂信号；门静脉期：门静脉内出现造影剂信号至肝实质开始强烈增强；实质期：肝实质强烈增强后

- CT平扫：CT值0～20HU，为边界清楚的圆形或类圆形低密度影。增强扫描：动脉期无强化改变；门静脉期和实质期呈向心性填充（CT增强扫描特点和超声造影表现性质相似）。

- MRI：T_1WI呈低信号；T_2WI呈强度均匀的特高信号；"灯泡"征。

- "灯泡"征：T_2时间明显延长，无包膜和血管侵犯，边缘锐利。

- 血管瘤小且无症状者无须治疗，超声随访；直径＞5cm，位于肝边缘，有外伤破裂危险者可手术或介入治疗。

- 介入栓塞治疗

①栓塞剂：碘化油＋平阳霉素乳剂。

②机制：栓塞主要供血动脉→血栓形成→血栓机化、纤维化→肿瘤变为纤维瘤样结构→体积↓→无破裂出血危险。

③超声所见：治疗后血管瘤体积↓，但不会消失。

六、肝局灶性结节性增生

病因病理

- 是正常肝细胞以不正常结构排列的肝内良性实性肿块，非真性肿瘤。

- 由正常肝细胞、胆管、库普弗细胞（枯否细胞）及纤维结缔组织组成。
- 中心为星状或长条状纤维瘢痕组织，周围为放射状分布的纤维膈膜，膈膜内有动、静脉通道和增生的胆管。

超声诊断要点

- 肝内孤立的圆形或椭圆形结节。
- 内部多呈高回声，偶见低回声区，分布均匀。无包膜但边界清晰、规整。
- 大小不一，小者<1cm，大者>20cm，平均5cm。
- 典型病灶，中心可见细条索状强回声，向周围呈放射状分布。
- CDFI：病灶内可见星状或轮辐状动脉血流信号，RI为0.50～0.60。
- CEUS

①动脉相：可见扭曲的中央滋养动脉。早期见中央动脉呈离心性辐射状分支增强。继之，快速出现均匀明显增强。

②门静脉-实质肝窦相：肝实质回声增强，不同程度快速廓清，开始为多血管表现，继而为等血管表现。如肿瘤内部结构较均匀，中央可呈现星状低增强区。

鉴别诊断

- 肝细胞癌。
- 肝血管瘤。
- 肝腺瘤。

相关链接

- 肝局灶性结节性增生（FNH）发病机制不清。有学者认为系肝窦血供动脉化或血流量增加，肝细胞结节性增生所致。
- 非肝硬化基础上发生（肝硬化结节为再生结节）。
- 30～50岁女性多见，多无症状，无出血倾向。
- 库普弗细胞：散在分布于肝血窦内皮上的吞噬细胞，占肝细胞总数15%，形态不规则，具有变形运动和强吞噬能力。
- CT平扫：低密度或等密度灶。CT增强：早期病灶不均，明显强化；后期呈等密度。
- MRI：T_1WI呈高信号；T_2WI呈低信号。
- 核素扫描：>3cm病灶，肝内库普弗细胞可浓聚放射性核素，可见特征性浓聚区。
- 为良性实质性肿块，不需要手术。

七、肝细胞腺瘤

病因病理

- 镜下瘤细胞与正常肝细胞相似或轻度间变。
- 瘤细胞形成小梁，呈条索状或团块状排列，不形成真性小叶。
- 瘤内无胆管或汇管结构，偶见脂肪组织。
- 肝包膜下动脉分支供血。较大腺瘤内，可见坏死和出血。

超声诊断要点

- 肿瘤小时有回声较高的包膜，边界清；增大后包膜消失，边界欠清。
- 肿瘤内回声欠均匀，略高于肝回声，随肿瘤增大回声增强，呈融合性结节。
- 肿瘤内常伴出血、坏死，故出现不规则高回声斑或无回声区。
- 瘤体周边或瘤内少量动静脉血流信号，RI<0.6。
- CEUS

①动脉相：快速明显造影增强。可见病灶周围不连续的滋养动脉（包膜增强，可与肝细胞癌鉴别）。

②门静脉-实质肝窦相：不同程度地呈同快速廓清。开始是多血管表现，继而是中等数量血管表现（不出现少血管表现）。大的腺瘤内部回声不均匀，为低回声区。

鉴别诊断

- 肝血管瘤。
- 肝局灶性结节性增生。
- 肝癌。

相关链接

- 本病又称肝腺瘤，成年女性多见。
- 女性发病与血中雌激素水平升高及口服避孕药有关；男性与服用合成类固醇药物有关。
- ＞50%肝细胞腺瘤内部有出血、坏死。后期常有急性发作性疼痛，此可与肝部其他肿瘤相鉴别。
- 超声对本病敏感性较高，特异性较差。
- 门静脉期和实质期病灶仍保持强化状态，即"快进慢出"。
- 核素扫描：肝腺瘤内部无正常胆道排泄系统，延迟扫描可见明显浓聚。
- 发生于正常肝，无肝硬化背景，良性经过，有恶变可能，主张手术。

八、原发性肝癌

定义

- 肝细胞或肝内胆管上皮细胞发生的恶性肿瘤。

病因

未明，可能与下列因素有关。

- 病毒性肝炎。
- 肝硬化。
- 黄曲霉毒素。
- 饮用水污染。
- 遗传因素。
- 其他，如亚硝胺类、偶氮芥类、有机氯农药及乙醇等。

分型

- 病理解剖分型

①巨块型：直径＞5cm，直径＞10cm 为巨块型。

②结节型：直径≤5cm，常发生于硬化较重肝内。

③弥漫型：无数小结节遍布全肝，常于肝硬化基础上出现，少见。

④小肝癌型：直径≤2cm。

- 组织细胞学分型

①肝细胞癌（HCC）。

②胆管细胞癌（CC）。

③混合型肝癌（HCC＋CC）。

超声诊断要点

- 巨块型

①肝大，肝异常团块。

②以内部非均匀性增强为特征。典型者呈"镶嵌"状、"块中块"。

③边界不清，形态不规则，常伴有无回声晕。

④肿块周围可有"卫星结节"，体积小，呈弱回声。

- 结节型

①肝内单发或多发结节，直径≤5cm。

②呈强、等、弱回声，且不均匀。

③单发结节边界较清，声晕显著；多发者边界不清，大小不一。

- 弥漫型

①肝形态失常，进行性增大，表面凹凸不平。

②肝实质回声弥漫性紊乱，似虫蚀样，有小结节感。

③HV 和 PV 分支扭曲、变形，回声减弱。

- 小肝癌型

①直径≤2cm，单发为主。

②多低回声，随瘤体增大渐变为等回声及强回声。

③边界清，声晕完整。

④多与肝硬化并存。

⑤CDFI：瘤周血管绕行，瘤内血流信号杂乱、丰富，高速高阻（PSV ≥ 1.5m/s，RI＞0.60）。

- 肝癌间接征象

①边缘血管受压移位、变细、中断。

②受压处以上肝内胆管扩张。

③肝外周邻近脏器受压、膈抬高、胆囊移位、右肾变形。

- 肝癌转移征象

①肝内转移形成"卫星结节"，直径约 2cm，数目不等。

②PV 癌栓。

③HV、IVC 癌栓。

④胆道癌栓。

⑤胸腔积液、腹水。

⑥肝门、腹膜后、胰腺周围淋巴结增大。

- CEUS：呈"快进快出"。

①动脉相：肿瘤滋养动脉快速显著增强，较短暂。

a. 一支或多支肿瘤滋养动脉位于病灶一侧，并向肿瘤内发出分支。

b. 肿瘤内部出现点状、树枝状或无序血管（螺旋形成"S"形分布）。无周围增强（而腺瘤有周围增强）。先波及肿瘤微循环滋养动脉，然后扩展至整个肿瘤。病灶回声强，超过周围正常肝组织。较大肝癌可见中央无增强区（坏死）。造影剂充盈的血管湖显示强回声。

②门静脉-实质肝窦相：造影剂快速廓清（较 FNH 和肝腺瘤快）。中等量血管，最终为偏低回声。

鉴别诊断

- 肝血管瘤。
- 转移性肝癌。
- 肝硬化。
- 肝脓肿。

- 肝手术后残腔。
- 肝外肿瘤。
- 局灶性结节性增生（FNH）。

相关链接

- 肥胖是肝癌的危险因素之一。
- 为多血管性病灶，以动脉供血为主，很少或无门静脉血流。
- 团状增强的血管瘤与 HCC 鉴别：血管瘤不消退或消退晚，高分化 HCC 消退较晚，两者不易鉴别。需要重视 HCC 增强更快速这一特点。
- 肝脏超声造影时，恶性肿瘤"快进快出"，良性肿瘤"慢进慢出"的原因如下。

①肝脏接受肝动脉（25%～30%）、门静脉（70%～75%）双重供血，恶性肿瘤多由肝动脉供血，而正常肝实质主要为门静脉供血。

a．快进快出：恶性肿瘤血流丰富且流速快，能迅速出入瘤体微血管。

b．慢进慢出：多数良性肿物流速较慢，造影剂不易出入。

②造影剂可较长时间停留于肝血窦中，或被肝库普弗细胞吞噬。

a．快出：恶性肿瘤内含肝血窦、库普弗细胞少，造影剂在肝实质内不能长时间停留。

b．慢出：良性肿瘤及正常肝实质内含有肝血窦、库普弗细胞多，故在门静脉期和实质期可显示增强。

- 肝癌大小与回声强度的关系：肿瘤越大，回声越强。

低回声型（<2cm）→等回声型（约 2.5cm）→高回声型（约 3cm）→混合回声型（>3.5cm）。

- 回声强度变化原因：早期肝癌分化程度好，病灶内部结构均匀，随体积增大，中央部发生脂肪变性、坏死、出血等，致部分肝组织成分紊乱，回声增强。
- 原发性肝癌（PHC）细胞分化程度 Edmondson 分级

Ⅰ级：高分化，癌细胞排列成细梁状。

Ⅱ级：中度分化，癌细胞似正常肝细胞，但核较大、浓染，胞质丰富且呈嗜酸性。常排列为腺泡状或腺状。

Ⅲ级：核浓染较Ⅱ级显著，瘤巨细胞多。

Ⅳ级：分化最低，核大，强浓染，胞质少，呈髓样生长。

- PHC 临床病程

①亚临床型：亚临床期确诊至临床症状出现，有 8～9 个月。术后 5 年生存率较高。

②中期：临床症状出现至出现黄疸、腹水或转移，约 4 个月。手术切除困难，5 年生存率仅 15%。

③晚期：有黄疸、腹水、转移或恶病质之一者，至死亡约 2 个月。

● HCC 早期常侵犯血窦形成血管内瘤栓，可血行播散、淋巴转移或直接浸润周围器官。

● HCC 转移途径

①肝内转移：癌栓侵犯 PV 分支，脱落后在肝内引起多发转移灶，并可致门静脉高压，形成顽固性腹水。

②肝外血行转移：多见于肺，其次为骨、脑等。

③淋巴转移：肝门最多见，余为胰周、腹膜后、主动脉旁、锁骨上淋巴结。

④种植转移：少见。脱落癌细胞种植在腹膜、膈、盆腔等处。

● 伴癌综合征：PHC 患者因癌肿本身代谢异常或癌组织对机体影响，出现的内分泌或代谢异常症候群。表现为自发性低血糖症、红细胞增多症，罕见高钙血症、高脂血症、类癌综合征等。

● 类癌：是起源于胚胎原始肠道部分的肿瘤，细胞内含有亲银性的分泌颗粒，故又称亲银细胞癌或嗜银细胞癌。主要发生于胃肠道，涉及全身多个器官，生长缓慢，恶性程度低。

● 类癌综合征：由于恶性类癌细胞分泌、释放一些生物活性物质所引起的一组具有多种复杂症状、体征的症候群。

● 癌前病变：由良性向恶性病变过渡的一个阶段，即癌肿发生前阶段。此时有细胞退化和增生，或 DNA 损伤、修复甚至缺陷，其与癌有质的不同，可逆。

● 化生：一种分化成熟的细胞类型被另一种分化成熟的细胞类型所取代的过程。通常只出现在分裂增殖能力较活跃的细胞类型中。

● 化生的生物学意义：是组织细胞成分成熟和生长调节紊乱的形态学表现，其利弊兼有，某些化生是与多步骤肿瘤细胞演进相关的癌前病变。

● 占位效应：某部位发生肿瘤，将周围组织器官压迫、推移使其变形。可由被压迫、移位、变形来间接推断有肿瘤存在。

● 关于甲胎蛋白（AFP）

①甲胎蛋白是胎儿血浆中的主要蛋白质。出生 1 年后，AFP 降至正常，约 5.8μg/L。肝细胞病变时，AFP 基因表达开放，血清中 AFP 显著升高，成为肝癌生物标记物。

②AFP 对 HCC 的敏感度为 60%～90%，特异度近 100%。

③血清放射免疫法测定 AFP 持续达到或超过≥400μg/L，并排除妊娠、

活动性肝病、生殖腺胚胎源性肿瘤等，即考虑 HCC。

④AFP 在胆管细胞癌、肝转移癌、肝良性肿瘤中不出现。

⑤AFP＋超声筛查 HCC 的敏感度几乎达 100%。肝癌经有效治疗后，AFP 迅速下降，直至消失。

⑥AFP 随访中持续或再次升高可能是肝癌进展或复发。

● CT 平扫：多为低密度影，部分为等密度、高密度；增强扫描，"快进快出"。

● MRI：T_1WI 多呈低或等信号和稍高信号的混合区；T_2WI 病灶信号明显增强，呈"斑纹状"，该信号是 HCC 特有表现。

● 核素扫描：以放射性浓聚区显示肝癌病灶，有助于肝癌与血管瘤鉴别。

● 该病首选和最有效的治疗方法：手术。

● 超声引导下经皮穿刺肿瘤行射频、微波或注射无水乙醇治疗适用于瘤体小、不能或不宜手术者。优点：安全、简便、创伤小。

● 射频消融术（RFA）原理：利用高频电流（＞10kHz）产生热量，使局部组织凝固性坏死致炭化，达到治疗肿瘤的目的。

● 分子靶向治疗：以肿瘤细胞过度表达的某些标志性分子为靶点，选择针对性阻断药，干扰受该标志性分子调控和密切相关的信号传导通路，达到抑制肿瘤生长、进展及转移的效果。

● 肝癌根治术后 5 年仍有 60%～70%出现转移复发，故应坚持随诊：AFP＋超声。

● 肝癌肝移植适应证

①米兰标准（1996 年，Mazzaferro 推荐）

a. 单个肿瘤直径≤5cm；或多发肿瘤＜3 个，且最大直径≤3cm。

b. 如大血管浸润，无淋巴结或肝外转移。

c. 优点：便于临床操作，疗效肯定，5 年生存率＞75%，复发率＜10%。

d. 缺点：过于严格，一部分可能治愈的患者被排除在外；对肿瘤生物学特征考虑不足。

②匹兹堡改良 TNM 标准

a. 仅大血管侵犯、淋巴结受累或远处转移为禁忌证，而不考虑其他因素。

b. 优点：显著扩大了肝移植适用范围。

c. 缺点：术前很难评估微血管或肝段分支血管侵犯情况，总体生存率下降，缩小了良性肝病患者获得供肝的机会。

③旧金山大学 UCSF 标准（Francis 以影像学分期为依据制订）

a. 考虑肝癌的进展情况，并结合患者肝功能和全身状况进行综合评估。

b. 优点：基本保证了符合米兰标准的肝癌与良性肝病合理获得供肝。

● 关于小肝癌

①小肝癌具有极好的治疗机会和预后，扫查时应注意膈顶及肝右后叶，避免遗漏。

②为提高诊断准确性，除与 CT、MRI 结合外还必须结合 AFP、谷丙转氨酶（GPT）检测。

③肝癌 AFP、GPT 测值曲线最终分离，即 AFP↑，GPT↓。而肝病终期两者同步下降。

④小肝癌包膜：是环绕肿瘤增厚的纤维组织形成的假包膜，是肿瘤生长压迫正常肝实质所致。

⑤小肝癌由于有声晕环绕，故有"中心高、周围低"的回声特点，声晕宽度 2～4mm。

⑥小肝癌超声检测率 80%～90%（表 1-2）。

表 1-2　100 例小肝癌影像学诊断技术准确率比较

诊断技术	诊断准确率（%）
超声	84
CT	84
血管造影	81
动脉血管造影 CT	82
门静脉血管造影 CT	91
碘油栓塞+CT	93
术中超声	96

引自：曹海根，王金锐.实用腹部诊断学

● 根据《国际抗癌联盟（UICC）恶性肿瘤 TNM 分期》，原发性肝癌 TN 分期如下。

T——原发性肿瘤。

T_X：原发性肿瘤不能评估。

T_0：无原发性肿瘤的证据。

T_1：孤立肿瘤最大径线≤2cm，而没有侵犯血管。

T_2：孤立肿瘤最大径线≤2cm 且侵犯血管；或多发肿瘤限于一叶，没有一个肿瘤最大径线>2cm，没有侵犯血管；或孤立肿瘤最大径线>2cm，没有侵犯血管。

T_3：孤立肿瘤最大径线＞2cm，且侵犯血管；或多发肿瘤限于一叶，没有一个肿瘤最大径线＞2cm，且侵犯血管；或多发肿瘤限于一叶，有任一肿瘤最大径线＞2cm，有或没有侵犯血管。

T_4：多发肿瘤不限于一叶；或单个或多个肿瘤累及 PV 或 HV 主支；或单个或多个肿瘤直接侵及除胆囊外的邻近器官；或肿瘤穿透脏腹膜。

N——区域（肝十二指肠韧带）淋巴结

N_X：区域淋巴结不能评估。

N_0：区域淋巴结无转移。

N_1：区域淋巴结有转移。

pT_N 病理分期：

pT 和 pN 分期与 T 和 N 分期一致。

pN_0 区域淋巴结清扫标本检查通常包括 3 个或以上淋巴结，经组织病理学检查均无淋巴结转移。

● PHC 大体生长类型见表 1-3。

表 1-3　PHC 大体生长类型

生长类型	肝病背景	病例百分数（%）
膨胀型		31.00
类硬化型		13.70
有包膜	肝硬化	
无包膜	肝硬化	
假腺瘤型	正常肝	16.00
纤维硬化型		1.30
弥漫	正常肝	
分隔	正常肝	
播散型		34.00
类硬化型	肝硬化	30.00
侵袭纤维化型	肝硬化或正常肝	4.00
多灶和弥散型	肝硬化	12.00
未确定型	未确定	23.00

引自：1993 年 WHO 根据美国、日本和南非肝细胞癌研究资料改编

九、转移性肝癌

转移途径

- 经PV：常见胃、肠、胰、胆囊肿瘤。
- 经HA：常见乳腺、甲状腺、肺、肾、淋巴肿瘤。
- 经淋巴管：常见胆囊、子宫、卵巢、腹膜后肿瘤。
- 直接侵犯肝：常见食管、胃、结肠、胆囊、胰肿瘤。

超声诊断要点

- 多发，亦可单发。
- 在肿瘤周边有较宽低回声晕环绕，中心呈圆形高回声，即"牛眼"征。
- 中心坏死液化，呈不规则无回声或混合性回声。
- 淋巴瘤肝转移多为低回声，胃肠等消化道肿瘤所致者多呈强回声。
- CDFI：其内血流信号不明显或偶见。
- CEUS

①动脉相

a. 肿瘤周围不同厚度花边状增强，呈现靶状。

b. 病灶回声明显低于正常肝组织。

c. 肿瘤明显而弥漫增强者少见。随着正常组织的动脉增强，可见病灶周围多血管性增强表现。

②门静脉-实质肝窦相：无向心性充盈表现。可有持续性花边状增强。造影剂快速廓清，内部呈不均匀性低增强表现。

鉴别诊断

- 肝细胞癌。
- 肝血管瘤。
- 肝囊肿。

相关链接

- 早期无明显症状和体征，多数首发症状为不明原因低热。
- 多为少血管低回声或偶尔呈多血管表现。有不同程度的肿瘤新生血管（周边大血管，中央小血管）；部分或全部缺乏门静脉供应。
- 肝占位性病变超声造影强化形式

①无强化：坏死灶、囊肿。

②点状强化：血管瘤。

③环状强化：转移癌、胆管细胞癌、炎性病灶。

④周边结节状增强：血管瘤、HCC。

⑤轮辐状增强：FNH。

⑥弥漫均匀性增强：HCC、转移癌、血管瘤、FNH、腺瘤、炎性病灶。

⑦弥漫不均匀：HCC、胆管细胞癌。

● 癌胚抗原（CEA）检测：CEA↑（正常＜2.5ng/ml）。

● CEA 是一种复杂糖蛋白，存在于消化系统肿瘤和胚胎的肝、肠、胰组织中。

● 重度吸烟者和某些良性病变，如胃肠道息肉、胃溃疡、肺炎、胰腺炎、肝炎患者中，CEA 阳性率11%，但多＜5ng/ml，病情好转后正常。

● 肝硬化患者很少出现转移性肝癌，与肝硬化肝血液循环障碍、结缔组织增生、转移肿瘤生长条件受限有关。

● CT：平扫可见圆形、类圆形低密度灶，常多发。增强扫描动脉相病灶周边见环形强化，病灶中心密度低于周边；门静脉相和实质相病灶密度更明显低于正常肝密度。

● MRI：T_1WI 呈边界清楚低信号区。T_2WI 信号强度升高，25%病灶中央出现"靶"征，20%病灶周边出现"月晕"状高信号环。

● 该病治疗原则同 PHC。

● 重复癌：机体同时或相继发生两个或两个以上彼此无关的原发恶性肿瘤。也称多重癌、多原发癌。

● 重复癌诊断要点

①每个肿瘤组织学上均为恶性。

②每个肿瘤均有独特的病理形态与病理特点。

③肿瘤发生在不同部位或器官，两者互不延续。

④各个肿瘤均有特有转移途径。

● 重复癌患病因素

①遗传因素。

②内分泌因素。

③基因突变。

④放、化疗诱发第二癌症。

⑤长期使用免疫抑制药。

⑥不良生活方式。

● 肿瘤患者患第二原发癌的概率比正常人患第一原发癌的概率高11倍。

● 转移癌提示原发癌进展到中晚期，疗效差；重复癌生命质量和生存时间较乐观。

● 重复癌好发部位以同一器官最多，其次为成对器官，再次为同一系统器官。

十、脂　肪　肝

定义

- 脂肪（主要是三酰甘油）在肝过度沉积的临床病理综合征。

分类及病程发展

- 脂肪肝是脂肪性肝病的初级阶段，脂肪性肝病病程如下。

脂肪性肝病 ①非酒精性脂肪性肝病：单纯性脂肪肝 → 脂肪性肝炎 → 脂肪性肝硬化

②酒精性肝病：酒精性肝病 → 酒精性脂肪肝 → 酒精性肝炎 → 酒精肝纤维化 → 酒精性肝硬化

病理

- 脂肪肝阶段，肝小叶内＞30％肝细胞发生脂肪变，肝细胞无炎症、坏死，小叶结构完整。
- 正常肝脂肪含量占肝湿重 5％，脂肪肝时可高达 40％～50％。
- 脂肪肝时脂肪含量：轻度 5％～10％，中度 10％～25％，重度＞25％。
- 肝内脂肪以三酰甘油小滴状形式分布在肝细胞质内，可相互融合成大脂肪泡或脂肪囊肿。
- 脂肪充盈肝细胞内，肝细胞功能降低且易受肝毒物损害形成肝硬化。

超声诊断要点

根据脂肪浸润范围分两型。

- 弥漫性脂肪肝

①肝弥漫性增大，包膜光滑，边缘角圆钝。

②肝回声显著增强，呈弥漫性细点状，也称"明亮肝"。伴程度不等的声衰减。

③肝内血管壁回声减弱或不清。

④肝增强回声背景中呈现一处或多处大小不等的低回声区，"蟹足"样向周围不规则延伸，也可为圆形区，为存留的正常肝组织（肝岛）。

⑤肝肾回声反差增大。

- 局限性脂肪肝

①叶段型（肝叶、肝段、亚段）脂肪肝：常以 HV 为界，或以 PV 分支长轴为界，呈片状回声增强区，典型者似"金字塔"形，边界清，无占位效应。

②局灶型脂肪肝：呈局灶团块状强回声，数目 1 个或多个，边界清晰，

直径多<5cm，无占位效应。

③小叶间脂肪堆积：肝脏横窦周围、胆囊床、第一肝门、PV 和 HV 主支周围出现不规则片状低回声，边界清晰，无占位效应，正常肝内管道结构可穿越通过。

- 临床上脂肪肝的分度

①轻度：肝回声增强，肝内管道结构欠清晰，深方<1/3 回声衰减。

②中度：肝回声明显增强，深方 1/3～1/2 回声衰减，肝内管道显示欠清晰，肝轻度增大，边缘钝。

③重度：肝回声明显增强，深方 1/2～2/3 回声衰减，肝内管道结构及远场肝被膜显示不清，肝增大，边缘钝。

（注意：以上分度缺乏量化指标，受检查者主观判断和检查仪器的影响）

鉴别诊断

- 血管瘤。
- 肝癌。

相关链接

- 脂肪肝时肝细胞无炎症、坏死，小叶结构完整，可逆转。
- 非酒精性脂肪性肝病发病（包括单纯性脂肪肝、脂肪性肝炎、脂肪性肝硬化）与代谢综合征密切相关，有人认为该病是代谢综合征的一种。
- 代谢综合征：伴有胰岛素抵抗的一组疾病（肥胖、原发性高血压、高脂血症、高胰岛素血症等）的聚集。
- 胰岛素抵抗：体内胰岛素作用降低的一种病理生理改变，即正常剂量的胰岛素产生低于正常生物学效应的一种状态。
- 胰岛素抵抗综合征：一组具有胰岛素抵抗的病理、生理特点的代谢性疾病总和。
- 实验室检查

①酒精性脂肪肝血浆蛋白总量↓、A/G 倒置。

②脂肪肝三酰甘油↑，ALT 轻度↑，非酒精性脂肪肝以 ALT↑为主。

③妊娠和药物性脂肪肝，可出现急性肝衰竭表现。

- 妊娠急性脂肪肝：出现于妊娠晚期，原因未明，可能因雌激素、生长激素、肾上腺素均↑，组织中脂肪被动员入肝。大多数患者产后肝功能迅速改善。
- X 线和 CT：均显示密度降低，CT 增强扫描无变化。
- 局灶型脂肪肝：可能与该处 PV 血流量有关。肝某一叶段的 PV 血流量↓→该叶段肝组织局部缺血→肝实质内糖原↓、脂肪堆积↑。

● 肝岛：弥漫性脂肪肝患者肝内残留局灶性正常肝组织（回声减低区）。与该区域 PV、胆囊静脉、副胆囊静脉之间存在直接吻合支有关。

● 脂肪肝超声表现回声增强，是因积聚于肝细胞内脂肪微粒产生弥漫性超声散射所致。

● 单纯性脂肪肝的治疗

①肥胖：降低体重、运动可改善胰岛素抵抗。

②高血脂：限制饮食，调整饮食结构，慎用降血脂药（因降血脂药会驱使血脂更集中于肝内代谢，常导致肝细胞进一步损害）。

③药物治疗：疗效不肯定。

● 酒精性脂肪肝的治疗

①戒酒。

②营养支持（长期嗜酒者，酒精取代食物提供热量，故蛋白质和维生素摄入不足，引起营养不良）。给予高热量、高蛋白、低脂饮食，并补充多种维生素。

③药物治疗，如多烯磷脂酰胆碱、美他多辛。

十一、病毒性肝炎

病因

● 由甲、乙、丙、丁、戊型等肝炎病毒（HAV、HBV、HCV、HDV、HEV）引起。

分类

按病因分类：

● 甲型肝炎占 36%～47%。

● 乙型肝炎占 36%～41%。

● 丙型肝炎占 10%～25%。

● 戊型肝炎占 10%～20%。

按病程长短分类：

● 急性肝炎。

● 慢性肝炎。

● 亚急性肝炎。

按乙肝病毒感染数量、毒力和自身免疫反应状态等，可将乙型肝炎分为：

● 带保护性乙肝表面抗体者。

● 长期慢性无症状携带者。

急性肝炎
病因病理

- 肝大，表面光滑，镜下可见肝细胞变性和坏死，气球样变常见。
- 肝细胞坏死可见单个或小群肝细胞坏死，伴局部以淋巴细胞为主的炎性细胞浸润。
- 肝内库普弗细胞增生肥大，肝细胞排列紊乱。

超声诊断要点

- 轻度急性肝炎无明显异常。
- 中重度时，肝增大，增厚，实质回声均匀减低。
- 部分可见胆囊腔缩小，囊壁增厚，黏膜水肿，回声减低，胆囊充盈不佳或充满弱至中等的点状回声。
- 脾大小正常或轻度增大。
- 部分可见椭圆形肿大淋巴结（LN）。

相关链接

- 急性病毒性肝炎是以肝炎性损伤为主的全身感染性疾病。
- 临床表现：乏力、疲倦、低热、恶心、呕吐，偶有黄疸。重症肝炎患者可早期出现肝衰竭表现，约 50% 患者起病隐匿，常于体检中发现。
- 体征：肝大，肝功能异常。
- 急性肝炎时肝细胞损伤和炎症以小叶为中心最明显，严重病例可出现不同小叶间的桥接坏死或区带状坏死。
- 仅从组织学很难鉴别病变是由哪型肝炎病毒所致。血清学检查更为实用和可靠。

慢性肝炎
定义

- 指出现肝炎表现至少持续 6 个月以上，可无症状，也可有轻度乏力等症状，可见肝大、掌红斑体征，肝功能亦有不同程度改变。

病因

- 一般由急性乙型、丙型肝炎久治不愈，病程 >6 个月迁延而来。

病理学分类方法

$G_{1\sim4}$ 表示炎症活动度；$S_{0\sim4}$ 表示纤维化程度。

- 轻度慢性肝炎：$G_{1\sim2}$，$S_{0\sim2}$，肝细胞变性，有点状、灶状坏死或凋亡小体形成；汇管区有或无炎性细胞浸润，有或无局限性碎片状坏死；小叶结构完整。
- 中度慢性肝炎：G_3，$S_{1\sim3}$，汇管区炎症明显，伴中度碎屑坏死；小叶内炎症严重，融合坏死或伴少数桥接坏死；纤维间隔形成，小叶结构大部分保存。

● 重度慢性肝炎：G_4，$S_{2~4}$，汇管区炎症严重或伴重度碎屑坏死；桥接坏死累及多数小叶；大量纤维间隔，小叶结构紊乱，或形成早期肝硬化。

超声诊断标准

● 轻度：肝大小、轮廓、包膜正常，无明显改变。

● 中度：肝可稍大或正常，轮廓清晰，部分重度肝炎肝包膜可不光滑，实质回声增粗、增多，分布尚均匀，门、脾静脉内径正常。

● 重度：肝大小正常，轮廓清晰，部分患者包膜欠光滑，边缘变钝，门、脾静脉增宽。脾稍大，胆囊壁增厚，可见"双边"征。

● 部分患者肝门处可见肿大的淋巴结。

相关链接

● 慢性肝炎传染性较强，甲型肝炎和戊型肝炎一般不会发展为慢性肝炎。

● 慢性肝炎病变一般较轻，仅有散在的肝细胞坏死。小叶周边区常见较多嗜酸性小体，小叶内亦可见散在嗜酸性小体。

● 无症状携带者是指持续病毒血症＞6个月，临床无症状，转氨酶正常的个体。

● 毛玻璃样变是肝细胞滑面内质网明显增生的结果。

● 毛细胆管炎性病变性肝炎（即胆汁淤积型病毒性肝炎），肝内回声显著增多、增高，呈短小线状强回声，呈"满天星"样，与化脓性毛细胆管炎相似。

● 除肝炎病毒外，EB病毒、巨细胞病毒、疱疹病毒、肠病毒、流行性出血热病毒和HIV病毒均可感染肝脏。

● 重叠综合征：原发性胆汁性肝硬化和自身免疫性肝炎或原发性硬化性胆管炎同时或先后发生，称为重叠综合征。

● Reye综合征：此病主要见于儿童，是以急性肝衰竭为特征的综合征。通常以急性轻度病毒性肝炎开始，后出现呕吐、昏睡和昏迷，约1/3死亡。

● 药物引起的肝脏疾病，常难以诊断，不仅同其他原因引起的肝损伤类似，且引起的肝脏病变可非常广泛，可在停药后很长时间才出现，如数周或数个月。

十二、肝　硬　化

定义

● 正常肝细胞被结缔组织所取代而引起肝血窦阻塞，是各种慢性肝病发展的晚期阶段。

病理特征

- 肝弥漫性纤维化，再生结节，假小叶形成。

病理分型

- 小结节型：一般直径为 3～5mm，不超过 1cm。
- 大结节型：直径 1～3cm，最大可达 5cm。
- 大小结节混合型：大、小结节同时存在。

病因

- 病毒性肝炎：乙型、丙型、丁型肝炎病毒感染在我国多见。
- 慢性酒精中毒：据统计在我国约占 15%，欧美多见。
- 非酒精性脂肪性肝炎。
- 胆汁淤积。
- 血吸虫病。
- 肝静脉回流受阻：如心源性肝硬化、巴德-基亚里综合征（肝静脉血栓形成综合征，BCS）等。
- 遗传代谢性疾病：如肝豆状核变性。
- 工业毒物或药物。
- 自身免疫性肝炎。
- 隐源性肝硬化：病因不明确，占 5%～10%。

超声诊断要点

- 肝体积缩小，尾状叶代偿性增大。
- 包膜不光滑，呈细锯齿状。
- 肝内点状回声增强、粗大不均。
- HV 管腔粗细不均或显示不清，肝内回声结节感。
- PV 扩张，主干内径≥1.4cm，其内可有血栓回声。
- 胆囊壁水肿，呈"双边"征。
- 脾明显增大，SPV 纡曲扩张，内径＞1cm。
- 可伴腹水。

鉴别诊断

- 肝细胞肝癌。
- 先天性肝纤维化：有家族倾向，多见于婴幼儿和青少年。
- 肝血吸虫病。

相关链接

- 肝硬化时肝实质长期反复被破坏，引起肝功能障碍

①肝合成凝血因子及纤维蛋白原↓，使凝血酶原时间延长。

②肝细胞合成清蛋白（白蛋白）↓，导致低蛋白血症。

● 乙型、丙型、丁型病毒肝炎易发展为肝硬化，甲型、戊型病毒性肝炎不发展为肝硬化。

● 早期肝纤维化可逆，晚期假小叶形成后不可逆。

● 肝硬化诊断金标准：肝组织活检。

● 超声可提示肝硬化，但不能作为确诊依据，且在约 1/3 早期肝硬化患者超声无异常发现。

● 有专家指出，在 PV 分叉处下方横切面比较肝尾状叶、肝右叶最大横径，比值＞0.65 可诊断肝硬化及 PHT，准确率达 90%～100%，但敏感度只有43.3%。

● 肝硬化时肝尾状叶增大可能原因：肝尾状叶有静脉直接回流入下腔静脉（肝硬化时其受影响较小）→局部区域血流量相对↑→尾状叶增大。

● HA、PV 峰值流速比值（A/P）：A/P＞3 在肝硬化诊断中具有一定的预测价值。

● 有学者认为：PV 流速↓，搏动减弱或餐后肠系膜上静脉（SMV）血流无增加者，可作为门静脉高压（PHT）和肝硬化早期诊断指标。

● CT：对肝硬化的诊断价值与超声相似，合并 PHC 时价值高于超声。

● 腹水：为漏出液，清亮、淡黄、不凝固，蛋白含量低，比重常＜1.017。李凡他试验（一）。

● 漏出液：非炎性积液。原因如下：

①血浆胶体渗透压↓。

②毛细血管内流体静脉压↑。

③淋巴管阻塞。

● 渗出液：炎性积液。原因如下：

①感染性。

②非感染性：外伤、化学刺激（如血液、胰液、胆汁等）。

● 肝小叶：肝的基本结构单位，呈多角棱柱体，长 2mm，宽 1mm，成年人肝有 50 万～100 万个肝小叶。

● 肝血窦：肝细胞单层排列成凹凸不平的板状结构为肝板，在肝小叶周边的肝板，肝细胞较小，嗜酸性强，肝板间为肝血窦。

● 肝血窦与肝小叶的关系：见图 1-2。

● 门静脉高压性胃病：肝硬化时，胃黏膜因淤血而渐充血、水肿、糜烂，呈"马赛克"或"蛇皮"样改变。

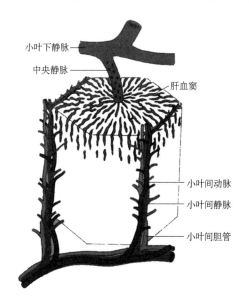

小叶下静脉

中央静脉

肝血窦

小叶间动脉

小叶间静脉

小叶间胆管

图 1-2 肝小叶

● 肝肾综合征：发生在严重肝病基础上的肾衰竭，但肾本身无器质性损害，故又称功能性肾衰竭。

● 肝肺综合征：发生在严重肝病基础上的低氧血症，与肝内血管扩张相关，而过去无心肺疾病基础。

● 肝性脑病：又称肝性昏迷，是由严重肝病引起，以代谢紊乱为基础的中枢神经系统功能失调综合征。

● 淤血肝：慢性充血性心力衰竭（尤其是右侧心力衰竭）→肝长期淤血、缺氧→肝小叶中央肝细胞萎缩坏死→小叶中央纤维化。

● 淤血肝超声特点

①肝大，回声均匀性减低或中等回声，晚期回声增强、增粗。

②脾大。

③下腔静脉及 HV 扩张，脉冲多普勒（PW）示波幅↓、流速↓。

● 下腔静脉内径正常值：2.2～2.7cm。

● HV 内径正常值：0.1～1.0cm。

● 肝硬化腹水形成的原因

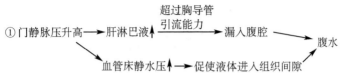

②血浆胶体渗透压↓→血管内液体进入组织间隙→腹水

③有效血容量不足→肾小球滤过率↓→水钠重吸收↑→水钠潴留

④其他因素：心房钠尿肽相对不足。

● 腹水时胆囊壁增厚的原因

①胆囊壁内静脉压↑。

②低蛋白血症，引起渗透压改变。

③炎症刺激。

● 肝硬化发展的两大后果：肝功能减退（失代偿）、PHT。

● 预后：治疗及时→疾病可相对稳定（肝具有强大代偿能力）。

病程进展→肝衰竭→肝性脑病等其他合并症→死亡。

该病无特效治疗，终末期有赖于肝移植。

● 肝硬化分级标准：见表1-4。

表1-4 肝硬化 Child-Pugh 分级标准

临床或生化指标	分数		
	1	2	3
肝性脑病（级）	无	1～2	3～4
腹水	无	轻度	中重度
总胆红素（μmol/L）	<34	34～51	>51
清蛋白	≥35	27～34	≤28
凝血酶原时间（s）	1～3	4～6	>6

Child-Pugh 分级为肝储备功能评估总分：A 级≤6 分，B 级 7～9 分，C 级≥10 分

● 肝豆状核变性：即 Wilson 病，是第 13 染色体隐性遗传性疾病。相关基因缺陷造成胆汁中铜离子排泄减少，肝先被累及，肝饱和后铜离子再沉积于中枢神经系统（如豆状核），出现神经系统症状，还可蓄积于角膜、肾、骨关节内。肝豆状核变性与肝硬化表现不易区分，婴幼儿及青少年多见。病史＋症状＋体征＋检验可做出诊断。

● 肝豆状核变性肝脏超声特点

①早期似脂肪肝回声。

②晚期肝可缩小，表面欠光滑，内为网状条索样强回声，间以大小不等、不规则低回声区，分布不均。

● 豆状核位置及功能

①位于岛叶深部，包在内囊外侧面的白质里。

②是可调节躯体、内脏活动对环境的本能性适应的高级中枢，为大脑皮质控制下的锥体外系中枢。

● K-F 环：即角膜色素环，为角膜边缘宽 0.2～0.3cm 的棕色或绿色色素环，用裂隙灯检查可见细微色素颗粒沉积，是肝豆状核变性时的眼科特征性检查。7 岁后可见。

● 肝豆状核变性辅助检查

①血铜↓。

②尿铜排出量↑。

③肝功能异常：贫血、WBC 及血小板（PLT）↓。

④头颅 CT：双侧豆状核区异常低密度影，尾状核头部、小脑齿状核部及脑干内可有密度减低区，大脑皮质和小脑可呈萎缩性改变。

⑤脑电图异常。

● 肝豆状核变性只能控制，不能根治。

治疗目标：控铜。

具体措施：

①减少铜摄入。

②促进铜排泄。

③减少铜吸收。

十三、门静脉高压

定义

● 各种原因致 PV 血流受阻、血液淤滞，PV 压力＞2.45kPa（250mmH$_2$O）时，即为门静脉高压。临床表现为脾大、脾功能亢进、食管-胃底静脉曲张、呕血、腹水等症状。

（正常 PV 压力：0.98～1.47kPa＝100～150mmH$_2$O＝7.4～11.1mmHg）

分型

（按阻力增加部位）

● 肝前型（肝外型）：PV 血栓形成、栓塞、PV 受压及动-静脉瘘等。

● 肝内型：肝硬化（肝炎坏死后、酒精性、胆汁性、血吸虫性和门脉性）。

● 肝后型（肝上型）：BCS、缩窄性心包炎等。

病因病理变化

- 肝炎后肝硬化是引起 PHT 的常见病因,肝纤维化及再生结节压迫肝窦及 HV,致 PV 阻力↑,肝窦开放,肝总血量↑,PV 血液流速↓。
- 门体侧支循环开放。
- 肝内小动脉与 PV 分支短路循环。
- 充血性脾大、脾功能亢进。
- 腹水。

超声诊断要点

- 确诊条件:具备以下中两者之一

①PV 双向或离肝血流。

②确认有门-体侧支循环。

- 提示条件:具备以下条件之一

①PV 主干血流速度<10cm/s。

②PV 狭窄、闭塞或海绵样变。

③附脐静脉再通且直径>2.5mm,并见出肝血流。

④胃左(冠状)静脉增粗、纡曲,直径>0.5cm。

⑤PV 血流频谱随呼吸的波动消失。

⑥脾大,脾区脾静脉直径>1.0cm(排除肝和 PV 系统外疾病)。

相关链接

- PV 血流阻力↑,是门静脉高压的始动因素。
- PHT 病因,肝内型占 90%以上。
- 脾功能亢进时"三低":WBC↓,RBC↓,PLT↓。
- 原因:脾大→90% PLT 滞留在脾→血细胞破坏↑→循环血细胞↓;PLT↓→贫血、感染和出血倾向。
- CT 及 MRI:均可显示 PV 扩张及其侧支循环的形态变化,MRI 优于 CT,前者血管显像不需要造影剂,可测 PV 血流变化。
- 脐静脉:出生后完全闭合,形成肝圆韧带,内有很少脐静脉、肌纤维、脂肪组织,结构紧密,限制其重新开放。
- 附脐静脉:自脐部开始,与脐周围静脉网融合,沿肝圆韧带至肝门注入肝静脉,其管腔细小,正常不易观察。其结构疏松,易扩张,故 PHT 时扩张的血管是附脐静脉。
- 附脐静脉内径>0.5cm 时,PV 主干血流速度↑,血流量↑,但肝血流量不增加。
- "海蛇头"征:PHT 时脐周静脉曲张,呈小蛇样放射状分布在脐周皮卜，其外观似希腊神话中海蛇之头。

● 虽然 HA 仅占肝供血量 1/3，但因其压力高且含氧量高，故 HA、PV 对肝供氧比例几乎相等。重度 PHT，PV 血流量↓，HA 内径代偿性增宽，血流量↑。

● PV、SPV 内径测值正常与异常之间多有重叠，故仅从其内径判定 PHT 存在局限性。PV 正常测量：测量主干内径的位置是在下腔静脉前方的门静脉，患者取平卧位，正常平静呼吸时 PV 内径＜13mm，深吸气时＜16mm，流速（15.3±4.0）cm/s。SPV：脾门部脾静脉内径，正常内径＜8mm。

● 轻、中度 PHT 时入肝血流量维持正常。原因如下：

① PV 血液流速↓，但其横截面积增宽，PV 血流量维持在正常范围。

②PV 侧支形成（如附脐静脉开放），致入肝血流量↑（但这些血流并未完全进入肝实质内代谢）。

③重度 PHT，PV 血流量↓，HA 内径↑，血流量↑。

● 正常胃冠状静脉血流向 PV，如反流则提示 PHT。

● 胆囊壁静脉曲张：由于胆囊静脉是 PV 属支之一，故 PHT 时可出现。

● 根据 PV 血流方向和肝窦间隙压力，将 PHT 分四级，Ⅰ～Ⅲ级 PV 血流正向，Ⅳ级反向（离肝）。

●PV 反流时，肝内 PV 血流源于 HA。

①HA 与 PV 间窦-窦分流。

②HA 与 PV 间交通支分流。

●PHT 时，HA 血流量↑，血流速度↑。

●PV 血液反流，特别是合并胃左静脉增粗，提示食管下端静脉曲张和易破裂出血。

● 超声无法测量门静脉压。

● 正常 PV 测量部位：下腔静脉前方，距第一肝门 1～2cm 处，测量其内径。

● PV、SPV、SMV 平静呼吸到深吸气内径增加 50%～100%，如增加＜20%，则提示 PHT。

● 正常进食后，PV 血流速度↑，肝硬化时相反。

● 肝硬化时食管静脉易曲张原因：食管静脉距 PV 主干最近，离 IVC 主干较近，压差最大，经受 PV 高压最早、最显著。

● 门静脉各分支压力增高后果

①PV 右支→附脐静脉开放。

②PV 左支→冠状静脉开放。

③SPV→脾-肾静脉开放。

●PHT 最主要并发症：食管下段-胃底静脉曲张破裂出血。预防手段：既往多为脾切除术、门-腔静脉分流术、脾-肾静脉分流术。

相关知识复习

● 相关正常值

①胃左静脉平均内径（1.6±0.5）mm。

②食管胃底静脉正常时不易显示。

③正常 PV 平静呼吸主干内径＜1.3cm，深吸气内径＜1.6cm。流速平均值（15.3±4.0）cm/s。

● PV 解剖特点

①无静脉瓣：易受压力影响致血流淤滞。

②两端均为毛细血管网：胃肠脾胰毛细血管网、肝小叶内肝窦。

● 正常人全肝血流量约为 1500ml/min，PV 占 60%～80%（1100ml/min），HA 占 20%～40%（350ml/min）。

● Retzius 静脉丛：一些器官（如十二指肠、胰、升结肠）无腹膜遮盖处，许多小静脉及 SPV 与 SMV 右腹膜后部分和许多细小分支的总称。

● 门静脉系统与腔静脉系统间交通支（图 1-3）。

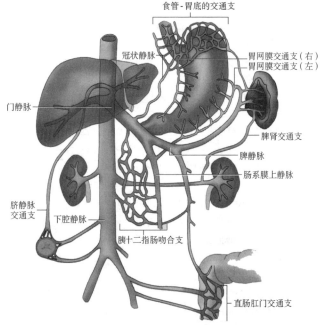

图 1-3　门静脉分流

①胃底-食管下段交通支：PV→胃冠状静脉，胃短静脉，食管-胃底静脉→奇静脉、半奇静脉分支→IVC。

②直肠下端-肛管交通支：PV→SMV→直肠上静脉→直肠下静脉→肛门静脉→IVC。

③前腹壁交通支：PV（左支）经脐旁静脉与腹壁上、下深静脉吻合，分别流入 SVC、IVC。

④腹膜后交通支：腹膜后许多肠系膜上、下静脉分支与 IVC 分支相吻合。

十四、门静脉"海绵"样变

定义

- PV 血栓、癌栓或其他原因致 PV 主干和（或）分支完全或部分闭塞，其周围形成大量侧支静脉或阻塞的 PV 再通后形成若干细小血管，跨过阻塞的 PV 引流远侧血流入肝。

病因

- 原发性：少见。
- 继发性：多由 PHT 引起。

超声诊断要点

- 肝门部不能显示正常 PV 主干或左右分支及矢状部结构，其周围或管腔显示为"网格"样无回声。
- 异常"网格"样无回声内探及 PV 样血流频谱。
- 可有脾大、SPV 增宽、胆囊壁增厚、腹水等不同程度的 PHT 表现。
- 原发性多见于婴幼儿，肝回声正常。
- 继发性多见于肝硬化、PHT 及血栓形成，也可见于瘤栓形成，阻塞 HV。

相关链接

- PV 形成阻塞后，30%～50%可并发本病。
- 日本学者将门静脉"海绵"样变分为两型（图 1-4）。

I_A 型：栓塞的门静脉管腔内见少量细小血流。

I_B 型：栓塞的门静脉管腔内见大量细小血流。

II 型：门静脉周围有侧支静脉形成。

- 门静脉"海绵"样变侧支血管源于淋巴管、胆管伴行的小静脉、新生静脉管道。
- 有报道，该病 54%由门静脉栓塞所致，其中 57%是癌栓。
- 该病侧支血管与 PHT 侧支循环的区别

①PHT 是潜在固定侧支循环，该病不固定。

②PHT 时侧支为离肝血流，该病为入肝血流。

● 门静脉血栓与癌栓的区别（表 1-5）。

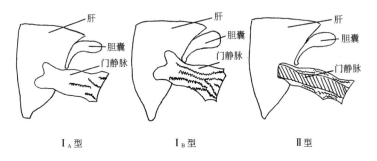

Ⅰ~A~ 型 Ⅰ~B~ 型 Ⅱ 型

图 1-4 门静脉"海绵"样变

表 1-5 门静脉血栓与癌栓的鉴别

	血 栓	癌 栓
病因	肝硬化、胰腺疾病、凝血障碍、BCS、脾切除、门静脉分流术	原发性肝癌、转移性肝癌
阻塞部位	门静脉分支局限、节段性分布	PV 主干或癌瘤附近分支弥散，由一局部门静脉分支、主干转移
回声	实性、偏低	同癌
PW	栓子内无搏动性动脉血流频谱	栓子内可见搏动性动脉血流频谱

● PV 癌栓成因：肝小叶静脉缺乏结缔组织，受癌结节压迫闭塞，血流不能通过中央静脉回流。该部位肿瘤组织灌注血流反流入 PV，癌细胞随之进入。

十五、肝 破 裂

分类

● 病因：自发性、外伤。

● 伤口形式：开放性、闭合性（含肿瘤自发性破裂）。

● 肝破裂程度：肝包膜下血肿、肝中央破裂、真性肝破裂。

超声诊断要点

● 肝包膜下血肿（肝表面破裂，包膜完整）

①肝局部轻度隆起，包膜与实质间见带状或梭形无回声，后方回声增强，肝实质受压内陷。

②血肿机化，内部呈不规则微小回声点或低回声团、条索。

● 肝中央破裂（肝中央实质破裂，包膜完整）

①局部挫伤未形成血肿，超声检查无异常，或局部有不规则回声增强带。

②形成血肿，肝区有边界不清晰的不规则低回声区，内夹杂无回声区及不规则回声增强带。

③病变周围肝组织回声不均匀。

● 真性肝破裂（肝包膜与实质同时破裂）

①肝包膜回声中断。

②出现伸向肝实质内的不规则无回声或低回声区。

③肝实质周围和腹腔游离无回声区。

鉴别诊断

● 肝脓肿。

● 脾或肾破裂。

● 空腔脏器破裂。

相关链接

● 我国肝外伤分级

Ⅰ级：裂伤深度 3cm。

Ⅱ级：伤及 HA、PV、CBD 的 2～3 级分支。

Ⅲ级或中央区伤：伤及 HA、PV、CBD 或其一级分支合并损伤。

● 真性肝破裂：腹痛和腹膜刺激征明显（因胆汁溢入腹腔刺激腹膜）。

● 肝包膜下破裂有转为真性肝破裂的可能。

● 肝中央破裂易发展为继发性肝脓肿。

● 肝破裂后，血液可通过胆管进入十二指肠而出现黑粪、呕血。

● 超声未发现肝破裂典型改变时，只要发现腹水，结合外伤史等，应能提示内脏破裂诊断。

● 超声一旦发现腹水，则积液量至少 500ml。

● CT：包膜下血肿同超声；中央破裂为边界模糊的圆形、卵圆形或星形低密度区。

● CEUS：可显示脏器组织内血管微循环灌注情况及血管破裂处血流外溢现象，能检出肝实质隐匿性损伤，提示破口具体位置。

● 手术治疗原则：彻底清创，确切止血，消除胆汁溢漏，建立通畅引流。

● 术后，在创面或肝周留置管行负压吸引，以引流渗出的血液和胆汁。

第二节　胆道系统疾病

一、胆 囊 结 石

病理

根据结石化学成分分为三类

● 胆固醇性：占 50%。以胆固醇为主，卵圆形或多面形，表面光滑，可在胆汁中浮动。

● 胆色素性：由胆色素、钙盐、有机物组成，呈松软泥沙状，数目多。

● 混合性：占 6%。多发，由胆色素、胆固醇、钙盐组成，呈多面形，体积小，含钙多。

超声诊断要点

典型胆囊结石

● 囊内一个或数个强回声团，后伴声影，随体位改变移动。

不典型胆囊结石

- 充满型：“囊壁-结石-声影”三联征（WES 征）。
- 颈部结石：嵌顿于颈部，不随体位移动，强回声团不明显，颈部弱声影，胆囊增大。有胆汁衬托时横断面见“靶环”征。
- 泥沙样结石：颗粒小，声影不明显，仰卧位沉积于后壁，变换体位沉积形态发生变化。

鉴别诊断

- 胆囊折叠。
- 胆囊内脓性沉积物、浓缩胆汁、血凝块。
- 胆囊附近肠气强回声。
- 胆囊颈部或肝门部钙化淋巴结。
- 胆囊息肉。

相关链接

- 发病率 10%～20%，女性多于男性。
- 胆绞痛：胆囊收缩→结石移位＋迷走神经兴奋→嵌顿于胆囊壶腹部或颈部→胆囊排空受阻→胆囊内压力↑→胆囊强力收缩→绞痛。注意与心绞痛鉴别。
- 胆心综合征：胆系疾病（胆囊炎、胆结石等）→神经反射→冠状动脉收缩，供血↓→心绞痛、心律失常甚至心肌梗死等临床综合征。
- 发生机制：心脏、胆囊同受自主神经支配，两者在胸 4、5 脊神经处有交叉，胆囊感染→胆道阻力↑→（反射性）冠状动脉收缩。
- 胆源性胰腺炎：进入 CBD 的结石通过 Oddi 括约肌引起损伤或嵌顿于壶腹部导致的胰腺炎。
- 结石＜3mm 可不出现声影。原因：声束宽度＞结石直径，部分容积效应使周围组织回声与结石声影重叠。改用高频探头可显示 2～3mm 结石声影。
- CT、MRI 不作为常规检查。对超声难以鉴别的胆囊颈部结石有一定帮助。
- 保胆手术适应证

①胆囊大小正常，壁厚＜3mm。

②功能正常。

③胆囊管无结石梗阻。

④胆囊结石少。

⑤近期无急性发作。

- 胆囊切除术适应证
①结石直径≥3cm。
②伴胆囊息肉＞1cm。
③囊壁增厚。
④囊壁钙化或瓷样胆囊。
⑤儿童胆囊结石。
⑥合并糖尿病。
⑦心肺功能障碍。
⑧发现胆结石＞10年。
- 胆囊切除后，使用药物让胆管出口平滑肌松弛，以保证胆汁不会滞留。
- 胆囊切除术同时行 CBD 探查术适应证
①病史、体征、影像学检查证实或高度怀疑 CBD 有梗阻。
②术中证实 CBD 有病变（结石、蛔虫、肿块等）。
③胆囊结石小，有可能进入 CBD，术中应争取行胆道造影或胆道镜检查。
- 胆总管探查术后一般须做 T 型引流管引流，且可能有并发症。

二、胆　囊　炎

分类

- 急性
①急性结石性胆囊炎。
②急性非结石性胆囊炎。
- 慢性

病因病理

- 急性
①急性单纯性胆囊炎：胆囊稍大，壁稍厚，黏膜充血、水肿、渗出增多，胆汁正常或稍浑浊。
②急性化脓性胆囊炎：胆囊肿大明显，胆囊壁充血水肿并显著增厚，胆汁浑浊（含脓液和组织碎屑），胆囊周围炎性渗出或脓肿形成。
③急性坏疽性胆囊炎：胆囊增大，张力高，坏死甚至穿孔，胆汁外流→腹腔脓肿。合并厌氧菌感染→囊内积气。
- 慢性
①慢性炎性细胞浸润，纤维增生，囊壁增厚。
②肌纤维疤痕萎缩，胆囊缩小、变硬、狭窄，收缩功能下降。
③多伴结石。

超声诊断要点

- 急性胆囊炎

①胆囊壁增厚（＞3mm）、水肿（双边影）。

②胆囊触痛（超声墨菲征）。

③胆囊内结石。

- 慢性胆囊炎

①炎症初期胆囊增大，前后径＞4cm。

②胆囊壁毛糙，增厚＞3mm，回声增强。

③胆囊内稠厚淤滞胆汁回声随体位改变缓慢流动。

④多数见结石强回声伴声影，或呈"WES"征（"囊壁-结石-声影"征）。

⑤最终胆囊萎缩。内径＜1.5cm，胆囊壁增厚、毛糙。脂餐试验无收缩功能。

并发症

- 胆囊穿孔。
- 胆囊周围脓肿。
- 肝脓肿。
- 胆囊出血。

鉴别诊断

- 胆囊增大：壁薄，光滑，压痛不明显。多由结石、肿瘤、瘢痕等引起胆管阻塞所致。
- 胆汁内异常回声：长期禁食、胆道梗阻、大量饮酒后、肝炎、溶血性贫血等致胆汁浓缩，形成胆色素钙微粒及胆固醇结晶，表现为胆汁内细点状或絮状回声。
- 急性胰腺炎。
- 消化道穿孔。
- 胆囊癌。
- 胆囊腺肌病。
- 先天性无胆囊。

相关链接

- 胆囊管由胆囊颈延伸而成，长 2～3cm，直径 0.2～0.4cm。
- 超声墨菲征（＋）：探头按压胆囊区，嘱患者深吸气，触痛加剧而被迫屏气。对急性胆囊炎有很高的特异性。
- 该病致病菌多为革兰阴性菌。多从胆道逆行、血液、淋巴途径进入胆囊，胆汁流出不畅造成感染。

● 正常胆囊 CEUS：胆囊壁薄，呈环状增强，与肝脏动脉相呈同步强化，并保持至动脉相晚期开始廓清。

● 胆囊积气：产气杆菌感染或胆囊内瘘等原因引起囊内积气时，声像图特征酷似胆囊结石，前者改变体位时积气迅速向胆囊逆重力方向移动，同时强回声和声影出现明显闪动，此可与结石鉴别。

● "白胆汁"：部分慢性胆囊炎，胆囊失去功能，胆汁完全停止流动，胆囊成为一个与胆管隔绝的囊状物，在无严重感染情况下，囊内胆汁由于胆红素被吸收、胆囊黏膜不断分泌黏液而渐形成黏稠、透明的液体。

● 脂餐试验

①原理

a．脂肪餐刺激十二指肠黏膜分泌和释放 CCK，促使胆囊收缩，排泄储存的胆汁。

b．刺激肝组织分泌胆汁。

c．使 Oddi 括约肌松弛，利于胆汁排放。

②方法：空腹测肝外胆管内径、胆囊大小→进食油煎鸡蛋 2 个→45～60min，同一切面重复测量。

③结果

a．阴性：肝外胆管内径不增加或可疑扩张者内径↓。

b．阳性：肝外胆管内径增加≥1mm 或可疑扩张者内径↑，但＜1mm；胆囊面积缩小＜1/3。血胆红素和碱性磷酸酶↑。

c．可疑阳性：可疑扩张的肝外胆管内径脂餐后无变化，有临床症状，血胆红素和碱性磷酸酶↑。

④临床意义

a．鉴别生理与病理性肝外胆管扩张，判断是否梗阻。

b．估计胆囊功能：正常脂餐后 60min，其横径或面积应缩小≥1/3。

三、瓷 样 胆 囊

病因病理

● 也称钙化胆囊。慢性炎症、结石、钙乳胆汁、胆管闭塞→胆囊黏膜广泛变性、脱落及纤维化的基础上，囊壁发生广泛钙盐沉着→蛋壳样结构。胆囊无功能。

超声诊断要点

● 胆囊呈半月形强回声，后伴宽声影，无囊壁低回声包绕，内腔显示不清。

● 胆囊壁未完全钙化，可显示囊壁呈间断性双凸状强回声曲线。

鉴别诊断

- 充满型胆结石。
- 慢性胆囊炎。

相关链接

- 多见于＞50 岁女性，男女比约 1∶4。
- 瓷样胆囊后方宽大的声影，来源于胆囊壁对声能反射、吸收，使声束不能穿透囊壁。充满型胆结石有囊壁回声，其后方宽大声影为胆结石的声影。
- X 线平片：准确性高，右季肋部见周边浓、中间淡的斑纹状或网粒状蛋壳样高密度影。
- CT：胆囊壁呈高密度环状结构，不光滑、不规则，内部为蜂窝状高密度影。
- 该病有明显恶变倾向（11%～61%）。

四、Mirizzi 综合征

定义

- Mirizzi 综合征(MS)起因于特殊类型的胆结石,是由胆囊管内 Hartmann 袋内的巨大结石或多发小结石压迫肝总管引起的一组症状（图 1-5）。

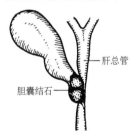

肝总管

胆囊结石

图 1-5　Mirizzi 综合征

超声诊断要点

- 胆囊管较大结石强回声伴声影。
- 肝总管近端及肝内胆管扩张，肝外胆管中下段不扩张。
- 肝总管受压变窄。
- 胆囊增大或萎缩。

鉴别诊断

- 胆总管结石。
- 胆管癌。

相关链接

- MS 解剖因素：胆囊管与肝总管伴行过长或会合位置过低，持续嵌顿于胆囊颈部的较大胆囊管结石压迫肝总管，引起肝总管狭窄。
- Hartmann 袋：胆囊颈上部呈囊性扩大。
- 1948 年阿根廷外科医生 Mirizzi 根据术中胆道造影，首次报道该病，并以自己名字命名。
- 临床表现：右上腹痛、黄疸、发热等。同胆石症，无特异表现，多于术中确诊。
- 结石在 5~15mm 大小嵌顿发生率最高，且易引起胆囊胆管瘘。
- ERCP 或 PTC：是诊断 MS 的重要方法，但可能致急性胰腺炎、感染、血肿、穿孔等并发症。
- CT：可准确反映胆管走向、有无扩张、受压部位，以及有无结石、肿瘤和其他部位情况。
- MRI：是术前诊断 MS 的理想方法，可发现直径 2mm 的结石。
- 治疗：手术。原则是切除胆囊、取净结石、解除梗阻、修复胆管、通畅胆管。

五、胆囊腺肌增生症

病因病理

- 囊壁内黏膜上皮增生，囊壁肌层增厚，罗-阿窦（RAS）增多。
- RAS 囊状扩大深入肌层，形成黏膜内憩室。
- 较深部位 RAS 内胆汁、胆固醇易浓缩，结晶形成壁内小结石。
- 病变呈弥漫、节段、局限性分布。

超声诊断要点

- 囊壁增厚（达正常的 3~5 倍），呈弥漫、节段或局限性分布。
- 增厚囊壁内见一个或多个微小低回声或无回声区。
- 合并胆固醇结晶或壁内小结石时呈斑点状强回声，后伴"彗星尾"征。
- 增厚的胆囊壁黏膜层与浆膜层连续完整，内无明显血流信号。
- 脂餐试验，胆囊收缩功能亢进。
- CEUS：囊壁内扩张的罗-阿窦无增强，病变处囊壁与周围胆囊壁呈等增强或略高增强，与周围胆囊壁界线清晰，延迟期呈等增强或略高增强。

鉴别诊断

- 慢性胆囊炎。
- 胆囊癌。

- 胆囊息肉。

相关链接

- 该病是非炎性、非肿瘤、变性腺体增生的良性疾病。
- 局限型多发生于胆囊底部。
- RAS：胆囊壁上皮腺样增生，肌层增生肥厚，使囊内压力增高，黏膜内陷，形成胆囊内憩室。
- 女性多见。临床表现与慢性胆囊炎相似，餐后疼痛明显。 可有急性绞痛发作。
- CEUS 和 CT 有助于鉴别诊断。
- 胆囊和胆道系统超声造影时相分期较简洁方法：注入造影剂至 30s 定义为增强早期（动脉期），31s 至不少于 180s 定义为增强晚期（静脉期）。
- 脂餐试验：本病胆囊收缩亢进，而慢性胆囊炎胆囊收缩不明显。

六、胆囊息肉样病变

定义

- 泛指胆囊腔内突出或隆起的病变，多为良性，是形态学名称。可为球形或半球形，有蒂或无蒂。

病理分型

- 肿瘤性息肉：腺瘤、腺癌。
- 非肿瘤性息肉：胆固醇息肉、炎性息肉、腺肌增生等。

超声诊断要点

见表 1-6。

表 1-6 常见胆囊息肉样病变超声表现

	胆固醇息肉	腺瘤样增生	腺瘤	腺癌
好发部位	体部	底部	胆囊体部	颈部
数目	多发	单发	多为单发	单发
大小	多数<10mm	多数 10~20mm	10~20mm	15~20mm
形态	基底窄或带蒂的结节	宽基底的团块	宽基底结节状	宽基底团块
囊壁改变	无或轻微	明显增厚，黏膜连续	不明显	增厚、中断
病变血供	无或限于基底	极少	少	多数较丰富、造影增强

- 附着于胆囊壁的异常回声, 不随体位移动。
- 体积小, 多<1.0cm。
- 回声有强有弱, 一般无声影。
- CEUS

①胆固醇性息肉: 病灶与胆囊壁同步增强, 内呈点线状增强, 可见细小血管经蒂从胆囊壁入病变。基底部窄, 基底部胆囊壁延续完整。

②胆囊腺瘤: 增强早期快速均匀高增强, 消退较缓慢, 晚期为低或等增强。基底较宽, 可见数支增强血管影, 经蒂延伸入病灶。基底部胆囊壁延续完整。

鉴别诊断

- 黏稠胆汁团。
- 胆囊内小结石。

相关链接

- 病变直径: <1.0cm→胆固醇息肉常见。

　　　　　　1.0~1.3cm→倾向于胆囊腺瘤。

　　　　　　>1.3cm→首先考虑癌的可能。

- 胆固醇息肉为胆囊黏膜固有层的巨噬细胞吞噬大量胆固醇颗粒并积聚, 逐渐形成向黏膜表面突出的黄色小结节。
- 恶变危险因素

①直径>1.0cm。

②年龄>50岁。

③单发。

④息肉渐增大。

⑤合并胆结石。

- CDFI: 有重要的诊断价值。病变内有血流, 高度提示肿瘤; PW 为异常高阻或低阻动脉频谱, 应怀疑小胆囊癌。
- 术前超声诊断胆囊息肉, 术中未发现者, 多为松脆的胆固醇息肉在术中脱落和破碎。
- 胆囊腺瘤恶变率为 1.5%, 属癌前病变。

七、胆 囊 癌

病理

- 原发胆囊癌以腺癌为主, 未分化癌、鳞癌次之。好发于胆囊底部, 颈部次之。

- 癌瘤多突向囊内呈隆起性生长，也可沿囊壁浸润生长。
- 胆囊形态失常，壁不规则增厚，内腔狭窄变形、闭合。

超声诊断要点

- 胆囊自然形态失常。
- 壁局限性增厚，内膜不规则。
- 腔内可见与囊壁关系密切的实性团块，基底部胆囊壁连续中断。
- 内有高速高阻血流频谱。
- 多发生在胆囊体、底部。
- CEUS："快进快退"，病灶内血供丰富，排列杂乱，胆囊壁延续性及完整性破坏。与原发性肝癌"快进快退"增强方式相似。

鉴别诊断

- 慢性胆囊炎。
- 胆囊腺肌增生症。

相关链接

- 胆囊癌发病率低，恶性度高，进展快。
- 75%患者有胆结石，癌组织常发生于嵌顿结石周围。
- 胆结石发生胆囊癌是无结石者 13.7 倍，结石越大发生率越高。
- 据癌变特点和演变分 4 型：①隆起型；②厚壁型；③实块型；④混合型。
- 胆囊癌多沿淋巴道转移，极少逆行向肝门淋巴结转移。
- "实变样"胆囊：胆囊萎缩，腔内无胆汁，或充满稠厚的胆汁、脓汁、浓缩血块，呈边界不清的实体回声，与肝回声相似者，也称"肝样变"。其轮廓光整，与肝边界清晰，多呈均匀强回声。
- "瘤样"胆泥：未充满囊腔的凝血块、稠厚胆汁、色素颗粒及声影不明显的泥沙样沉积物等，可形成类实性肿块，多随体位改变，探头冲击可变形。
- 胆囊腺肌症、慢性胆囊炎与胆囊癌的鉴别（表 1-7）。

表 1-7　胆囊腺肌症、慢性胆囊炎与胆囊癌的鉴别

	胆囊腺肌症	慢性胆囊炎	胆囊癌
胆囊壁	浆膜和黏膜层连续，内回声不均，有 RAS 无回声囊及壁内强回声，伴"慧尾"征	浆膜和黏膜层连续，内部回声不均	浆膜和（或）黏膜回声中断，多呈均匀低回声
胆囊腔	缩小或无变化	缩小	肿瘤较大时囊腔不规则或消失

续表

	胆囊腺肌症	慢性胆囊炎	胆囊癌
病变血流	不易显示血流信号	少	可找到高速高阻的血流信号
周围组织	无浸润	无浸润	常侵犯肝、胆管壁
肝门淋巴结	不增大	不增大	可增大
病情进展	缓慢	缓慢	迅速
脂餐试验	收缩功能亢进	差或无功能	差或无功能

● 如超声发现下列情况，应警惕胆囊癌的可能

①胆囊隆起性息肉样病>1cm 或动态监测中生长迅速。

②结石周围胆囊壁局限性增厚。

③"瓷样"胆囊。

④胆囊和胆囊管畸形。

⑤胆囊萎缩纤维化。

● 实验室检查：CEA、CA19-9、CA125↑。CA19-9 较敏感，但无特异性。

● CT、ERCP、胆道镜、腹腔镜等均可用于胆囊癌诊断，准确性接近或低于超声。

● 注意：对嵌顿结石周围胆囊壁不对称增厚或正常螺旋区内出现低回声团块，并有颈部梗阻征象的病例须警惕。

附：Nevin 分期简单实用，UICC 分期稍复杂但规范严格。均被广泛使用。

胆囊癌的 Nevin 分期

Ⅰ期：黏膜内原位癌。

Ⅱ期：侵犯黏膜和肌层。

Ⅲ期：侵犯胆囊壁全层。

Ⅳ期：侵犯胆囊壁全层及周围淋巴结。

Ⅴ期：侵犯或转移至肝及其他脏器。

UICC（国际抗癌联盟）TNM 分期

Ⅰ期：侵犯黏膜和肌层（$T_1N_0M_0$）。

Ⅱ期：侵犯胆囊壁全层（$T_2N_0M_0$）。

Ⅲ期：侵犯肝<2cm，区域淋巴结转移（$T_3N_1M_0$）。

$Ⅳ_A$ 期：侵犯肝>2cm（$T_4N_0M_0$，$T_XN_1M_0$）。

$Ⅳ_B$ 期：远处淋巴结或脏器转移（$T_XN_2M_0$，$T_XN_0M_1$）。

八、引起胆囊病变的非胆囊因素

引起胆囊增大的胆囊外原因

- 长时间禁食。
- 胃大部切除术后。
- 药物影响。
- 妊娠期胆汁淤积。
- 乳糜泻。

引起胆囊缩小的胆囊外原因

- 进食后。
- 急性肝脏疾病。
- 药物影响。

引起胆囊壁增厚的胆囊外原因

- 肝炎、肝硬化。
- 右侧心力衰竭。
- 腹水漏出液。
- 白血病。
- 骨髓移植。
- 肾衰竭。
- 静脉栓塞性疾病。
- 获得性免疫缺陷综合征（AIDS）。

九、先天性胆管囊状扩张症

病理

- 胆管壁先天性结构薄弱、交感神经缺如、胆管末端狭窄或闭锁，管腔内压增大，胆管扩大形成囊肿。
- 病变可累及整个胆道系统，或仅局限于局部胆管。

病理分型

Ⅰ型：囊性扩张——肝总管、CBD 全部或部分肝管呈球形或葫芦状扩张，扩张部远端胆管严重狭窄。左、右肝管及肝内胆管正常。

Ⅱ型：憩室样扩张——CBD 壁侧方局限性扩张呈憩室样膨出，少见。

Ⅲ型：CBD 开口部囊性脱垂——CBD 末端十二指肠开口附近局限性囊性扩张脱垂坠入十二指肠腔内。

Ⅳ型：肝内外胆管扩张——肝内、外胆管呈大小不一的多发囊性扩张。

　　Ⅴ型：肝内胆管扩张（Caroli 病）——肝内胆管多发囊性扩张伴纤维化，肝外胆管无扩张。

超声诊断要点

　　先天性胆总管囊状扩张症（也称先天性胆总管囊肿）：

- 肝门部 CBD 呈圆形、椭圆形或梨形（多数）的边界清晰的无回声区。
- 囊肿大小和张力状态常有变化。
- 囊肿扩张两端都与相对正常的胆管延续。
- 胆囊受压移位至腹前壁，肝内胆管一般不扩张。
- 囊肿内可伴结石强回声。

　　先天性肝内胆管囊状扩张症（Caroli 病）：

- 沿肝内胆管走向分布呈囊状、串珠状的无回声结构。
- 沿 PV 周围绕行的胆管，可呈节段性或均匀性扩张，并互相交通。
- 腔内见结石强回声。
- Caroli 病与胆总管囊状扩张症可并存。

鉴别诊断

- 肝囊肿。
- 胆囊积液。
- 右肾囊肿。

相关链接

- 该病癌变率 10%，成年人接近 20%，是正常人的 10～20 倍。
- Heister 瓣：胆囊起始部内壁黏膜形成螺旋状皱襞。
- Calot 三角：胆囊管、肝总管、肝下缘所构成的三角区，称胆囊三角，即 Calot 三角。内有胆囊动脉通过。
- Caroli 病：1958 年由 Caroli 报道，是一种少见的家族性疾病。
- 该病幼儿期即可出现症状，约 80%在儿童期发病。
- 成人胆总管囊肿是由症状隐匿的先天性胆总管囊肿病程迁延所致，成年后出现症状或体检时发现。
- 成人先天性胆总管囊肿的特点
① 易出现并发症，如胆道感染、黄疸，50%可合并胆结石。
② 易与周围组织粘连，尤与 PV 粘连。
- 成人先天性胆总管囊肿壁厚 2～5mm，壁增厚提示有癌变可能。
- 典型临床表现三联征：右上腹痛、腹部包块和黄疸。三联征全者占 20%～30%，多为其中 1～2 项。
- 超声＋临床检查可确诊该病。PTC、ERCP、MRCP、胆管造影有助于诊断。

- 该病如发生于壶腹部，小者不易发现，大者表现为胰头右下方无回声区，常引起 CBD 末端梗阻。
- 治疗：尽早手术，避免胆管炎反复发作致肝硬化、癌变或囊肿破裂等并发症。
- 预后良好。

十、胆 管 结 石

分类

- 肝内胆管结石。
- 肝外胆管结石。

肝内胆管结石病理

- 成分多为棕色胆色素结石，较松软。
- 病变胆管及梗阻近端胆管有不同程度胆汁淤积、扩张、炎症、狭窄。
- 胆汁淤积和感染，使肝细胞坏死，引起胆汁性肝硬化、化脓性胆管炎、肝叶萎缩。

肝内胆管结石超声诊断要点

- 沿肝内胆管分布，贴近 PV 的斑片状或条索状强回声，伴声影。
- 结石近端小胆管扩张，与伴行 PV 呈"平行管"征。
- 胆汁淤积，强回声结石周围见宽窄不等无回声区。
- 长期胆汁淤积并感染，受累肝叶、肝段组织回声粗，肝大，或硬化萎缩。
- 感染严重者，可见多部位脓肿。

肝内胆管结石鉴别诊断

- 肝圆韧带。
- 肝内胆管积气。
- 肝小血管瘤。
- 肝内结核、钙化灶。

肝外胆管结石病理

分原发性和继发性。

- 多为来自胆囊或肝内胆管的继发性结石，多位于肝外胆管远端。
- 胆管壁充血、水肿、增生、纤维化而增厚。
- 结石嵌顿造成阻塞可致急性梗阻性化脓性胆管炎。
- 慢性炎症可继发胆汁性肝硬化。

肝外胆管结石超声诊断要点

- 典型声像图三大特征

①胆管内较恒定的强、中低回声团，后方伴声影。

②病变近端胆管不同程度扩张，部分有管壁增厚，回声增强。

③回声团与管壁间有明确分界，可见胆汁细窄无回声带。

- 不典型声像图表现：结石呈泥沙样，体积小或松散，后方声影不明显。
- 完全梗阻时，肝内胆管出现扩张。
- 结石阻塞胆总管可致胆囊肿大、积液。

肝外胆管结石鉴别诊断

- 胆囊颈部嵌顿结石。
- 肝门部钙化淋巴结。
- 胆管肿瘤。
- CBD 下段炎症狭窄。
- 右肾绞痛。

相关链接

- 以左、右肝管会合部为界，其下（肝总管＋ 胆总管结石）称肝外胆管结石，其上称肝内胆管结石。
- 肝内胆管结石病因复杂，主要病因如下

①胆道感染。

②胆道寄生虫。

③胆汁停滞。

④胆管解剖变异。

⑤营养不良。

- 肝内胆管结石好发部位：肝左外叶及右后叶。与解剖关系致胆汁引流不畅有关。
- 夏科综合征（Charcot 三联征）：肝外胆管结石发生嵌顿并发急性感染，出现典型上腹绞痛、黄疸、高热寒战等症状。
- Reynolds 五联征：Charcot 三联征＋休克＋神经系统受抑制，常见于急性梗阻性化脓性胆管炎。
- "双筒枪"征：肝总管扩张，内径 0.8～1.0cm，与 PV 内径相似，在肝门部纵切可见两条平行的管道结构，称"双筒枪"征。
- "平行管"征：肝左、右管内径扩张＞0.3cm 时，与伴行 PV 内径相似，纵切可见并行的无回声管状结构，有管壁回声的是 PV 分支。
- 肝外胆管内径：超声显示肝外胆管上段直径＞5mm，肝外胆管中下段直径>10mm。即表示胆管扩张。

- 老年人、胆囊切除术后或曾有胆管梗阻者，肝外胆管内径可>1.3cm。
- 肝外胆管结石假阳性原因：部分容积效应使十二指肠气团、胆囊颈部结石、肝门部手术瘢痕、钙化淋巴结等形成肝外胆管结石伪像。
- 肝外胆管结石假阴性原因

①将胆管内强回声团误以为十二指肠气团。

②泥沙样结石、小结石不易显示。

③透声好的松软结石，无声影，酷似肿瘤。

- 肝内小钙化灶与肝内胆管结石的鉴别：钙化灶孤立存在，不与 PV 伴行，无近端小胆管梗阻扩张和周围胆汁淤积的声像图征象。
- 白胆汁：胆囊管梗阻，胆汁中胆红素被吸收，胆囊黏膜分泌黏液增多，胆囊内积存液体呈无色透明，称白胆汁。胆囊积存白胆汁称胆囊积水。
- 肝内胆管结石结局：胆管长期受结石、炎症及胆汁中致癌物刺激，可癌变。
- 肝外胆管结石结局

①急性和慢性胆管炎。

②全身感染。

③肝损害。

④胆源性胰腺炎。

- 治疗：手术为主。　如单纯性者可采用经十二指肠内镜取石，效果良好[取石过程中须行对单发或少发（2～3 枚）且直径<20mm 的肝外胆管结石可采用经十二指肠内镜取石，获得良好的治疗效果]。

十一、肝外胆管癌

病理

- 原发性胆管癌 90%为腺癌，少数为未分化癌腺鳞癌，或类癌、鳞癌。
- 肿瘤自管壁呈乳头状、结节状突入管腔，致胆管狭窄或阻塞。
- 癌细胞弥漫性浸润生长，管壁增厚、僵硬、狭窄、阻塞，近端胆管扩张。
- 可侵及肝、PV、HA、胆囊、胰、肠管、淋巴结等邻近组织。

超声诊断要点

- 乳头型（息肉型，图 1-6A）。

①乳头状中强回声团突入扩张的胆管腔内。

②边界不整，后无声影，位置固定。

③肿瘤部位胆管壁连续中断。

- 截断型（结节型，图 1-6B）。

①不规则中等或高回声结节堵塞扩张的胆管腔，后无声影。

②病变部位与管壁分界不清。

- 硬化型（狭窄型，图 1-6C）。

①癌肿沿管壁浸润生长，管壁不规则增厚、僵硬，呈中或高回声带。

②胆管腔不均匀狭窄或渐狭窄，如"鼠尾"状。

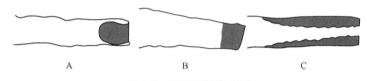

A   B   C

图 1-6 肝外胆管癌分型

A. 乳头型；B. 截断型；C. 硬化型

- CDFI：肿块及浸润的胆管壁内血流信号明显。
- 间接征象

①梗阻近端胆管广泛扩张。

②肝弥漫性增大。

③肝门淋巴结增大或肝内有转移灶。

鉴别诊断

- 胰头癌。
- 肝外胆管结石。
- 胆管内沉积物。
- 硬化性胆管炎。
- 胆管内癌栓。

相关链接

- 早期无特殊症状，黄疸是最早就诊原因，晚期伴感染时有上腹部疼痛。
- 据肿瘤生长部位分 3 段

①上段（肝门部胆管癌）：左、右肝管至胆囊管开口以上部位。

②中段：胆囊管开口至十二指肠上缘。

③下段：十二指肠至十二指肠乳头。

- Klatskin's 瘤：即肝门部胆管瘤。
- 超声引导下经皮肝穿刺胆管造影：可清楚显示梗阻端胆管形态，弥补因肠气干扰 CBD 下段显示的缺陷。

- ERCP：诊断下段胆管癌有较高准确性。
- CT、MRI：显示胆道梗阻部位、病变性质等。
- 三维螺旋 CT 胆道成像和 MRCP：有望逐步代替 PTC 和 ERCP。
- 经皮直接胆道镜检查：可对 96%～100% 的胆管癌做出诊断。尤其对早期胆管癌诊断有重要价值。

十二、胆 道 积 气

病因

常继发于：

- 胆道手术。
- 胆肠内引流。
- T 型引流管引流。
- 胆道内瘘。
- 胆道产气杆菌感染。
- 不同原因引起的 Oddi 括约肌松弛等。

超声诊断要点

- 肝内与胆道走行一致的较强回声，边缘模糊，有闪烁感。
- 胆囊或扩张胆管内积气，强回声团位于前方，与前壁无分界，后方可有"彗尾"征。
- 随呼吸、体位改变或探头冲击，强回声位置、形态易改变，后方彗尾可急速变化。
- 连续动态观察其位置、形态、声影均不恒定。

鉴别诊断

- 肝内胆管结石伴"干净"的声影，形态、位置稳定。
- 门静脉积气（见肠系膜缺血症）。

相关链接

- 积气常位于右前和（或）左内叶胆管二、三级分支，与体位有关。多合并反流性胆管炎。
- 临床表现：上腹部疼痛、发热。
- 因积气引起梗阻和黄疸者少见。
- 超声优于其他影像学检查。
- X 线：腹部平片可发现沿胆道分布的密度减低区。
- 上消化道造影：对胆内瘘的患者，吞服钡剂后，钡剂可进入胆道。
- 当胆管积气和结石并存时，从积气中鉴别结石较困难。

● 行 Oddi 括约肌切开或胆肠吻合手术者，如发生反流性胆管炎，易合并胆道积气。

● 无胆道手术者，如发现胆道内多量气体，胆总管和肝内胆管呈枯树枝状高回声，高度提示胆肠内瘘或 Oddi 括约肌松弛，钡剂造影可证实。

十三、胆管梗阻（阻塞性黄疸）

病因

● 胆管结石。

● 胆管肿瘤。

● 胆管炎→胆道狭窄→胆汁淤积。

● 壶腹或壶腹周围癌。

● 肝门部淋巴结。

超声诊断要点

肝内胆管扩张

● 左、右肝管内径＞0.3cm。

● 肝内胆管轻度或中度扩张，与伴行 PV 分支形成"平行管"征。

● 肝内胆管重度扩张，呈树枝状或串珠状，向肝门部汇合。

肝外胆管扩张

● 肝外胆管均匀扩张。

● 肝门部胆管与伴行 PV 内径相似，在纵切面＞1.0cm，呈"双管"征。

胆管梗阻部位的判断

● 胆总管扩张→下段梗阻。

● 肝外胆管正常，肝内胆管扩张或左、右肝管一侧扩张，胆囊不大→肝门部梗阻。

● 肝内外胆管正常，胆囊增大→胆囊管梗阻。

● 肝内外胆管和胰管同时扩张→Vater 壶腹水平梗阻。

● 囊与肝外胆管下段显示为不同的张力状态（即胆囊大而下段胆管不扩张或者胆囊小而下段胆管扩张）→ 胆囊颈管处梗阻或胆囊本身病变。

相关链接

● 黄疸：胆红素渗入皮肤、黏膜致黄染。 早期黄疸未出现时，尿液即呈浓茶色。

● 黄疸的原因

①肝前性黄疸：胆红素大量生成，肝无法处理。

②肝细胞性黄疸：肝炎、肝硬化等导致肝细胞受损，无法处理体内产生

的胆红素。

③肝后性黄疸：由毛细胆管到肠道的胆汁排泄通道堵塞。

● 黄疸导致皮肤瘙痒的原因：胆道梗阻→血中胆红素↑→其中胆盐刺激皮肤感觉神经末梢→瘙痒。

● 陶土样便的原因：胆道阻塞→肠道排出胆红素受阻（尿中排出胆红素↑）→大便呈陶土样。

● 深茶色样尿的原因：胆红素是尿色发黄的主要因素，既可经尿排泄，也可经肠道排出。当肝细胞性黄疸、梗阻性黄疸时，肠道排出胆红素↓，尿中胆红素↑，故为深黄色。

● 内镜超声、ERCP、MRI、CT、胆道镜检查，可清楚显示肝外胆管下段病变，弥补常规超声不足。

● 梗阻性黄疸的结局

①脓毒败血症。

②胆汁性肝硬化。

③肝衰竭。

④肝肾综合征。

● 治疗：过去以手术为主，现多用介入治疗，如 PTCD 和 EMBE。

第三节　胰　腺　疾　病

一、急性胰腺炎

病因

● 胆道疾病。

● 过量饮酒。

● 十二指肠液反流。

- 创伤。
- 胰腺血液循环障碍。
- 其他（如饮食、感染、药物及不明原因）。

病理

- 胰管阻塞，血供不足，胰腺分泌物自体消化→化学性炎症。

分型

急性胰腺炎分两型。

- 急性水肿型（轻症胰腺炎）：占90%。胰腺间质充血、水肿、炎性细胞浸润。
- 出血坏死型（重症胰腺炎）：少见。大量胰腺腺泡、脂肪、血管坏死及一系列炎症反应，伴周围大量血性渗出液。

超声诊断要点

- 胰腺弥漫均匀性增大或局限性增大。
- 胰腺形态饱满，水肿型胰腺炎边缘光滑规整；出血坏死型与周围组织分界不清。
- 急性水肿型呈低回声或无回声；出血坏死型内部回声增强、增多，分布不均。
- 主胰管显示不清或轻度扩张。
- 周围脏器受压，如 IVC、SMV、SPV 等受压变形或不易显示。
- 胰腺周围积液征象。
- 局限性胰腺炎 CEUS：增强消退与胰腺实质基本一致。

鉴别诊断

- 消化性溃疡急性穿孔。
- 胆石症及急性胆囊炎。
- 急性肠梗阻。
- 心肌梗死。

相关链接

- 常在暴饮暴食后发生。重症胰腺炎常发生低血压或休克。
- Grey-Turner 征及 Culen 征：少数严重患者因外溢的胰液经腹膜后途径渗入皮下造成出血，腰部、季肋部、下腹部皮肤出现大片青紫色瘀斑，称 Grey-Turner 征；在脐周出现，称 Culen 征。
- 血淀粉酶在发病后 6～12h 开始增高，24h 达高峰，4d 后渐降至正常，>500U/dl 有诊断价值，大于正常值 3 倍可确诊。
- 尿淀粉酶在发病 24h 后增高，48h 达高峰，下降缓慢，1～2 周恢复正常。

- 血淀粉酶正常值 400~1800U/L（Somogyi 法）。
- 尿淀粉酶正常值 800~3000U/L（Somogyi 法）。
- 淀粉酶测值越高，诊断正确率越高，但不能反映病情轻重。重症胰腺炎淀粉酶值可正常或低于正常（因组织破坏严重，酶类进入局部组织未被吸收入血）。
- 其他急腹症如消化性溃疡穿孔、胆石症、胆囊炎、肠梗阻等都可有血清淀粉酶增高，但≤2 倍正常值。
- 急性胰腺炎并发症

①胰腺及胰周组织坏死。

②胰腺及胰周组织脓肿。

③急性胰腺炎假性囊肿。

④肠道瘘。

⑤出血。

- 超声对早期胰腺大小、回声轻微变化不敏感，其价值主要是可动态监测病程变化及并发症发生。
- 胰腺区可因气体干扰致轮廓显示不清。
- 部分急性胰腺炎声像图可正常。
- 急性胰腺炎内部回声较复杂，受以下因素影响

①不同阶段回声表现不同。

②胰腺内脂肪坏死或出血程度。

③急性胰腺炎胰外蔓延程度。

④慢性胰腺炎伴钙化存在。

- 超声随诊发现胰腺实质回声逐渐增强，则可能发展为慢性。
- 多数患者随病变吸收、消退逐渐恢复；少数患者状态与血、尿淀粉酶恢复不平行。
- X 线胸片：部分可发生左肺下叶不张，膈肌抬高伴胸腔积液。
- 腹部平片：十二指肠环扩大，充气明显及出现前哨肠袢和结肠中断征等。
- CT：胰腺增大，CT 值↓，边缘不整。胰脂肪间隙消失，胰周间隙积液。

①平扫：显示胰及周围组织病变程度、范围。

②增强：鉴别水肿性和出血坏死性，对胰腺脓肿和假性囊肿等并发症有诊断价值。

- MRI：诊断价值与 CT 相似。
- 预后：轻症常 1 周内恢复，无后遗症。重症病情凶险，预后差，病死率

20%～40%。

- 预防：积极治疗胆道疾病，戒烟，避免暴饮暴食。

二、慢性胰腺炎

定义

- 各种不同原因所致胰腺局部、节段性或弥漫性慢性进展性炎症，致胰腺组织和（或）胰腺功能不可逆损害。

病因

- 胆道疾病（多数）。
- 长期酗酒。
- 甲状旁腺功能亢进→高钙血症→胰管结石→慢性胰腺炎（CP）。
- 胰管内蛋白凝聚沉淀→胰管结石→CP。
- 其他，如高脂血症、营养不良、血管病变及遗传因素等。

病理

- 急性胰腺炎迁延引起胰腺广泛纤维化病变。
- 胰腺腺泡和胰岛组织萎缩，有弥漫性纤维化或钙化。
- 胰管多发性狭窄或囊状扩张，可伴结石。
- 电镜下见致密胶原和成纤维细胞增生，将胰岛细胞分隔。

超声诊断要点

- 胰腺轻度弥漫性增大、局限性增大或萎缩。
- 胰腺表面凹凸不平，与周围组织边界不清。
- 胰腺内回声增强、粗大、不均。
- 主胰管增宽，呈串珠状，粗细不等，内径＞0.3cm。偶见结石强回声伴声影。
- 胰腺局部或周围出现圆形无回声区，表明假性囊肿形成。

鉴别诊断

- 局限性胰腺癌。
- 胰腺囊腺瘤与囊腺癌。
- 老年性胰腺癌。

相关链接

- CP特点：反复发作的上腹部疼痛伴不同程度胰腺内、外分泌功能减退或丧失。
- 胰腺内分泌功能：分泌胰高血糖素、胰岛素、胃泌素等。
- 胰腺外分泌功能：分泌胰液（含多种消化酶，包括淀粉、蛋白质、脂肪的水解酶）。

- 胰腺结石成因：胰管内胰液淤积→蛋白沉积→蛋白质栓子阻塞胰管→（随胰腺炎症和纤维化）逐渐钙化→结石。
- 胰腺钙化和（或）胰管结石是 CP 特征性改变，诊断正确率≥95%。
- 典型病例出现五联征：腹痛、胰腺钙化、胰腺假性囊肿、脂肪泻、糖尿病。
- 部分患者胰头、体及尾部可形成炎性肿块，易与胰腺癌混淆。
- 少数因胰管周围纤维化或胆总管（或壶腹部）结石及胰头部限局性炎性肿块引起胆道梗阻。
- CP 急性发作时可有胸腔积液、腹水。
- CT：优于超声。可发现炎性病变范围、钙化、假性囊肿进入纵隔和盆腔的范围、胰周与邻近器官的纤维粘连及筋膜的增厚等。
- ERCP：显示胰管扩张、狭窄和变形，提供胰管、胆道、壶腹部信息，明确梗阻部位、病因。（注意：急性胰腺炎时禁查 ERCP！）
- 内镜超声（EUS）：显示主胰管病变，效果与 ERCP 相似，对胰实性病变判断优于 ERCP。
- 非手术治疗：病因＋镇痛＋饮食疗法＋补充胰酶＋控制糖尿病。
- 手术治疗：目的是减轻疼痛，延缓进展，不能根治。

附：1983 年日本消化系病学会慢性胰腺炎超声诊断标准

- 确诊标准

（1）胰腺结石（内有点状或弧形回声伴声影）。

（2）胰管扩张（＞3mm），合并以下一项异常。

①胰管壁不规则或呈断续的增强回声表现。

②胰管与胰腺囊肿交通。

③胰腺萎缩（前后径＜1cm）或局限性增大（前后径＞3cm）。

- 异常征象

①胰管扩张（＞0.3cm）。

②胰腺囊肿。

- 参考征象

①胰腺萎缩或局限性增大。

②胰实质显示粗大的增强回声。

③胰腺边缘或胰管壁不规则及回声增强。

附：1987 年全国胰腺疾病座谈会慢性胰腺炎超声诊断标准

①胰腺钙化。

②胰管结石。

③胰管扩张。

④胰腺局限性或弥漫性增大或萎缩。

⑤胰腺假性囊肿。

三、胰腺囊肿

分类

- 胰腺假性囊肿（最常见）。
- 胰腺真性囊肿分类

①先天性。

②潴留性。

③寄生虫性。

④赘生性。

超声诊断要点

胰腺假性囊肿

- 胰腺内或胰腺表面可见囊肿，多单发，少数多发，内见分隔。
- 囊壁与周围组织分界不清，较大者压迫胰腺及周围组织，使其结构显示欠清。
- 囊内合并出血、感染时，内有细点状回声。

胰腺真性囊肿

- 胰腺稍大或正常。
- 实质内呈单个或多个囊肿。
- 先天性者常多发，伴肝、脾、肾多囊性病变。
- 潴留性者常单发，体积小，与扩张的胰管相通。
- 寄生虫性囊肿可单房或多房，包膜厚、毛糙，囊内见子囊或头节回声。

鉴别诊断

- 肝、右肾囊肿（与胰头部囊肿鉴别）。
- 胃内积液、网膜囊积液（与胰体部囊肿鉴别）。
- 脾、左肾囊肿（与胰尾部囊肿鉴别）。
- 胰腺假性动脉瘤。

相关链接

- 胰腺假性囊肿：胰管破裂，胰液流出积聚在网膜囊内，刺激周围组织及器官浆膜形成纤维包膜，囊壁内层无上皮细胞。是胰腺炎并发症之一，也可由外伤引起。

- 胰腺真性囊肿：来自胰腺组织，囊壁内层由上皮细胞层组成。
- 临床表现：起病缓慢，小者常无症状，大者因压迫邻近器官而出现上腹部疼痛、腹胀、食欲缺乏等。如囊肿压迫 CBD、十二指肠、胃窦，可出现梗阻性黄疸或幽门梗阻。
- 若囊肿、胰管交通或穿刺抽出囊液淀粉酶增高，可诊断为胰腺囊肿。
- CT：显示胰内和（或）胰外呈低密度胰腺囊肿，壁可钙化。　若囊腔内有气-液平面，说明感染性脓肿形成。
- 超声引导经皮穿刺胰腺囊肿，兼具诊断与治疗作用。　多次穿刺，可促进囊壁老化，缩短囊壁成熟时间，有利于手术治疗。
- 假性囊肿手术指征

①持续腹痛不能忍受。

②囊肿增大（≥6cm），出现压迫症状。

③合并感染或出血等并发症。

四、胰　腺　癌

病理

- 90% 为导管细胞腺癌，其次为腺泡细胞癌。

超声诊断要点

- 胰腺多呈局限性增大，广泛浸润时呈弥漫性增大。
- 肿瘤向外突起，或向周围组织浸润生长，使胰腺形态不规则。
- 肿瘤多呈低回声，内见散在斑点状中、强回声。　后方回声衰减。
- 癌肿较大时，中央见不规则液化、坏死无回声区。
- 主胰管扩张、纡曲或闭塞。
- 间接征象

①胆道扩张。

②肝内出现转移灶。

③腹腔淋巴结增大。

④腹水。

- CEUS：不均匀低—等增强或低增强，粗大肿瘤血管，慢进快退，60s后边界更清晰。

鉴别诊断

- 胰岛细胞瘤。
- 慢性胰腺炎。
- 腹膜后肿瘤。

相关链接

- 癌肿在胰头多见，其次为体、尾部，极少累及全胰腺。

- 该病早期症状缺乏特异性。 胰头癌出现症状较早，胰体、尾癌出现症状较晚，就诊时常已属晚期。

- 吸烟是该病主要危险因素，烟雾中亚硝胺可诱发该病。

- 淋巴结转移多见，易转移至胰头周围、肝总动脉及腹腔动脉旁，晚期至锁骨上。

- Courvoisier 征：胰腺癌出现黄疸时，常因胆汁淤积而导致肝大，质硬、表面光滑，并可扪及囊状、无压痛、表面光滑并可推移的增大胆囊称Courvoisier 征。是诊断胰腺癌的重要体征。

- CA19-9：目前公认的与胰腺癌相关的肿瘤标记物。>75%的胰腺癌患者血 CA19-9 增加。某些良性疾病（如胰腺炎、黄疸），CA19-9 的浓度也可一过性增高。

- CA19-9 是一种糖蛋白，胚胎时期分布于胎儿胰腺、肝胆和肠等组织，成年人胰、胆等有少量存在。参考值：<37U/ml。

- CA19-9 极易受黄疸、肾衰竭、血液循环差等因素影响，应与影像学检查结合考虑。

- 超声＋肿瘤血清学标记法对于诊断小胰腺癌有重要价值。

- EUS：优于普通超声。

- 胃肠道钡剂造影：胰头癌肿较大时可见十二指肠曲扩大，或"反 3字"征。

- CT：对该病敏感性、特异性较高。胰腺局部实质性肿块，边缘不整，多呈等密度，部分为低密度，增强后呈低密度。动态薄层增强扫描优于超声。

- ERCP：显示胆管、胰管近壶腹侧或肿瘤以远的胆、胰管扩张的影像，可在胆管内置入内支撑管，术前减轻黄疸。

- PTC：显示梗阻上方肝内、外胆管扩张情况，对判定梗阻部位、胆管扩张程度具有重要价值。同时行 PTCD 可减轻黄疸和防止胆漏。

- MRCP：显示胰管、胆管梗阻的部位、扩张程度，有重要诊断价值。

- 经皮细针穿刺肿瘤细胞学检查阳性率可达 80%。

- 该病早期诊断困难，手术切除率低，预后差。症状出现后平均寿命约1 年。

附：日本医学会制定胰腺癌超声诊断标准

- 确诊标准

①胰腺实质内有明显的边界清晰的异常回声区。

②胰腺异常回声区伴有下列所见

a. 是胰尾部胰管扩张，直径＞3mm。

b. 是胰头部胆管狭窄和（或）闭塞。

c. 是胰腺有局限性增大。

●疑似诊断

①胰腺有异常回声区。

②胰腺有局限性增大。

③需要进一步详查：胰管扩张；胆管扩张或胆囊增大。

五、壶腹周围癌

定义

● 包括壶腹癌、胆总管下段癌和十二指肠腺癌。 恶性程度明显低于胰头癌。

病因病理

● 多见腺癌，肿瘤生长在十二指肠乳头或壶腹部。

● 来自主胰管、胆总管末端上皮或十二指肠乳头部。

超声诊断要点

直接征象

● 胰头及下腔静脉右侧低、高或混合回声肿块。

● 肿块边缘不整，直径 1.5～3.0cm，多为圆形。

● 早期胰头无异常。

间接征象

● 胆道扩张。

● 主胰管扩张。

● 晚期可见胰头受侵，周围淋巴结增大，周围血管受累。

鉴别诊断

● 胰头癌。

● 胆总管下段结石。

相关链接

● 多见于＞40 岁男性，较早出现黄疸，进行性加重。

● 临床表现：上腹痛或背痛，上消化道出血，肝、胆囊增大，发热、贫血、消瘦、乏力、食欲缺乏。

● 壶腹癌与胰头癌比较

①黄疸：前者早于后者。

②侵犯和转移：前者晚于后者。

③手术效果及预后：前者好于后者。

- 十二指肠镜和 ERCP：可直接观察十二指肠乳头病变并活检。造影可显示胆管、胰管改变。两者与 MRCP 均具重要诊断价值。
- 治疗：行 Whipple 手术或 PPPD（保留幽门的胰头十二指肠切除术），远期效果好。

六、胰腺囊腺瘤及囊腺癌

病因病理

- 囊腔内容物呈胶冻样，含浆液和黏液。
- 囊腺瘤：胰腺导管上皮发生的良性肿瘤，瘤体大，圆形或分叶状，有纤维包膜，内为多房或蜂窝状囊腔，部分囊壁呈乳头状隆起。
- 囊腺癌：多由囊腺瘤恶变而来，生长缓慢，多囊腔，囊壁细胞呈乳头状生长，可充满囊腔。

超声诊断要点

- 两者声像图相似，不易区别。
- 囊腺瘤肿块边缘光滑呈高回声，外周呈分叶状，内部呈蜂窝状。
- 囊腺癌内部呈无回声，后壁回声增强，边缘不整。
- 两者均可见无回声腔内有乳头样肿块突入腔内。囊腺癌实性突起较大，较多。囊壁可见点状钙化强回声。
- CDFI：瘤体实质性部分或周边有持续性动脉血流。
- CEUS

①浆液性囊腺瘤：同时增强，高/等—等增强，间隔增强（大囊多见）。

②浆液性囊腺癌：同时增强，高—低增强，间隔呈结节样增强。

鉴别诊断

- 胰腺癌。
- 胰腺假性囊肿。
- 淋巴瘤。

相关链接

- 两病均少见，好发于胰体、尾部。
- 小囊腺瘤呈多房性，大囊腺瘤以囊性为主。
- 两病鉴别点：癌肿有边缘模糊的浸润征象＋局部淋巴结、肝等转移征象。
- 胰动脉造影：有富血管表现、供血动脉增粗、新生血管等改变，是诊断该病重要方法。

- CT：肿物呈低密度，有分隔及增强瘤结节。
- 超声引导穿刺：行囊液检查及肿物细胞学检查，有助于确诊。
- 囊腺癌转移慢，病程长，早期手术切除预后好。

七、胰岛细胞瘤（胰岛素瘤）

病因病理

- 功能性胰岛细胞瘤：胰岛 B 细胞发生的肿瘤，可分泌过多胰岛素。
- 无功能性胰岛素瘤：δ 细胞发生，不分泌胰岛素。

超声诊断要点

- 该病瘤体小（平均 1～2cm），位于尾部。
- 肿瘤呈圆形，边界规则、光滑，有包膜。
- 内部均匀弱回声或散在稀疏回声点。
- 有上述表现，且瘤体较大，位于胰体、尾部，无明显症状，应考虑无功能性胰岛细胞瘤。
- CEUS

①典型表现：早期呈高增强，晚期呈高增强或等增强。

②不典型表现：早期呈等增强，晚期呈低增强。

鉴别诊断

- 胰腺癌。

相关链接

- ＜1.5cm 的肿瘤超声不易显示。
- 无功能性胰岛细胞瘤位于 SPV 前方，左肾和腹膜后肿瘤位于 SPV 后方。
- 瘤血管丰富，质软，有包膜，边界清楚。
- 功能性胰岛细胞瘤典型临床表现为 Whipple 三联征

①阵发性低血糖或昏迷，清晨空腹、劳累、运动或情绪紧张时发作。

②发作时血糖 2.78mmol/L（50mg/dl）。

③经注射或口服葡萄糖或进食后迅速缓解。

- 术中静脉造影能显示术前、术中常规检查未发现的小胰岛素瘤。对检出单发性胰岛素瘤有重要价值。
- 胰岛细胞瘤为胰腺内分泌肿瘤,肿瘤分泌 X 激素就将其称为 X 激素瘤,如胰岛素瘤、胃泌素瘤、胰高血糖素瘤、生长抑素瘤、血管活性肠肽瘤、混合功能细胞瘤等。

相关知识复习

- 正常值

成年人胰头（a，图 1-7）前后径＜3cm。

胰体（b）、胰尾（c）前后径＜2.5cm。

主胰管（PD）＜3mm。

- 测量方法（图 1-7）

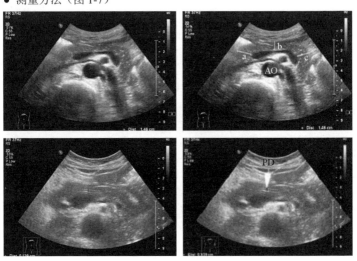

图 1-7　胰腺正常值及测量部位

a. 胰头；b. 胰体；c. 胰尾；AO. 主动脉；PD. 主胰管

第四节　脾脏疾病

一、脾先天性异常

（一）副脾

形成原因

- 系背侧胃系膜上的孤立脾部分未能与脾融合所致。
- 多单发。有与脾结构相似、功能相同的内皮组织存在。

超声诊断要点

- 脾外圆形或椭圆形结节，1～2cm，包膜光滑，与脾分界清楚，其内回声与脾相同。
- 外形酷似增大脾门淋巴结，但对相邻血管、器官无压迫。
- 约 54%副脾有与脾门处动静脉相通的血管分支。

鉴别诊断

- 多脾综合征。
- 脾门肿大淋巴结增大。

相关链接

- 副脾位于脾之外，通常在脾门血管和胰尾附近，发生率为 10%～30%。
- 副脾属常见先天性变异，不引起临床症状，无重要临床意义。
- 累及脾的疾病会侵及副脾，治疗血液病或肝硬化切除脾时须一起切除。
- 副脾体积小，位置不定，超声易漏诊，且副脾可多发，不易发现全部副脾。
- 放射性核素显像对诊断副脾敏感，可检出约 1cm 不在脾门的副脾。
- 脾切除后，如残留副脾，脾窝可见球形均匀低回声结节，易误认为增大淋巴结。

（二）游走脾

病因病理

- 脾离开其正常位置而异位于腹腔其他部位。多位于左下腹、盆腔，与膀胱、子宫相邻。
- 多因脾蒂、脾支持韧带先天性过长所致。

超声诊断要点

- 脾区未见脾回声，在其他部位发现性状、内部回声与脾相似的实体回声团。

- 脾可随体位改变而移动。
- 脾在原位转动、颠倒，即脾门的凹面朝向膈，凸性膈面朝向中腹或左肾。
- 脾增大或旋转不良。

鉴别诊断

- 左肾、胰、胃肠道肿瘤。
- 淋巴瘤。

相关链接

- 常见于儿童和中青年女性。
- 游走脾患者应重点寻找有无脾门切迹和脾门血管图像，此为脾区别于其他腹部脏器与肿瘤的重要标志。
- 游走脾缺乏韧带，仅靠较长脾蒂支持，故剧烈活动后偶发生扭转，出现剧烈腹痛。
- 放射性核素 ^{99m}Tc-硫胶体脾显像对游走脾诊断有重要价值，显示脾浓集现象，能确切显示脾的位置和大小。
- 无脾综合征：先天性脾缺如，病因及发病机制不清，临床罕见。常伴有发绀型心脏畸形和内脏转位。

二、脾弥漫性增大

病因

- 感染（急性肝炎、慢性肝炎、败血症等）。
- 慢性淤血（PHT、门静脉"海绵"样变等）。
- 血液病（特发性血小板减少性紫癜、贫血等）。
- 结缔组织病（系统性红斑狼疮、类风湿关节炎等）。
- 代谢性疾病（糖原沉着病、高-雪病等）。
- 生理性脾增大。

超声诊断要点

- 成年男性厚径>4.0cm、女性>3.8cm，上下径>11cm。
- 无脾下垂情况下，脾下极超过肋下，或脾上极达腹主动脉前缘。
- 仰卧位时脾易显示，且能清楚显示 2 个以上切迹（脾前部有 2～3 个切迹，增大时，切迹是触诊脾的标志）。
- 脾回声无明显改变，或稍强。
- CDFI：脾门处血管增粗、增多，脾动、静脉流速加快，流量增大。

超声对脾增大程度估测

- 轻度：脾测径大于正常值，但仰卧位深吸气时脾下极不超过肋弓下缘

3cm。

- 中度：脾明显增大，但下极不超过脐水平。
- 重度：脾下极超过脐水平，并显示脾周围器官受压移位、变形。

鉴别诊断

- 腹膜后巨大肿瘤。
- 左肝巨大肿瘤。
- 左肾和横结肠肿瘤。

相关链接

- 脾是最大网状内皮系统和人体最大免疫器官。
- 脾功能：贮血、造血、清除衰老红细胞、免疫应答。
- 脾测量

①厚径：左肋间斜切面示脾门、SPV，在脾厚度最小的断面测量脾门至对侧凸面包膜的最小距离。

②长径：左肋间斜切面显示脾最长径线，测量其上、下端距离。

- 脾萎缩：厚径＜2cm，长径＜5cm。常见于正常老年人。
- Banti 病综合征：也称班替病、充血性脾大。慢性门静脉阻塞或肝硬化引起的 PHT、重度脾大、贫血、脾功能亢进症的一组病症。治疗：保肝、对症治疗、脾切除。
- 脾静脉阻塞综合征：炎症、肿瘤、外伤感染致血栓形成或 SPV 周围病变压迫，出现脾大、食管-胃底静脉曲张、消化道出血。
- 超声表现：脾大，SPV 近脾门段血管扩张、纡曲，远端静脉管腔外压性闭塞或腔内显示血栓等。
- 血液病时脾增大的原因

①细胞浸润：白血病细胞浸润→脾明显充血。

②髓外造血：脾是造血器官，骨髓增殖性疾病时，脾恢复造血功能，出现不同程度髓外造血致脾增大，尤以骨髓纤维化时髓外造血最明显，脾增大也明显。

三、脾　梗　死

病因病理

- 见于心脏、腹腔动脉内血栓脱落，血液病、恶性肿瘤、淤血性脾大等。
- 脾动脉分支阻塞，局部缺血、坏死、机化形成纤维瘢痕。

超声诊断要点

- 脾可增大，形态失常。

- 脾内典型尖端朝向脾门部的楔形或不规则异常回声区，边界清。
- 病灶区呈均匀低回声，局部钙化时出现斑片状强回声，后伴声影。
- 梗死区坏死、液化→不规则无回声区，以后可形成假性囊肿。
- CDFI：病变部位无血流信号。梗死面积广泛时，脾门动脉 RI 增大。

鉴别诊断

- 脾海绵状血管瘤。
- 脾脓肿。

相关链接

- 超声提示可疑脾梗死病灶时，在数天内密切观察其动态变化至关重要。
- 脾梗死多位于脾实质前缘部，引起包膜改变、形态改变不显著，有别于脾肿瘤。

四、脾 肿 瘤

脾原发肿瘤少见。可分良、恶性。

超声诊断要点

脾血管瘤

- 与肝血管瘤相似，边界清，为边缘不规则的回声增强区。
- 病变内有圆点状及细短管状无回声区，偶见病变外血管进入而出现边缘断裂。
- 存在大血窦时，呈无回声。
- CDFI：病变内外仅见点状血流。

脾恶性淋巴瘤

- 局限性病灶多呈单个或多个边界清、弱回声圆形肿块，直径多<5cm，无包膜，内部回声均匀，后方无增强。融合时可呈分叶状。内部可液化形成无回声区。
- 弥漫性生长时，脾明显增大，内部回声减低，无占位性病变特征。
- CDFI：病变周边及内部可见血流信号。

鉴别诊断

脾血管瘤、脾恶性淋巴瘤均须与以下疾病鉴别。

- 脾梗死。
- 脾血肿。
- 假性囊肿。
- 脾脓肿。

- 脾包虫囊肿。
- 脾结核。

相关链接

- 脾良性肿瘤主要分为三类

①脾血管瘤（最多见，占 2/3）。

②脾淋巴管瘤。

③脾错构瘤（极罕见）。

- 脾转移瘤指源于上皮系统的恶性肿瘤，不包括源于造血系统的恶性肿瘤。发现原发病灶是诊断脾转移瘤的佐证。

- 脾转移瘤原发部位依次为乳腺、卵巢、肺、皮肤、胃及大肠等。

- 脾恶性肿瘤最早的临床表现均为左上腹不适或持续性钝痛，伴全身乏力、恶心，继而出现脾大或触及肿块。

- CT：对诊断脾恶性肿瘤帮助较大，与超声的诊断价值基本相似。

- 超声对恶性淋巴瘤分期提供依据，是制订合理治疗计划的基础。还可帮助确定放疗的照射野和疗效观察。

五、脾　破　裂

分类

- 真性：脾被膜和实质同时发生不同程度的破裂出血。
- 中央性：破裂发生在脾实质深部，包膜完好，实质内血肿。
- 包膜下：破裂发生在脾实质周缘部，包膜未破裂，形成包膜下血肿。

超声诊断要点

真性

- 包膜连续性中断，有局限性无回声区。
- 形态轮廓失常，实质内有不均匀性回声增强区或减低区。
- 脾周或腹腔内显示异常无回声区。

中央性

- 脾外形增大，轮廓清楚。
- 实质内出现局限性混杂回声区，或多个小片状无回声区。
- 无腹腔积血征象。

包膜下

- 包膜与实质间出现月牙状无回声区，包膜完整。
- 血肿常发生于膈面与外侧。
- 脾实质有凹状压痕。

- 无腹腔积血征象。
- CDFI：出血或血肿区内无血流信号，大量出血时脾动脉 RI 减小，脾静脉血流量减少。

鉴别诊断

- 脾囊肿性疾病。
- 脾分叶畸形。

相关链接

- 部分脾外伤超声存在假阴性，因外形及包膜无明显改变，可出现延迟性脾破裂。
- 部分延迟性脾破裂在外伤后数天至 2 周出现，故 72h 内应进行超声动态观察。
- 脾切除后机体免疫功能下降，抗感染能力下降，易感性提高，且可发生脾切除术后凶险性感染（多为婴幼儿）。故脾损伤和某些脾疾病有保留部分脾适应证者，尽量保留。
- 注意：脾区正常膈角回声低，易被误认为少量腹水。应与脾破裂少量出血性积液鉴别，如图 1-8。

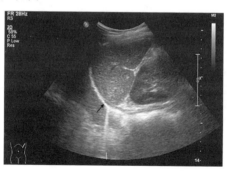

图 1-8　箭头示正常膈角低回声

第五节　胃肠道疾病

一、胃　　癌

病因病理

● 源于胃黏膜上皮，好发部位依次为胃窦（50%）、胃底、贲门部、胃体部。

临床分型

- 肿块型。
- 溃疡型。
- 弥漫型。

超声诊断要点

早期胃癌

● 超声探查困难，不作为首选。

进展期胃癌

● 肿块型：胃壁局限性隆起，突向胃腔，呈现类乳头状低或混杂回声团。周围胃壁不规则增厚。

● 溃疡型：隆起胃壁表面不规则凹陷，底部不光滑，可见小结节状回声，凹陷周缘隆起不规则，厚度不均匀。

● 弥漫型：胃壁大部分或全部弥漫性增厚、隆起，厚度＞1.5cm，黏膜表面不规则破溃或糜烂时局部呈强回声，重者呈"假肾"征。

鉴别诊断

- 胃炎。
- 胃活动性溃疡。
- 胃息肉。
- 胃腺瘤。
- 胃平滑肌肿瘤。

相关链接

● 经腹超声胃癌检出率较低，早期敏感度仅为 15%。

● EUS 有助于确定早期和进展期胃癌分期。

● 经腹超声＋EUS 的优点

①声束能穿透胃壁的层次结构，可提供病变部位、大小、形态。

②估计病变范围、深度。

③了解周围组织器官和转移情况。

④远处器官及淋巴结转移的判断。

● 纤维内镜：胃疾病最有效的检查方法。不能判断病变浸润深度，对外生型胃癌检查欠佳，且不能提供转移信息。

● 粪便隐血试验：多数患者有少量持续上消化道出血，连续多次粪便隐血（＋）。

● 早期胃癌：仅限于胃黏膜或黏膜下层，不论病灶大小、有无淋巴结转移，均为早期。

● 进展期胃癌：癌组织超出黏膜下层、侵入肌层为中期；侵及浆膜下层或超出浆膜向外浸润至邻近脏器或有转移为晚期。

● 淋巴转移是胃癌主要转移途径。胃癌淋巴结转移率与癌灶浸润深度呈正相关。

● 引流胃的 16 组区域淋巴结如图 1-9 所示。

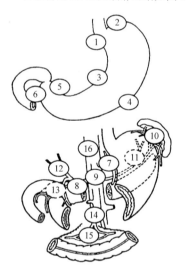

①贲门右
②贲门左
③胃小弯
④胃大弯
⑤幽门上
⑥幽门下
⑦胃左动脉旁
⑧肝总动脉旁
⑨腹腔动脉旁
⑩脾门
⑪脾动脉旁
⑫肝十二指肠韧带内
⑬胰后
⑭肠系膜上动脉旁
⑮结肠中动脉旁
⑯腹主动脉旁

图 1-9 胃的淋巴结分布

● 胃癌淋巴结转移途径：原发部位（经淋巴网）→ 第一站（N_1，胃周淋巴结）→第二站（N_2）→第三站（N_3），具体见表 1-8。

● 胃癌淋巴结转移通常循序渐进，但也可跳跃式转移，即第一站无而第二站有。

● 终末期胃癌可经胸导管向左锁骨上淋巴结转移（即静脉角），或经肝圆韧带转移至脐部。

● 皮革胃：当胃癌全胃受累、胃腔缩窄时，胃壁僵硬如"革囊"状。恶性度极高。

表 1-8　胃癌淋巴结转移途径

淋巴结站别	全胃	窦部	体部	贲门部
第一站（N_1）	1、2、3、4、5、6	3、4、5、6	1、3、4、5、6	1、2、3、4
第二站（N_2）	7、8、9、10、11	1、7、8、9	2、7、8、9、10、11	5、6、7、8、9、10、11
第三站（N_3）	12、13、14	2、10、11、12、13、14	12、13、14	12、13、14

附：胃癌临床病理分期（UICC 胃癌 TNM 分期法。据肿瘤浸润深度、淋巴结及远处转移情况）

T 代表原发肿瘤浸润胃壁的深度。

T_1：肿瘤侵及黏膜或黏膜下层。

T_2：肿瘤浸润至肌层或浆膜下。

T_3：肿瘤穿透浆膜层。

T_4：肿瘤直接侵及邻近结构或器官，如侵及食管、胰腺。

N 表示局部淋巴结转移情况。

N_0：无淋巴结转移。

N_1：距原发灶边缘＜3cm 淋巴结转移。

N_2：距原发灶边缘＞3cm 淋巴结转移。

M 表示肿瘤远处转移情况。

M_0：无远处转移。

M_1：有远处转移。（有第 12、13、14、16 组淋巴结转移者也视为远处转移）

二、结肠癌和直肠癌

病理

● 发生于肠黏膜上皮。

● 肠息肉、腺瘤、溃疡性结肠炎等恶变。

● 好发部位依次为直肠→乙状结肠→升结肠→降结肠。

临床分型

- 巨块型。
- 溃疡型。
- 狭窄型。

超声诊断要点

基本特征

- 肠壁不均匀增厚：增厚 1.0～4.5cm，＞1.5cm 占 70%。呈"假肾"征或"靶环"征。
- 肿瘤回声：呈低回声或强弱不均回声。
- 肠腔狭窄：癌肿在肠壁呈环形浸润生长，肠腔狭窄变形。严重时出现梗阻征象。

分型

- 肠内肿块型：肿块局限性，向腔内突起，表面不规则呈菜花状。
- 肠壁增厚型：病变肠壁不均匀增厚，呈低回声，包绕肠腔含气内容物，横断面呈"靶环"征，斜断面呈"假肾"征。
- 肠外肿块型：肿瘤向管腔外浸润生长，故管腔受压、狭窄、变形不明显。
- 混合型：肿瘤向腔内及腔外同时生长浸润。

鉴别诊断

- 结肠平滑肌肉瘤。
- 结肠恶性淋巴瘤。
- 肠结核。

相关链接

- 结肠癌在 41～65 岁人群发病率高，病因未明。
- 对直肠癌肛门指检是一种简单、重要的诊断方法。
- 约 60%患者 CEA↑。
- X 线：距肛门＞25cm 的结肠癌，表现为钡剂充盈缺损，壁增厚、僵硬，局部肠腔变窄，边缘不整等。
- 结肠镜：可检查全部结肠。
- 超声：不作为首选，所见结肠肿瘤多属中晚期。对判断腹膜、淋巴结、肝等脏器是否转移有价值。
- "假肾"征：较厚肠壁中、低回声环包绕肠腔杂乱强回声，类似肾声像图。多见于胃肠道肿瘤。

- 结肠癌 Dukes 分期

A 期：癌仅限于肠壁内。

B 期：穿透肠壁侵入浆膜或浆膜外，但无淋巴结转移。

C 期：有淋巴结转移。

C_1 期：淋巴结转移仅限于癌肿附近如结肠壁及结肠旁。

C_2：转移至系膜和系膜根部淋巴结。

D 期：已有远处转移或腹腔转移，或广泛侵入邻近脏器无法切除。

- 扩散与转移路径

①直接浸润。

②淋巴结转移。

③血行转移。

④种植转移。

- Crohn 病（克罗恩病）：一种原因不明、好发于青中年的慢性炎症性肠道疾病，在回肠末端最常见。

超声可见

①小肠回盲部或结肠肠壁局限性增厚，管腔变形狭窄。

②瘘管形成时可见肠周脓肿。

③病变周围有增大淋巴结。

三、急性阑尾炎

病理分型

- 单纯性

①病变限于黏膜及黏膜下层。

②浆膜充血、水肿、白细胞浸润，腔内少量积液或积脓，阑尾轻度肿胀。

- 化脓性：亦称蜂窝织炎性阑尾炎。

①阑尾壁各层均受累，肿胀明显，腔内积脓，浆膜高度充血并有脓性渗出物附着。

②阑尾周围有脓性渗出物存留，形成局限性腹膜炎。

- 坏疽性及穿孔性

①阑尾梗阻积脓，其内压力↑→管壁缺血、坏死。

②血管被细菌栓塞，阑尾壁坏死穿孔→弥漫性腹膜炎。

③大网膜包裹粘连→周围脓肿。

- 阑尾周围脓肿：阑尾化脓及穿孔后被大网膜及周围脏器粘连包裹→炎性包块及阑尾周围脓肿。

超声诊断要点

急性单纯性

- 阑尾轻度肿胀，壁厚＞0.3cm；直径：成年人＞0.7cm，儿童＞0.6cm。
- 纵断面阑尾呈不可压缩的盲管样结构，横断面为"同心圆"征。

急性化脓性

- 阑尾膨胀如囊，呈低或无回声区，亦可因气体或"粪石"呈强回声。
- 周围中、强回声组织增多、包绕。

坏疽性

- 阑尾显著增大，呈不规则低回声区。
- 穿孔后不对称性管壁增厚，包块轮廓模糊、回声不均，可有小无回声区。
- 阑尾穿孔并发腹膜炎→肠麻痹→肠管扩张，蠕动减弱或消失。

鉴别诊断

- 右侧异位妊娠或黄体囊肿破裂。
- 胆囊或上消化道穿孔。

相关链接

- 阑尾位于盲肠末端，为圆形盲管，长短、粗细变异大，长 5～7cm，直径约 0.5cm，腔窄仅 0.2～0.3cm。正常仅 30%可被超声发现（图 1-10）。

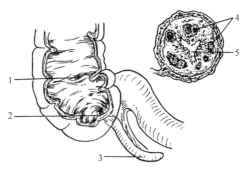

图 1-10　阑尾解剖

1. 回盲瓣；2. 阑尾开口；3. 阑尾；4. 淋巴组织；5. 阑尾腔

- 阑尾曾有消化功能，在进化时逐渐退化为一条小的盲管，但并非无用。
- 阑尾的功能。

①属人体的防御体系，能产生 T 细胞和 B 细胞，参与人体的细胞免疫和

体液免疫。阑尾淋巴组织出生后出现，10～20 岁到高峰，30 岁后明显减少，60 岁后消失。故切除成年人阑尾，无损机体免疫功能。

②以往外科医师对遭遇创伤或泌尿系统畸形引起的尿道缺损，用阑尾修补或充当尿道，不发生排异反应，容易存活。

③据研究，阑尾有抗癌作用。

● 阑尾的位置：基底部与盲肠关系固定，其解剖位置以基底部为中心，游离盲端位置多样，可指向回肠下、盲肠后、回肠前、回肠后、盲肠下、盆腔（图 1-11）。

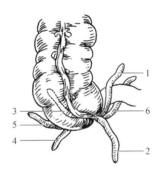

图 1-11　阑尾的解剖位置

1. 回肠前位；2. 盆位；3. 盲肠后位；4. 盲肠下位；5. 盲肠外侧位；6. 回肠后位

● 该病基于 100 余年前 McBurney 医生提出的理论。首先由 Fitz 正确描述该病病史、病理及临床表现，并提出阑尾切除是该病合理的治疗方法。

● McBurney 点：右下腹脐与髂前上棘连线中外 1/3 的压痛点，是切除阑尾标记点（图 1-12）。

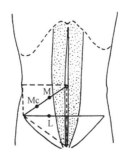

图 1-12　相关阑尾点的位置

Mc. McBurney 点；M. Morris 点；L. Lenz 点

- Morris 点：位于脐与右髂前上棘连线中内 1/3 交界处（图 1-12）。
- Lenz 点：位于两侧髂前上棘连线中右外 1/3 交界处，是盲肠与阑尾结合点（图 1-12）。
- 辅助诊断体征

①结肠充气试验（Rovsing 征）。

②腰大肌试验（Psoas 征）。

③闭孔内肌试验（Obturator 征）。

④经肛门直肠指检。

- 阑尾的神经由交感神经经腹腔丛和内脏小神经传入，传入的脊髓节段在第 10、11 胸节。故急性阑尾炎表现为脐周牵涉痛，属内脏性疼痛。
- 急性阑尾炎临床特点：先痛，后吐，再发热。
- 阑尾炎诊断主要依赖症状、查体及经验。辅助检查帮助小，确诊难。
- 有停经史患者，应查血人绒毛膜促性腺激素（HCG）；腹痛者应查血淀粉酶，有助于除外急性胰腺炎。
- 超声探查阑尾技巧

①先低频探头，后高频探头，先全面，后重点。

②沿升结肠向下移动探头，至结肠袋消失，向内寻找阑尾根部。

③以阑尾根部为中心，扇形扫查寻找游离端。

④或以压痛最明显处为中心向四周扫查。

- 老年人对疼痛感觉迟钝，腹肌薄弱，防御功能减退，故主诉不强烈，体征不典型，易延误诊治。
- 小儿急性阑尾炎：不能清楚提供病史。临床特点如下。

①患者病情发展快且较重，早期即高热、呕吐。

②右下腹体征不典型，局部压痛和肌紧张→小儿阑尾炎重要体征。

③病程＞2～3d，腹痛突然减轻，而患儿腹部体征与全身情况加重，须警惕阑尾穿孔。

④穿孔率较高。大网膜发育不全（短），无足够保护作用，故并发症和病死率较高。

- 小儿阑尾炎易穿孔的原因

①小儿大网膜薄而短，局限炎症病变能力差，一旦穿孔，迅速发生弥漫性腹膜炎；成年人大网膜具有防御或吞噬细胞功能。腹膜腔内脏器感染时大网膜可迅速趋向感染灶，包裹病灶或发生粘连，使病灶局限不致迅速蔓延。

②年龄越小，阑尾腔相对越大，壁越薄，肌层组织少，血供受阻而发生

坏死、穿孔较快。

- 小儿右下腹可有 1～2 个淋巴结,直径<1.0cm,如直径 1.0～1.5cm 考虑淋巴结炎。
- 妊娠期阑尾炎:压痛部位上升,炎症不易包裹与局限,穿孔继发弥漫性腹膜炎,较非妊娠期多 1.5～3.5 倍,应积极抗感染并立即手术。
- 腹腔、盆腔术后半卧位的临床意义:上腹部腹膜较下腹部腹膜吸收能力强,故腹膜炎症或腹腔、盆腔术后患者多采取半卧位,以减少腹膜对有害物质的吸收。
- 据报道,正常情况下,临床阑尾炎误诊率为 10%,误切率为 20%。

四、肠 梗 阻

定义

- 肠内容物不能正常运行而顺利通过肠道,称肠梗阻。

病因病理

- 肠管扩张、积液、积气。
- 机械性肠梗阻→上端肠管蠕动亢进。
- 麻痹性肠梗阻→无明显狭窄部位,蠕动波消失。
- 急性肠梗阻→肠管迅速膨胀,肠壁变薄。
- 慢性肠梗阻→肠壁呈代偿性肥厚。

按基本原因分型

- 机械性:各种原因致肠腔狭小,肠内容物通过障碍。
- 动力性:无器质性肠腔狭窄,神经反射或毒素刺激引起肠壁平滑肌功能紊乱→蠕动能力丧失或肠管痉挛。
- 血供性:肠系膜血管栓塞或血栓形成→ 肠管血供障碍→ 肠麻痹→肠内容物不能运行。

按肠壁有无血供障碍分型

- 单纯性:有肠内容物通过受阻,无肠管血供障碍。
- 绞窄性:梗阻伴肠壁血供障碍。

超声诊断要点

- 肠管扩张积液,内径>3cm,腔内有内容物回声。 空肠皱襞呈"鱼刺"样。
- 肠蠕动异常,扩大肠腔近端蠕动频繁,伴液-气体反流及旋涡,液-气体动态可衬托肠壁肿瘤或病灶边缘。
- 可伴腹水。

- CDFI：肠壁黏膜及肠系膜根部可见血流信号，肠壁坏死时血流信号消失。

提示肠梗阻可能原因的特殊声像图征象

- 梗阻末端强回声团→粪石所致肠梗阻或蛔虫性肠梗阻。
- 梗阻末端低回声团→肠管病变，如肿瘤、克罗恩病。
- 肠管长轴见局部呈多层肠壁样回声即"套袖"征，短轴"同心圆"征→肠套叠。
- 肠壁均匀性增厚，回声低，血流信号减少，发病急→肠系膜血管阻塞。
- 阴囊内、腹壁内见肠管回声→肠管嵌顿疝。
- 腹腔内见闭袢状肠管扩张→肠扭转或粘连。

鉴别诊断

- 肠套叠。
- 肠肿瘤。

相关链接

- 肠梗阻按梗阻部位分

①高位（如空肠上段）。

②低位（如回肠末段和结肠）。

- 按梗阻程度分

①完全性。

②不完全性。

- 按发展过程分

①急性。

②慢性。

- 肠梗阻病理生理改变

①体液丧失。

②感染和中毒。

休克及 MODS（多器官功能障碍）。

- 先天性幽门狭窄或梗阻是新生儿常见疾病，有家族发病倾向。超声检查无创、快捷，可作为首选影像检查手段之一。

声像图特点

①幽门均匀增厚>0.4cm，长度达 2.0cm，呈"靶环"征。

②近幽门部蠕动消失，幽门管狭窄。

③胃潴留，呈逆蠕动。

- 肠梗阻症状：腹痛、呕吐、腹胀，停止自肛门排便排气。
- X 线：肠梗阻发生 4～6h，即见肠腔内气体，立位或卧位透视或摄片，可见多数液平面及胀气肠袢。

● 肠梗阻诊断思路：是否梗阻→机械性或动力性?→单纯性或绞窄性?→高位或低位?→完全或不完全?→梗阻的原因?

● 治疗

①基础治疗。

a. 胃肠减压。

b. 矫正水、电解质紊乱和酸碱平衡。

c. 防止感染和中毒。

②手术。

五、肠 套 叠

定义

● 肠管的一部分及其邻近的肠系膜进入邻近肠腔内的一种肠梗阻。

病因病理

● 肠腔梗阻，肌肉痉挛，套入的肠管因血管受压发生充血、水肿、肠壁增厚，甚至坏死。

● 原发性肠套叠多由肠蠕动功能紊乱引起。

● 继发性肠套叠多见于肠道畸形、肠息肉、肿瘤、过敏性紫癜等。

病理类型

● 回盲型：最常见，占 50%～60%。

● 回结型：占 30%。

● 回回型：占 10%。

● 结结型：少见。

超声诊断要点

● 腹部混合性包块。

● 横断面呈"同心圆"征或"靶环"征。

● 外圆，即鞘部：均匀低回声，为远端肠壁回声。

● 中间和内部环状管壁：被套入的近端肠管反折的浆膜及黏膜相互重叠、挤压，水肿、坏死，表现为增宽的低回声水肿带或强弱相间回声，边缘毛糙。

● 纵断面呈"套筒"征。为外低内高回声，一端可见椭圆形套头。

● 近端肠管扩张，蠕动亢进或减退。

● 部分患儿在包块内可见增大淋巴结。

鉴别诊断

● 肠道肿瘤。

- 蛔虫性肠梗阻。

相关链接

- 小儿肠套叠是小儿急腹症中最常见疾病。
- 一般为近侧肠管套入远侧肠管，远侧套入近侧者罕见。
- 60%肠套叠患儿<1岁，但新生儿罕见；80%患儿2岁。男女比例4∶1。
- 发生肠套叠多有明显原因，如下所示

①Meckel憩室（翻入肠腔内，成为肠套叠的起点）。

②肠息肉。

③肠肿瘤。

④肠重复畸形等。

- Meckel憩室：美克尔憩室，常发生于肠系膜附着部对侧，呈指状膨出，成人位于回盲瓣上方1cm处，新生儿位于回盲瓣上方0.3～0.5cm处。

- Meckel憩室来源：来自未闭锁消失的脐肠管，如发生在脐肠管肠侧，则称Meckel憩室，发生在脐侧称脐瘘，如两端闭锁而中段未闭形成囊泡则为肠管囊泡。

- 小儿肠套叠肠管无器质性改变，为原发性，多回盲型，发生于右下腹，原因有如下3个方面

①婴幼儿回盲部尚未固定，活动度大，回肠与回盲瓣的比例较大。

②肠蠕动紊乱失调可诱发肠套叠。

③病毒感染致回盲部淋巴结增生，肠黏膜淋巴细胞和淋巴滤泡增生，肠管局限性增厚，回盲瓣增厚，肠腔狭窄，诱发肠套叠。

- 成人肠套叠少见，多继发于肿瘤，常见回盲型。
- 小肠套叠病灶依据小肠解剖位置，多位于脐周、脐右上方。
- 套叠处形成三层肠壁：外壁（鞘部）、反折壁、最内壁（后两者为套入部）。鞘部的开口处为颈部，套入的前端为顶部（图1-13）。

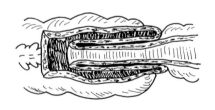

图1-13　肠套叠

- 典型临床症状：腹痛，血便，腹部包块。

- 鞘层肠管持续痉挛，致套入部肠管发生循环障碍、静脉曲张。
- 肠黏膜细胞分泌大量黏液，进入肠腔，与血液及粪质混合成果酱样胶冻样排出。
- X 线钡剂灌肠检查对肠套叠有重要诊治价值：钡剂在套叠顶部通过受阻，并在鞘部与套入部之间进入肠壁间，形成"杯口"状影像。
- 治疗：早期可在 X 线下用空气（或氧气、钡剂）灌肠复位。疗效＞90%。如未复位或病程已＞48h，且怀疑有肠坏死者，应行手术。
- 治疗后 5%～8%患儿可复发。灌肠比手术复位复发率高。
- 非手术疗法禁忌证

①病程＞48h 或全身情况较差。

②高度腹胀，腹膜刺激征（＋）。

③X 线腹部平片可见多个液平面。

④肠套叠头部已达脾曲，肿块硬且张力大。

⑤多次复发疑有器质性病变。

⑥小肠型肠套叠。

- 灌肠复位成功的指征

①拔出肛管后排出大量带臭味的黏液血便和黄色粪水。

②患儿很快入睡，不再哭闹及呕吐。

③腹部平软，触不到原有包块。

④灌肠复位后口服 0.5～1.0g 药用炭，6～8h 后应有炭末排出。

六、腹 股 沟 疝

定义

- 指发生在腹股沟区域的腹外疝：①斜疝。②直疝。

病因

- 解剖异常：婴儿出生后鞘突闭锁不全，为先天性斜疝的疝囊。
- 腹壁薄弱或缺损：腹横肌和腹内斜肌发育不全。
- 腹压过高。

超声诊断要点

- 腹股沟区包块，多数静息状态可还纳腹腔。
- 疝内容物：大网膜和小肠。 大网膜为较疏松的不均质实性回声，少见血流；肠管可见蠕动，可见点状血流，绞窄时无血流。
- 疝口位于 IEA 外侧为斜疝。疝囊突出后沿 IEA 前方通过。
- 疝口位于 IEA 内侧为直疝。疝囊将 IEA 向外前方顶起。

鉴别诊断

- 睾丸鞘膜积液。
- 交通性鞘膜积液。
- 精索鞘膜积液。
- 急性肠梗阻。

相关链接

- 疝：体内某个脏器或组织离开其正常解剖部位，通过先天或后天形成的薄弱点、缺损或空隙进入另一部位，称为疝。腹外疝多见。

疝的分类见图 1-14。

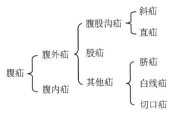

图 1-14　疝的分类

- 典型疝由疝囊、疝内容物和疝外被盖等组成。
- 疝囊是壁腹膜的憩室样突出部，由疝囊颈和疝囊体组成。
- 疝囊颈为腹壁薄弱区或缺损的位置，又称疝门。
- 腹外疝：腹腔内脏器连同壁腹膜，经由腹壁薄弱区或空隙向体表突出所形成的腹膜憩室。
- 腹股沟斜疝：男性占大多数。疝囊经内环穿腹股沟管，并可进入阴囊。
- 胚胎早期，下移的腹膜形成一鞘突，鞘突下段成为睾丸固有鞘膜，其余部分即自行萎缩闭锁。如鞘突不闭锁或闭锁不完全，则成为先天性斜疝的疝囊。
- 腹股沟直疝：疝囊经直疝三角区由后向前突出，不经过内环也不进入阴囊者。

斜疝与直疝的区别见表 1-9。

- 股疝：疝囊通过股环、经股管向卵圆窝突出。多见于 40 岁以上妇女。
- 股疝与腹股沟斜疝鉴别：股疝位于腹股沟韧带下内方，腹股沟斜疝则位于腹股沟韧带上外方。

表 1-9 斜疝与直疝的区别

	斜 疝	直 疝
发病年龄	儿童及青壮年	老年
突出途径	经腹股沟管突出，可进阴囊	由直疝三角突出，不进阴囊
疝块外形	椭圆形或梨形，上部呈蒂柄状	半球形，其底较宽
回纳疝块后压住疝环	疝块不再突出	疝块仍可突出
精索与疝囊的关系	精索在疝囊后方	精索在疝囊外方
疝囊颈与 IEA 的关系	疝囊颈在 IEA 外侧	疝囊颈在 IEA 内侧
嵌顿机会	较多	较少

● 切口疝：发生于腹壁手术切口处的疝。

● 脐疝：疝囊通过脐环突出的疝。

①小儿脐疝：脐环闭锁不全或脐部瘢痕组织不够坚强，腹压增高时发生。

②成人脐疝：为后天性疝，少见，多见于中年经产妇女。

● 腹内疝：脏器或组织进入腹腔内的间隙囊内形成，如网膜孔疝。

● 2D＋CDFI 寻找并确认 IEA：高频探头，于腹直肌中外 1/3 交界处横切，可显示 IEA 自髂外动脉发出的起始部及腹股沟韧带。

● 腹股沟区为三角形区域

①下界→腹股沟韧带。

②内界→腹直肌外侧缘。

③上界→髂前上棘至腹直肌外侧缘的一条水平线。

● Hesselbach 三角：即海氏三角，也称直疝三角。

①外侧边缘→IEA。

②内侧边缘→腹直肌外侧缘。

③底边→腹股沟韧带。

● 股管：狭长的漏斗形间隙。上口称股环，下口为卵圆窝（是股部深筋膜薄弱部分）。

● 易复性斜疝：偶有坠胀外，肿块常在站立、行走、咳嗽或劳动时出现。可回纳。

● 难复性斜疝：胀痛重，疝块不能完全回纳。

● 嵌顿性疝：腹压骤增所致。疝块增大伴明显疼痛，不能回纳。肿块紧张发硬,有明显触痛。

- 绞窄性疝:嵌顿性疝发展所致,症状严重。肠袢坏死、穿孔时,疼痛可因疝块压力骤降暂时缓解,疼痛减轻,而肿块仍在,不可认为是病情好转。

- 难复性疝、嵌顿性疝和绞窄性疝常发生在斜疝。

- 顿性疝和绞窄性疝伴明显的触痛,肿块紧张发硬,如为肠袢,还可伴有腹部绞痛、腹部肠管扩张等机械性肠梗阻表现。

- 腹股沟疝治疗

①非手术治疗

a. <1 岁,疝有自行消失可能。

b. 年老体弱或有其他手术禁忌者,可用疝带。

②手术治疗

- 嵌顿性疝原则:紧急手术,防止疝内容物坏死并解除伴发肠梗阻。

- 股疝容易嵌顿且可迅速发展为绞窄性,确诊后应及时手术。

附:正常胃肠声像图表现

- 胃壁:胃适度充盈下可显示胃壁结构,呈强、弱、强、弱、强五层结构(即"三明二暗")。由内向外分别是黏膜层、黏膜肌层、黏膜下层、肌层、浆膜层与周围组织界面回声。

- 贲门部

①剑突偏左纵切,心、肝左叶、腹主动脉三者之间显示贲门长轴面。

②探头与上切面垂直,显示贲门食管短轴面。呈"靶环征"。

- 胃肠道正常测值

①正常胃壁厚度<0.5cm。

②幽门部厚度<0.6cm,新生儿及婴儿<0.4cm。

③十二指肠肠壁厚度:充盈时为 0.25～0.35cm。

④充盈时十二指肠内径<3.0cm。

⑤小肠内径<2.0cm,壁厚<0.3cm。

⑥大肠内径<4.0cm,壁厚<0.5cm。

第六节　腹膜转移瘤

病因病理

- 腹腔脏器癌肿累及浆膜后形成转移性结节。

- 腹膜广泛癌转移引起癌性腹膜炎、浆液性或血性腹水、脏器相互粘连。

- "网膜饼"形成。

超声诊断要点

- 癌性腹膜炎：肠间及脏器周围游离无回声区，肠粘连明显→在腹水衬托下显示为含气的不均质团块。
- 癌肿转移结节：盆腔腹膜或小肠肠系膜附着缘多个等回声或高回声结节。大网膜增厚和僵硬。
- 原发肿瘤：胃癌、结肠癌、卵巢癌，超声可显示部分相关图像特征。
- 其他远处转移：发现肝和腹膜后淋巴结转移征象。

鉴别诊断

- 肠粘连团块。

相关链接

- 腹膜转移者多属晚期，失去手术根治机会。
- "网膜饼"：腹膜广泛癌转移，大网膜往往严重受累，卷曲、增厚、僵硬，呈饼状。
- 网膜转移

女性→多源于卵巢。

男性→多源于消化道。

- 网膜转移超声未探及原因

①未认出网膜转移声像图。

②与机器分辨率有关，提倡应用高频探头。

③检查不仔细。

④转移网膜不厚，不易显示。

- 网膜转移扫查要点

①脐上部位或脐周处显示条状稍低回声肿块，厚薄不均，表面不光。

②有腹水时，可更清楚显示增厚的网膜。

③探头加压有韧性感，与压在肿瘤上不同。

- 由于重力向下的缘故，癌种植多见于盆腔。晚期可遍及腹膜各处。
- 腹水为浆液性或血性。抽液细胞学检查，如找到癌细胞可确诊。

（崔立刚 任路平 闫敏芳 赵 波）

第2章 泌尿生殖系统疾病

常用缩略语

CDFI	彩色多普勒血流成像	PI	搏动指数
CESU	超声造影	PSA	前列腺特异性抗原
IUP	静脉肾盂造影	RA	肾动脉
IVC	下腔静脉	RI	阻力指数
PHT	门静脉高压	RV	肾静脉

第一节　肾脏疾病

一、肾发育异常

（一）孤立肾

定义

- 又称一侧肾缺如，指一侧肾未发育而缺失，只有健侧一个肾（图 2-1）。

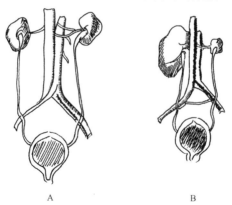

图 2-1　肾发育不全

A.双肾发育不全；B.左肾发育不全，左输尿管狭窄，右肾代偿性增大

相关链接

- 健侧肾完好且代偿性增大，可满足生理功能需要，无不适症状。
- 常伴其他泌尿生殖系统畸形，同侧输尿管常缺失。
- 病侧肾上腺多存在。

- 发生率男＞女，但女性合并畸形较多。
- 妊娠期维生素 A 缺乏可致泌尿生殖系统先天畸形。
- 诊断该病应排除异位肾、肾萎缩。

（二）肾发育不全

定义

- 胚胎期发育障碍的小肾脏，体积＜1/2 正常肾（宽＜3cm，长＜7cm），肾单位和导管分化、发育可正常（图 2-1）。

相关链接

- 患侧肾血流灌注减少，部分有肾动脉狭窄征象。
- 多数无症状，部分有难治性高血压。
- 患肾小叶、锥体数均减少，肾盏短而浅，肾盂狭小，泌尿功能降低。
- 诊断该病应排除后天原因。
- 后天性：肾体积减小，结构模糊，无明显分叶。
- 先天性：肾体积减小，结构清晰，呈分叶状。

（三）肾下垂

定义

- 呼吸或改变体位时正常肾上下极移动不超过 1 个椎体。超过 1 个椎体为肾下垂，但可还纳至肾窝。

相关链接

- 正常肾下极平第 3 腰椎水平。
- 肾下垂为内脏下垂一部分，可伴肝、脾、胃等多脏器下垂。
- 原因：肾窝较浅或分娩后腹肌松软及肾周筋膜松弛。
- 体征：坐位或立位时，患侧腹部触及活动包块。偶见腰痛、血尿、腹泻、便秘。
- 诊断方法：俯位或仰卧位，肾下极为界定点，再嘱患者立位或坐位，肾下极下移＞3cm 或超过 1 个椎体为肾下垂。
- 分级
①轻度（Ⅰ度）：肾下极低于第 3 腰椎水平。
②中度（Ⅱ度）：肾下极低于第 4 腰椎下缘。
③重度（Ⅲ度）：肾下极低于第 5 腰椎下缘 。
- 该病输尿管、肾蒂血管等随肾移动而调整，肾结构、功能正常。

（四）游走肾

定义

● 肾筋膜、肾蒂松弛，肾被腹膜包裹，在腹腔内大范围活动，越过脊柱，称游走肾。

相关链接

● 可回纳至肾区。

● 迪托危象（Dietl crisis）：肾下垂和游走肾偶可发生肾蒂扭转，致肾缺血性绞痛，严重者致休克。

● 游走肾与肾下垂鉴别：前者活动范围大，后者活动范围小且局限于同侧。

（五）异位肾

定义

● 胚胎发育期，肾上升停顿、过度或上升至对侧，以致未达到正常位置，称异位肾（图 2-2）。

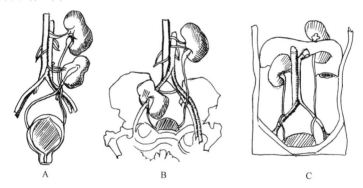

A　　　　　　　　　B　　　　　　　　　C

图 2-2　异位肾

A. 异位肾；B. 盆腔肾；C. 胸内肾

相关链接

● 异位位置

①盆腔。

②腹腔。

③胸腔。

④横膈周围。

⑤对侧肾下方。

● 盆腔肾：外形小，发育差，可伴肾盂积水或结石，供血动脉来自盆腔动脉。

● 胸内肾：横膈上方具有肾特征的实性包块，多贴近横膈。

● 单侧交叉异位肾：健侧肾、输尿管正常，患侧输尿管位于原位，相连肾位于对侧，多伴积水。

● 双侧交叉异位肾：双侧输尿管位于原位，相连肾位于对侧，左右各一，多伴积水。

● 交叉异位肾同时有旋转不全。

● 异位肾不合并其他畸形时，无临床症状。

● 异位肾不可还纳于肾窝。

（六）重复肾

定义

● 即双集合系统肾。

相关链接

● 分上、下两部，各有一肾盂并各通入一输尿管。

● 上部体积小，多伴肾积水、肾结石。

● 完全性双输尿管畸形：完整双输尿管，下位输尿管开口正常，上位输尿管常异位开口。

● 部分性双输尿管畸形：上段为两条，下段整合为一条，呈"Y"形，开口位置正常。

● RA、RV 分别进出上、下两个肾门。

● 临床表现：输尿管开口位于膀胱颈上，无尿失禁及明显症状；开口位于膀胱颈下，婴儿即有滴沥性尿失禁。

● 反复尿路感染是重复肾最常见症状。

● 对不伴有积水的重复肾畸形，静脉肾盂造影可诊断。

● 膀胱镜检查发现异位输尿管开口→重复肾可能。

（七）融合肾

定义

● 指肾发育异常使两个肾相互融合，连成一体（图 2-3）。

相关链接

● 融合方式

①"S"形：右肾下极与左肾上极相连。

②反"S"形：左肾下极与右肾上极相连。

③正马蹄铁形：两肾下极相连（占大多数）。

④倒马蹄铁形：两肾上极相连。

⑤上、下极均相连接整合即成盘状肾或块状肾。

● 融合肾位置表浅。多合并轴向旋转不全。

● 血供多来自股动脉或腹主动脉的其他分支。

● 孕妇口服磷酸氯喹可致胎儿马蹄肾。

● 泌尿系统其他畸形发生率高，输尿管开口位置多正常。

● 临床表现：腹部包块、腹胀、尿路感染等。

● X 线＋超声：能清晰显示解剖关系与肾血供情况，可全面评价融合肾。

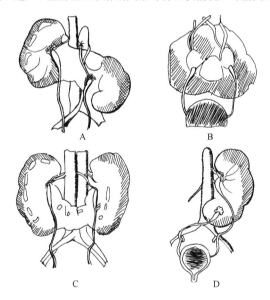

图 2-3　融合肾

A."S"形肾；B. 块状融合肾；C. 马蹄肾；D. 异位肾与左肾融合

● 诊断标准

①双肾实质在同一侧或对侧相互融合。

②有各自独立、相互分享的集合系统回声和两条输尿管。

③无第 3 个肾存在。

（八）肾柱肥大

定义

● 肾皮质伸入相邻两肾锥体髓质间即为肾柱。 如肾柱过大，该处膨大异常，称肾柱肥大。

相关链接

● 形成原因

①一般认为，胚胎发育过程中肾叶融合发育，形成肥大肾柱。

②另一观念是两个亚肾连接部的肾实质发育异常，为融合不完全的发育缺陷。

● 肥大肾柱为正常肾组织，无病理意义，无临床症状。

● 肥大肾柱可突入肾窦回声中，影像诊断易误诊为囊肿、肿瘤等肾内占位性病变。

● 诊断关键是找到肥大肾柱与肾皮质的通连关系，证明两者的一体性。

● 肥大肾柱不突出于肾表面，常位于肾门对侧。

● 肥大肾柱区血流灌注无异常。

● 肾动脉造影是诊断肾柱肥大的可靠方法，但操作复杂。

（九）分叶肾和肾叶异常

定义

● 新生儿肾脏仍保持胎儿期的肾小叶，实质呈分叶状，到成年人仍保留肾分叶痕迹者，称分叶肾。

● 皮质和髓质组成的一个肾叶，位置异常和（或）异常增大，称肾叶异常。

相关链接

● 肾锥体与周围肾皮质构成一个肾叶。 在出生 20 个月左右，分叶现象消失。

● 分叶肾和肾叶异常不影响肾脏结构，无病理意义，无临床症状。

● 肾叶过分突向外周时，肾表面局部隆起，形成假肿瘤结节。

● 肾叶向肾门部内移，突入肾窦时，使相邻肾盏分离，形成"肾中肾"。

● 肾的血管走向无改变，实质无受压。

● 分叶肾与肾叶异常极易误认为肿瘤。

● MRI 和 X 线静脉尿路造影对该病诊断有较高的准确性。

二、肾囊性病变

分型

- 孤立性肾囊肿。
- 多发性肾囊肿。
- 多囊肾。

吴阶平院士根据其病理及病因分为 7 类

- 肾皮质囊肿（单纯性、多发性）。
- 多囊肾（常染色体显性或隐性遗传）。
- 肾髓质囊性变（海绵肾）。
- 肾发育异常（多房性肾囊性变）。
- 遗传综合征中的肾囊肿（Meckel 综合征等）。
- 肾实质外肾囊肿。
- 其他肾实质囊肿（获得性肾囊肿）。

肾囊性疾病各种影像诊断选择

- 超声：对该病具有极高敏感性，高档仪器可发现直径<0.5cm 的囊肿，并提供复杂囊肿的血流信号，结合 CEUS 能提供囊肿丰富的诊断信息。
- X 线：静脉肾盂造影对海绵肾、肾盂源性囊肿诊断最具特异性。
- CT：对该病诊断正确率与超声相似，在显示微小囊肿和囊壁结构方面优于超声。
- MRI：对确定囊液成分很敏感，并能显示肾盂及其病变，在综合评价肾囊肿解剖和病理改变方面，优于 CT 和超声。

（一）单纯性肾囊肿

病理

- 可能由肾小球憩室发展而来。
- 囊内为无色或淡黄色液体。

超声诊断要点

- 圆形或类圆形无回声囊，边界清晰、光整，壁菲薄。
- 后方回声增强。

鉴别诊断

- 重度肾积水。
- 肝囊肿（与右肾上极囊肿鉴别）。
- 肾动脉瘤（运用 CDFI）。

- 肾盂旁囊肿（单发并突入肾窦内）。

相关链接

- 进展缓慢，一般无临床症状，合并感染、出血时，出现腰腹痛。
- 若囊肿直径＞4cm，压迫附近血管→缺血→高血压。
- 复杂性肾囊肿：即单纯性肾囊肿出现如下合并症，声像图变得复杂，应警惕。

①多房性肾囊肿：囊肿内薄而光滑的线状分隔，若分隔不均匀增厚且有明显血流，提示恶性可能。

②出血性肾囊肿：囊液内浮动密集点状回声，近50%为恶性。

③感染性肾囊肿：囊肿内有杂乱回声，囊壁不同程度增厚。

④囊壁钙化：囊壁强回声，有或无声影。若钙化伴软组织结节，警惕为恶性。

⑤含胆固醇结晶肾囊肿：囊内含大量细小均匀点片状强回声，伴彗星尾征，转动体位更明显。

- 超声导向穿刺

①细胞学检查＋囊肿造影→良、恶性鉴别。

②硬化剂治疗，效果良好。

（二）多囊肾

常染色体显性遗传性多囊肾（ADPKD），即成人型多囊肾。

1. 成人型多囊肾

病因

- Hildebrandt观点：发育过程中来自中胚层生肾组织的肾小管，与来自午非管输尿管芽的集合管未能连接，肾小球滤液不能排出，肾小管扩张形成囊肿。
- DNA变异是该病产生基础。

超声诊断要点

- 肾外形显著增大，轮廓不规则。
- 肾内结构紊乱，为大小不等的囊状结构充填，广泛、弥漫。
- 病变为双侧，无正常肾脏组织。
- 可合并肝、胰、脾、卵巢等囊性病变。

鉴别诊断

- 多发性肾囊肿：囊肿可计数，囊肿间有正常肾实质回声。
- 巨大肾盂积水：多为单侧，无回声区互相连通。

相关链接

- 具有明显家族性，遗传外显率 100%，60%～70%的引起肾性高血压。
- 约 20%伴脑动脉瘤，是造成 ADPKD 死亡的主要原因之一。
- 约 40 岁出现症状：腰部胀痛，甚至肾绞痛、血尿、尿路感染和腹部包块。
- ADPKD 诊断的三大佐证

①肾不规则增大。

②全肾无数大小不等的囊状无回声区。

③正常肾实质不显示。

2. 婴儿型多囊肾

常染色体隐性遗传性多囊肾（ARPKD），即婴儿型多囊肾。

病理

- 肾皮质多发囊样变。
- 肾曲管萎缩，间质纤维化。

超声诊断要点

- 肾弥漫性增大，饱满，外形尚正常。
- 肾实质被小囊泡广泛填充，呈蜂窝状，或实质部广泛出现簇状、团状强回声。

相关链接

- 依据出现初始临床表现的时间不同，Blyth 将婴儿型多囊肾分为 4 型。

①围生期型：胎儿肾过度增大，90%以上集合管受累，肺发育不全，羊水偏少，出生前死亡。

②新生儿型：60%集合管受累，出生 1 个月内出现症状，伴有轻度门静脉周围纤维增殖。数个月后死亡。

③婴儿型：25%集合管受累，出生 3～6 个月出现症状，儿童期死亡。

④少年型：受累集合管<10%，病变轻，13～19 岁出现症状，肾衰竭者少，常因出现严重门静脉周围纤维化、肝功能受损、PHT 死亡。

- 因为隐性遗传，双亲几乎无同样病史，但必有携带遗传基因者。
- ARPKD 特点：发病早，进展快，预后差。
- 临床表现：主要为肾功能不全的症状和体征。
- 肾功能不全进展缓慢者相继出现 PHT 和肝功能不全的表现。
- 该病呈强回声的原因：囊泡前后壁距离过小，不能显示囊腔内无回声，囊泡壁多重反射形成强回声。

三、肾实性占位病变

（一）肾血管平滑肌脂肪瘤（AML）

病因病理
- 源于肾间质细胞。
- 由血管、平滑肌、脂肪混合构成，含大量结缔组织。
- 镜下无包膜。

超声诊断要点
- 常位于髓质或皮质。
- 回声强度与肾窦相当的圆形结节，边界清晰。
- 小 AML，回声高，无声衰减。
- 大 AML 呈高低相间的杂乱回声，层状分布，似洋葱切面，有不同程度声衰减。
- CEUS

①肿瘤增强慢于肾皮质，部分呈周边向中央逐渐增强，肿瘤达峰时以均匀低增强多见。

②肿瘤内部造影剂消退较皮质快，周边较慢。

③少数肿瘤富血管，达峰时高增强。

鉴别诊断
- 肾细胞癌（RCC）：小 RCC 多数回声较高，但低于 AML。

相关链接
- AML，即错构瘤，为最常见肾良性实性肿瘤。
- 女性多发，年龄 20～50 岁。
- AML 生长缓慢，呈膨胀性增大，推移肾盂肾盏使之变形，但无破坏中断。
- 肿瘤＞3cm 时易有出血倾向。
- CT：CT 值为负值说明病变为脂肪组织，可鉴别诊断。
- 肾动脉造影：丰富的网状肿瘤血管，与周围界清。正常肾组织被推移、挤压在肿瘤外周→"手握球"征。实质期见界清占位病变。此方法明确良、恶性尚有困难。
- 肾脏其他少见良性肿瘤：脂肪瘤、肾嗜酸细胞瘤、肾皮质腺瘤、肾球旁细胞瘤、血管瘤、平滑肌瘤、神经纤维瘤等。

（二）肾细胞癌（RCC）

病因病理

- 发生于肾实质。
- 自肾小管上皮细胞发生，少数由肾皮质腺瘤恶变而成。
- 癌细胞为圆形或多角形、胞质丰富、核小而规则的透明细胞。
- 多数为透明细胞癌，也可与颗粒细胞癌并存。

超声诊断要点

- 外形改变：较大肿瘤致肾外形异常。
- 回声异常：肾内类圆形实质性团块，有球体感，内部回声复杂。

①小 RCC（<3cm）：多为高回声，但低于肾窦，或为不典型囊肿（多房、壁厚、有实性成分）。

②大 RCC（>5cm）：多为低回声或等回声，呈分叶状，坏死、液化或囊性变时，内有不规则无回声。

- 肾窦变形：肾窦高回声区内突入回声较低团块。
- 血流异常：CDFI 表现不恒定，可为富血流型和少血流型。
- 周围浸润或转移：肾包膜脂肪囊或肾周筋膜回声中断，与相邻组织分界不清。
- 肾门淋巴结增大：肾门部低回声结节。
- 癌栓形成：患侧 RV 或 IVC 内异常回声充塞。
- 肾透明细胞癌 CEUS

①多数为"快进慢退高增强"富血供增强方式，肿瘤开始增强较肾皮质早，增强快，达峰时肿瘤显影明显高于肾皮质。肿瘤内造影剂缓慢消退，消退期肿瘤显影高于肾皮质。

②少数为"慢进快退低增强"乏血供增强方式。肿瘤增强较肾皮质晚，增强慢，达峰时肿瘤显影较肾皮质低，肿瘤内造影剂消退较快，消退期肿瘤明显低增强。

③以上两种增强方式的肿瘤内部均可见不规则无增强区，为肿瘤坏死所致，≥3cm 肿瘤内多见。

鉴别诊断

- 肥大肾柱。
- 肾叶畸形或肥大。
- 肾脓肿。
- AML。

相关链接

- 大的肾实性肿瘤恶性居多。
- RCC 为最常见恶性肾肿瘤，多见于 40 岁以上，男女比例 2∶1。
- 肿瘤局限于肾包膜内，10 年生存率为 70%；已有转移者，预后差。
- 主要症状：间歇性无痛全程血尿，出现早晚与 RCC 部位有关。
- 肾癌三联征：腰痛，血尿，腹部包块。为肾癌晚期症状。
- 副瘤综合征：该病的肾外表现症候群，如发热、高血压、红细胞沉降率加快、贫血、红细胞增多、高血钙等。
- RCC 生长可快可慢，甚至在几年内保持稳定。部分虽不增大，但可有转移。
- 常见远处转移部位：肺、脑、骨、肝、皮肤、甲状腺等。
- 转移症状：病理性骨折，咳嗽，咯血，神经性麻痹，转移部位疼痛。
- 肾转移癌 CEUS

①"慢进快退"，即增强时慢于肾皮质，达峰时呈均匀或不均匀低增强，可呈楔形尖端指向肾门，与肾窦边界不清。

②造影剂消退快于肾皮质，消退期呈明显低增强。

- 如同侧阴囊内发现精索静脉曲张，平卧位不消失→肾静脉或下腔静脉癌栓形成。
- 根据超声对 RCC 分期（采用简化 Rovson 分期法）

Ⅰ期：肿瘤回声局限于肾内，肾包膜回声连续，无肾外组织受累征象。

Ⅱ期：肾周脂肪囊内有与肿瘤有关的回声，但仍局限于肾周筋膜内。

Ⅲ期：局部淋巴结＞1cm，RV 和（或）IVC 内有癌栓征象及 CDFI 证据。

Ⅳ期：相邻器官受累或远处组织转移。

- CEUS：动脉期呈快速增强，很快廓清，可敏锐地发现囊性病变中的实性结节。
- 超声对直径＜1cm 的肿瘤和肾肿瘤的组织定性较困难。
- CT：肾实质内不均质肿块，CT 值＞20HU，一般在 30~50HU。平扫：略低于或与肾实质相似；增强，肿瘤不如正常肾实质增强明显。
- MRI：显示邻近器官有无侵犯、RV 或 IVC 有无癌栓优于 CT。T_1WI 呈不均质低信号或等信号；T_2WI 为高信号。
- 治疗：根治性肾切除术。

肾癌具有多药物耐药基因，对放疗、化疗不敏感。

附：RCC 常用病理分期

Robson 分期

Ⅰ期：肿瘤局限于肾被膜内。

Ⅱ期：肿瘤穿破被膜侵犯肾周围脂肪，但仍限于肾周筋膜内，肾静脉与局部淋巴结无侵袭。

Ⅲ期：肿瘤侵犯静脉或局部淋巴结。

Ⅳ期：邻近器官受侵，或有远处转移。

国际抗癌协会 TNM 分期

T_0：无原发肿瘤。

T_1：肿瘤最大径≤2.5cm，局限于肾内。

T_2：肿瘤最大径>2.5cm，局限于肾内。

T_3：肿瘤侵犯大血管、肾上腺和肾周围组织，局限于肾筋膜内。

T_{3a}：侵犯肾周围脂肪组织或肾上腺。

T_{3b}：侵犯肾静脉或下腔静脉。

T_4：侵犯至肾周围筋膜以外。

N_0：无淋巴转移。

N_1：单个、单侧淋巴结转移，最大径≤2.0cm。

N_2：多个淋巴结转移，或单个淋巴结最大径为 2～5cm。

N_3：局部转移淋巴结最大径>5cm。

M_1：远处转移。

（三）肾母细胞瘤

病因病理

- 胚胎性肾组织发生。
- 由间质、上皮、胚芽组成。
- 间质占绝大部分，包括腺体、神经、胶原结缔组织、平滑肌和横纹肌纤维、脂肪及软骨。

超声诊断要点

- 肾内圆形或椭圆形实性肿块，体积较大时，整个肾脏被肿瘤回声取代。
- 肾包膜局限性或较大范围隆突。
- 早期回声均匀，晚期内部有坏死，回声强弱不均。
- 肿瘤侵犯周围组织→边界不清。

鉴别诊断

- 肾上腺母细胞瘤。
- 腹膜后肿瘤。

相关链接

- 该病是小儿泌尿系统最常见恶性肿瘤，超声示肾内实性或混合性团块时，应首先考虑此病。
- 大多在 7 岁前发病，腹部肿块是最常见、最重要症状。
- 肾包膜下肿瘤出血可有疼痛、发热、贫血、腹部肿物、高血压等表现。
- 全身症状：乏力、烦躁、红细胞沉降率加快、食欲缺乏、体重下降等，晚期有恶病质。
- 发病年龄小、症状出现晚、瘤体大、血尿少为其特征，且生长迅速，易转移。
- 经淋巴转移至肾蒂及主动脉旁淋巴结。
- 血行转移可播散至全身多部位，常见于肺，其次为肝、脑。
- 超声为首选，实验室检查与核素检查无意义，X 线与 CT 对远处器官转移有意义。
- 病理分期

Ⅰ期：局限于肾内，手术完整切除。

Ⅱ期：超出肾脏，但手术可切除。

Ⅲ期：肿瘤种植腹膜，侵犯淋巴结，手术不能完全切除。

Ⅳ期：远处转移。

Ⅴ期：双肾肿瘤。

- 肾外肾母细胞瘤罕见，可发生在腹膜后、腹股沟区、后纵隔、盆腔及骶尾部。
- 手术及化疗、放疗综合治疗效果好，2 年生存率达 60%～94%，2～3 年无复发可认为治愈。

（四）肾盂癌

- 90%源于移行上皮细胞，其余大致为鳞癌，腺癌少见。

（五）移行细胞癌（TCC）

病因病理

- 乳头型：高分化，浸润慢，转移迟，以瘤细胞脱落种植形式向输尿管与膀胱转移。
- 浸润型：低分化，进展快，以淋巴途径转移至肾门淋巴结。

超声诊断要点

- <1cm 肿瘤用常规超声难以发现,肾盂积水或肾盏局部扩张为主要特征。

- ＞1cm 肿瘤表现为肾窦高回声或积水无回声区内的均匀低回声团。
- 肾窦回声变形，结构紊乱。
- 积水明显可显示增厚僵硬的肾盏壁，或围绕肿块排列的扩张肾盏，为 TCC 特征性表现。
- 向肾实质浸润，可显示肾实质包块。
- 晚期可见肾静脉癌栓或肾门部淋巴结增大。
- CDFI 难以显示瘤内血供，可显示血管内瘤栓和肾内血管移位。

鉴别诊断

- 肾盂内血凝块。
- 肾盏积水。
- 肾窦脂肪堆积。

相关链接

- 多见于＞40 岁男性，男女比为 4：1。
- TCC 引起肾盏或肾盂输尿管梗阻少见，晚期累及肾实质，向肾静脉转移。
- 最常见早期症状为间歇性无痛肉眼血尿。部分患者扪及肾增大或腰部钝痛。
- 若累及肾静脉→精索静脉曲张。
- 肾窦声学界面复杂，超声难以显示小的或浸润性生长的 TCC。
- CEUS：肾窦内异常增强病变，并可显示输尿管和膀胱病变，对显示诊断 TCC 有重要价值。
- 肾盂、输尿管梗阻者，在超声导向下穿刺造影
①抽出液细胞学检查。
②清晰显示肾盂形态。
- 尿脱落细胞检查阳性率约 50%。
- 膀胱镜：偶见输尿管口喷血，或发现同时存在膀胱肿瘤。
- 输尿管肾镜：可直接观察到肿瘤并做活检。
- 治疗：切除患肾＋输尿管（含输尿管开口处膀胱壁）。

四、肾　结　石

定义

- 晶体物质和有机基质在肾盂的异常沉积。

病因病理

- 草酸钙和磷酸钙形成的结石多见。

结石的局部损害和梗阻、感染等并发症造成肾实质破坏。

- 可单发或多发，大小不一。

超声诊断要点

- 肾窦内伴声影的强回声团。
- 透声差的结石伴明显声影，呈新月形或弧形带状强回声。
- 透声好的结石后方声影较弱或无明显声影。
- 较小结石显示点状强回声，无声影，多聚于肾小盏顶部。
- 结石造成梗阻时，近端扩张积水。
- 部分结石在 CDFI 下可产生"快闪"伪像。

鉴别诊断

- 肾内钙化灶：多位于肾实质内。
- 肾窦壁灶性纤维化：可产生短线状强回声，无影。
- 肾动脉钙化：动脉钙化呈短线状或等号状。

相关链接

- "快闪"伪像：彩色信号位于结石回声的表面及声影内，多见于有结晶的不光滑的尿路结石，胆结石少见。
- "快闪"伪像产生原因：由于不规整的强回声界面凹凸处的直径小于波长，使多普勒信号发生轻微位移，光滑程度与产生快闪伪像的强弱有关。
- 肾内强回声团：肾窦内→结石，肾实质内→钙化灶。
- 泌尿系统结石 X 线、超声显示比较（表 2-1）：

表 2-1　泌尿系统 X 线、结石超声比较

结石类型	X 线（显示率 95%）	超声
草酸钙、磷酸钙	显性	透声差（强回声）
尿酸、胱氨酸	隐性	透声好

- 结石继发感染可加速结石增长和肾实质损害。
- 无积水肾结石感染→肾盂肾炎；结石＋积水＋感染→肾积脓。
- 双肾尿路完全梗阻或孤立肾尿路完全梗阻→无尿→尿毒症。
- X 线：排泄性尿路造影可评价结石所致肾结构和功能改变。
- 放射性核素肾：评价治疗前、后肾功能受损状况和恢复状况，两侧尿路梗阻时，确定功能较好的一侧。
- 纤维内镜检查：包括肾镜、输尿管镜和膀胱镜→确诊、治疗。
- 治疗方法

①病因治疗：如甲状旁腺腺瘤→功能亢进→形成结石，切除腺瘤。

②药物治疗：根据结石成分对症治疗。

③体外冲击波碎石：X 线或 B 超定位，高能冲击波聚焦使结石裂解排出。

④经皮肾镜取石或碎石术。

⑤开放手术治疗。

- 肾结石治疗 5 年后，约 1/3 可复发。

- 预防：

①大量饮水（可稀释尿液，减少尿中晶体形成）。

②调节饮食：少食用奶、豆制品、浓茶、坚果及动物内脏等。

- 治疗原则

①直径＜2cm→体外冲击波碎石术。

②直径＞2cm→经皮肾镜取石术。

③鹿角形结石→经皮肾镜取石术，次为开放手术。

④残余结石→软镜取石，次为体外冲击波碎石术。

五、肾　积　水

定义

- 尿液从肾盂排出受阻，蓄积后肾内压增高，肾盂、肾盏扩张，肾实质萎缩，肾功能减退。

病因

- 原发性：多见于小儿。

①先天性输尿管或膀胱神经肌肉发育异常。

②输尿管瓣膜或皱襞。

③肾盂高位出口。

④输尿管狭窄。

⑤异常血管压迫。

- 继发性

①尿路病变：结石、肿瘤、炎症、结核、损伤、憩室等。

②尿路外疾病：前列腺增生、腹部或腹膜后纤维化、妊娠和月经期充血的卵巢静脉压迫等。

超声诊断要点

轻度

- 肾窦分离宽径＞1.5cm。

- 肾大盏扩张。

- 肾实质厚度正常。

中度

- 肾盂、肾大盏、肾小盏均扩张，冠状断面呈"烟斗"状。
- 肾实质轻度变薄。

重度

- 肾窦结构不能分辨，冠状断面呈"调色板"状。
- 肾实质明显变薄或不能显示。

鉴别诊断

- 各类肾囊肿（见"肾囊肿"内容）。
- 脓肾：病灶内可见絮状物、碎片、团块等的回声，可结合临床表现。

相关链接

- 尿路梗阻必然导致尿液分泌、排泄、重吸收失衡，其直接后果如下。

①肾盂肾盏内压力增大，肾盂积水。

②肾血流动力学改变。

③肾功能异常。

- 巨大肾积水：（肾积水容量）成人＞1000ml；小儿＞24h 尿液总量。
- 超声能做到的：

①动态观察积水变化情况。

②寻找梗阻病因：结石、肿瘤等。

③术前超声，了解肾实质受损情况及对侧肾功能。

④超声引导肾穿刺尿液引流、测定理化性质并可顺行尿路造影。

⑤急性尿路梗阻→超声引导下造口术。

- X 线：可见尿路结石影及积水增大肾轮廓。
- 静脉肾盂造影（IVP）：肾小盏杯口变平，肾盏变粗短，肾盂扩大。
- IVP 虽仅提供半定量功能信息，目前仍是国内了解积水肾肾功能的常用手段。
- CT 和 MRI：能明确诊断肿瘤、肾囊肿等造成的肾积水，并可显示增大淋巴结、骨破坏、后腹膜纤维化、盆腔肿瘤、前列腺增生等。
- 放射性核素：了解积水肾肾功能的最有效手段。明确梗阻程度，判断是否手术。如肾功能动态丢失 5%以上须手术。
- 治疗

①去除梗阻原因。

②梗阻暂不能去除且病情危重，行超声引导下肾穿刺→造口→引流→永久性治疗措施。

③重度肾积水、严重肾功能不全且对侧肾功能正常→切除患肾。

六、肾弥漫性疾病

定义

- 也称内科肾疾病，是由多种原因引起的广泛性肾实质损害。

病因

- 急、慢性肾小球肾炎。
- 肾盂肾炎。
- 肾病综合征。
- 糖尿病。
- 高血压。
- 肾血管病。
- 风湿病。
- 肾中毒。
- 肾淀粉样变。

病理分型

- 肾实质充血、水肿。
- 肾实质结缔组织增生。
- 肾实质萎缩纤维化。

超声诊断要点

- 重点观察肾实质回声
①肾外回声对比：明显高于正常肝、脾回声。
②肾内回声对比：皮质回声显著大于髓质，或髓质大于皮质，均为实质回声异常。
③充血、水肿时肾实质回声减低。
- 肾实质异常增厚或变薄，实质与肾窦界线模糊。
- CDFI 示肾小动脉阻力增加（RI＞0.80）。

鉴别诊断

- 先天性肾发育不全：无论肾脏大小，实质回声均正常。
- 肾动脉狭窄：外形缩小，远端血流明显减少，加速时间延长，加速度减小。

相关链接

- 临床表现：血压升高，蛋白尿、血尿、管型尿。
- 血压升高原因，主要有以下 3 种（多数为①，少数为②，两者常混合存在）。

①水钠潴留：血容量↑→容量依赖性高血压。

②肾素分泌增加：肾实质缺血刺激肾素-血管紧张素分泌↑→小动脉收缩，外周阻力↑→肾素依赖性高血压。

③肾实质损害后肾内降压物质分泌减少：肾内激肽释放酶G激肽生成↓，前列腺素等生成↓→高血压。

● 蛋白尿形成原因，主要有以下4类。

①生理性蛋白尿

a. 功能性蛋白尿：轻度，暂时性，常伴发热、运动或心力衰竭。

b. 直立性蛋白尿：常见于发育期青少年，直立和脊柱前凸时出现，卧位时消失。

②肾小球性蛋白尿：肾小球毛细血管壁屏障损伤，足细胞骨架结构和它们的裂隙膜损伤，使血浆中大量蛋白尿滤过并超出近曲小管回吸收量时，形成大量蛋白尿。

③肾小管性蛋白尿：当肾小管受损或功能紊乱时，抑制近端肾小管对正常滤过的蛋白重吸收，导致小分子蛋白从尿中排出。

④溢出性蛋白尿：血中低分子蛋白异常增多，经肾小球滤过而不能被肾小管全部重吸收所致。

● 肾小球源性血尿形成原因：红细胞通过肾小球基底膜裂缝时因血管内压力受损，之后通过肾小管各段又受不同渗透压和pH作用，呈现变形红细胞血尿，血细胞比容变小，甚至破裂。

● 如血尿伴较大量蛋白尿和（或）管型尿（尤为红细胞管型），多提示肾小球源性血尿。

● 管型尿形成原因：蛋白质在肾小管内凝固，形成与尿蛋白的性质和浓度、尿液的酸碱度及尿量有关。

● 乳糜血尿形成原因：血液中含大量脂肪，血浆呈乳白色或浑浊状。

● 乳糜尿形成原因：常见于丝虫病及肾周围淋巴管梗阻。

● 该病较轻时超声不能显示，如显示则提示病情较重。

● 肾缩小且实质与肾窦回声分界不清，是损害终末期的证据。

● 超声不能对该病进行病因诊断，但对判断损害程度、发展或恢复状况有一定价值。

● 新生儿或婴儿肾皮质回声大于髓质，为正常表现。

● IgA肾病：肾小球系膜区以IgA或IgA沉积为主的原发性肾小球疾病。是肾小球源性血尿最常见病因。

● 间质性肾炎

①急性：又称急性肾小管-间质肾炎，以肾间质炎细胞浸润及肾小管变性为主要病理改变。

②慢性：又称慢性肾小管-间质肾炎，以肾间质纤维化及肾小管萎缩为主要病理改变。

七、肾　衰　竭

分型

● 急性肾衰竭（ARF）。

● 慢性肾衰竭（CRF）。

定义

● ARF：各种原因使肾排泄功能在短期内（数小时至数周）迅速下降，肾小球滤过功能下降至正常值的 50% 以下，血尿素氮和血肌酐迅速增加并引起水、电解质及酸碱平衡失调及急性尿毒症症状。

● CRF：各种病因引起逐渐发生并进行性加重的氮质血症。

病因

● 肾前性：肾灌注不足，如心排血量减少、肾血管持续性收缩、急性肾动脉梗阻。

● 肾性：肾脏本身严重病变，如急性肾小球肾炎、高血压、双侧急性肾静脉栓塞。

● 肾后性：肾以下尿路急性梗阻所致。

病理

● ARF：肾小管上皮细胞变性、坏死、脱落，管腔阻塞及间质部水肿。

● CRF：肾小球硬化和肾小管萎缩消失。

超声诊断要点

ARF

● 肾前性：肾脏形态无变化，下腔静脉血流量减少，胸腔积液、腹水。可出现低血压、休克或严重脱水。

● 肾性：双肾增大，皮质病变时回声增强、肥厚，髓质病变时锥体增大呈球形，回声极低。

● 肾后性：肾积水。

● CDFI：肾内各分支动脉在少尿期和移行期 RI 增大，多尿期和恢复期 RI 减小。

CRF

- 肾体积缩小，肾功能损害程度越重，萎缩越明显。
- 肾皮质变薄，皮髓质大小比例失常，分界模糊。
- 肾皮质回声增高，肾小球、肾小管纤维化所致。
- 肾血流呈高阻力低灌注特征。RI≥0.7，CRF 越重，RI 越高。

相关链接

- ARF 临床分期

①少尿期：尿量＜400ml/d 或无尿（＜100ml/d）。

②多尿期：尿量＞400ml/d。

③恢复期：尿量逐渐恢复正常。

- CRF 肾功能损害分 3 种情况

①肾单位数目减少。

②肾单位数目未减少，而单个肾单位功能下降。

③数目和功能均不同程度下降。

- CRF 临床分期（表 2-2）

表 2-2　CRF 临床分期

CRF 分期	肌酐清除率 （ml/min）	血肌酐 （μmol/L）	临床表现
肾功能代偿期	50～80	133～177	无症状
肾功能失代偿期	20～50	186～442	乏力，轻度贫血，食欲缺乏
肾衰竭期	10～20	451～707	贫血，代谢性酸中毒，钙磷代谢紊乱，水、电解质紊乱
尿毒症期	＜10	≥707	酸中毒明显，全身各系统症状严重

- CRF 时肾体积越小，内部结构越模糊，血流色彩越少，小动脉血 RI 越高，预后越差。
- 肾后性肾衰竭可在超声导向下立即采取尿转流措施，以挽救患者生命。
- 尿毒症替代疗法

①血液透析。

②腹膜透析。

③肾移植。

- 长期合理透析，患者可存活 15～20 年或以上。

- 透析疗法仅能部分替代肾的排泄功能（对小分子溶质的清除相当于肾的 10%~15%），不能替代其内分泌和代谢功能。
- 肾的内分泌功能：肾素、红细胞生成素、激肽、前列腺素、1α-羟化酶等。
- 慢性肾衰竭本身较重，或其病程加重过程未能反映急性肾衰竭演变特点，称慢性肾衰竭急性加重。
- 慢性肾衰竭较轻，急性肾衰竭相对突出，且其病程发展符合急性肾衰竭的演变过程，称慢性肾衰竭合并急性肾衰竭。

八、移　植　肾

适应证
以下各病进展到慢性肾衰竭尿毒症期时
- 慢性肾小球肾炎、慢性肾盂肾炎。
- 多囊肾。
- 糖尿病性肾病。
- 间质性肾炎。
- 自身免疫性肾病等。

术式
- 移植肾放于髂窝，肾动脉与髂内或髂外动脉吻合，肾静脉与髂外静脉吻合，输尿管经过一段膀胱浆膜层形成的短隧道与膀胱黏膜吻合，防止尿液回流。
- 自体肾一般不做处理。

并发症
- 排异反应并发症
①超急排异。
②加速排异。
③急性排异。
④慢性排异。
- 非排异性并发症
①血管性：动脉狭窄、阻塞，静脉血栓形成，动静脉瘤，动静脉瘘等。
②非血管性：尿路梗阻、血肿、尿囊肿、淋巴管瘤、感染、急性肾小管坏死等。

超声表现
正常移植肾
- 位于髂窝，接近体表，腹壁下可见到。

- 回声与正常肾基本一致，皮髓质连接部可清楚显示。
- 血流频谱类型与正常肾相似：低阻力外周血管床特征，即快速收缩期上升支之后为舒张期逐渐下降，舒张末期持续血流。

超急性期排异反应（术后数分钟至 24h 发生）

- 肾体积多无变化，内部结构欠清晰。
- 皮质呈广泛或斑片状回声减低，肾周有渗出液。
- CDFI：广泛肾内动脉狭窄，甚至反向血流，RI＞0.7，皮质血流信号明显下降。

急性排异反应（术后 6 个月内出现）

- 肾体积迅速增大（厚＞宽，或 2 周内肾体积增大 25%，或突然增 25%并持续 5d 以上）。
- 皮质回声增强或局限性减弱。
- 肾锥体增大，回声减低。肾窦回声可见明显压迹。
- 肾窦回声减低，宽度变小。
- 肾血流异常：RI＞0.8，PI＞1.8。

慢性排异

- 肾体积开始增大，以后逐渐缩小，轮廓粗糙不平。
- 肾实质变薄，回声增强，实质与肾窦分界不清，晚期不能分辨肾结构。
- CDFI：肾动脉管腔不同程度狭窄，流速增快，弓状动脉无血流信号显示，RI、PI 可增大，但不如急性排异明显。

感染

- 肾周围无回声区或肾盂积水，无回声区内有浮动的点状低回声。

肾积水

- 与通常肾积水相似的声像图。（注：移植肾常有轻微肾窦分离，不应视为病理性）

肾周围局限性积液

- 移植肾周围无回声区，定性困难。注意与动脉瘤鉴别。

移植肾动脉狭窄

- 位于吻合口处或远端。
- CDFI：局部流速异常增快，近端流速减慢，严重者移植肾出现萎缩。

移植肾静脉血栓

- 肾体积明显增大。
- 静脉腔内低回声或弱回声，局部血流不充盈。
- 肾内动脉 RI 明显增大，其远端静脉为低小平波，不随呼吸发生改变。

相关链接

● 右髂窝是安放移植肾最佳位置，左髂窝处髂静脉较深，乙状结肠会影响术中暴露。

● 血管吻合的两种方式（图 2-4）

①端-端吻合：供体肾静脉与髂外静脉吻合，肾动脉与髂内动脉吻合。

②端-侧吻合：肾血管与髂外血管吻合。

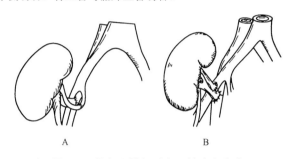

图 2-4　供肾血管与受者血管吻合方式

A. 供肾动脉与受者的髂内动脉端-端吻合，静脉与髂外静脉端-侧吻合；B. 供肾动脉与受者的髂外动脉端-侧吻合，静脉与髂外静脉端-侧吻合

● 术后 18h 进行第一次超声检查，之后 2～3 周应隔日 1 次。

● 移植肾排异临床表现：乏力、发热、腹痛、尿量减少或无尿、水肿、血压升高。

● 超声：评价肾移植首选方法，可提供移植肾形态和血流动力学等方面信息。

● 肾体积计算公式：V＝0.5×L（长）×W（宽）×AP（厚径）。

● 正常移植肾可缓慢增大，为代偿现象。

● 对排异诊断和鉴别存在困难时，超声引导下肾穿刺，可最大限度减少肾组织损伤。含液性病变，能抽液明确性质，并可做引流治疗。

● 注意：受者原位肾一般不做处理。

九、肾　创　伤

分型

● Nunn 根据临床和放射学检查所见与病理改变的关系，将其分为 4 型（图 2-5）。

Ⅰ型：肾实质内有挫裂伤，被膜和集合系统完整。

Ⅱ型：肾实质裂伤，肾实质和被膜破裂。

Ⅲ型：肾盏裂伤，肾盏和肾盂撕裂，肾实质有损伤，被膜完整。

Ⅳ型：肾广泛性撕裂或断裂。

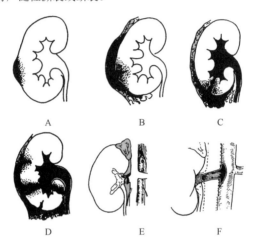

图2-5　肾损伤

A. 肾瘀斑及包膜下血肿；B. 表浅肾皮质裂伤及肾周围血肿；C. 肾实质全层裂伤、血肿及尿外渗；D. 肾横断；E. 肾蒂血管断裂；F. 肾动脉内膜断裂及血栓形成

超声诊断要点

- 肾不同程度增大，甚至形态失常。
- 肾被膜下出现无回声区，被膜裂伤时出现肾周血肿。
- 肾实质缺损，肾内不规则无回声区。
- 肾蒂损伤可于肾门处、肾周围、腹膜后出现无回声区。

相关链接

- 肾挫伤与肾裂伤超声鉴别依据：肾被膜是否完整。完整→挫伤；不完整→裂伤。
- 轻度肾挫伤超声可无异常。可疑者应超声随诊，动态观察。
- X线排泄性尿路造影：大剂量造影剂做静脉推注造影，评价肾损伤范围和程度。
- X线动脉造影：了解有无肾动静脉瘘或创伤性肾动脉瘤，对肾损伤处行超选择性血管栓塞以止血。
- 肾挫伤一般可自愈。多数肾挫裂伤可非手术治疗，少数需手术。

相关知识复习

- 肾脏胚胎期发育有前肾、中肾、后肾 3 个阶段，后肾形成真正肾脏。
- 后肾由输尿管芽、出生后肾组织构成，前者演变为输尿管、肾盂、肾盏和集合小管，后者形成肾单位。
- 肾后侧紧贴腹后壁，前为腹膜覆盖，为腹膜外围器官。
- 肾外围两层包膜，内层纤维膜，外层肾周筋膜，两者之间称脂肪囊。
- 肾皮质主要由肾小体构成，肾锥体主要由肾小管结构组成，两者统称肾实质。
- 肾小体是形成原尿的重要器官，为肾小球肾炎发病部位。
- 一侧肾锥体 15～20 个。
- 肾内肾盂：肾盂位于肾窦中央，容量小。
- 肾外肾盂：肾盂大部分位于肾外，容量大。
- 肾脏生理
①分泌尿液，排出代谢产物、毒物、药物。
②调节体内水和渗透压。
③调节电解质浓度。
④调节酸碱平衡。
⑤肾的内分泌功能。
- 肾门处有肾血管、淋巴管、神经、输尿管出入，这些结构总称为肾蒂。
- 肾蒂主要结构由前向后排列顺序。RV、RA、输尿管。由上向下排列顺序为 RA、RV、输尿管。

第二节　嗜铬细胞瘤

定义

- 起源于肾上腺髓质、交感神经节或其他部位的嗜铬组织，持续或间断释放大量儿茶酚胺，引起持续性或阵发性高血压和多器官功能及代谢紊乱。

生化特性

- 嗜铬细胞瘤：产生多种肽类激素。
- 肾上腺髓质嗜铬细胞瘤：产生去甲肾上腺素和肾上腺素。
- 肾上腺外嗜铬细胞瘤（除主动脉旁嗜铬体所致者）：只产生去甲肾上腺素，不合成肾上腺素。

超声诊断要点

- 肾上腺区与肾旁形态规则等回声团。
- 瘤体轮廓清晰，周围见中强回声包膜。
- 圆形或椭圆形，体积大，多为数厘米。
- 瘤体内可有小、无回声区或囊状结构。

相关链接

- 肾上腺是左右成对的扁平器官，位于腹腔后、脊柱两旁，约第 11 胸椎平面。

- 右肾上腺呈三角形，左侧呈月牙形，其与肾脏位置关系可形象描述为："左戴帽子右盖脸"。

- 正常肾上腺重 3～5g，长 40～60mm，宽 20～30mm，厚 2～8mm。

- 肾上腺皮质由外向内分为 3 层

①球状带：分泌调节电解质和水代谢的皮质激素。

②束状带：最宽，富含脂肪，分泌调节糖和蛋白质代谢的皮质激素。

③网状带：分泌性激素。

- 肾上腺髓质含两种细胞

①交感神经节细胞。

②嗜铬细胞

a．一类分泌肾上腺素。

b．另一类分泌去甲肾上腺素。

- 肾上腺超声显示及测量的评价

①现状：基于其解剖特点，几乎不能获得其完整断面。任何断面都只代表腺体一部分，有人甚至认为超声所示三角形或新月形结构是肾周脂肪组织而非肾上腺。

②对策：断面不可能标准化，须采用多体位、多断面、多角度仔细扫查，才能提高显示率。

③标志：右侧→右肾上极、右膈肌脚、IVC；左侧→左肾上极、左膈肌脚、腹主动脉、胰尾和脾门。

④重点：增大否？占位？毗邻关系？超声检查肾上腺形态无重要意义。

- 该病在 20～50 岁多见，约 10%为恶性肿瘤。

- 该病多发于肾上腺，如发生在肾上腺外叫副神经节瘤，即肾上腺外嗜铬细胞瘤。

①肾上腺（80%～90%）。

②腹主动脉旁（10%～15%）。

③肾门、肾上极、肝门区、肝及 IVC 间、近胰头部、髂窝或近髂窝血管处、胸内、颈部、颅内（少见）。

● 神经节瘤：发生在肾上腺髓质或胸、腹部交感神经节的良性肿瘤，由交感神经纤维组成，有完整包膜。

● 临床表现

①高血压。

②低血压、休克。

③心脏表现：儿茶酚胺性心肌病，高血压引发的心肌肥厚、心力衰竭。

④代谢紊乱：基础代谢率增高，糖、脂、电解质代谢紊乱。

⑤其他：肠蠕动及张力减弱，腹部肿块，肾功能减退。

● 实验室检查：下列指标常＞2 倍正常值。

①尿香草基杏仁酸↑（正常值 1～8mg/d）。

②血浆甲氧基肾上腺素↑（正常值 12～61pg/ml）。

③血浆甲氧基去甲肾上腺素↑（18～102pg/ml）。

● 该病多由尿检儿茶酚胺及其代谢产物而确诊。

● 超声：直径＞1cm 的肾上腺肿瘤阳性率高。

● CT：＞90%的肿瘤可准确定位，但静脉造影剂可致高血压发作。

● MRI：可显示肿瘤与周围组织关系及某些组织学特征，且不需造影剂。

● 放射性核素：^{131}I 碘苄基胍显像对定位肾上腺外嗜铬细胞瘤有较大价值，但不易准确显示肿瘤形态、大小、与邻近脏器的关系。

● 治疗关键：早期诊断并手术切除。

● 肾上腺其他占位性病变

①肾上腺皮质腺瘤、腺癌（功能性、无功能性）。

②神经母细胞瘤。

③转移癌。

④肾上腺囊肿。

● 无功能性腺瘤、腺癌：与功能性肾上腺肿瘤主要区别在于是否分泌相应激素，依赖于临床表现、生化和激素测定鉴别。腺瘤多为无功能性；腺癌多为功能性。

第三节　输尿管疾病

一、输尿管结石

超声诊断要点

- 肾窦分离扩张。
- 扩张的输尿管突然中断，远端不能显示。
- 输尿管管腔内显示强回声团，与管壁分界清楚，后方伴有声影。
- 结石后方出现快闪伪像。
- 输尿管开口处无喷尿彩色束或较健侧细窄。

鉴别诊断

- 输尿管肿瘤：回声较结石低，扩张末端局部管腔不规则，管壁有僵硬感。
- 先天性输尿管狭窄：近端输尿管明显扩张，远端逐渐狭窄而无明显结石。

相关链接

- 输尿管全长 20～34cm，分三段。
  ①腹部（上段）：起自肾盂输尿管连接部，止于跨越髂总动脉处。
  ②盆部（中段）：起自髂总动脉前方，达膀胱后壁。
  ③子膀胱壁段（下段）：斜穿膀胱壁，止于输尿管口处。
- 输尿管的 3 个狭窄处（内径约为 2mm）
  ①输尿管与肾盂连接处。
  ②输尿管跨越髂总动脉或髂外动脉处。
  ③子膀胱壁内侧。
- 输尿管非狭窄处内径≥4mm。多可自行通过结石<5mm 直径的结石。
- 膀胱高度充盈后，以膀胱作为透声窗，可显示输尿管壁段。
- 输尿管结石大多来自肾脏，原发性者少见。
- 原发于输尿管的结石，多伴输尿管本身异常，如狭窄、炎症、粘连等。
- 结石部位越高，梗阻程度越重，对肾脏的损害越严重。
- 临床症状：阵发性剧烈绞痛或钝痛，向大腿内侧放射，血尿等。
- 结石对局部输尿管刺激损伤→肾小动脉收缩→肾内动脉阻力↑。黏膜的损伤和刺激→黏膜水肿→阻塞加重。
- 结石多停留在输尿管的 3 个狭窄处。
- 超声：为诊断输尿管结石的首选方法。
- X 线：X 线平片和静脉或逆行尿路造影是诊断输尿管结石的有效方法。
- 输尿管狭窄

①先天性：儿童多见，狭窄段肌层肥厚和纤维组织增生。

②后天性：输尿管结核、炎症、肿瘤、扭曲及折叠引起。

● 输尿管肿瘤：常见移行细胞癌，多发生于输尿管中下段，引起血尿和上尿路梗阻。

● 泌尿系统结石治疗

①上段输尿管结石

a．非完全梗阻性结石→体外冲击波碎石术，其次选输尿管镜取石术。

b．完全性梗阻性结石→微造口输尿管镜取石术。

②中段结石→经尿道输尿管镜取石术。

③下段输尿管结石→体外冲击波碎石术或经尿道取石术。

二、输尿管黏膜脱垂

定义

● 输尿管终端呈囊性扩张，突向膀胱内输尿管开口处，呈球状膨隆。

病因病理

● 胚胎期输尿管与生殖窦间的一层膈膜吸收不完全或持续存在→输尿管末端狭窄→尿液引流不畅→囊肿。

● 输尿管末端先天性纤维结构薄弱或膀胱壁内段过长所致。

超声诊断要点

● 膀胱三角区圆形或椭圆形囊状结构，壁菲薄光滑。

● 实时观察可见囊肿大小有变化。

● 纵切可见囊肿与扩张的输尿管盆腔段连通。

● CDFI 能显示囊壁向膀胱的尿液信号。

鉴别诊断

● 输尿管憩室：多发生于输尿管与膀胱交界处，不突入膀胱。

● 巨输尿管：输尿管扩张积水，末端不向膀胱内突出。

相关链接

● 囊肿壁外层为膀胱黏膜，内层为输尿管黏膜。

● 临床表现：尿路梗阻并发感染，腰腹部胀痛，排尿不畅，尿流中断等，女性患者囊肿可随尿流脱出尿道外口。

● 增大的囊肿可堵塞膀胱颈部导致尿潴留。

● 输尿管囊肿伴不同程度的囊肿上段输尿管扩张和肾积水，少数有结石。

● 囊腔是输尿管终端，时大时小的囊腔可反映输尿管节律性蠕动。

- X 线尿路造影：囊肿和膀胱充满造影剂时，膀胱处的囊壁形成弧形软组织透光区。患侧输尿管明显狭窄者，造影剂排泄缓慢，末段输尿管囊状充盈。
- 巨输尿管：又称先天性输尿管末端功能性梗阻，为输尿管神经和肌肉先天性发育不良，造成输尿管蠕动减弱和尿液引流障碍导致的输尿管严重扩张。
- 输尿管憩室：自输尿管壁向外突出的囊袋状结构，易并结石、感染、肿瘤等。
- 治疗方法：手术可治愈。

第四节　膀胱疾病

一、膀　胱　癌

病因病理
- 移行上皮细胞癌最多见，病变主要位于黏膜上皮组织。
- 呈乳头状或浸润性生长。

超声诊断要点
- 膀胱壁局限性突起的异常回声团块，不随体位改变而移动。
- 表浅型：肿瘤附着处膀胱壁回声明亮、光滑、整齐、连续。
- 浸润型：肿瘤附着处膀胱壁回声不明显、零乱、不齐或缺损。
- 较大团块后侧多有衰减。
- CDFI 显示其内有血流信号。

鉴别诊断
- 前列腺中叶结节样增生：排尿困难，纵断面显示呈漏管状的尿道口。
- 前列腺癌：自腺体外后侧向前延伸。
- 腺性膀胱炎：表面光滑，与膀胱壁分界清楚，无浸润。
- 膀胱内凝血块：与膀胱壁分界清楚，随体位移动，内无血流。

相关链接
- 发病年龄多为 50～70 岁，男女比为 4∶1。
- 好发部位为膀胱三角区，其次为两侧壁，膀胱顶部少见。

- 临床表现：常见间歇或持续性无痛全程肉眼血尿。晚期尿频、尿急、尿痛。
- 该病主要为淋巴转移，晚期为血行转移。
- 因移行上皮内衬于尿路全程，故肾盂、输尿管、尿道可同时出现病变。
- 实验室检查：新鲜尿液中发现脱落肿瘤细胞。尿检端粒酶活性、膀胱肿瘤抗原、核基质蛋白等可提高膀胱癌检出率。
- CT 和 MRI：用于检查浸润癌，以发现肿瘤浸润膀胱壁深度及局部转移淋巴结。
- 膀胱镜：直接观察肿瘤所在部位、大小、数目、形态、有蒂或广基，并可随机活检。
- 国际抗癌协会分期和标记方法（图 2-6）

Tis 期：原位癌。

T_0 期：乳头状无浸润。

T_1 期：肿瘤仅限于黏膜。

T_2 期：肿瘤突破黏膜侵入浅肌层。

T_3 期：肿瘤侵入深肌层或至膀胱周围。

T_4 期：肿瘤突破膀胱壁，固定于盆腔或有周围脏器转移。

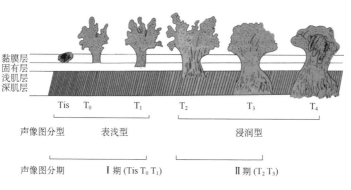

图 2-6　膀胱癌分期

二、膀　胱　炎

病因病理

- 急性膀胱炎：尿道内口及膀胱三角明显，病变仅累及黏膜、黏膜下层，可见黏膜充血、水肿、片状出血斑，有浅表溃疡或脓苔覆盖。

● 慢性膀胱炎：膀胱黏膜苍白、变薄或肥厚，呈颗粒或小囊状，偶见溃疡；固有膜内较多浆细胞、淋巴细胞浸润和结缔组织增生。

超声诊断要点

● 膀胱黏膜回声带增厚，表面欠光滑。

● 可显示增厚的膀胱肌小梁，为与肌壁连续的网状条索回声，贴膀胱壁。

● 若有结石或沉积物，膀胱内出现强回声团或点、片状回声。

相关链接

● 临床表现

①急性：尿路刺激症状及脓尿、血尿。

②慢性：反复尿路感染症状，或下尿路梗阻症状。

● 气肿性膀胱炎：常发生于糖尿病患者，侵入膀胱黏膜的变形杆菌发酵，导致黏膜内或膀胱内积气。

● 腺性膀胱炎：非特异、非肿瘤的增生性炎症，又称囊性膀胱炎，部分学者将其视为癌前期疾病。

● 分三型：①弥漫型；②结节型；③乳头型。

● 无论哪一类型膀胱炎，其病变的声像图异常均局限于黏膜层，肌层回声连续，病变内部无血流信号。

● 尿沉渣检查：有少量白细胞，可有红细胞。尿细菌培养（＋）。

● 神经源性膀胱：因神经系统损伤引起的排尿功能障碍。表现为膀胱充盈过度，残余尿量增大。

● 糖尿病可影响膀胱功能

①途径：糖尿病累及自主神经→残余尿量↑、尿潴留，尿失禁。

②机制：糖尿病→免疫及生长因子不足及大血管、微血管病变。

● OAB（膀胱过度活动症）：膀胱贮尿过程中，逼尿肌发生不自主收缩而致膀胱内压突然增高，患者有急迫排尿需求，常有尿失禁。是生理疾病也是心理疾病，核心症状为尿急、尿频、夜尿和急迫性尿失禁。

● 膀胱小梁小房：长期下尿路梗阻引起的病变表现。膀胱壁上纵横交错的肌束条突向腔内形成小梁，肌束条间隙深陷形成小房。

● 输尿管间嵴肥厚：继发下尿路梗阻疾病。两侧输尿管口间肌肉增生。超声见膀胱壁隆起，转动探头见该隆起向两侧伸延，呈带状增厚，两侧顶端可发生射尿现象。

三、膀　胱　憩　室

定义
- 膀胱壁向外呈囊袋状突出。

病因病理
- 先天性：膀胱壁先天性发育缺陷，其壁由正常膀胱壁组成。
- 后天性：也称假性憩室。膀胱壁肌菲薄或缺如及下尿路长期梗阻，致部分黏膜和固有膜套入薄弱肌层并向外膨出。

超声诊断要点
- 膀胱侧方、后方、上方还可见无回声区。
- 憩室向外突出，紧靠膀胱，壁薄，与膀胱相通。
- 合并感染时，囊内出现点状或云雾状强回声漂浮。
- 排尿后憩室缩小，膀胱再次充盈后，憩室可随之增大。

相关链接
- 膀胱憩室多数为后尿道梗阻所致。
- 憩室多位于膀胱侧壁、后壁及输尿管开口附近，少数可位于顶部，三角区罕见。
- 膀胱憩室可合并结石、感染及穿孔等，偶有肿瘤。
- 较大膀胱憩室与膀胱的鉴别：因前列腺与膀胱位置衡定，可根据与前列腺位置关系鉴别。
- X 线：膀胱造影，憩室呈囊袋样向外膨出，边缘光滑。憩室合并结石或压迫膀胱可见充盈缺损征。输尿管受压→输尿管扩张积水。

四、脐尿管囊肿

病因病理
- 人胚胎 4～7 周时，连接膀胱与脐之间的尿囊部分缩窄称脐尿管。出生前闭锁。出生后应闭的脐尿管，两端闭锁，中段未闭，上皮层分泌液体聚集呈管腔样扩张→脐尿管囊肿。

超声诊断要点
- 脐与耻骨间的囊性肿块，梭形或纺锤形，活动度小或不活动。
- 排尿对囊肿大小无改变。

相关链接
- 临床表现：较大的脐尿管囊肿可出现压迫症状，如腹胀、疼痛等。合并感染时可出现畏寒、发热、局部红肿。

● 脐尿管发育障碍引起的疾病

①脐尿管囊肿。

②脐尿管瘘：脐尿管两端开放，膀胱通过其与外界相通，脐部漏尿。

③脐尿管窦：脐尿管脐端开放，膀胱端闭合，脐部脓性分泌物。

④膀胱顶部憩室：脐尿管脐端闭合，膀胱端开放，憩室在腹壁内。

第五节　前列腺疾病

一、良性前列腺增生（BPH）

定义

● 前列腺内出现增生结节，梗阻尿道，致排尿困难。

病因

①老龄。

②有功能的睾丸（两者缺一不可）。

病理

● 增生成分纤维、平滑肌、腺体。

● 增生腺体、腺泡相互聚集或在增生的间质中散在随机排列。腺体内层细胞→柱状，外层→立方或扁平上皮，周边有完整基膜。

● 可见鳞状上皮化生和小灶性梗死，前者常位于后者周边。

超声诊断要点

典型表现

● 各径线均不同程度增大，内腺宽/全腺宽＞0.5，内径长/全腺长＞0.8，内腺横径＞2.5cm。

● 移行区增大、回声增强→增生结节。

● 形态规则，左右对称。向半圆形、圆形发展。厚∶宽＞1∶2。

● 基底部突入膀胱。

继发征象

● 移行区后缘弧形排列的结石。

● 腺体内多发滞留性囊肿。

- 膀胱小梁、小房、憩室。
- 残余尿增多。
- 双输尿管积水。
- 双肾积水。

鉴别诊断

- 前列腺癌：有结节，质硬，可有前列腺特异性抗原（prostate specific antigen，PSA）升高，活检可确诊。
- 神经源性膀胱功能障碍：临床表现与 BPH 相似，腺体无增大，尿流动力学检查可明确。

相关链接

- BPH 病理学表现为细胞数目增多，非细胞体积增大，故称前列腺增生，而非肥大。
- 前列腺超声诊断正常值：长、宽、厚径分别为 3cm、4cm、2cm。
- 多在 50 岁后出现症状，症状与体积不完全成比例，与梗阻程度、发展速度及合并感染等有关。
- 年龄与 BPH 发生概率

①50 岁→50%。

②60 岁→60%。

③70 岁→70%。

④80 岁→80%。

⑤90 岁→90%。

- 充盈性尿失禁：梗阻严重时，过多的残余尿可使膀胱逼尿肌受损，收缩力减弱，尿液从尿道口溢出。
- 合并感染或结石→尿频、尿急、尿痛症状。增生腺体表面黏膜较大血管破裂→无痛性血尿。
- 前列腺结石：前列腺液所含钙盐与磷酸镁沉积→前列腺凝固体（随年龄增长而增多）→钙化→结石，多位于内腺、外腺之间。
- 前列腺分区法（3 种）

①传统五叶分法。

②内、外腺分法。

③区带分法。

- 传统五叶分法（图 2-7）：左侧叶、右侧叶、后叶、中叶、前叶。在根据纤维内镜描述病变部位时仍常用，且对前列腺病灶的超声定位仍有较高参考价值。

①左、右侧叶：最大，增生多发部位，增大易压迫尿道→排尿困难。

②后叶：癌好发部位。

③中叶：若发生增生，向上突入膀胱腔→尿道内口后唇隆起→影响排尿（直肠线阵扫描可清楚显示该叶）。

④前叶：甚小，无重要临床意义。

- 内、外腺分法（从生理病理角度）

①按前列腺腺体组织对性激素的敏感性划分，临床实用价值较高，可能更加符合超声影像学的实际情况。

②内腺→前列腺增生所在，外腺→肿瘤好发部位。

- 区带分法（图 2-8）

①尿道周围组织→对性激素敏感，增生多发部位。

②移行区（带）→同"尿道周围组织"。

③周缘区（带）→仅对男性激素敏感，癌好发部位。

④中央区（带）→同上。

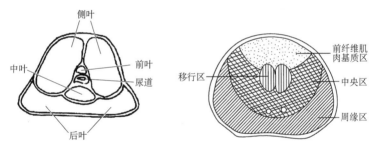

图 2-7 前列腺五叶分法　　　图 2-8 前列腺区带分法

- 前列腺各分区与临床关系（表 2-3）

表 2-3 前列腺分区与临床关系

McNeal 分区	Franks 分区	占腺组织比例	临床联系
尿道周围腺	内腺	1%	增生的区带
移行带	内腺	5%	癌肿低发区（10%～20%）
中央带	外腺	25%	癌肿低发区（5%～10%）
周缘带	外腺	70%	癌肿高发区（70%） 炎症易患区

- 睾丸切除者或肝硬化患者不会发生 BPH，与雄激素、雌激素平衡失调有关。
- BPH 中叶增生突向膀胱，两侧叶增生不突向膀胱。
- 经直肠超声引导穿刺可准确对可疑部位进行活检，其感染发生率为 0.1%。
- 直肠指检：每例前列腺增生患者均须做此项检查。
- 尿流动力学测定：借助流体力学及电生理学方法研究和测定尿路输送、储存、排出尿液的功能，为分析排尿障碍原因、选择治疗方式及评定疗效提供客观依据。
- 尿流率检查：可确定 BPH 梗阻程度。检查时需尿量 150～200ml。
- 最大尿流率<15ml/s→排尿不畅。
- 最大尿流率<10ml/s→梗阻较严重→手术指征。
- 前列腺痛：临床上具有慢性前列腺炎症状，而前列腺液检查正常，培养无细菌生长。

二、前 列 腺 炎

病因病理

- 腺体充血、水肿，有血栓或脓性渗出，腺管和周围间质以炎性细胞浸润为主。

超声诊断要点

- 腺体轻度或中度增大，包膜增厚且粗糙。
- 内部回声不均匀减低。
- CDFI：内部血流信号丰富。

相关链接

- 该病无特异性声像图，须结合临床症状和体征。
- 临床表现：主要为尿路刺激征，急性者可伴全身症状。
- 前列腺炎常伴后尿道炎、精囊炎及附睾炎。
- 前列腺液镜检：可见卵磷脂小体减少，白细胞增多，另见巨噬细胞，pH 增高。
- 目前，前列腺炎发病机制及病理生理改变尚未完全研究清楚，多认为它不是一个单独疾病，而是前列腺炎综合征。这些疾病病因、临床特点和预后各异。
- 前列腺炎分型：根据美国国立卫生研究院（NIH）分为 4 型。
- Ⅰ型：急性细菌性前列腺炎（ABP）。
- Ⅱ型：慢性细菌性前列腺炎（CBP）。
- Ⅲ型：慢性前列腺炎或慢性骨盆疼痛综合征（CP 或 CPPS）。

ⅢA 型：炎症性。

ⅢB 型：非炎症性。

Ⅳ型：无症状性前列腺炎（AIP）。

三、前 列 腺 癌

病因病理

- 来自前列腺腺泡或导管上皮，多为腺癌，好发于外腺区。

超声诊断要点

- 前列腺增大，形态不规则，左右不对称。
- 侵及被膜时，被膜破坏，连续性丧失、中断。
- 多为低回声；也可是杂乱增强回声，回声不均。
- 病灶形态不规则，边缘不整，边界不清。
- CDFI：癌灶区血流信号丰富。

相关链接

- 前列腺特异性抗原（PSA）测定和直肠指检是最常用前列腺癌筛选方法，特异度达 90%～97%。
- 正常情况，PSA 主要被分泌到前列腺液中，水解精液凝固蛋白Ⅰ和Ⅱ，使精液液化。
- PSA 参考值

①血清总 PSA（t-PSA）＜4.0μg/L。

②血清游离 PSA（f-PSA）＜0.8μg/L。

③f-PSA/t-PSA＞0.25。

- 前列腺腺泡内容物（富含 PSA）与淋巴系统之间存在由内皮层、基底细胞层和基底膜构成的屏障，当被肿瘤或其他病变破坏→PSA 漏入淋巴系统→血液循环→血 PSA↑。
- PSA 增多的其他原因（行 PSA 检查时应考虑下述因素）

①直肠指检。

②前列腺按摩。

③膀胱镜。

④前列腺手术。

⑤BPH、前列腺炎时，t-PSA 可轻度↑（4.0～10.0μg/L）。

- 前列腺癌血行转移至脊柱、骨盆多见。
- 临床表现：下尿路梗阻症状，血尿少见。远处转移时有骨痛、脊髓压迫神经症状及病理性骨折。晚期有贫血、下肢水肿、排便困难、少尿或无尿等。

● CEUS：癌肿浸润部位，动脉期明显快速增强。

● MRI：T_2WI 呈高信号的前列腺外周带内出现低信号结节或弥漫信号减低区。

● 超声引导下经会阴部穿刺，把放射性核素颗粒准确地置于前列腺肿瘤内，进行放射治疗，效果较好。

附：临床分期（TNM 系统）

T_1 期

T_{1a} 期：偶发肿瘤体积小于所切除组织的 5%，直肠指检正常。

T_{1b} 期：偶发肿瘤体积大于所切除组织的 5%，直肠指检正常。

T_{1c} 期：单纯 PSA 升高，穿刺活检发现肿瘤，直肠指检及超声检查正常。

T_2 期

T_{2a} 期：肿瘤局限于并小于单叶的 1/2。

T_{2b} 期：肿瘤局限于并大于单叶的 1/2。

T_{2c} 期：肿瘤侵犯两叶，但仍局限于前列腺内。

T_3 期

T_{3a} 期：肿瘤侵犯并突破前列腺一叶或两叶包膜。

T_{3b} 期：肿瘤侵犯精囊。

T_4 期：肿瘤侵犯膀胱颈、尿道外括约肌、直肠、肛提肌或盆壁。

第六节　血尿——泌尿系统疾病主要临床表现

病因

● 泌尿生殖系统疾病（大多属此类）

①肾小球肾炎。

②感染：肾盂肾炎、膀胱炎、尿道炎、前列腺炎、肾结核、膀胱结核。

③结石。

④肿瘤。

⑤先天性畸形：多囊肾、海绵肾、血管瘤等。

● 化学药品及药物：磺胺药、某些重金属（如汞、砷等）。

● 尿道邻近器官疾病（以镜下血尿多见）

①急性阑尾炎。

②急性输尿管炎。

③邻近器官肿瘤。

- 伴随或继发全身疾病

①血液病：再生障碍性贫血、白血病、血友病等。

②传染病：流行性出血热、猩红热等。

③心血管疾病：肾动脉栓塞、肾静脉栓塞等。

④变态反应性疾病：肺出血肾炎综合征。

⑤代谢病：痛风、糖尿病等。

⑥维生素 C、维生素 K 缺乏等。

⑦其他：肾下垂、游走肾、运动性血尿等。

相关链接

- 尿三杯试验

第一杯：排尿最初的 5～10ml，若异常提示病变在尿道。

第三杯：排尿最后 10ml，若异常提示病变在后尿道、膀胱颈部或三角区。

若三杯尿液均异常提示病变在膀胱或以上部位。

①初段血尿：病变在前尿道。

②终末血尿：病变在膀胱颈部和三角区、后尿道或前列腺。

③全程血尿：病变在肾、输尿管或膀胱。

- 肾性血尿（全程血尿，呈暗棕红色）：单侧肾区钝痛或肾绞痛。

- 膀胱性血尿（全程或终末血尿，鲜红色）：排尿不畅或膀胱区疼痛。

- 尿道性血尿（前尿道性为初段血尿或滴血，后尿道性为终末血尿）：尿频、尿急、尿痛或排尿困难。

- 无尿：<100ml/d；少尿<400ml/d；多尿：>2000ml/d。

- 乳糜尿：呈乳白色，由于尿液中混有淋巴液或有大量蛋白或血液。

- 血尿

①肉眼血尿：1000ml 尿中含 1ml 血。

②镜下血尿：新鲜尿离心后，尿沉渣>3 个红细胞/高倍镜视野。

- 血尿严重程度与疾病严重程度不成比例。 血尿伴排尿疼痛多与膀胱炎或尿石症有关；无痛性血尿除非有其他证据（如药物引起），否则提示泌尿系肿瘤。

- 血精：为精液中含有血液，通常继发于精囊的良性充血或感染。

（杜起军　闫敏芳　佟乃珲　王俊彦）

第 3 章　妇产科疾病

常用缩略语

AC	腹围	GnRH	促性腺激素释放激素
AFI	羊水指数	HCG	人绒毛膜促性腺激素
AFP	甲胎蛋白	HC	头围
AFV	羊水最大暗区垂直深度	HV	肝静脉
ARDS	急性呼吸窘迫综合征	IUGR	宫内生长发育迟缓
BPD	双顶径	IVC	下腔静脉
CA125	癌抗原 125	LH	黄体生成激素
CA19-9	糖链抗原 19-9	MGCSF	重组人粒细胞集落刺激因子
CASA	瘤相关血清抗原	NT	颈项透明层
CEA	癌胚抗原	OFD	枕额径
CER	小脑横经	PCOS	多囊卵巢综合征
DIC	弥散性血管内凝血	PV	门静脉
E_2	雌二醇	P	孕酮
EM	子宫内膜异位症	RI	阻力指数
FBM	胎儿呼吸样运动	SCC	鳞状上皮细胞癌抗原
FL	股骨长	TAS	经腹超声
FM	胎动	TATI	肿瘤相关胰蛋白酶抑制药
FSH	卵泡刺激素	TPA	组织多肽抗原
FT	胎儿肌张力	TVS	经阴道超声

第一节　妇科疾病

一、子宫、子宫颈疾病

（一）生殖器发育异常（图 3-1）

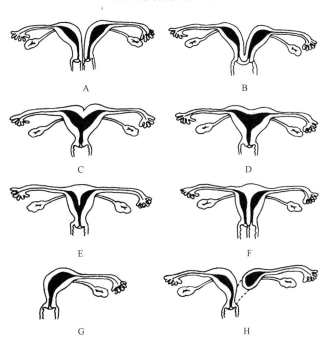

图 3-1　子宫发育异常

A. 双子宫双阴道；B. 双子宫单阴道；C. 双角子宫；D. 弓状子宫；E.不全中隔子宫；F. 完全中隔子宫；G. 单角子宫；H. 残角子宫

女性生殖器官发育过程概述

● 胚胎期，胚体内出现两对生殖管道（中肾管、副中肾管），是内生殖器始基。

● 中肾管发育为男性内生殖器。

- 副中肾管（苗勒管，头→尾）形成女性内生殖器。

头端→左右输卵管漏斗部。

头段→左右输卵管。

中下段→融合并分化成子宫体、子宫底。

尾端→子宫颈和阴道大部分（苗勒结节分化成阴道小部分）。

副中肾管发育不良或停止发育造成生殖管道各种先天畸形

- 发育障碍→无子宫（子宫缺如）。
- 中段融合中未形成腔，仅为结缔组织痕迹→始基子宫。
- 两侧副中肾管会合后短期内即停止发育→幼稚子宫。
- 两侧副中肾管完全未融合，各自发育→双子宫。

①宫颈部相连但未融合→双角双颈（一个或两个阴道）。

②宫颈部融合→双角单颈。

- 中段合并轻度不完全→弓形子宫。
- 副中肾合并间隔组织完全或部分未消失→纵（中）隔子宫。
- 一侧副中肾管发育，另一侧未发育或发育不全→单角子宫。

相关链接

- CT、MRI、碘油造影均为诊断手段。
- 检查时机：子宫内膜增生期、晚期与分泌期（子宫内膜较厚，具有特殊回声，便于分析）。
- 须与下列疾病鉴别

①浆膜下子宫肌瘤→极易与单角子宫、不对称双子宫混淆。

②卵巢肿瘤及阔韧带实性肿瘤→单角子宫。

③异位妊娠（输卵管妊娠）→单角子宫。

- 生殖系统发育异常多合并泌尿系统异常→常规查双侧肾。
- 卵巢发育异常较少见，无1例能在术前得到确诊。
- 超声诊断子宫畸形：特异度98%，敏感度43%。
- 生殖道畸形常并发子宫内膜异位症（EM），如卵巢子宫内膜异位囊肿。
- 先天性无子宫：常合并无阴道，有双侧卵巢及第二性征发育正常。
- 始基子宫：子宫体长1～3cm，厚<1cm，可见卵巢，无子宫腔，常合并无阴道。
- 幼稚子宫：宫颈∶宫体＝1∶1或2∶3，可见正常卵巢、阴道回声。
- 双子宫：左、右侧子宫各有单一的输卵管和卵巢，两个子宫颈，两个或一个阴道。

- 双角子宫：子宫底部融合不全呈双角者。
- 弓状子宫（鞍状子宫）：双角子宫的一种，子宫底部稍下陷。
- 纵隔子宫：外形正常，纵隔延伸到子宫颈为完全纵隔子宫，延伸到子宫体中下段为不全纵隔子宫。
- 单角子宫、残角子宫常伴泌尿系统畸形。

（二）子宫肌瘤

病因

确切病因未明，可能原因如下。

- 主要由不成熟子宫平滑肌细胞增生所致。
- 正常子宫肌壁间残留胚胎时期原始未分化副中肾组织，有较强潜在分化能力，对致瘤因子敏感。

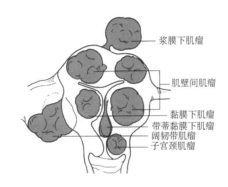

图 3-2　子宫肌瘤分类

- 雌、孕激素及生长因子诱发和促进肌瘤发生和生长。

分类（图 3-2）

- 按生长部位分以下 2 类

①子宫体（90%）。

②特殊部位（10%）：子宫颈、阔韧带、子宫圆韧带、子宫底韧带、子宫角部。

- 按肌瘤与子宫肌壁关系分以下 3 类

①肌壁间（60%～70%）。

②浆膜下（20%）。

③黏膜下（10%～15%）。

超声诊断要点

2D：内部回声多样，表现为不均匀低、等回声结节。

- 肌壁间：子宫体可见异常回声结节，边界清楚。
- 浆膜下：突向子宫体表面。
- 阔韧带：位于子宫一侧，与卵巢有分界。
- 黏膜下：子宫腔内实性肿物，内膜变形、移位。
- 子宫颈肌瘤：肌瘤位于子宫颈内，回声较子宫体肌瘤强。
- 肌瘤变性

①玻璃样变：肌瘤失去旋涡样结构，回声有衰减。

②囊性变：内见形态不规则无回声区。

③脂肪样变：可见高回声团。

④钙化：肌瘤内或周边强回声伴声影。

⑤红色变：肌瘤回声明显衰减。

⑥肉瘤变：肌瘤短期迅速长大，内回声复杂。

CDFI

- 丰富环状或半环状血流信号。
- 肌瘤内部多为高速中阻血流频谱，RI 约 0.5。
- 子宫肌瘤肉瘤变者，瘤体内部血流信号丰富，迅速增大的瘤体内可见阻力下降，RI＜0.4。

鉴别诊断

- 肌壁间肌瘤与子宫腺肌病：子宫腺肌病无明显包膜，肌层较紊乱，血流信号分散分布，无环绕血流。
- 黏膜下肌瘤与子宫内膜息肉：子宫内膜息肉回声较肌瘤高，内膜基底层清晰。
- 黏膜下肌瘤与子宫内膜癌：子宫内膜癌常发生于绝经后，内膜回声不均，与肌层界线不清，血流丰富，RI＜0.4。
- 带蒂的浆膜下肌瘤、阔韧带肌瘤与卵巢实性肿瘤：CDFI 追踪瘤体供血来源可判断瘤体来源，如见正常卵巢，可除外卵巢肿物。

相关链接

- 肌瘤"假包膜"：肌瘤周围的子宫肌层受压形成。
- 肌瘤各种继发变性是中央血供减少所致。

①玻璃样变：多见，平滑肌细胞被纤维组织取代，显微镜下有部分呈均匀透明样改变。

②囊性变：玻璃样变后，组织坏死、液化。

③脂肪样变：脂肪球沉积于瘤体，是钙化的前驱表现。

④钙化：钙盐沉积于瘤体，呈"砂砾"状或为薄的外壳。

⑤红色变：多见于妊娠期或产褥期，肌瘤迅速增大，局部出血并弥散于组织内，引起腹痛、发热等急性症状。

⑥肉瘤变：肌瘤恶变率0.4%～1.4%，瘤体迅速增大伴出血，瘤体切面似"生鱼肉"状。

- 绝经后肌瘤变化过程：绝经→雌激素↓→子宫供血↓→肌瘤肌纤维被胶原组织代替→肌瘤变硬、缩小→血液循环障碍→钙盐沉积或营养不良性钙化→瘤体"砂砾"状或片状强回声。

- 绝经后肌瘤增大应警惕恶变。

- 假性阔韧带肌瘤：子宫两侧壁浆膜下肌瘤向阔韧带内生长。 输尿管及子宫动脉位于肌瘤外侧。

- 真性阔韧带肌瘤：肌瘤组织来源于子宫或卵巢血管周围组织的肌纤维，与子宫不相连，输尿管与子宫动脉位于肌瘤内侧。

- 超声诊断较大肌瘤时，注意确认其与卵巢分界。

- 子宫肌瘤合并妊娠

①黏膜下肌瘤→影响受精卵着床→早期流产。

②肌壁间肌瘤过大→子宫腔变形，内膜供血不足→流产。

③肌瘤妨碍胎先露下降→胎位异常，胎盘低置或前置→产道梗阻。

④胎儿娩出→胎盘粘连，子宫收缩不良→产后出血。

（三）子宫腺肌病

定义

- 子宫内膜腺体及间质侵入子宫肌层。

病因

- 多次妊娠及分娩、人工流产、慢性子宫内膜炎等造成子宫内膜基底层损伤。

- 高水平雌激素、孕激素促进内膜向肌层生长。

- 妊娠子宫显著增大，产后快速缩小，将子宫内膜卷入子宫壁肌层内。

病理

- 子宫壁肌层中见粗厚肌纤维带和微囊腔，腔内偶有陈旧血。 多累及后壁。

- 少数呈肌瘤样结节，镜下肌层内有呈岛状分布的异位内膜腺体和间质。

超声诊断要点

2D

- 子宫形态饱满，子宫底圆钝，球状。
- 肌层增厚，回声较中等强，不均匀，似粗糙颗粒。
- 子宫腺肌瘤回声较肌瘤回声强，边界不清。
- 异位内膜以后壁多见，后壁可见"栅栏"状衰减回声，内膜线弓形前移。

CDFI

- 子宫壁肌层间较正常状态血流丰富，多呈星点状，放射状分布。
- 频谱呈高速高阻，RI>0.5。

鉴别诊断

- 子宫肌瘤：病灶有"假包膜"，包膜上有环状血流信号。
- 子宫肥大：子宫均匀性增大，肌层回声均匀，内膜居中。

相关链接

- EM 与子宫腺肌病之间关系：同属子宫内膜异位性疾病范畴，两者发病机制及组织发生率不完全相同，临床表现及对卵巢激素敏感性不同，前者对孕激素敏感，后者不敏感。
- 子宫腺肌瘤：指子宫肌层病灶局限者，非肿瘤。
- 超声检查可提示该病，确诊需病理检查。
- 该病异位的子宫内膜来自内膜基底层，对内分泌系统反应差。

①对雌激素刺激发生不同强度的增生反应。

②对孕激素刺激缺乏内分泌反应，故子宫肌层内出血少见。

- 临床表现：经量多，经期长，进行性加重的痛经。
- 痛经原因

①肌层异位内膜充血水肿→致密肌层压力↑→周围平滑肌痉挛性收缩→痛经。

②子宫内膜及血中前列腺素↑→痛经。

- 妇科检查：子宫均匀性增大或限局性结节隆起，质硬有压痛（经期更甚），无症状时与子宫肌瘤不易鉴别。
- 治疗

①药物治疗→症状轻、有生育要求或近绝经期。

②病灶清除术→年轻或有生育要求。

③子宫全切术→症状严重、无生育要求或药物治疗无效。

（四）子宫肉瘤

病因病理

- 子宫平滑肌肉瘤：源于子宫肌层平滑肌或结缔组织。
- 子宫内膜间质肉瘤：源于子宫内膜间质。
- 恶性中胚叶混合瘤：源于残留胚胎细胞或间质细胞化生。

超声诊断要点

2D

- 短期内肌瘤迅速长大。
- 子宫增大，形态不规则，边界不清。
- 内部回声极不均匀，呈高、低或无回声。

CDFI

- 瘤体内血流信号丰富。
- 高速（＞30cm/s）低阻（RI＜0.40）的动脉血流频谱及大量静脉血流频谱。

鉴别诊断

- 子宫肌瘤：结合 CDFI 有助于诊断。
- 子宫内膜癌：用超声不易鉴别，病理可确诊。

相关链接

- 多见于围绝经期。发病率低，恶性度高。
- 临床表现：不规则阴道出血，排出脓性分泌物。腹部肿块迅速增大。
- 转移途径：直接蔓延＋淋巴转移＋血行转移。
- 临床分期（国际抗癌协会分期法）。

Ⅰ期：肿瘤局限于子宫体。

Ⅱ期：肿瘤浸润至子宫颈。

Ⅲ期：肿瘤超出子宫范围，侵犯盆腔其他脏器及组织，但限局于盆腔。

Ⅳ期：肿瘤超出盆腔范围，侵犯上腹腔或已有远处转移。

- 治疗：手术＋放疗、化疗。
- 预后：复发率高，预后差。

（五）子宫内膜癌

病因病理

- 子宫内膜癌又称宫体癌，起源于子宫内膜上皮癌变，多为腺癌。
- 依形态分为以下 2 种

①弥漫型：累及大部分甚至整个子宫腔内膜。

②局限型：仅累及部分内膜，呈息肉状或乳头状。

病因

- 长期雌激素刺激，无孕激素拮抗。
- 肥胖、原发性高血压、糖尿病、不孕不育。
- 子宫内膜腺瘤样增生过长。
- 不典型增生过长。
- 遗传因素。

超声诊断要点

2D

- 肌层未受累：病灶局限于内膜→内膜增厚，回声均匀。
- 癌灶侵犯肌层：宫腔内病灶形态不规则，内膜与肌层分界不清，绝经后内膜外的低回声声晕消失。
- 癌灶侵犯子宫颈：引起阻塞→子宫腔内无回声。

CDFI

- 子宫内膜内见点状及短棒状血流信号。
- 侵犯肌层时，肌层血供丰富，探及低阻型动脉血流频谱，RI<0.4。

鉴别诊断

- 子宫内膜息肉：边界清，内膜基底层完整。
- 子宫黏膜下肌瘤：宫腔镜可确诊。
- 子宫内膜增生过长：内膜呈均匀性增厚。

相关链接

- 子宫内膜增生过长：一组上皮源性、增生性病变，组织学形态学介于增殖期子宫内膜（增生性较多）与子宫内膜高分化腺癌之间，少数发生癌变。雌激素水平不规则增高是其主要原因。
- 肿瘤多发生于子宫底及后壁，50岁以上绝经前后妇女多见。
- 绝经后出血须高度重视，行分段刮宫术可确诊。
- 绝经后阴道出血多因为良性病变，常继发于内膜萎缩。
- 内膜萎缩致阴道出血原因：内膜萎缩→血管易破裂→出血。
- 以下疾病均可引起阴道出血，须与子宫内膜癌阴道出血鉴别。

①绝经过渡期阴道出血：妇科检查无异常，分段刮宫可确诊。

②萎缩性阴道炎：有血性白带，抗感染治疗后分段刮宫可确诊。

③子宫黏膜下肌瘤或子宫内膜息肉：月经量过多或经期延长，超声以资鉴别，宫腔镜及分段刮宫可确诊。

④宫颈管癌、子宫肉瘤及输卵管癌：阴道排液增多，不规则出血，分段刮宫及超声可资鉴别。

● 子宫内膜癌发病高危因素

①肥胖、不孕、绝经延迟等。

②长期应用雌激素或有雌激素水平升高疾病史的患者。

③有乳腺癌、子宫内膜癌家族史者。

● 子宫内膜癌临床表现：早期无症状，稍晚可有绝经后阴道出血、阴道排液，下腹痛及贫血、消瘦、恶病质等全身症状。

● 子宫内膜癌三联症：肥胖、高血压、糖尿病。

● 绝经后子宫内膜厚度的临床意义

①子宫内膜厚度＜0.4cm，内膜光滑，部分患者合并少量子宫腔积液，可能为内膜萎缩，多见于绝经后 5～10 年，建议随诊。

②子宫内膜厚度≥0.4cm，提示增厚，建议行分段刮宫确诊。

● 绝经后子宫腔积液原因有以下几方面

①近期有诊断性刮宫病史。

②感染。

③子宫颈狭窄。

④宫颈癌。

● 若子宫内膜薄而均匀，子宫腔内少量子宫腔积液可为正常。

● 分段刮宫：对子宫颈管和子宫腔分别进行诊刮，简称分段刮宫。

①方法：先用小刮匙环刮子宫颈管，再进子宫腔搔刮内膜，取得的刮出物分瓶送检。

②意义：能鉴别子宫内膜癌和宫颈管腺癌，明确子宫内膜癌是否累及子宫颈管。

● 子宫内膜癌：CA125 明显升高。

● CA125：肿瘤标记物，是肿瘤细胞异常表达所产生的蛋白抗原或生物活性物质，可于肿瘤患者的组织、血液或体液及排泄物中检出。有助于肿瘤鉴别、诊断及监测。

● CA125 存在于以下组织中

①间皮细胞组织：腹膜、胸膜、心包膜。

②苗勒管上皮：输卵管、子宫内膜、子宫颈内膜。

③自间皮细胞和苗勒管衍生物发生的肿瘤：卵巢上皮癌、输卵管癌、子宫内膜癌、宫颈癌、间皮细胞瘤等。

● 影响 CA125 血清检测值的因素

①腹部手术。

②多次进行肿瘤放射免疫显像。

③大量放腹水。

- CA125 升高见于以下几种情况（正常值＜35kU/L）。

①正常人：1%。

②妊娠：3%。

③良性病变

a．卵巢囊肿：7%。

b．结核、炎症：7%。

c．EM：60%～70%（一般＜200kU/L）。

d．子宫腺肌病（可＞500kU/L）。

④卵巢癌、输卵管癌：80%～90%。

⑤子宫内膜癌：20%～70%。

- 子宫内膜癌转移途径：直接蔓延＋淋巴转移＋血行转移。
- 远处转移：肺、腹股沟、锁骨上淋巴结、肝、骨、脑及阴道。
- 治疗：手术＋放疗＋化疗。
- 治疗后定期随诊

①术后 3 年内每 3 个月 1 次。

②3 年后每 6 个月 1 次。

③5 年后每年 1 次。

- 随诊内容

①全身检查＋盆腔局部检查。

②阴道残端细胞涂片查癌细胞。

③盆腔 B 超＋胸部 X 线。

- MRI 对子宫颈受累及肌层浸润深度的预测准确度高于 CT。
- 育龄妇女子宫内膜癌恶性度低，治疗效果好；绝经后恶性度高。

（六）子宫内膜增厚

原因

- 分泌期晚期内膜增厚。
- 子宫内膜增生。
- 异位妊娠引起子宫内膜高度分泌反应。

超声诊断要点

- 分泌期晚期：内膜增厚（0.7～1.2cm），回声增强，延续至子宫颈管。

● 子宫内膜增生：均匀性增厚（生育期＞2.0cm）。腺囊型增生过长，内膜内见散在小囊状无回声区（有报道，平均厚度 1.88cm）。

● 异位妊娠引起子宫内膜高度分泌反应：有时出现"假胚囊"。

相关链接

● 子宫异常出血分类

①经量过多：周期规则，月经期延长（＞7d）或经量过多（＞80ml）。

②子宫不规则过多出血：周期不规则，经期延长，经量过多（如经量正常称子宫不规则出血）。

③月经期过频：月经频发，周期缩短，＜21d。

● 分泌期晚期子宫内膜增厚可在月经期后复查或分段刮宫。

● 子宫内膜增生是由于低或高雌激素水平刺激子宫内膜→ 过度增生，确诊需分段刮宫。

● 子宫内膜增生显微镜下分型

①单纯性：腺体数量增加，细胞呈柱状，形态和排列与增生期子宫内膜相似。

②复杂性：即腺瘤型增生，腺体明显增生、拥挤，结构复杂、不规则，内膜间质减少。

③非典型性：腺体显著拥挤→"背靠背"现象伴上皮细胞异型性，可见数目不等的核分裂。

● 子宫内膜高度分泌反应是由于大量应用孕激素或异位妊娠时体HCG↑，黄体分泌大量孕激素，确诊需分段刮宫。

● 分段刮宫作用

①子宫异常出血或阴道排液→排除子宫内膜癌、宫颈管癌、宫颈炎等。

②无排卵性功能失调性子宫出血（以下简称功血）或疑子宫性闭经→了解内膜改变及是否存在子宫内膜结核。

③不孕症→了解有无排卵。

④子宫腔内组织残留或功血量多→诊断＋迅速止血。

● 功血时分段刮宫止血的原因：功血由子宫内膜增生过多所致，即子宫内膜无分泌期，诊刮技术可去除增殖的内膜，并在诊刮术后 15d（相当于子宫内膜分泌期）补充适量孕激素，有效将增殖期内膜变为分泌期内膜，然后停药，引起撤退性出血，子宫内膜彻底脱落。

● 药物他莫昔芬（三苯氧胺）、甲地孕酮（防治乳腺癌）易致内膜增生伴囊性变。

（七）子宫内膜息肉

定义

- 子宫内膜腺体和纤维间质局限性增生、隆起而形成带蒂的瘤样病变，非肿瘤。

病因病理

- 由子宫内膜腺体和含胶原纤维间质组成，表面覆有子宫内膜上皮。

超声诊断要点

- 子宫腔内不均质低回声或强回声团，呈水滴状，周围有裂隙。
- 团块与正常内膜间有界线。
- 内膜基底层与肌层分界清楚。
- 部分息肉蒂部可探及点状或短条状血流信号，RI＞0.40。

鉴别诊断

- 子宫黏膜下肌瘤：圆形，回声衰减，内膜基底层变形或中断。
- 子宫内膜癌：内膜回声不均，肌层内受侵处见丰富血流信号，RI＜0.40。

相关链接

- 临床表现：经量增多，经期延长，白带增多，绝经后子宫出血，亦可无症状。
- TVS 对该病检出有良好敏感性和可信度。
- 确诊：宫腔镜＋刮宫→病理检查。

（八）宫颈癌

病因

尚不明确，可能与以下因素有关。

- 性行为及分娩次数：性生活紊乱且过早（＜16 岁），早年分娩，多产等。
- 病毒感染：90%的宫颈癌合并 HPV（人乳头瘤病毒）16、18 亚型感染。
- 其他：吸烟可加重 HPV 感染。

病理分型

- 鳞状细胞癌（80%～85%）。
- 腺癌（15%～20%）。
- 腺鳞癌（3%～5%）。

超声诊断要点

- 早期无明显变化，随发展子宫颈逐渐增大。
- 子宫颈管线中断，子宫颈管内及子宫颈管肌层见形态不规则回声减低区，边界不清。
- 堵塞子宫宫腔后见子宫腔少量积液。
- CDFI：宫颈肿块内血流信号增多，呈散在分支状，RI<0.4。
- 宫颈癌行子宫广切术＋ 盆腔淋巴结清扫术后，常合并淋巴瘘，表现为透声好的无回声，常包绕髂血管。

鉴别诊断

- 宫颈慢性炎症：回声增强区弥漫整个子宫颈。
- 宫颈肌瘤：边界清晰的低或中等回声结节。

相关链接

- 宫颈上皮由宫颈阴道部鳞状上皮、宫颈管柱状上皮组成。
- 宫颈移行带：宫颈鳞状上皮与柱状上皮交接部，称鳞-柱交界。
- 宫颈癌多起源于宫颈移行带。
- 临床表现

①阴道出血：早期为接触性出血，晚期为不规则出血。

②阴道排液：白色或血性排液，稀薄如水样，或米泔状，有腥臭。

③晚期症状：尿频、尿急、便秘、下肢肿痛（癌肿侵犯周围组织等）及贫血、恶病质等全身症状。

- 超声可初步判断盆腔器官有无浸润，对癌肿浸润范围判断较困难。可疑宫颈癌首选 TVS。
- 宫颈刮片细胞学检查：用于宫颈癌筛查。
- 转移途径

①直接蔓延：最常见，癌组织局部浸润。

②淋巴转移

一级组：子宫旁、宫颈旁或输尿管旁、闭孔、髂内、髂外淋巴结。

二级组：髂总、腹股沟深浅、腹主动脉旁淋巴结。

③血行转移：少见。

- 治疗：手术＋放疗、化疗。
- 术后并发症

①尿潴留。

②输尿管漏。

③淋巴囊肿。

- 宫颈癌随访

①2 年内：每 3 个月 1 次。

②3～5 年：每 6 个月 1 次。

③6 年后：每年 1 次。

- 预后

①治疗后 50%的患者 1 年内复发，75%～80%的患者两年内复发。

②淋巴结转移者预后差。

③宫颈腺癌早期易有淋巴转移。

附：子宫颈和阴道细胞学诊断报告形式（TBS 分类法）

- 良性细胞学改变

①感染。

②反应性细胞学改变。

- 鳞状上皮细胞异常

①不典型鳞状细胞 （ASCUS）：不除外高度鳞状上皮内病变（HSIL）。

②低度鳞状上皮细胞内病变（LSIL）：符合 CIN Ⅰ。

③高度鳞状上皮细胞内病变：包括 CIN Ⅱ、CINⅢ和原位癌。

④鳞状细胞癌。

- 腺上皮细胞改变

①不典型腺上皮细胞（AGC）：包括宫颈管细胞及子宫内膜细胞。

②宫颈腺原位癌（AIS）。

③腺癌。

- 其他恶性肿瘤。

附：关于 CIN（与宫颈浸润癌密切相关的一组癌前病变）

- CIN（宫颈上皮内瘤变）：反映宫颈癌发生、发展中的连续过程，常发生于 25～35 岁妇女。

- CIN 结局

①病变自然消退，很少发展为浸润癌。

②病变具有癌变潜能，可能发展为浸润癌。

- CIN 分级

Ⅰ级：即轻度不典型增生。

Ⅱ级：即中度不典型增生。

Ⅲ级：即重度不典型增生和原位癌。

二、卵 巢 病 变

（一）概述

卵巢肿瘤特点

- 卵巢是原发性肿瘤类型最多部位。
- 卵巢肿瘤组织成分复杂。
- 卵巢表面生发上皮细胞具有多方向分化功能→病理种类繁多。
- 年龄特点

恶性：年轻者多见生殖细胞肿瘤；>40 岁多见上皮来源，绝经后发生率更高。

- 形态学：大部分为囊肿；少数为囊实性或实性。
- 超声检查：同图异病、异病同图现象明显。

临床诊断思路（病史＋体征＋辅助检查）

- 盆腔肿物是否来自卵巢。
- 卵巢肿块是肿瘤还是瘤样变。
- 卵巢肿瘤实质是良性还是恶性。
- 肿瘤的可能病理类型。
- 恶性肿瘤的临床分期。

超声能做到的

- 盆腔肿块是否来自卵巢。
- 卵巢肿块物理性质：囊性?实性?混合性?
- 卵巢肿块可能病理类型：良性?恶性?
- 卵巢肿块周围组织及淋巴结是否发生转移。
- 远处脏器是否发生转移。
- 评价治疗效果。

卵巢肿瘤组织学分类及所占比例（WHO，2003 年，详见附）

- 上皮性肿瘤，60%～70%。
- 生殖细胞肿瘤，10%～20%。
- 性索间质肿瘤，5%～10%。
- 转移性肿瘤，10%～15%。

注：卵巢瘤样病变（即非赘生性卵巢囊肿）：卵巢非肿瘤性囊肿，是由于卵巢内具有功能的组织结构相对持续存在及发展而致，可自行消失。（详见卵巢瘤样病变）

相关知识复习

- 卵巢结构（图 3-3）。
- 卵巢功能

①生殖功能：产生卵子并排卵。

②内分泌功能：产生性激素（雌激素、孕激素，少量雄激素）。

- 卵巢血供：卵巢动脉、子宫动脉（图 3-4）。
- 卵巢上皮间质肿瘤起源于卵巢表面上皮和上皮下方的间质。

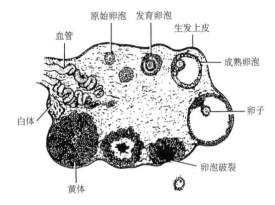

图 3-3　卵巢结构

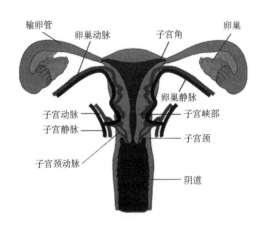

图 3-4　子宫、卵巢血供

● 生殖细胞肿瘤是起源于性腺生殖细胞的一大类形态多样的肿瘤，90% 为良性。

● 性索间质细胞瘤起源于卵巢特殊间质组织，多见于高龄妇女，内分泌有改变。

● 卵巢转移肿瘤多来源于胃肠道，胃癌 70%，结肠癌 15%。

● 卵巢转移癌 70%～90% 累及双侧卵巢。

相关链接

● 临床表现

良性

①多无症状，妇科检查偶然发现。

②肿瘤大时，出现尿频、便秘、气急、心悸等压迫症状。

③包块活动度良，叩诊实音，无移动性浊音。

④多为囊性，与子宫无粘连。

恶性

①早期多无症状。

②晚期出现腹胀、腹部肿块及胃肠道症状。

③功能性肿瘤出现不规则或绝经后阴道出血。

④肿块质硬，多为双侧，与子宫分界不清。

⑤腹股沟、腋下、锁骨上触及肿大淋巴结。

● 超声特点

炎性

①囊腔内显示细弱点状回声及液平分层征。

②肿块内残余正常卵巢组织。

③盆腔内有带状回声显示（炎性渗出物和纤维素）。

良性

①以囊性为主。

②壁薄而光整。

③分隔纤细，均匀光滑。

④血流稀少，RI＞0.5。

恶性

①以实性多见。

②壁厚。

③分隔厚度不均。

④血流：包块实性成分内有血流，RI＜0.4。

⑤腹水。

⑥转移结节。

● 低阻血流为卵巢恶性肿瘤特征。原因：肿瘤生长刺激机体形成较多新血管，肿瘤局部缺血区内血管网存在大量动静脉瘘，故常表现为低阻型（图 3-5）。

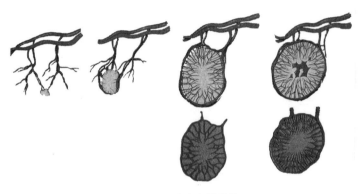

图 3-5　肿瘤血管发生

● 以下良性病变也可呈低阻血流。

①黄体囊肿。

②皮样囊肿。

③巧克力囊肿。

④宫颈腺纤维瘤。

⑤带蒂肌瘤。

⑥输卵管卵巢脓肿。

⑦异位妊娠。

● 卵巢肿瘤并发症

①蒂扭转。

②破裂。

③感染。

④恶变。

● 囊肿内无不规则分隔，无囊壁上乳头，良性可能性大；恶性反之。

● 三大特异性混合回声囊肿

①黄体血肿：内部网状分隔及点状回声。

②巧克力囊肿：最常见的附件囊性包块之一，囊液内充满密集点状低回声。

③畸胎瘤（皮样囊肿）："面团"征、脂液分层征、"瀑布"征等特异性征象。

● 卵巢浆液性肿瘤主要反映输卵管和卵巢表面上皮的分化。

● 卵巢黏液性肿瘤主要反映子宫颈黏液的分化。

● 卵巢恶性肿瘤易产生胸腔积液、腹水的原因有以下几种。

①肿瘤分泌。

②肿瘤压迫淋巴管。

③低蛋白血症。

④经孔隙渗透。

● 肠梗阻是卵巢癌主要死亡原因之一，比例为 20%～25%。

● 遗传性卵巢癌综合征：卵巢癌家族史是卵巢癌发病的最重要因素，特指表现为常染色体显性遗传的聚集性卵巢癌家族，同时可存在与整体相关的其他种类癌。

● 患卵巢肿瘤高危因素

①遗传及家族易感性。

②A 型血。

③心理因素：精神紧张，情绪压抑，易怒。

● 遗传及家族易感性

①无卵巢癌家族史，14%。

②1 名一级亲属（母亲、姐妹、女儿），5%。

③2 名一级亲属，7%。

④有遗传性卵巢癌综合征，50%。

● 卵巢癌三联征

①年龄 40～60 岁。

②卵巢功能障碍。

③胃肠道症状。

● 口服避孕药对卵巢癌发生有保护作用（减少排卵）。

● 卵巢肿瘤细胞减灭术。

①概念：尽可能地切除盆、腹腔原发瘤和转移瘤，使残余瘤灶＜2cm。

②切除范围：子宫＋双附件＋大网膜＋阑尾＋盆腔淋巴结。

● 卵巢癌转移的几个百分率

①大网膜转移：80%～90%。

②阑尾转移：20%～70%。

③淋巴转移：50%～60%。

● 残存卵巢综合征（ROS）：子宫切除患者，术中保留双侧或一侧卵巢，日后出现持续性卵巢增大、慢性下腹痛和性交痛患者。

● 如怀疑卵巢瘤样病变，直径＜5.0cm，可短期观察。

● 绝经期妇女若发现卵巢囊肿，是手术指征之一。

● 卵巢恶性肿瘤，治疗以手术为主，辅以化疗、放疗。

● 关于妇科肿瘤标记物敏感性

①卵巢恶性肿瘤

a. 上皮癌：CA125，CEA，TPA，TATI，CASA，MGCSF，CA19-9。

b. 生殖细胞肿瘤：AFP，HCG，NSE。

c. 性索间质细胞瘤

颗粒细胞瘤：抑制素、抗苗勒激素、雌激素。

环管状性索肿瘤（SCTAT）：E_2，P（孕酮）。

②滋养细胞肿瘤：HCG。

③宫颈癌：SCC（鳞状上皮细胞癌抗原）。

附：卵巢肿瘤组织学分类（WHO，2003）（摘要）

● 表面上皮-间质肿瘤

①浆液性肿瘤。

②黏液性肿瘤。

③子宫内膜样肿瘤。

④透明细胞肿瘤。

⑤移行细胞肿瘤。

⑥鳞状细胞肿瘤。

⑦混合性上皮性肿瘤。

⑧未分化和未分类肿瘤。

● 性索-间质肿瘤

①粒层-间质细胞肿瘤。

②支持细胞-间质细胞肿瘤。

③混合性或未分类细胞型性索-间质肿瘤。

④类固醇细胞肿瘤。

● 生殖细胞肿瘤

①原始生殖细胞肿瘤。

②双相或三相性畸胎瘤。

③单胚层畸胎瘤和伴皮样囊肿的体细胞型肿瘤。

- 生殖细胞性索-间质肿瘤

①性腺母细胞瘤。

②混合性生殖细胞-性索-间质肿瘤。

- 卵巢网肿瘤

①腺癌。

②腺瘤。

③囊腺瘤。

④囊腺纤维瘤。

- 杂类肿瘤

①小细胞癌，高血钙型。

②小细胞癌，肺型。

③大细胞神经内分泌癌。

④肝样癌。

⑤原发性卵巢间皮瘤。

⑥威尔姆斯瘤。

⑦妊娠性绒毛膜癌。

⑧水泡状胎块。

⑨腺样囊性癌。

⑩基底细胞癌。

⑪卵巢午非瘤。

（二）卵巢瘤样病变

1. 卵泡囊肿

发病机制

- 垂体FSH（卵泡刺激素）升高，FSH、LH（黄体生成素）失衡，卵泡持续生长不排卵，颗粒细胞仍分泌液体，可表现功能失调性子宫出血。
- 卵泡闭锁缓慢，颗粒细胞持续存在→萎缩→单纯囊肿。
- 卵巢周围炎→血供障碍→ 白膜纤维性增厚→ 不能破裂排卵→囊液潴留。
- 卵泡膜层血管破裂，血肿吸收。

超声诊断要点

- 常见单发。
- 薄壁囊肿，透声好，后方回声增强。

- 直径≤5cm，偶达 7～8cm。

相关链接

- 卵泡囊肿多见于卵巢的卵泡或黄体，非卵巢肿瘤。
- 一般无症状，多在 4～6 周逐渐吸收或自行破裂。
- 囊肿较大时，偶有扭转甚至破裂→囊肿内出血→急腹症，须警惕。
- 偶有持续分泌雌激素→内膜增生→子宫不正常出血。
- FSH 和 LH 是腺垂体分泌的促性腺激素。
- FSH：促进卵泡成熟及分泌雌激素。
- LH：促进排卵和黄体生成，以促进黄体分泌孕激素、雌激素。

2. 黄体血肿

病因

- 排卵后卵泡膜破裂→出血→血液潴留在卵泡或黄体腔内形成黄体血肿。

超声诊断要点

- 囊壁厚，可见环状血流。
- 囊内透声差，内无血流信号。
- 内部回声

①早期→杂乱不均质低回声。

②中期→粗细网状结构。

③晚期→实性稍高回声。

- 血肿内血液完全吸收后表现为透声较好的囊肿。

鉴别诊断

- 卵巢实性或混合性肿瘤。
- 巧克力囊肿。

相关链接

- 正常排卵后→血体→黄体→白体，在下一周期卵泡期自然消退。
- 黄体血肿临床特点：无卵巢肿物病史，且处于月经后期。
- 卵巢血体可很大，1 个月后复查卵巢恢复至正常。
- 约月经周期第 22 天，黄体体积和功能达高峰。

3. 黄体囊肿

病因

- 妊娠期囊性黄体持续存在。
- 月经后期黄体血肿被吸收后形成黄体囊肿。

超声诊断要点

- 常见单发。
- 薄壁，内透声好，后方回声增强。
- 一般直径≤4.0cm，偶达 10cm。

相关链接

- 发生在月经中、后期和妊娠期。
- 正常妊娠期黄体囊肿早孕后逐渐消失，部分可至妊娠中期。
- 月经期黄体囊肿持续分泌孕激素，致周期延迟、经期持续或不规律出血。

4. 黄素化囊肿

病因

滋养细胞疾病合并的特殊卵巢囊肿。

- 过度 HCG 刺激萎缩的卵泡内颗粒细胞。
- 卵泡膜细胞黄素化。

超声诊断要点

- 双侧多见。
- 囊肿包膜清晰，囊内常见放射状分隔光带。
- 多房内为清亮无回声。

相关链接

- 随 HCG 水平下降，逐渐缩小至消失。
- 对卵巢以后功能无影响，恢复时间 2～3 个月，最长 6 个月。

5. 多囊卵巢综合征（PCOS）

病因病理

- 生殖功能障碍与糖代谢异常并存的内分泌紊乱综合征。
- 内分泌特征

①雄激素过多。

②雌酮过多。

③LH/FSH 比值增大。

④胰岛素过多。

- 功能异常

①下丘脑-垂体-卵巢轴调节功能异常。

②胰岛素抵抗和高胰岛素血症。

③肾上腺内分泌功能异常。

超声诊断要点

- 双侧卵巢轮廓清晰，均匀性增大。

- 包膜厚而回声强。
- 一个切面中，每侧卵巢卵泡数≥10 个，直径均<1.0cm。
- 卵巢髓质内常可见一条贯穿卵巢的中阻力动脉血流频谱（正常时该血流显示率低且阻力较高）。
- 部分患者子宫小，内膜不清。

相关链接

- PCOS 3 个重要特征：①持续不排卵；②雄激素过多；③胰岛素抵抗。胰岛素抵抗可致胰岛素促进器官、组织和细胞吸收、利用葡萄糖的效能降低。
- 2003 年鹿特丹诊断标准（符合以下两条，并排除其他高雄激素病）

①稀发排卵或无排卵。

②高雄激素的临床表现和（或）高雄激素血症。

③超声表现为多囊卵巢。

- 青春期 PCOS 诊断标准（2010 年复旦大学），符合以下两条即可诊断。

①初潮后两年内不能建立规则的月经周期并发展为月经稀发或闭经等月经失调。

②雄激素水平大于生理界定值上限或具有中重度、反复发作的痤疮。

③卵巢有符合鹿特丹诊断标准的形态学变化。胰岛素抵抗相关指标也应列入诊断标准，成为制定治疗方案的重要依据。

- 高雄激素临床表现：痤疮、多毛。
- PCOS 临床症状：肥胖、不孕、闭经、月经稀发、多毛、胰岛素抵抗等。
- PCOS 内膜变化：不同程度增殖性改变。
- 长期持续无排卵增加子宫内膜癌发生率。
- PCOS 治疗目的

有生育要求患者：排卵，获得正常妊娠。

无生育要求患者

①近期目标为调整月经周期，治疗多毛及痤疮，控制体重。

②远期目标为预防糖尿病、子宫内膜癌及心血管疾病 。

- 超声检查不能直接诊断 PCOS，只能提示卵巢呈多囊状形态学改变。须结合症状和内分泌检查结果确诊。

6. 卵巢过度刺激综合征（OHSS）

病因

- 助孕技术和药物诱发超排卵过程中卵巢过度刺激，卵巢增大。

病理

● 血管通透性↑→漏出液→胸腔积液、腹水、弥漫性水肿→血容量↓→血液浓缩→微循环障碍→肝、肾功能受损，形成复杂的综合征，重者可危及生命。

超声诊断要点

● 卵巢增大，内见多房囊性改变，囊肿大小为2～6cm。

● 盆腔、腹腔有大量无回声区。

● CDFI示卵巢内分隔上有条带状血流分布，RI约0.50，偶 RI＜0.40，似恶性卵巢肿瘤高速低阻血流频谱。

相关链接

● 确诊：不孕症＋服助孕技术药物促排卵病史。

● 高危因素

①治疗周期中血 E_2（雌二醇）过高。

②卵泡募集和发育数目＞15 个，尤以直径＜1.5cm 中、小卵泡为主。

③PCOS，LH/FSH 比值增大。

④＜25 岁，对 Gn（促性腺激素）敏感性高。

⑤用 Gn 前应用过 GnRH-A，需要增加用量及用药时间。

⑥以 HCG 支持黄体功能及妊娠后双重 HCG 来源。

● 临床分级

①轻度

Ⅰ级：E_2≥1500pg/ml，卵巢增大，直径≤5cm，轻度腹胀不适。

Ⅱ级：Ⅰ级基础上出现恶心、呕吐、腹泻等消化道症状。

②中度

Ⅲ级：超声显示盆腔积液、腹水，5cm＜卵巢直径＜12cm，腹胀、腹痛。

③重度

Ⅳ级：中度基础上出现胸腔积液，呼吸困难，卵巢直径＞12cm。

Ⅴ级：血容量不足→血液浓缩，高凝，肾灌注↓→肾功能不全→少尿或无尿，电解质紊乱，血栓形成，ARDS（急性呼吸窘迫综合征）。

7. 卵巢子宫内膜异位囊肿（又称巧克力囊肿）

病因

具有功能的子宫内膜异位于卵巢内形成。

病理

卵巢内异位子宫内膜周期性、反复性出血→周围组织增生→囊肿、粘连→

病变区紫褐色斑点或小泡→紫褐色实性结节和包块。

超声诊断要点

病程短的患者

- 附件区圆形囊肿。
- 内壁光滑，不厚，张力较大。
- 内部透声差，为密集点状低回声。
- 部分囊肿后壁见不规则团状回声（沉积物）。

病程长的患者

- 壁较厚，内含贴壁的块状回声或粘连带。
- 子宫体有压迹。
- 囊肿内呈点状回声增强，随病程延长囊内回声近实性。

鉴别诊断

- 卵巢癌：血流信号丰富；巧克力囊肿实性部分无血流。

相关链接

- 属外在性子宫内膜异位疾病，对孕激素敏感。
- 异位内膜易侵犯部位：盆腔（大多数）、脐、膀胱、肾、输尿管、肺、胸膜、乳腺（图 3-6）。

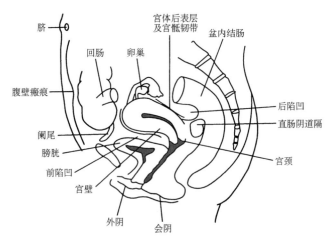

图 3-6　子宫内膜异位症的发生部位

- 异位子宫内膜来源（不明确，以下为主要学说）

①子宫内膜种植：经血逆流经输卵管入盆腔。

②淋巴及静脉播散：为远离盆腔器官发生子宫内膜异位症原因。

③体腔上皮化生：体腔上皮分化来的组织被激活转化为子宫内膜样组织。

④诱导：未分化腹膜组织在内源性生化因素诱导下发展为子宫内膜组织。

⑤遗传：一级亲属发病人群风险是无家族史人群的 7 倍。

⑥免疫调节：免疫调节异常在该病发生、发展各环节起重要作用。

● 几个与 EM 相关的数字

①不孕发生率＞50%。

②复发率：非手术治疗 58%，非根治术 26%，根治性手术几乎为零。

③恶变率 1%。

④巧克力囊肿破裂占 EM 3%～10%。

⑤慢性盆腔痛 80%有 EM，EM 中 80%有慢性盆腔痛。

● 中、重度 EM 血清 CA125 升高，治疗有效时降低，复发时又升高。

● EM 治疗原则

①缩减和去除病灶。

②减轻和控制疼痛。

③治疗和促进生育。

④预防和减少复发。

● 巧克力囊肿左侧分布多于右侧，药物治疗不敏感，首选手术。

● 巧克力囊肿破裂特点

①急腹症多发生在月经期前后。

②症状重，有急性腹膜刺激症状。

③生命多无大碍，无血压下降和休克。

④无停经史，可追问出 EM 病史。

（三）卵巢良性肿瘤

1. 成熟囊性畸胎瘤（又称皮样囊肿）

定义

● 源于原始生殖细胞肿瘤，由多胚层组织构成，以外胚层为主，故又称皮样囊肿。

病因病理

● 囊内充满皮脂和不等量毛发。

● 囊内壁上可见圆丘状头节，其切面可见油脂、毛发、牙齿、平滑肌。

超声诊断要点

● "面团"征。

- 脂液分层征。
- 杂乱结构征。
- "发团"征或"瀑布"征。
- 壁立结节征。
- 团块内少或无血流信号。
- "面团"征：厚壁囊肿，内含密集点状回声，后壁见高回声团。组织学：脂质及毛发。
- 脂液分层征：肿块内高、低回声区之间有一水平分界线。组织学：脂质（浮于表面），毛发、上皮的碎屑（沉于底部）。
- 杂乱结构征：无回声区内有斑点状、团状强回声，并伴多条短线状高回声。组织学：牙齿、骨组织、钙化、油脂样物。
- "发团"征或"瀑布"征：肿块内含实性强回声结节，后方回声明显衰减。组织学：皮肤或骨组织。
- 壁立结节征：囊肿内壁上可见隆起的强回声结节，后伴声影。组织学：牙齿或骨组织。

相关链接

- 该病相关百分比
① 占卵巢肿瘤 10%～20%。
② 占生殖细胞肿瘤 85%～97%。
③ 占畸胎瘤 95%以上。
④ 多为单侧，双侧占 10%～17%。
⑤ 恶变率＜5%，恶变年龄约在 50 岁以上。
- 该病发生于任何年龄，以 20～40 岁多见。
- 瘤体含外、中、内胚层组织。
- 正常三胚层分化
① 外胚层→神经系统、皮肤表皮及其附属物、口腔、鼻腔、视网膜等。
② 中胚层→泌尿生殖系统主要器官等。
③ 内胚层→消化管、消化腺、甲状腺、甲状旁腺、胸腺、膀胱等。
- 如瘤体单一胚层分化，可形成高度特异性畸胎瘤，如卵巢甲状腺肿→甲状腺功能亢进症。
- 该病常见并发症
① 蒂扭转。
② 囊肿破裂。
③ 溶血性贫血。

④恶变，如鳞癌变、类癌变。

- 提示：部分皮样囊肿易被误认为肠管回声。 若体检触到包块，超声暂未明确占位时，要想到是否漏诊畸胎瘤。
- 注意：发现一侧附件肿物时，如皮样囊肿、浆液性囊腺瘤、转移癌，要检查对侧，因可能对侧同时发生。

2. 卵巢黏液性囊腺瘤

病因病理

- 多房，体积大。
- 大小不等的囊腔内含胶冻样黏液。
- 囊壁为纤维结缔组织，内衬单层柱状上皮。

超声诊断要点

- 囊肿内多房、多隔，隔纤细呈网状。
- 部分囊内有密集光点，透声差。
- 最大达数十厘米，壁较厚，可达 0.5cm。
- 隔上可见细条状血流，低速中阻。

鉴别诊断

- 浆液性囊腺瘤。
- 含不规则分隔者注意与炎性粘连包块区分。
- 巧克力囊肿。

相关链接

- 该病源于卵巢上皮，由黏液细胞组成，与子宫颈管内膜相似。
- 囊内容物为胶冻状，含黏蛋白和糖蛋白。
- 该病以"良性病变、恶性表现"为特点。
- 偶自行破裂，黏液性上皮种植于腹膜继续生长并分泌黏液，在腹膜表面形成胶冻样黏液团，称腹膜黏液瘤。

3. 卵巢浆液性囊腺瘤

病因病理

- 单侧，囊性，壁薄。
- 囊内充满淡黄色清亮液体。
- 囊壁为纤维结缔组织，内衬单层柱状上皮。

分型

- 单纯型。
- 乳头状型。

超声诊断要点

- 单纯型：单房，壁薄、光滑，圆形。
- 乳头状型：多房或有分隔，内壁上突出乳头。

鉴别诊断

- 黏液性囊腺瘤。
- 巧克力囊肿。
- 畸胎瘤。
- 炎性包块。

相关链接

- 源于卵巢上皮，与输卵管上皮相似。

4. 卵巢纤维瘤

病理

- 单侧居多。
- 切面灰白色、实性、质硬。
- 镜下见梭形瘤细胞，排列呈编织状。

超声诊断要点

- 单侧多见。
- 圆形或椭圆形实性肿物。
- 内部回声均匀，似肌瘤。
- 部分内有钙化强回声斑。
- 后方多伴栅栏状衰减。
- 肿物浅方见少许中等阻力血流，深方常无血流（回声衰减所致）。

鉴别诊断

- 带蒂的浆膜下肌瘤、阔韧带肌瘤。
- 超声如见正常卵巢可排除纤维瘤。

相关链接

- 该病属卵巢性索间质肿瘤，无内分泌功能改变。
- 梅格斯综合征（Meigs syndrome）：卵巢纤维瘤＋胸腔积液、腹水。
- 腹水经淋巴途径及横膈至胸腔，多见右侧胸腔积液。
- 术后胸腔积液、腹水自行消失。

5. 良性实性卵泡膜细胞瘤

病理

- 实性，灰白色。
- 镜下瘤细胞呈短梭形，细胞质富含脂质。

- 细胞交错排列呈旋涡状。
- 瘤细胞团被结缔组织分隔。

超声诊断要点

- 圆形或椭圆形实性肿物，部分呈囊实性或囊性，无囊壁结构。
- 瘤内为密集均匀稍低回声，后方回声稍增强。
- 内有少许血流信号，低速中阻。

鉴别诊断

- 巧克力囊肿。
- 卵巢纤维瘤。
- 子宫浆膜下肌瘤。

相关链接

- 该病属卵巢性索间质肿瘤，可分泌雌激素，引起相关改变。
- 常与颗粒细胞瘤并存。
- 常合并子宫内膜增生，甚至子宫内膜癌。
- 恶变少见。

（四）卵巢恶性肿瘤

1. 颗粒细胞瘤

- 单侧多见，多为实性。
- 剖面组织呈黄色、红色，质脆、易碎。
- 镜下见颗粒细胞环绕成小圆形囊腔，菊花样排列，即 Cal-Exner 小体。

超声诊断要点

- 圆形或椭圆形，有包膜，内部以实性不均质回声为主。
- 内部结构疏松，回声不均。
- 内部多处液性成分→自发出血。
- 瘤体血流信号丰富，低阻高速。

鉴别诊断

- 巧克力囊肿。
- 卵巢纤维瘤。

相关链接

- 该病属卵巢性索间质肿瘤，低、中度恶性。
- 发病高峰在 45～55 岁。
- 瘤体有产生雌激素的功能，分段刮宫显示为内膜增生。
- 瘤体内血管扩张明显→自发破裂→以急腹症就诊。

2. 未成熟畸胎瘤

病因病理

- 含 2～3 个胚层，由分化程度不同的未成熟胚胎组织构成。
- 瘤体大，囊内液性成分为黏液、浆液、脂性物，可见毛发。

超声诊断要点

- 瘤体大，＞10cm。
- 大多囊实性，内可见实性高回声或结节状高回声。
- 实性部分可见低阻血流信号，RI＜0.4。
- 可见肝、脾转移，转移瘤中有钙化灶。

鉴别诊断

- 成熟畸胎瘤（良性肿瘤）。

相关链接

- 该病好发于儿童、青少年，单侧多见。
- 卵巢畸胎瘤良、恶性程度取决于瘤组织的成熟度。
- 未成熟畸胎瘤病理常见未成熟胚胎组织：原始神经上皮、各种胚胎性组织。
- 肿瘤组织中未成熟组织的含量与临床恶性程度有关。
- 该病术后复发率及转移率高。
- 该病复发后有恶性程度逆转现象，即未成熟向成熟转化。

3. 浆液性囊腺癌

病因病理

- 结节状或分叶状，灰白色，有乳突状增生。
- 切面多房，腔内充满乳头，质脆，出血，坏死。
- 囊壁上皮明显增生，复层排列，一般在 4～5 层或以上。
- 癌细胞为立方形或柱状，细胞异型明显，并向间质浸润。

超声诊断要点

- 双侧，囊实性多见。
- 壁厚，内可见分隔，内壁及隔厚薄不均。
- 多房性，腔内充满乳头。
- 如乳头向壁外生长则形成盆腔囊实混合性包块。
- 常合并腹水，形成"网膜饼"。

相关链接

- 早期即可发生广泛腹腔转移，种植于盆腔、腹腔浆膜层。
- "网膜饼"：即大网膜转移详见第 1 章第六节相关链接。

4. 内胚窦瘤

病因病理

- 肿瘤源于胚外结构卵黄囊，故又名卵黄囊瘤。
- 切面呈实质性，质脆，缺血、坏死并囊性变。
- 部分区域有黏液样或胶状物。

超声诊断要点

- 包膜光滑，形态不规则。
- 实性为主的囊实性结构。
- 实性部分内见形态不规则、大小不一的小囊腔。
- CDFI 示丰富、低阻血流信号。

鉴别诊断

- 纤维瘤。

相关链接

- 多见于儿童及年轻人。
- 该病 AFP 明显升高，>1000μg/L。
- AFP 明显升高还见于卵巢胚胎性癌和未成熟畸胎瘤。
- 卵巢生殖细胞肿瘤患者手术及化疗后，血 AFP 可转阴或消失。
- 若 AFP 持续 1 年阴性，患者多无复发；若 AFP 升高，即使无临床症状，也可能有隐性复发或转移。
- 该病病程短，发展快，早期即远处转移，预后差，对化疗敏感。

5. 卵巢子宫内膜样癌

病因病理

- 单侧，囊实性，有乳头生长，囊液血性。
- 显微镜下：与子宫内膜癌相似，多为高分化腺癌或腺棘皮癌。

超声诊断要点

- 肿物以囊性为主，有乳头生长。

鉴别诊断

- 浆液性囊腺癌。

相关链接

- 本病来源：可能为子宫内膜异位囊肿恶变；常与子宫内膜癌并发，不易鉴别哪一个是原发。

6. 卵巢转移癌

超声诊断要点

- 双侧、实性低回声、边界清楚。

- 肿瘤较小时卵巢轮廓仍存在，结构不清，卵巢形态饱满。
- 常见结节状突起，合并出血、坏死可见囊实混合性包块。
- 常伴腹水。
- CDFI：可探及低阻血流。

鉴别诊断

- 卵泡膜细胞瘤。
- 卵巢透明细胞瘤。
- 卵巢实性恶性肿瘤。

相关链接

- 体内任何部位原发癌均可转移到卵巢。
- 源于胃肠道者多见，其次为乳腺、子宫内膜、肺、甲状腺、黑色素瘤等。
- 库肯勃瘤（Krukenberg tumor）：1896年由Krukenberg首先描述，称之为卵巢黏液细胞性肉瘤，后人把胃肠道、乳腺、胆囊等来源转移瘤称为本病。肿物内含特殊黏液细胞→印戒细胞。

三、其他良性盆腔病变

（一）卵巢冠囊肿

来源

胚胎发育过程中未完全退化的中肾管残迹。

超声诊断要点

- 单房、壁薄无回声区，内透声好，后方回声增强。
- 位于输卵管系膜内、卵巢旁。
- 卵巢正常，卵巢与囊肿间有清晰分界。

相关链接

- 该病又称卵巢旁囊肿、阔韧带囊肿、输卵管旁囊肿。
- 位于卵巢与输卵管之间系膜内、卵巢门上方、输卵管壶腹部及伞端。
- 大小不等。小者<1cm，大者充满整个盆腔。
- 可发生扭转或破裂，引起疼痛→急腹症→手术。
- 莫尔加尼囊肿（Morgagni cyst）：来源同上，也称输卵管系膜囊肿、水泡样附件、卵巢旁体。
- 加特内囊肿（Gartner cyst）：来源同上，位于子宫颈和阴道壁。囊内液清亮。

（二）淋巴瘘

超声诊断要点
- 单房囊肿，壁薄，内透声好，后方回声增强。
- 发生于宫颈癌等术后，无回声包绕髂血管。
- 囊肿大小可随时间逐渐增大。

鉴别诊断
- 黏液性、浆液性囊腺瘤。

相关链接
- 淋巴瘘：妇科手术时行盆腔淋巴结清扫后，淋巴管液漏入盆腔积聚而成。
- 妇科手术常用术式

①全子宫切除：子宫、子宫颈均切除，保留一侧或两侧卵巢。

②次全子宫切除：只切除子宫体，保留子宫颈、一侧或两侧卵巢。

③广泛全子宫切除：切除子宫、子宫颈、两侧附件，根据病情需要行盆腔或腹腔淋巴结清扫。

- 静脉血栓栓塞发生率

①阴式全子宫切除：7%。

②腹式全子宫切除：14%。

③根治性全子宫切除：38%。

④卵巢或外阴恶性肿瘤手术：45%。

⑤淋巴囊肿可压迫血管诱发血栓。

- 妇科肿瘤淋巴结转移特点：按顺序转移，不"跳跃"，保持"梯队"状态。

（三）盆腔淤血综合征

定义
- 多种因素引起盆腔静脉血管充血、扩张和淤血所致的综合征。

解剖学因素
- 女性盆腔血管丰富，静脉之间吻合支多，管壁薄，弹性差。
- 盆腔小静脉无静脉瓣，较大静脉静脉瓣功能不全。
- 盆腔各器官周围静脉丛相互交通，血流缓慢。
- 盆腔静脉多行于疏松结缔组织中，缺乏支持和衬托。
- 左卵巢静脉行程长，呈直角汇入左肾静脉，不利于静脉回流（图3-7）。

超声诊断要点

- 子宫表面及子宫旁可见蜂窝状无回声，TVS 显示内为云雾状回声。
- CDFI：显示无回声呈红、蓝相间的血流信号。
- 大多为静脉血流。

鉴别诊断

- 慢性盆腔炎。
- 盆腔动、静脉畸形。

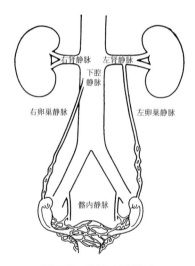

图 3-7　盆腔静脉解剖

相关链接

- 是引起妇科慢性疼痛的重要原因之一。
- 该病特点

①临床表现：持续性下腹坠痛、腰骶部疼痛、性交痛、痛经。

②自觉症状多与体格检查不符，阳性体征少，仅为轻度深压痛。

③形成原因之一同男性精索静脉曲张。

- 腹腔镜检查

①子宫增大，表面蓝紫色或有淤血。

②子宫直肠窝有淡黄色浆液。

③输卵管系膜内血管扩张、增粗。

④阔韧带及主韧带内静脉怒张、纡曲、瘤样改变。

⑤静脉数量增多→蔓状静脉丛。

● 手术

①卵巢静脉栓塞。

②圆韧带悬吊术。

③经腹全子宫＋双侧附件切除术。

四、滋养细胞疾病

（一）概述

概念

● 胎盘绒毛滋养细胞异常增生和（或）侵入子宫肌层，转移至其他脏器引起组织破坏的一类疾病。

分类（WHO，1983）

● 葡萄胎→非肿瘤。

● 侵蚀性葡萄胎。

● 绒毛膜癌。

● 胎盘部位滋养细胞肿瘤。

注：2000 年 FIGO（国际妇产科联盟）妇科肿瘤委员会建议妊娠滋养细胞疾病的临床分类可不以组织学为依据，将侵蚀性葡萄胎和绒毛膜癌合称为妊娠滋养细胞肿瘤。原因：两者临床表现、诊断和处理原则等方面基本相同，且该组疾病多经化疗治愈，缺乏组织学证据。

相关链接

滋养细胞来源：

$$卵子受精→向子宫运行→细胞分裂→胚泡期 \begin{cases} 内细胞团 → 胚胎。 \\ 外层细胞 → 滋养细胞。 \end{cases}$$

● 滋养细胞命名的由来：19 世纪，Habrecht 根据该类细胞的功能及作用提议命名→滋养细胞即 tropho（营养）＋blast（胚细胞）。

● 滋养细胞功能：胎盘各种功能基本由滋养细胞完成。

①气体交换。

②营养物质合成与转移。

③排泄废物；防御有害物质。

④母体免疫抗体输送。

⑤合成激素（如 HCG）。

- 滋养细胞很早就从胚胎细胞分化出来，不是胚胎本身细胞。

- 滋养细胞疾病本质：一个个体（胎儿）组织在另一个个体（母体）内生长引起的疾病。滋养细胞含有男方成分→同种异体移植，具有高度抗原性，但不受宿主排斥。

- 滋养细胞疾病几个百分比

①葡萄胎发生率：0.08%。

②葡萄胎时黄素囊肿发生率：30%～50%。

③葡萄胎时 30%子宫不大于相应月份的正常妊娠子宫→ 可能是

- 水泡停止生长或大量排出。

④完全性葡萄胎恶变率：10%～25%。

⑤侵蚀性葡萄胎在清宫术后 6 个月内发生率：15%～18%。

⑥葡萄胎的绒癌发生率：2%～5%。

⑦绒癌：50%继发于葡萄胎；20%继发于足月妊娠；30%继发于流产后。

⑧侵蚀性葡萄胎目前治愈率：70%～80%。

（二）葡萄胎

概念

- 妊娠胎盘绒毛滋养细胞增生，终末绒毛水肿呈水泡状，水泡间相连似葡萄得名。

病因

- 滋养细胞增生、绒毛间质水肿、间质内血管消失。

- 增生滋养细胞产生大量 HCG，刺激卵巢形成黄素囊肿。

分类

- 完全性。

- 部分性。

鉴别诊断

- 胎盘水泡状改变：发生于正常子宫内妊娠不全流产或稽留流产后。

①子宫无明显增大。

②水泡成分少且不规则。

③无黄素囊肿。

④HCG 滴度不高。

- 子宫肌瘤囊性变。

超声诊断要点

- 子宫腔内充满蜂窝状、小圆形液性无回声区。
- 子宫增大，肌层菲薄，但回声连续。
- 部分性葡萄胎：子宫腔内可见正常妊娠囊结构及部分绒毛蜂窝状改变。
- 多伴双侧黄素囊肿。
- 子宫壁血流丰富，子宫动脉 RI：0.4～0.5。

相关链接

- 葡萄胎临床表现

①停经后阴道出血。

②妊娠反应重。

③子宫大于相应孕周。

④血、尿中 HCG 异常升高。

- 葡萄胎合并黄素囊肿成因：

滋养细胞高度增生→HCG↑→刺激卵巢内颗粒细胞和卵泡膜细胞→大量小卵泡黄素化→黄素囊肿。

- 刮宫后黄素囊肿自行消退，一般不需处理。
- 葡萄胎随访期间应避孕 1 年，最好选择工具避孕。
- 刮宫后连续 3 周或 3 周以上（1d、7d、14d、21d）测 HCG 值处于平台期，未下降，可诊断葡萄胎。
- 葡萄胎块清除后，HCG 应大幅下降，16 周后转阴。
- 葡萄胎块清除后，HCG 下降缓慢或下降后又上升，或 16 周仍未转阴者，排除子宫腔内残留组织则可能为侵蚀性葡萄胎。
- HCG 为胎盘合体滋养层细胞合成的一种糖蛋白激素，类似黄体生成素，能促进母体黄体生长发育以维持妊娠。
- 问题：测 HCG，在检验时为何要测成 β-HCG?
- 由于 HCG α 链与 LH α 链（黄体生成激素）结构相同，为避免与 LH 发生交叉反应，故在测定 HCG 浓度时，测特异 β-HCG 浓度，目的相同。
- 早期子宫内妊娠：正常发育的绒毛分泌的 β-HCG 量很大，每天滴度不断快速上升，48h 达 60%以上。
- 异位妊娠：输卵管肌层菲薄，血供不良，β-HCG 分泌少，每天升高幅度也较少，48h 上升不及 50%。
- 当 β-HCG 接近 8000U/L 的异位妊娠应视为有破裂倾向，应及时手术。
- 正常妊娠，排卵后 HCG 变化

①排卵后第 6 天受精卵开始产生 HCG，约 1d 后可测到血 HCG。

②排卵后 14d 达约 100U/L。

③妊娠 8～10 周达高峰（50～100kU/L），之后逐渐下降。

妊娠中、晚期仅为高峰时的 10%。

- 葡萄胎刮宫术后 8～12 周，HCG 应降至正常。
- 葡萄胎不建议多次刮宫。

（三）恶性滋养细胞疾病（包括侵蚀性葡萄胎、绒癌）

病因病理

- 滋养细胞过度增生，侵犯子宫肌层，破坏血管。
- 侵蚀性葡萄胎：有绒毛结构，可见水泡状物。
- 绒毛膜癌（绒癌）：无绒毛结构，无结缔组织性间质细胞，癌灶由滋养细胞、血凝块、坏死组织形成，癌细胞靠侵蚀母体血管获得营养。

超声诊断要点

- 子宫内病变：肌层增厚，肌壁布满蜂窝状液性无回声区，"千疮百孔"状。
- 子宫旁病变：子宫旁受侵犯血管扩张呈蜂窝状，子宫旁组织出血坏死，子宫侧壁形成不规则低回声团。
- CDFI：子宫病灶内显示大片五彩镶嵌血流信号。

相关链接

- 临床表现：不规则阴道出血，腹痛，盆腔包块。
- 该类病常见转移部位顺序：肺→阴道→外阴→脑。
- 该病 HCG 表现为持续不降或转阴后又转阳。
- 侵蚀性葡萄胎与绒癌声像图很难区分，依临床表现、病史等可鉴别。

共同点

①均能侵犯子宫肌层产生破坏。

②均可转移。

③临床表现、诊断、处置基本相同。

④超声图像基本相同。

区别

①病理：前者镜检时存在绒毛，子宫肌层有浸润及子宫外转移。后者镜下无绒毛，可见成团滋养细胞，有核分裂。

②继发性葡萄胎：1 年内→多见侵蚀性葡萄胎。＞1 年→多为绒癌。

③侵蚀性葡萄胎继发于葡萄胎，多发生在葡萄胎流产后 6 个月内。

④绒毛膜癌除继发于葡萄胎，还可继发于流产或足月分娩后，常于葡萄

胎流产后 1 年以上发生。

- 恶性滋养细胞疾病化疗中病灶演变过程

①子宫、病灶、黄素囊肿同步缩小。

②子宫内或子宫旁病灶缩小，液性无回声区被吸收。

③病灶及其界线逐渐模糊。

④病灶消失，子宫壁肌层颗粒变粗，回声不均。

- 胎盘部位滋养细胞肿瘤（PSTT）：源于胎盘种植部位的特殊形态滋养细胞肿瘤，少见而独特。

- MRI 诊断 PSTT：子宫壁肌层多囊状病灶内可见流空效应，提示病灶处血流丰富。

- 流空效应：流动的液体，如快速流动的血流，在 MRI 成像过程中因采集不到信号而呈无信号黑影。血液流空效应使血管腔不注入对比剂即可显影。

五、不孕症卵泡发育超声评估

超声监测时间

月经周期按 28d 计算。

- 第 7～10 天，检查 1 次（卵泡发育期）。

- 第 11～15 天，酌情每日或隔日监测 1 次，直至排卵（卵泡成熟与排卵期）。

- 第 17～24 天，检查 1 次（黄体期）。

- 第 25～28 天，检查 1 次（黄体萎缩期）。

超声观察内容

- 测量子宫、卵巢、卵泡大小。

- 观察卵泡形态、边界、内部回声、生长卵泡个数。

- 观察子宫内膜回声及厚度。

正常卵泡超声特征

- 卵泡发育

月经第 5 天至排卵前：平均增长 1.5mm/d。

排卵前 4d：平均增长 1.9mm/d。

成熟卵泡：21～25mm。

- 排卵征象

①成熟卵泡消失。

②卵泡塌陷，内有细小回声点。

③盆腔少量积液。

- 黄体期：原成熟卵泡部位边缘不清、球形回声增强区→黄体，周边环绕血流。
- 子宫内膜周期性变化（图 3-8）。

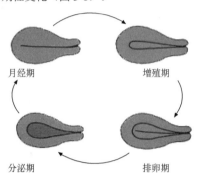

月经期　　　　　　　增殖期

分泌期　　　　　　　排卵期

图 3-8　子宫内膜变化周期

异常卵泡周期病因

①中枢性影响（下丘脑-垂体-卵巢功能紊乱、精神因素等）。

②全身性疾病（过度肥胖，维生素 E、维生素 A 缺乏等）。

③卵巢局部因素（先天性卵巢发育不全、卵巢功能早衰、卵巢子宫内膜异位症等）。

小卵泡周期

- 卵泡发育<1.5cm 即萎缩闭锁。

卵泡囊肿（见卵巢瘤样病变）

- 卵泡发育至成熟卵泡大小，但无排卵，月经来潮后萎缩。

多囊卵巢综合征（见卵巢瘤样病变）黄素化未破裂卵泡综合征（LUFS）

- 卵泡持续增长型 LUFS：卵泡成熟→继续生长→直径>3.0cm→卵泡膜细胞黄素化（囊肿内透声差）。
- 卵子滞留型 LUFS：卵泡未发育至成熟卵泡径线→卵泡膜细胞黄素化。

相关链接

- 卵泡发育始于胚胎期，出生时有 100 万～200 万个，青春期开始时尚存 30 万～40 万个。
- 1 个卵泡从发育至成熟约需 85d。
- 女性一生排卵约 400 个，其余卵泡均退化，绝经期排卵停止。

● 1 个月经周期一般只有 1 个卵泡成熟并排卵，通常左右卵巢交替排卵。

● 正常卵泡周期性变化有以下几方面。

①卵泡的发育、成熟：卵泡位于卵巢皮质，始基卵泡→初级卵泡→次级卵泡→成熟卵泡。

②排卵：成熟卵泡→卵泡壁破裂→卵母细胞与周围卵丘排出。发生于月经约第 14 天。

③黄体形成：排卵→卵泡膜内血管破裂→血体→黄体。

④黄体萎缩：排卵后未受精→黄体萎缩→月经来潮→黄体呈瘢痕状（白体）。

● 月经周期中激素水平变化。

①雌激素：排卵前出现第一高峰，排卵后 7～8d 出现第二高峰（较平坦），月经前水平最低。

②孕激素：排卵后开始增加，7～8d 黄体成熟时达最高峰，之后下降，月经期恢复至排卵前水平。

● 排卵期

①子宫内膜>0.8cm，呈"三线征"，胚胎植入成功率大。

②子宫内膜厚度<0.8cm，或>1.6cm，妊娠率明显低。

子宫内膜厚度<0.6cm，妊娠率几乎为零。

● 不孕症：凡婚后有正常性生活未避孕，同居 1 年未受孕者。

● 不孕因素：女方占 60%；男方占 30%；两方各占 10%。

● 不孕症的检查步骤

男方

①有无慢性病史。

②了解性生活情况。

③检查外生殖器有无畸形或病变。

④精液常规检查。

女方

①卵巢功能检查。

②输卵管通畅试验。

③宫腔镜。

④腹腔镜。

⑤宫颈黏液、精液相合试验：检查宫颈黏液中有无抗精子抗体。

● 辅助生殖技术包括以下几方面

①人工授精（AI）：丈夫精液人工授精（AIH）。

②供精者精液人工授精（AID）。

③体外受精与胚胎移植（IVFGEF）：称第一代试管婴儿技术。

④卵母细胞质内单精子注射：称第二代试管婴儿技术。

⑤配子移植技术：称第三代试管婴儿技术。

注：1978 年 7 月 25 日英国学者 Steptoe 和 Edwards 采用体外受精-胚胎移植技术成功实施世界第 1 例"试管婴儿"。我国第一例"试管婴儿"于 1988 年在北京诞生。

- 其他预测排卵的方法

①基础体温：排卵后基础体温可升高 0.3～0.5℃。

②宫颈黏液涂片检查：排卵前呈羊齿状结晶，出现椭圆体提示排卵。

③血清 LH 峰值：LH 高峰出现提示 24～48h 排卵。

- 盆腔积液多见于以下几方面

①排卵后 24h。

②人工流产术后或宫腔镜术后。

③盆腔炎症（盆腔积液＋妇科检查盆腔压痛→盆腔炎性积液）。

④脏器破裂出血。

⑤盆腔积液液深＞1.0cm 才有意义。

附：妇科超声相关正常值

- 子宫（成年妇女）

长径：5.0～7.0cm。

左右径：4.0～5.0cm。

前后径：3.0～4.0cm。

- 正常子宫大小，不同年龄组、经产妇与未产妇及不同体形间有差异。

子宫三径之和：未产妇≤15cm；经产妇≤18cm；绝经后≤13cm。

主要观察前后径：未产妇≤3.5cm；经产妇≤5.0cm。

- 子宫颈：长径 2.5～3.0cm，前后径＜3.0cm。

- 子宫体与子宫颈之比

婴幼儿期：1∶2。

青春前期：1∶1。

生育期：2∶1。

绝经后：1∶1。

- 子宫内膜厚度

月经期：0.1～0.4cm。

增殖期：（5～14d）0.5～0.7cm。

分泌期：（15～28d）0.7～1.2cm。

绝经后内膜≤0.4cm。

● 子宫内膜超声测量（图 3-9）。

● 卵巢：4.0cm×3.0cm×1.0cm（长×宽×厚），容积≤6ml。

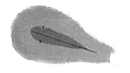

图 3-9　子宫内膜超声测量

（杜起军　闫敏芳　郭　玲　陈　炜）

第二节　产科疾病

一、生 理 产 科

（一）早期妊娠（妊娠开始至 12 周末）

1. 妊娠囊（GS）

超声所见

- TVS：在 4～4.5 周可见；TAS：在 5～5.5 周可见。
- 子宫腔内圆形或近圆形光环，轮廓完整，囊壁呈均匀增强回声。

相关链接

- 排卵、受精、卵裂及胚泡形成过程（图 3-10）。

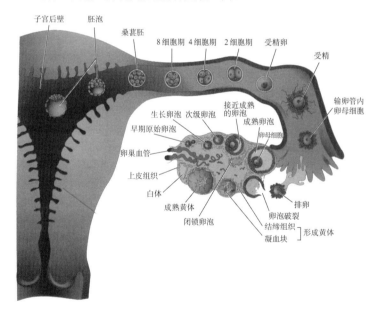

图 3-10　排卵、受精、卵裂及胚泡形成过程

- 早期妊娠的诊断依据

①停经。

②早孕反应：停经约 6 周出现，停经约 12 周消失。

③尿频。

④乳房胀痛。

⑤HCG（＋）。停经约 40 天妊娠试验（＋）。

● "双环"征：早期妊娠囊的超声诊断重要特征（图 3-11）。

①内环：周围高回声绒毛形成。

②外环：包蜕膜与真蜕膜之间的无回声区，有人认为是低回声蜕膜形成。

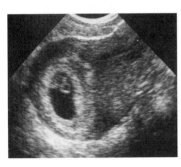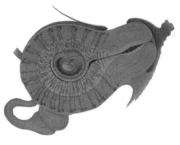

图 3-11　早孕"双环"征

● 超声显示胚胎发育

①胎囊：5～6 周。

②胎芽：6～7 周。

③心管搏动：7～8 周。

④胎动：8～9 周。

⑤胎盘：9～10 周。

⑥胎头：10～11 周。

记忆技巧：囊、芽、心、动、盘、头；5、6、7、8、9、10（周数）。

● 测量切面

①早期，妊娠囊大致呈圆形，测量最大径线。

②随生长发育，厚径增长趋缓，妊娠囊呈卵圆形，须测量纵径、厚径、横径（均测内径）。

● 估测孕周

方法一：孕龄（周）＝妊娠囊最大径（cm）＋3

方法二：

6 周前，妊娠囊直径≤2cm。

8 周时，妊娠囊约占子宫腔 1/2。

10 周时，妊娠囊占满子宫腔。

12 周后，妊娠囊消失。

● 观察妊娠囊应注意以下几方面

①妊娠囊数目、外形、卵黄囊、胎心、胚胎，估测孕周，判断死胎及异位妊娠。

②囊壁是否完整，呈"双环"征，妊娠囊内有无胚胎及卵黄囊。1个以上妊娠囊考虑多胎妊娠。

③了解妊娠囊位置，如位置低下，有低位着床可能，造成流产或胎盘位置异常。

④妊娠囊大小、个体差异大，且受膀胱充盈影响，故宜在早孕5～7周估测孕周，即胚胎回声未清晰显示前。

⑤妊娠囊平均直径＞2cm，无胎心或卵黄囊，提示无胚胎妊娠，建议7d后复查。

● 检出双胎或多胎妊娠，应尽可能确定胎盘数目及羊膜囊数目，单羊膜囊双胎妊娠并发症多。

2. 卵黄囊（YS）

超声所见

● 位于妊娠囊内的强回声环状结构，直径0.3～0.8cm。

● TVS：停经5～7周可显示，停经10周开始消失，停经12周完全消失。

相关链接

● 卵黄囊是胚盘内胚层的周缘向下延伸形成的囊，位于胚外体腔内。

● 人类造血干细胞和原始生殖细胞来源于卵黄囊。

● 功能

①参与胎儿血液的发生。

②发生性细胞（精原细胞、卵母细胞）。

③发生消化道。

④参与发生脐带。

● 停经5周时超声可见，是子宫内孕标志。

● 妊娠囊＞2cm应见卵黄囊，若非难免流产，卵黄囊枯萎。

● 卵黄囊直径＞10cm，提示预后不良。

3. 胚胎及心管搏动

TVS所见

TVS较TAS提早1～2周观察到胎儿结构。

● 停经4～5周：卵黄囊旁致密高回声团呈逗点状→胚点，是最早胚胎。

● 停经5周：高回声胚芽中央见微弱心管搏动。

- 停经 6 周：出现胎心搏动，胎芽和胎心搏动可确诊子宫内正常妊娠。
- 停经 7 周：胚胎长约 0.4cm，心率 80～100 次/分，可见小肢芽。
- 停经 8 周：胚胎初具人形。 胎儿腹前壁可有生理性中肠疝，为增厚的稍强回声。
- 停经 9 周：此期开始称胎儿，各部分发育趋完善，中肠疝显示清晰。
- 停经 10 周：显示以下结构

①第三、四脑室。

②面部、面骨。

③颈、背部皮肤及皮下软组织层。

④上、下肢全长，肢体活动活跃。

⑤心脏结构不清晰。

- 停经 11～12 周：显示以下结构

①脊柱及四肢。

②脑组织。

③四腔心。

④头面部轮廓。

⑤肾。

⑥生理性中肠疝缩小并逐渐消失。

⑦不能判断性别。

相关链接

- 估测孕周：孕龄（周）＝头臀长（CRL，cm）＋6.5。
- 测量 CRL 估测孕龄最宜时间：停经 7～12 周。
- CRL 测量平面：胎儿伸展运动时，取其躯体最直、最长图。
- CRL 测量方法：不包括胎儿肢体在内的胎儿头顶至臀之间的最大距离，测 3 次，取平均值。
- CRL 测量易犯错误

①未找到胎儿最大长度，低估孕龄。

②测量包括了胎儿下肢。

③将卵黄囊误认为胎头部分测量在内。

- 胎心搏动：确定胎儿存活。CRL＞0.6cm 时无胎心，提示稽留流产，应 7d 后复查确诊。
- 停经约 14 周听筒闻及胎心；停经 18～20 周感知胎动。
- 妊娠早期应观察子宫或附件有无包块。常见子宫肌瘤、黄体囊肿。发现盆腔包块应随访，分析有无阴道分娩梗阻的可能，供临床参考。

①子宫肌瘤→随妊娠生长或缩小。

②黄体囊肿→直径<3cm，妊娠中期自行消失。

● 生理性中肠疝：胚胎6周，胃肠道生长迅速，部分与卵黄管相连的肠袢被挤入脐带，称生理性中肠疝，10～12周，回缩至腹腔，生理性中肠疝消失。

● 最近我国科学家研究表明（发育细胞，2010：7）：着床后第20～32天，人胚胎发育处于胚胎早期器官形成最关键时期。

①发育形态变化角度→各器官从无到有。

②发育进化角度→此过程高度保守。

③发育潜能角度→定时空程序协调性发展变化。

相关知识复习

● 预产期计算：末次月经月份－3或＋9；日期＋7。

● 受精：男女成熟生殖细胞的结合过程。

● 植入：受精后6～7d囊胚被子宫内膜覆盖的过程，称着床，也称植入。植入部位在子宫腔上部的前壁或后壁（后壁多见）。

● 植入后的子宫内膜改称蜕膜（图3-12），可分为3部分。

①底蜕膜：胚泡底部的蜕膜。以后发育成为胎盘的母体部分。

②包蜕膜：覆盖在胚泡子宫腔侧的蜕膜。

③真蜕膜：底蜕膜及包蜕膜以外覆盖子宫腔其他部分的蜕膜。妊娠14～16周羊膜腔增大，包蜕膜、真蜕膜融合，子宫腔功能消失。

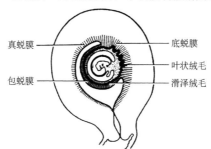

真蜕膜　　　　　　　　　　　底蜕膜
　　　　　　　　　　　　　　叶状绒毛
包蜕膜　　　　　　　　　　　滑泽绒毛

图 3-12　妊娠早期子宫蜕膜

● 胚胎形成：受精卵形成至妊娠8周末的人胚称胚胎，是主要器官结构完成分化的时期。

● 相关结构超声显像时间

①中枢神经系统：起源于胚盘外胚层，妊娠3～9周神经管形成，18周

大脑开始发育，28周后发育增快，出生时大脑已发育占完全成熟的1/3。

②循环系统：妊娠5～6周原始心管开始搏动，建立胚胎血液循环。9～10周心脏雏形形成。

③呼吸系统：妊娠13～25周肺泡形成，13周后超声可见胎儿在子宫内进行表浅而规律的呼吸样运动。

④泌尿生殖系统：妊娠11～14周肾有排尿功能。14周胎儿膀胱内有尿液。10周卵巢发育，16周原始卵泡形成。20周睾丸下降，最晚32周降入阴囊。

⑤腹壁：妊娠12周肝增大及腹腔负压增加，中肠祥退回腹腔内而成。

⑥骨骼系统：妊娠10～11周上下肢完全长成，12周出现骨化中心。

● 胎膜（图3-13，图3-14）：包括绒毛膜、羊膜。 对发动分娩有一定作用。

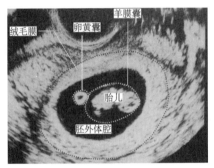

图3-13 胚外体腔与卵黄囊

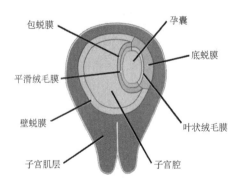

图3-14 妊娠早期胎盘形成

①绒毛膜：为胎膜外层。

②羊膜：为胎膜内层，薄而透明，为无血管膜，转运溶质和水，维持羊水平衡。

● 胚外体腔：为羊膜囊与绒毛膜间的空隙，也称绒毛膜腔。至妊娠 14 周消失。

● 羊膜囊：为羊膜环绕形成的一个囊状结构，囊内为羊膜腔，胚胎位于其中。

● 卵黄囊：位于胚外体腔中，妊娠 12 周消失。

● 尿囊：卵黄囊尾侧向体蒂内伸出的盲管，数周后退化，其壁的胚外中胚层形成脐血管。

● 脐带：连于胎儿腹壁与胎盘，初期内含卵黄囊、尿囊、肠祥及脐血管，妊娠 12 周后肠祥退回腹腔，卵黄蒂与尿囊消失，最终形成含 2 条脐动脉及 1 条脐静脉的脐带。

● 胎盘（图 3-14）：由叶状绒毛膜（丛密绒毛膜）与底蜕膜构成。 有物质交换、内分泌和屏障功能。

（二）中、晚期妊娠

中期妊娠：13～27 周末；晚期妊娠：28 周～足月分娩。

1. 颅脑

丘脑平面（双顶径平面，可测量 BPD）

● 最佳测量时间：12～28 周，用于孕龄估测。

● 标准切面：清楚显示透明隔腔、两侧丘脑对称及丘脑间的裂隙样第三脑室。颅骨光环呈椭圆形，左右对称。

● 测量方法：通过并垂直于脑中线，测量近侧颅骨板外缘至远侧颅骨板内缘之间的最大距离，即胎头最大横径。

● 参考值：此径线适用于中期至足月妊娠，即 12 周至足月。

双顶径：妊娠 31 周前平均每周增长 0.3cm。妊娠 31～36 周平均每周增长 0.15cm。妊娠 36 周后平均每周增长 0.1cm。

侧脑室平面

● 标准切面：颅骨光环呈椭圆形，中间有连续中线，两侧有较中线短的平行光带，为侧脑室外侧。侧脑室内见脉络丛强回声。

● 测量方法：测量与脑室长轴垂直的侧脑室后角宽度。

● 参考值

正常：侧脑室＜1.0cm。

轻度扩张： 1.0cm≤侧脑室≤1.5cm 属于轻度。

重度扩张（脑积水）：＞1.5cm。

● 小脑平面

标准切面：同时显示清晰的小脑半球（且左右对称）及前方的透明隔腔。两侧小脑中间为蚓部，蚓部前方为第四脑室，后方为颅后窝池。

● 测量方法与参考值

小脑横径（CER）：测一侧小脑半球外缘至另一侧外缘。

妊娠 15～25 周时等于孕周（例如：20mm 即为孕 20 周）。

妊娠 20～38 周时每周增加 1～2mm。

妊娠 38 周后每周增加 0.7mm。

● 小脑延髓池（颅后窝池）：正常小脑蚓部后缘至枕骨内侧壁之间的距离。

参考值：0.3～1.0cm。

＜2mm→脊柱裂。

＞10mm→可能为 Dandy-Walker 综合征。

小脑蚓部：妊娠 9～15 周发生，18 周显示。

第四脑室：正常时不易观察到。

● 胎儿头颅各切面示意图（图 3-15）

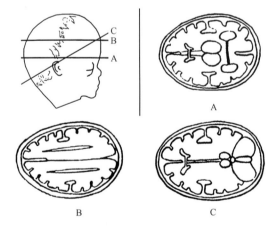

图 3-15　胎儿头颅各切面

A．丘脑水平横切面；B．侧脑室水平横切面；C．小脑横切面

相关链接

- 3 个平面声像图正常，可排除如下相应畸形。

①侧脑室平面声像图正常：排除脑积水、脑萎缩、前脑无裂畸形、水脑畸形、胼胝体发育不全、Dandy-Walker 畸形。

②丘脑平面声像图正常：排除前脑无裂畸形、视隔发育不良、胼胝体发育不良。

③小脑平面声像图正常：排除 Dandy-Walker 综合征、开放性脊柱裂、颅后窝的蛛网膜囊肿、交通性脑积水、枕部脑膨出。

- 颅后窝池消失提示脊柱裂；增大提示小脑蚓部缺失。
- 透明隔腔消失考虑胼胝体发育不全或缺失可能。
- 脑中线、透明隔腔及第三脑室消失提示全前脑。
- 侧脑室异常增大，可能脑积水。
- 颅脑在妊娠 10 周骨化，12 周完成，故在妊娠 12 周后才可做无脑儿畸形诊断。
- 头颅的其他测量

①枕额径（OFD）：通常不单独使用。可用于孕龄估测。

测量切面：同 BPD 测量平面。

测量方法：于脑中线重合，测量两侧颅骨板颅壁中点之间的距离。

②头径指数（CI）：胎头短轴与长轴之比。$CI = BPD/OFD \times 100\%$

正常值为 70%～86%，整个孕期为一恒定值。

临床意义：CI＞85%，诊断短头畸形；CI 在正常范围，双顶径适于评估孕周；CI＜70%或＞86%应改用头围评估孕周。

③头围（HC）

测量切面：同 BPD 测量平面（图 3-16）。

测量方法：沿胎颅外缘求得，或 $HC = (BPD + OFD) \times 1.62$。

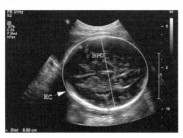

图 3-16 胎儿双顶径及头围测量切面

临床意义：可全面显示胎头实际大小，在孕晚期取代双顶径测量。

2. 颈部

颈项透明层（NT）：胎儿颈后部皮下组织内液体积聚的厚度，为颈部皮下无回声层。在妊娠 11～14 周测量。

- 测量切面：在胎儿正中矢状切，处于面向探头位置，胎体自然俯屈。
- 测量方法：测其厚度，从皮肤层内缘测量至筋膜层外缘。
- 正常值：＜0.25cm。

相关链接

● NT 形成原因有多种学说，可能为：胎儿淋巴系统健全前少许淋巴液积聚于颈淋巴囊或淋巴管内。14 周后发育完善的淋巴系统将积聚于此的淋巴液引流入颈内静脉，NT 消失（图 3-17）。

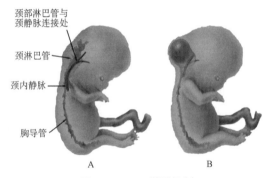

颈部淋巴管与
颈静脉连接处

颈淋巴管

颈内静脉

胸导管

A B

图 3-17 NT 增厚机制

A. 正常胎儿；B. 淋巴水囊瘤

● NT 增厚原因
①淋巴系统发育延迟。
②颈淋巴囊、淋巴间隙异常。
③胎儿早期心力衰竭。
④染色体异常。
⑤胎动消失。
⑥胸腔内压力升高。
⑦其他：如双胎输血中的受血儿因血容量增加致早期心力衰竭，NT 增厚。

● 增厚可能与染色体异常或其他异常有关，如唐氏综合征（21-三体综合征）等先天畸形，尤其在高龄产妇。

- 增厚越明显胎儿异常概率越大，异常程度越大。
- 颈项透明层极度增厚形成颈部水囊瘤。
- NT 值增高，超声未见其他异常者，需数周后复查超声，因大部分胎儿畸形在妊娠 17～20 周后才能被超声诊断。
- 测量注意：放大图像，减少误差；鉴别羊膜与皮肤，勿误测（胎儿活动有助于鉴别）。
- 颈项皮肤、皮下组织厚度（NF）：妊娠 14 周后，淋巴系统发育完善，透明层消失，皮肤增厚、皮下脂肪积累。

①测量切面：小脑平面。

②测量方法：从枕骨外缘测量至皮肤外缘。

③正常值：在妊娠 17～24 周≤0.5cm。

④临床意义同 NT。

3. 颜面部

- 可显示前额、眼眶、晶状体、眼睑、鼻尖、鼻孔、上下唇。
- 在妊娠 14 周可见，16 周后显示清晰。可矢状切、横切、冠状切。
- 两眼内侧至内侧距离：外侧至外侧距离＝1∶3。
- 冠状切、矢状切观察唇、腭是否连续。

4. 胸腔

胸围

- 测量切面：四腔心平面。
- 测量方法：沿肋骨外缘测量，不包括胸部软组织。

心脏

- 在妊娠 12 周后可分辨左心室、右心室、左心房、右心房、室间隔、房间隔、房室瓣、卵圆孔瓣、大血管根部及相关的瓣膜。
- 标准切面：四腔心、左心室长轴和大动脉短轴切面。
- 参考值：心脏占胸腔面积 1/3；晚期＞1/3；足月近 1/2 肺。
- 位于心脏两侧，回声较胎儿肝回声略低，在妊娠 35～36 周后，接近肝回声。

相关链接

- 左心房与右心房、左心室与右心室大致相等。
- 心围/胸围≈0.44（心围沿心包周围测量）。
- 胎儿血液循环（图 3-18）

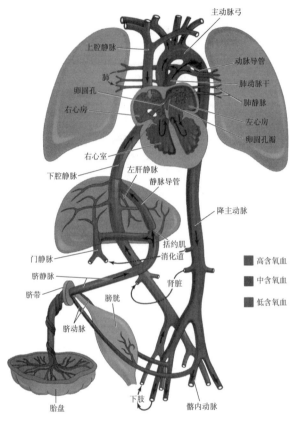

主动脉弓

上腔静脉

动脉导管

肺

肺动脉干

卵圆孔

肺静脉

右心房

左心房

卵圆孔瓣

右心室

左肝静脉

下腔静脉

静脉导管

降主动脉

门静脉

括约肌

消化道

脐静脉

高含氧血

脐带

肾脏

中含氧血

脐动脉

膀胱

低含氧血

胎盘

下肢

髂内动脉

图 3-18　胎儿血液循环

$$胎盘 \xrightarrow{脐静脉} 肝 \rightarrow IVC \rightarrow 右心房 \xrightarrow{卵圆孔} 左心房 \rightarrow 左心室 \rightarrow 主动脉$$

$$\xrightarrow{脐动脉} 胎盘。$$

- 胎儿血液循环路径中的 6 条特殊通道及出生后结局。

① 1 条脐静脉→闭锁为肝圆韧带。

② 1 条静脉导管→闭锁为静脉韧带。

③ 卵圆孔→因左心房压力增高卵圆孔开始关闭，6 个月后完全闭锁。

④ 动脉导管→闭锁为动脉韧带。

⑤ 2 条脐动脉（＋相连闭锁的腹下动脉）→腹下韧带。

● 来自胎盘的血液进入胎儿体内分 3 支

①直接入肝。

②与 PV 汇合入肝（①、②经 HV 入 IVC）。

③经静脉导管直接入 IVC（IVC 内是混合血，既有来自脐静脉含氧量较高的血，也含来自胎儿下半身含氧量较低的血）。

● 胎儿体内是动静脉混合血，进入肝、心脏、头部及上肢的血液含氧量高，营养较丰富。

● 判断胎儿死亡，至少须在心脏位置观察 2～3min，最好两位医师共同观察并证实无胎心搏动，以确定。

● 在妊娠 16 周出现能使羊水进出的呼吸样运动，具有使肺泡扩张及生长的作用，频率 30～70 次/分。

● 胎儿窘迫时出现大喘息样呼吸运动。

5. 腹腔

腹围（AC）

● 标准切面：经肝横切面，左前方显示胃泡，右前方显示肝内 PV，后部为脊柱横切面（图 3-19）。

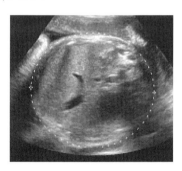

图 3-19　胎儿腹围标准切面及测量

● 测量方法：在胎儿呼吸样运动间歇进行，测量包括皮肤层。腹壁。

● 观察是否连续、有无突起包块（脐疝、脐膨出、腹壁缺损、内脏外翻等）。

胃：在妊娠 14～16 周显示，充盈时间为 30min。

● 胎儿左上腹一类圆形无回声，转动探头，可变为"S"形，横径＜2.5cm。

肠管

● 正常值：小肠横径≤0.7cm；小肠节段长度＜1.5cm；结肠内径＜2.0cm。

肾脏：在妊娠 9～10 周可见，17～18 周可常规显示。

- 沿胎儿脊柱旁做矢状切，显示肾脏最大纵切面；在脊柱旁做横切，两侧对比观察。

- 参考值

妊娠 24 周：长径 2.2～2.7cm。

妊娠 32 周：长径 2.8～3.3cm。

足月：长径 3.6～4.1cm。

正常集合系前后径：＜0.7cm。

轻度扩张：0.7～1.0cm。

中度扩张：1.0～1.5cm。

重度扩张：＞1.5cm。

膀胱：妊娠 11～14 周，胎儿即有排尿功能，15 周 B 超常规显示。

- 下腹部前方，耻骨联合后上方近圆形无回声。

- 参考值（容积）：10ml（32 周）；39～40ml（40 周）；30～45min 排空 1 次。

相关链接

- 腹围是晚期妊娠评价胎儿发育的最佳指标之一。

AC＝（前后径＋横径）×1.57。

- 当胎头变形、母体糖尿病或妊娠 36～42 周，胎头测量可信度下降时，AC 用于孕龄估测。

- 妊娠 35 周后胎儿 AC＞HC。

- 宫内发育迟缓（IUGR）胎儿 AC 小于正常，HC/AC↑。

- 糖尿病孕妇致胎儿肝储存大量糖原，胎儿肝体积增大，皮下脂肪增多，AC 增大，HC/AC 减小。

- 小肠位于下腹中央；结肠位于其周边、胃下方，为无回声管状结构，可识别结肠带。

- 肠管扩张合并羊水过多，应怀疑肠梗阻。

- 妊娠 18 周后，肾集合系逐渐明显，受母体激素影响，部分可出现扩张分离，应＜1/2 肾横径，过之考虑肾积水。

- 胎儿期肾积水与年长儿肾积水可能是两种不同类型疾病，很多胎儿期肾积水存在自行缓解或消失的倾向。

- 上海新华医院小儿泌尿外科一组病例研究结果显示：出生后平均 30 个月随访中，有近 50%肾积水自行缓解或消失，仅有 27%患儿接受手术。

- 胎儿期检出肾积水后，出生后 3d、1 周、2 周、1 个月需超声检查。

核素肾图每半年复查 1 次。

- 肾积水致肾功能受损，原因之一是继发尿路感染。
- 婴幼儿尿路感染症状不典型，缺乏腰部疼痛等定位症状，尿频、尿急难以发现，仅有呕吐、发热、腹泻等，应查尿常规、B 型超声，及时治疗。
- 双侧肾回声增强、增大，有多囊泡改变为异常。
- 胎儿膀胱过大时，应 30min 后观察是否缩小，未缩小者，考虑尿路梗阻。
- 羊水过少，反复检查（间隔约 30min）未见膀胱显示，考虑胎肾畸形或肾功能不良。

6. 外阴

- 在妊娠 18 周后阴囊和阴茎清晰显示。22 周后大阴唇清晰显示。妊娠 25～30 周，最宜观察。
- 扫查方法：在胎儿臀部腹侧，沿脊柱长轴做纵行扫查；在胎儿臀部背侧，与脊柱方向垂直做横切扫查。
- 注意区分夹在胎儿两腿之间的脐带断面或胎儿手指。
- 胎儿性别判断，仅限于临床医师考虑遗传疾病提出申请时。

7. 股骨长（FL）

- 标准切面：从股骨外侧扫查，完全显示股骨，股骨两端呈平等的斜面。
- 扫查方法：声束与股骨长径垂直，显示股骨全长。
- 测量方法：测量不包括股骨颈及远端骨骺的股骨骨干全长，测量点在股骨两端的中点上。

相关链接

- 在妊娠 14 周后测量。适于妊娠中、晚期的孕龄评估。
- FL/AC×100%：<20%可能为巨大儿；>24%考虑有 IUGR。
- 因胎儿死亡对 FL 影响不大，故常用来确定胎儿死亡时间。
- 有短肢畸形时不用来估测孕龄。

8. 脊柱

- 在妊娠 12 周后可显示，22 周时骶尾部骨化完成。
- 扫查方法

纵切：胎儿脊柱为两条平行、排列整齐念珠状较亮光点，至尾椎合拢。

横切：由 2 个椎弓和 1 个椎体的骨化中心形成倒三角形 3 个强光点（3 个骨化中心）。

冠状切：可见 3 条光带，中间为椎体回声。

- 妊娠中期时显示脊柱全貌及生理弧度，妊娠晚期时须分段进行观察。

连续性好，生理弯曲存在，表面皮肤完整。

9. 羊水

- 羊水池深度（AFV）：羊水最大深度，适于早期测量。
- 羊水指数（AFI）：适于妊娠中、晚期测量，以脐为中心分为右上、右下、左上、左下 4 个象限，每个象限羊水最大深度（测量区域内不能包含胎体及四肢）相加。
- 参考值：不必精确计算羊水量，检查时以多、正常、少估计。AFV：≥8cm 为羊水过多；3～8cm 为正常量；≤3cm 为羊水过少。AFI：>25cm 为羊水过多；10～20cm 为正常；<5cm 为羊水过少。

相关链接

- 羊水量反映胎儿子宫内生长状态。
- 测量注意事项

①探头应垂直于水平面而非孕妇腹壁。

②羊水无回声区不包括肢体或脐带。

③全面观察羊水分布宽度比测量羊水深度更客观。

④可疑羊水过多或过少时用 AFI 判断更客观。

⑤胎儿相对固定不活动时测量值较准确。

- 羊水量（500～2000ml 为正常）

妊娠 8 周：5～8ml。

妊娠 20 周：约 400ml。

妊娠 38 周：约 1000ml，之后羊水逐渐减少。

妊娠 40 周：约 800ml。过期妊娠明显减少。

- 羊水来源：羊膜上皮细胞的分泌（妊娠早期）、胎儿排尿（妊娠中期后）。
- 羊水吸收：胎盘及脐带表面的羊膜上皮吸收，胎儿吞咽羊水。
- 羊水功能

①保护胎儿

a. 避免胎儿受到挤压，防止胎体畸形及肢体粘连。

b. 使羊膜腔内恒温。

c. 避免子宫壁肌层或胎儿对脐带直接压迫所致的胎儿窘迫。

d. 有利于胎儿体液平衡。

e. 临产宫缩时羊水使压力均匀分布，避免胎儿局部受压。

②保护母体

a. 妊娠期减少胎动所致的不适感。

b．临产后，前羊水囊借助楔形水压扩张子宫口及阴道。

c．破膜后羊水润滑和冲洗阴道，减少感染。

● 母体、胎儿、羊水三者间的液体平衡（图 3-20）

母儿间（通过胎盘）3600ml/h。

羊水与母体间（通过胎膜）400ml/h。

羊水与胎儿间（通过消化道、呼吸道、泌尿道及角化前皮肤等）交换量很少。

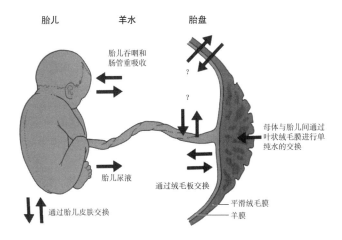

图 3-20　胎儿及羊水间的交换途径

胎盘羊膜面及脐带是否参与羊水循环尚无定论。

● 足月妊娠时羊水内少量点状回声可能是胎体脱落皮脂、上皮细胞的回声。

● 消化系统、泌尿系统与羊水的生成和排泄密切相关，羊水异常，应警惕这两大系统畸形。

10. 胎盘

● 观察内容及正常值（表 3-1）。

①妊娠足月胎盘厚度：正常厚度为 2～4cm。

②胎盘位置：可位于子宫壁任何一侧。

③胎盘成熟度：以绒毛膜、胎盘实质及基底层回声变化判断。

表 3-1　胎盘成熟度分级

级别	成熟度	出现时间	绒毛膜板回声	胎盘实质回声	基底层回声
0	未成熟	29 周前	平直、光滑、线状回声	均匀分布的点状回声	无增强回声
I	趋向成熟	29 周后, 40% 可持续至足月	稍有波浪样线状回声	散在分布的点状回声	无增强回声
II	接近或基本成熟	36 周后, 45% 可持续至足月	明显波浪状,切迹伸入胎盘实质,未达基底层	散在不均匀点状强回声	线状回声
III	已成熟并趋于老化	38 周后,多见于 40 周后	显著切迹伸入胎盘实质,达基底层,环状强回声	散在无回声区	大而融合的强回声

相关链接

● 胎盘血液循环:母体动脉血经螺旋动脉开口入绒毛间隙,并经螺旋静脉返回母体。胎儿静脉血经脐动脉及分支流入绒毛毛细血管,与绒毛间隙内的母体血液进行交换,后经绒毛内静脉汇合、回流,经脐静脉回流到胎儿(图3-21)。

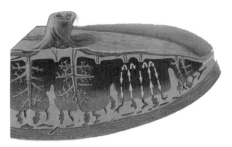

图 3-21　胎盘血液循环

● 胎盘功能

①气体交换:母儿间 O_2 和 CO_2 在胎盘中以简单扩散方式交换。

②营养物质供应:葡萄糖、蛋白质、脂肪、电解质及维生素等。

③排出胎儿代谢产物:尿素、尿酸、肌酐、肌酸等经胎盘送入母血。

④防御功能:胎盘屏障可阻止某些有害物质进入胎儿血中,但各种小分

子药物及病毒可通过胎盘屏障导致胎儿死亡或畸形。

　　⑤合成功能：合成酶和激素。

　　● 胎盘切面分三部分

　　①子面：即绒毛膜板。

　　②母体面：即基底膜，其与母体子宫肌层间可见网条状无回声区，子宫下段侧壁多见，为静脉丛，须与胎盘早期剥离的血肿、血块鉴别。

　　③实质部分：内偶见不规则无回声区，为绒毛间隙，即胎盘内母体血池，内为母血。

　　● 胎盘下缘与子宫颈内口关系

　　①低置胎盘：胎盘下缘距宫颈内口<7.0cm。

　　②边缘性前置胎盘：胎盘下缘达宫颈内口。

　　③部分性前置胎盘：覆盖部分宫颈内口，但未越过内口而伸至对侧宫颈壁。

　　④完全性前置胎盘：胎盘完全覆盖宫颈内口。

　　● 帆状胎盘：若蒂部附着在胎膜上，脐带血管通过羊膜和绒毛膜之间进入胎盘称脐带帆状附着，胎盘称帆状胎盘。

　　● 脐带帆状附着合并血管前置在破膜时可致血管破裂出血，对胎儿有较大潜在危害。

　　● 轮状胎盘：胎盘胎儿面中心内凹，胎盘边缘呈环状或片状突向羊膜腔。胎盘周围有环状增厚的灰白色环（由双折的羊膜和绒毛膜构成），其间有退化的蜕膜和纤维。在妊娠 8 周可辨认，10～12 周清晰显示。

　　● 影响胎盘发育成熟的因素

　　①加速因素：妊娠高血压综合征、肾病及胎儿宫内发育迟缓。

　　②延迟因素：妊娠糖尿病、母子 Rh 血型不合。

11. 脐带

　　● 扫查切面

　　①纵切：可见 3 条扭曲的管状结构，CDFI 示两红一蓝或两蓝一红光带。

　　②横切：两小一大三个圆，呈"米老鼠"征。

　　● 参考值

　　长：30～70cm。

　　直径：1.0～2.5cm。

相关链接

　　● 在妊娠 8 周可观察到，内含 2 条脐动脉、1 条脐静脉及充填于血管之间的华通胶，外覆羊膜。

- 脐带内最初含尿囊、卵黄囊、肠袢、脐血管。
- 脐带胶质（Wharton jely）：脐带血管周围含水量丰富，来自胚外中胚层的胶样胚胎结缔组织，有保护脐血管的作用。
- 脐带与胎盘相连接处为蒂部，与胎儿相连接处为根部。
- 脐带的作用

①脐静脉将来自胎盘含氧量高的血液输入胎体，与胎儿肝内 PV 左支相连。

②脐动脉将来自胎儿含氧量低的混合血输至胎盘，绕过膀胱两侧与胎儿髂内动脉相连。

- 脐动脉血指标最早反映胎儿缺氧。如有异常，须进一步检测大脑中动脉、静脉导管等血流情况。
- S/D＝脐动脉收缩期峰值流速/舒张末期流速。
- S/D 参考值

①妊娠 20 周：约 3.9。

②妊娠 26 周：约 3.4。

③妊娠 33 周：约 2.6。

④妊娠 33～35 周：约 2.5。

⑤足月：约 2.2。

多数学者认为妊娠晚期 S/D≤3。

- 胎盘三级绒毛内血管分支不够→血管远端阻力↑（进入胎盘绒毛内与母体换氧的血流减少，胎儿子宫内缺氧）→D 值↓→S/D↑。
- 脑保护效应：缺氧时胎儿自身会发生调节作用，更多血液供应脑部，下半身供血减少，反映在 PW 上，最明显也是最早发生变化的是脐动脉阻力增加。
- 脐动脉频谱测量方法

①确定一段游离的脐带，避开邻近胎盘及胎儿腹部的部分。

②妊娠 12 周前无舒张末期血流。

③妊娠 12～14 周时出现舒张末期血流，随孕周增加流速加快。

④妊娠 14 周后舒张期血流消失或反流，考虑有缺氧，如 34 周后发生，须立即终止妊娠。

- 脐带先露：脐带位于胎儿先露部，血流阻断 7～8min，则胎死宫内。实际是一种轻度或隐性的脐带脱垂。
- 脐带血是造血干细胞来源之一，自体脐带血中的干细胞源于自己，不会出现排异反应。

12.　宫颈状态

● 扫查方法：适度充盈膀胱（经腹壁，也可经会阴或经阴道扫查），在耻骨联合上方纵切，找出子宫颈长轴，内口呈漏斗状或"V"形。

● 参考值：长为 3.0～4.5cm，妊娠晚期（妊娠 37 周后）>2.8cm 为正常。

相关链接

● 膀胱充盈程度对子宫颈长度及内口扩张程度有影响。

● 子宫颈功能不全声像图

①子宫颈长<3cm。

②子宫颈内口呈不同程度扩张。

③胎囊突出于子宫颈管内甚至阴道内。

13.　胎位的判断

● 胎位在妊娠 28 周前容易改变，32 周后胎位较稳定。

● 胎先露：探头置于耻骨联合上方，纵切检查。

● 盆内显示胎头，为头先露；盆内显示胎臀，为臀先露；盆内显示无胎头又无胎臀，为横产式。

● 胎方位

①头先露：胎儿脊柱在母体左（右）腋中线处，为左（右）枕横→L（R）OT；在母体左（右）腋中线偏后处，为左（右）枕后→L（R）OP；在母体左（右）腋中线偏前处，为左（右）枕前→L（R）OA。

②臀先露：胎儿脊柱在母体左（右）腋中线处，为左（右）骶横→L（R）ST；在母体左（右）腋中线偏后处，为左（右）骶后→L（R）SP；在母体左（右）腋中线偏前处，为左（右）骶前→L（R）SA。

③横产式：胎头位于母体左或右侧，根据胎儿脊柱确定仰卧或俯卧。

● 右手法则：用于判断胎儿左右侧。检查者伸出右手，假想手心托胎儿枕部，四指指向胎儿头顶部，拇指所指方向即胎儿左侧。

14.　胎儿体重的计算

● 各学者公式不尽相同

①胎儿体重（g）＝81.29×BPD（mm）－4409。

②胎儿体重（g）＝47.77×BPD（mm）＋42.85×腹前后径（mm）－5183。

③胎儿体重（g）＝1.07×（双顶径）^{3}＋3.42×腹前后径×胸前后径×股骨长（该式中单位为 cm）。

15.　产前筛查

● 采血清筛查染色体异常。

● 羊膜腔穿刺：检查时间一般在妊娠 17～24 周。主要是检查胎儿染色体异常。

● 脐静脉穿刺：检查时间一般在妊娠 26～30 周。主要是检查胎儿染色体异常、代谢性疾病、血型等，是目前在孕期得到胎儿信息最完备的方法。

● 超声筛查：检查胎儿是否正常，排除畸形，检查胎盘情况，测量羊水量。在整个孕期做 3～5 次。

第 1 次：妊娠 10～14 周，测量 NT。

第 2 次：妊娠 18～24 周，排除下述六种致死性畸形，尽可能观察小脑、上唇、肝、胃泡、心脏 4 腔、肾、膀胱、四肢、脐带、胎盘、羊水等是否存在异常。此期常规超声检查应诊断出的致命性畸形为：①无脑儿；②严重的脑膨出；③严重的开放性脊柱裂；④严重胸壁、腹壁缺损（内脏外翻）；⑤单腔心；⑥致命性软骨发育不全。

第 3 次：约妊娠 32 周或 36 周（可选查），辅助检查脑积水、胎儿大小、有无发育迟缓或巨大儿；证实胎先露和胎方位，准确定位胎盘；估计羊水量；判断脐带是否绕颈。

第 4 次：临产前。

第 5 次：临产时。

附：中华人民共和国卫生计生委《产前诊断技术管理办法》将产前超声检查分为以下几方面。

①早期妊娠超声检查。

②中、晚期妊娠常规超声检查。

③中、晚期妊娠系统胎儿超声检查。

④针对性（特定目的）胎儿超声检查。

16. 胎儿宫内超声监护

● 超声评价胎儿宫内生理状态采用四项生物物理指标（BPS）

①胎儿呼吸样运动（FBM）。

②胎动（FM）。

③胎儿肌张力（FT）。

④羊水量（AFV）。

● 超声 10min 胎儿生物物理评分方法（表 3-2）。

17. 正常产褥期子宫

产褥期：从胎盘娩出至产妇全身器官（除乳腺外）恢复或接近正常未孕状态的期间，一般为 6 周。

● 子宫复旧：胎盘娩出后子宫逐渐恢复至未孕前的状态过程。

● 子宫复旧以子宫长径变化明显，每天约缩短 8mm。

表 3-2　胎儿生物物理评分方法

项目	分数	标　准
FBM	2	10min 内至少有 1 次呼吸运动，持续 1min 以上
	1	10min 内至少 1 次胎儿呼吸运动，持续时间不足 1min
	0	10min 内无胎儿呼吸运动
FM	2	10min 内出现 3 次或 3 次以上的躯干、胎头或肢体活动
	1	10min 内出现 1～2 次躯干、胎头或肢体活动
	0	10min 内无胎动
FT	2	胎儿肢体或脊柱至少有 1 次活动且回复原位或胎儿处于良好的屈曲状态
	1	胎儿肢体或脊柱至少有 1 次活动，但不回复原位
	0	胎儿肢体或脊柱无屈伸运动且刺激后无反应
AFV	2	羊水池最大垂直径>3cm
	1	羊水池最大垂直径 2.0～3.0cm
	0	羊水池最大垂直径<2cm

注：BPS≥5 分提示胎儿宫内情况良好；BPS<5 分，AFV 异常者，提示胎儿宫内情况不良

- 产后第 1 周子宫肌层回声不均，胎盘附着面的肌层较厚，不均反射较明显。
- 产后子宫内膜呈线状，厚度<1cm，若内膜厚度不均且>1.5cm，注意胎盘胎膜残留可能。
- 产后 5～7d，子宫颈逐渐恢复至妊娠前形态。
- 剖宫产术后，子宫复旧过程相对缓慢，子宫下段前壁手术切口处为强回声，术后 4 周恢复至正常。
- 子宫前壁下段厚度：>0.3cm。

二、病 理 产 科

（一）流产

定义

- 妊娠不足 28 周、胎儿体重不足 1000g 而终止者，称为流产。早期流产：12 周以前；晚期流产：12～28 周。

病因

- 遗传因素：染色体异常。

- 外界不良因素：母体接触有毒物质，如铅、镉、有机汞、DDT 及放射性物质等。

- 母体因素：母体全身性疾病，如细菌或病毒等通过胎盘进入胎儿血液循环。

- 免疫因素：母儿双方免疫不适应而致母体排斥胎儿。

- 母儿血型不合：ABO 溶血及 Rh 溶血。

病理

- 多数为胚胎先死亡→底蜕膜出血→血肿→刺激子宫收缩→排出胚胎或胎儿。

- 少数先有子宫收缩、阴道出血、子宫颈扩张，胚胎此时仍可存活，至胎盘完全从宫壁上剥落后胚胎死亡。

流产过程 4 个阶段

- 先兆流产：少量阴道出血，轻微腹痛，无组织物排出。

- 难免流产：出血量增多，或胎膜已破，腹痛加剧，妇科检查有时可见子宫口扩张，有组织物堵在子宫颈。

- 不全流产：部分组织物排出，阴道出血多，腹痛剧烈，妇科检查可见子宫口扩张，组织物在宫颈口或阴道内。

- 完全流产：组织物排出，腹痛消失，阴道出血减少。

超声诊断要点

先兆流产

- 妊娠囊、卵黄囊、胚芽及心管搏动均显示正常。

- 子宫腔内无积血或少量积血，囊胚与子宫壁间见云雾状暗区（为绒毛膜从子宫壁剥离、局部积血）。

难免流产

- 妊娠囊变形，不规则，位置下移。

- 妊娠囊无增长或增长率<0.7mm/d。

- 妊娠囊小于等于停经天数对应大小；卵黄囊消失或太大，或妊娠囊＞20mm，而未见卵黄囊。

- 胎心搏动消失或缓慢（<85 次/分）。

- 子宫腔内或子宫颈管内出现不规则液性暗区及中高、中低回声区（多因血流或血块所致）。

不全流产

- 多无妊娠囊,仅见子宫腔内不规则回声团块(为妊娠组织及血液、血块)。

- 少数见妊娠囊下移至子宫颈内口或子宫颈管内。

- 子宫颈功能不全:子宫颈长度<3cm,子宫颈内口不同程度扩张,偶可见胎囊突出于子宫颈管内甚至阴道内。

完全流产

- 子宫腔内膜薄而清晰、光滑,子宫腔内无不规则回声团块。

- 可有极少量液性暗区。

鉴别诊断

- 异位妊娠时子宫腔内假妊娠囊:假妊娠囊位于子宫腔内,无"双环"征,附件可见包块,有时腹、盆腔可见游离液体。

- 葡萄胎:子宫腔内未见妊娠囊及胎儿,见多个大小不等的囊泡样结构,呈"蜂窝"状。血 β-HCG 显著升高。

相关链接

- 子宫颈功能不全流产多为晚期流产,患者多无明显子宫收缩而胎膜突然破裂,胎儿随之排出。主要通过测量子宫颈长度、观察子宫颈内口、妊娠囊有无突出来判断。

- 子宫颈功能不全流产史患者,应在 12~20 周行子宫颈内口缝扎术。

- 自然流产至少 50%是基因异常结果。

①内因:子宫畸形、母体暴露于己烯雌酚、子宫肌瘤、子宫颈功能不全、黄体功能不良。

②外因:吸烟、饮酒、吸毒、暴露于放射线、感染和化学试剂等。

- 绒毛膜下血肿:子宫腔内积血造成包蜕膜与真蜕膜不能融合。

①血肿<50ml,正常妊娠可能性大。

②血肿>50ml,难免流产概率较高。

- 假妊娠囊:出血或异位妊娠时,子宫腔内可见单个回声增强环状囊性结构。无"双环"征。

- 先兆流产如妊娠囊、卵黄囊、胎儿发育正常,胎心搏动正常, 一般有希望继续妊娠,但应卧床休息。

- 难免流产和不全流产时应尽快使胚胎、胎盘组织排出。失血过多应给予对症治疗。

- 孕卵枯萎:流产胚胎已死亡或根本没发育,但妊娠囊继续生长,胎盘也继续发育,临床上无腹痛、阴道出血。

- 稽留流产:已死亡胚胎或胎儿未及时排出而长期存在于子宫腔内。可有先兆流产症状，子宫颈口关闭，子宫小于相应孕周大小。

注：超声一般只能提示子宫腔内有无孕囊、孕囊内有无胚胎、胚胎是否存活，描述孕囊有无变形、绒毛膜有无剥离等。一般不作流产的临床诊断。

（二）异位妊娠

定义

- 受精卵种植在子宫体腔以外部位的妊娠，即异位妊娠，习惯称宫外孕。

病因

- 受精卵发育异常。
- 输卵管炎。
- 输卵管发育不良。

异位妊娠的常见位置（图 3-22）

- 输卵管妊娠（最常见，发生率为 90%～95%）。
- 卵巢妊娠。
- 腹腔妊娠。
- 子宫颈妊娠。
- 阔韧带妊娠。
- 残角子宫妊娠（因其临床表现与异位妊娠类似，故于本章描述）。

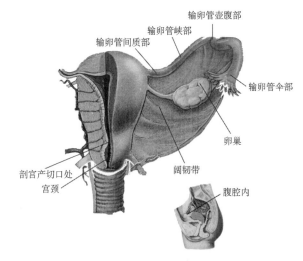

图 3-22　异位妊娠的发生部位

分型

- 未破裂型。
- 流产型。
- 破裂型。
- 陈旧型。

超声诊断要点

- 诊断关键

①排除子宫腔内早早孕。

②清晰显示双侧卵巢正常声像图,在卵巢周围仔细寻找类妊娠囊样结构。

- 未破裂型:附件区可见类妊娠囊的环状高回声结构,胚胎存活时有胎心搏动,一般无盆腔积液。
- 流产型:子宫旁边界不清的不规则小肿块,肿块内有液性暗区及不均质高回声,盆腔少量积液。
- 破裂型:子宫旁较大肿块,无明显边界,内部回声杂乱,盆腔、腹腔内大量积液。
- 陈旧型:子宫旁边界不清的实性肿块,内部回声不均,盆腔少量积液。

特殊部位异位妊娠超声表现。

- 子宫内、子宫外同期妊娠:子宫内、子宫外同时见妊娠图像。
- 输卵管间质部妊娠:子宫增大,子宫底一侧见与之相连的突出物,内见妊娠囊,囊内见胚芽或胎儿,囊胚周围有薄层肌层环绕。
- 子宫角妊娠:首次检查发现妊娠囊种植于一侧子宫角时,应随访观察1～2周,部分妊娠囊随子宫增大入子宫腔;部分妊娠囊向输卵管方向生长,形成异位妊娠。
- 子宫颈妊娠:子宫颈膨大,与子宫体相连呈葫芦样,子宫颈管内见回声杂乱或见胚囊,子宫颈内口关闭。
- 剖宫产后子宫瘢痕处妊娠:胚胎着床于剖宫产子宫的瘢痕处,子宫呈纺锤形,中间膨大部为子宫峡部,内可见胚囊或杂乱回声。
- 残角子宫妊娠:子宫一侧上方包块,与子宫紧贴,内有胚囊,与正常子宫腔内膜不相连。应排除双子宫或双角子宫。
- 卵巢妊娠:可见一侧卵巢增大,内有小高回声环,破裂后形成杂乱回声包块。
- 腹腔妊娠:胎儿与胎盘周围未见子宫肌层回声,胎儿与孕妇腹壁贴近。

鉴别诊断

- 流产:下腹中央阵发性坠痛,休克程度与阴道出血成正比,子宫颈口稍开，部分子宫内见妊娠囊。

● 急性输卵管炎：下腹持续痛，体温增高，血白细胞计数增高，阴道后穹抽出渗出液或脓液。双侧附件低回声区。

● 急性阑尾炎：脐周痛转移至右下腹，体温增高，血白细胞计数增高。子宫附件未见异常。

● 黄体破裂：下腹一侧突发疼痛，阴道后穹可抽出血液。可见一侧附件低回声区。

● 卵巢囊肿蒂扭转：下腹一侧突发疼痛，体温和血白细胞计数稍高。可见一侧附件边界清晰的极低回声区。

相关链接

● 临床症状：停经，阴道出血，腹痛。腹痛一般发生于妊娠 6～8 周。

● 子宫内、子宫外同期妊娠发生率：1/30 000。

● 异位妊娠破裂常造成腹腔内大量出血，血容量急剧减少，引起晕厥、休克。

● 阴道出血与内出血量及症状常不成比例。

● 妇科检查

①子宫小于停经周数对应子宫体积，子宫颈举痛明显，一侧附件可触及包块。

②腹腔出血时腹肌紧张，附件触痛明显，子宫有漂浮感，移动性浊音（＋）。

③出血较多时呈贫血貌，大量出血时面色苍白。

● 腹腔镜检查：适用于原因不明的急腹症鉴别及输卵管妊娠尚未破裂或流产的早期。有大量腹腔内出血或伴有休克患者，禁做腹腔镜检查。

● 血 β-HCG：>750mU/ml。

● 异位妊娠血 β-HCG 特点

①种植早，阳性早。

②水平偏低。

③动态监测增长慢。

● 阴道后穹穿刺：适用于已有腹腔内出血患者，抽出暗红色不凝血说明有血腹症；穿刺（－）不能否定输卵管妊娠存在（无内出血或内出血量很少时）。

● 异位妊娠不凝血原因

①膈肌、腹壁、肠管不停运动，对腹腔游离出血，有去纤维蛋白的作用。

②出血患者，原发出血灶附近有凝血块，机体这种保护性凝血功能，消耗了大部分凝血因子和血小板。

③腹腔游离出血中含有组织损伤释放的组织型纤溶酶原激活物，促使纤

维蛋白溶酶原转变成纤维蛋白溶酶，从而溶解纤维蛋白。

● 陈旧性异位妊娠如无明显腹痛症状，血 β-HCG 下降至正常，月经恢复正常，则无须特殊治疗，仅需定期随访包块吸收情况。

● 治疗：异位妊娠应早发现，早处理。

①期待疗法：少数症状轻可自然流产或被吸收，无须手术或药物治疗。

②药物治疗：适于早期输卵管妊娠，要求保存生育能力的年轻患者。

③手术治疗：分保守手术和根治手术。

④ 超声引导下妊娠囊或胚体内注射甲氨蝶呤（MTX 仅用于 β-HCG 偏低，估计胚胎已经死亡时）。

● 阴道异常出血的诊断思路（图 3-23）

● 关于血 HCG，停经 40d 至产后 6d 变化趋势（图 3-24）。

回降至正常时限：自然流产 1～3 周；人工流产 1～3 周；葡萄胎清除后 8～12 周；足月分娩 1～2 周；异位妊娠 1～4 周。

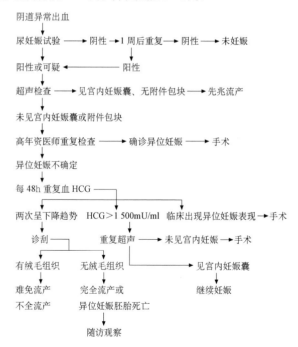

图 3-23 异常阴道出血诊断处理流程

（来源于新加坡竹脚医院）

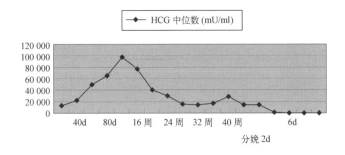

图 3-24 妊娠期血 HCG 变化曲线

（三）胎儿附属物异常

1. 前置胎盘

定义

- 胎盘附着于子宫下段或覆盖在子宫颈内口，位置低于胎儿先露部。

病因

- 子宫内膜炎或子宫内膜损伤。
- 胎盘面积过大。
- 受精卵滋养层发育迟缓。

超声诊断要点（图 3-25）

- 胎盘完全覆盖子宫颈内口（完全性）。

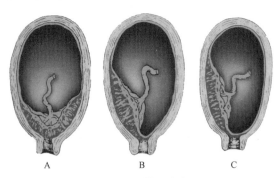

图 3-25 前置胎盘

A. 完全性；B. 部分性；C. 边缘性

- 胎盘覆盖部分子宫颈内口（部分性）。
- 胎盘刚达子宫颈内口，未覆盖（边缘性）。
- 胎盘距子宫颈内口≤7cm（低置）。

鉴别诊断

- 子宫颈内口处绒毛膜下血肿：回声不均匀，且随访过程中回声有变化（强→中低→无），径线可逐渐缩小。

相关链接

- 胎盘移行：不同孕周胎盘位置与子宫颈内口的关系不是一成不变的，中孕期（20 周左右）被超声诊断为前置胎盘患者，足月妊娠时变成正常位置胎盘，称"胎盘移行"。
- 胎盘移行原因：妊娠中期子宫峡部扩展成为子宫腔一部分，妊娠末期子宫峡部被拉长，形成子宫下段，胎盘位置相对上移。
- 妊娠中期疑有胎盘前置时，应称胎盘前置状态，要随访至妊娠末期才能做出前置胎盘诊断。
- 经腹壁、经会阴、经阴道超声都可诊断前置胎盘，重要的是清晰显示宫颈内口，观察胎盘与宫颈内口关系。
- 前置胎盘是妊娠晚期出血主要原因之一，为无痛性反复性阴道出血。
- 对母儿影响

①产后出血。

②植入性胎盘。

③产褥感染。

④早产儿及围生儿病死率高。

- 治疗原则：抑制子宫收缩。

2. 胎盘早剥

定义

- 妊娠 20 周后或分娩期，正常位置胎盘在胎儿娩出前部分或全部从子宫壁剥离。

病因

- 孕妇血管病变。
- 机械性因素。
- 子宫腔内压力骤减。
- 子宫静脉压骤升。
- 其他高危因素

①高龄孕妇。

②吸烟。

③可卡因滥用。

④孕妇代谢异常。

⑤血栓形成倾向。

⑥子宫肌瘤（尤其是胎盘附着部位肌瘤）。

病理

底蜕膜层出血形成血肿，胎盘自子宫壁剥离（图3-26）。

- 显性出血：剥离面的出血大部分经子宫颈流出，胎盘后方血肿小。

- 隐性出血：血液积聚在胎盘后方，无明显阴道出血。

- 混合性出血：既有阴道出血又有胎盘后较大血肿，该型常见。

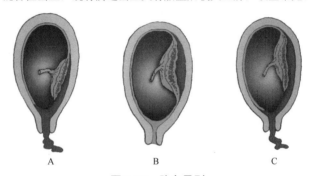

图3-26　胎盘早剥

A. 显性剥离；B. 隐性剥离；C. 混合性剥离

鉴别诊断

- 宫内感染致胎盘增厚：胎儿合并异常，如胎儿腹水、水肿、腹腔内钙化。

- 巨大母体血池：内有血液流动。

超声诊断要点

- 胎盘异常增厚变大，内回声紊乱。

- 数天或数周后血肿液化，可见胎盘后方无回声区。与胎盘有分界，随孕周增加，无回声区缩小。

相关链接

- 根据病情严重程度，Sher将胎盘早剥分3度。

Ⅰ度：轻度，通常在分娩时，发现有胎盘后血块才诊断。

Ⅱ度：腹部紧张有压痛，胎儿存活，胎盘剥离面为胎盘面积1/3。

Ⅲ度；胎儿死亡。胎盘剥离面超过胎盘面积 1/2。

Ⅲa：没有凝血功能障碍。

Ⅲb：有凝血功能障碍。

● 超声检查阴性结果不能完全排除胎盘早剥。

● 实验室检查：全血细胞计数、凝血功能检查。血纤维蛋白原＜250mg/L 为异常；＜150mg/L 对凝血功能障碍有诊断意义。

● 并发症

①DIC：伴死胎时约 1/3 孕母可发生。

②产后出血：胎盘早剥发生子宫胎盘卒中，影响子宫肌层收缩致产后出血。

③急性肾衰竭：大量出血使肾灌注严重受损。

④羊水栓塞：胎盘早剥时羊水经剥离面开放的子宫血管入母体血液循环，其有形成分形成栓子栓塞肺血管。

● DIC：某些致病因子作用→凝血因子与血小板被激活→大量促凝物质入血→凝血酶增加→微循环中形成广泛的微血栓。

● 子宫胎盘卒中：胎盘早剥→胎盘后血肿压力↑→血液浸入子宫肌层→肌纤维分离、断裂甚至变性→血液渗透至子宫浆膜层→子宫表面呈现紫蓝色瘀斑。

● 子宫胎盘卒中直接后果：肌纤维收缩力↓→子宫收缩不良→大出血。

● 对母儿影响

①贫血、剖宫产、产后出血、DIC 发生率均升高。

②胎儿急性缺氧、新生儿窒息、早产发生率均升高。

● 新生儿严重后遗症：神经系统发育缺陷、脑性麻痹。

● 治疗原则：纠正休克，及时终止妊娠。

● 妊娠晚期出血的常见原因

①先兆流产。

②前置胎盘。

③胎盘早剥。

④子宫破裂。

⑤前置血管穿过胎儿先露胎膜处破裂（常见于低置胎盘、帆状胎盘）。

⑥子宫颈病变（炎症、息肉、癌）。

⑦阴道损伤。

3. 胎盘植入

定义

● 胎盘绒毛异常植入子宫肌层。

病因

● 植入的根本原因是蜕膜基底层的缺乏，蜕膜部分或完全被疏松结缔组织替代。

● 刮宫术、剖宫产术、子宫腔操作等造成子宫内膜受损，再次妊娠时，胎盘附着在子宫内膜受损处，绒毛侵蚀植入至子宫肌层。

分类

● 完全性：整个胎盘母体面绒毛都植入子宫肌层。

● 部分性：部分绒毛植入子宫肌层。

超声诊断要点

正常情况下，胎盘后显示无回声的胎盘后血管，低回声的子宫肌层，强回声的蜕膜界面。出现下述一项以上超声特征，警惕胎盘植入。

● 胎盘后方子宫肌层变薄或消失。

● 子宫与膀胱壁的强回声线变薄、不规则或中断。

● 胎盘内多个不规则液性无回声区，为胎盘内静脉池。

● 胎盘附着处出现子宫局部向外生长的包块。

● 剖宫产史，前壁胎盘合并前置胎盘，随孕周增加，胎盘不向上"移行"。

● 胎盘增厚。

● CDFI 示胎盘周围血管分布明显增多、增粗且不规则。

鉴别诊断

● 单纯性前置胎盘：胎盘后方子宫肌层及胎盘厚度正常。

相关链接

● 植入性胎盘绒毛侵犯程度（图 3-27）。

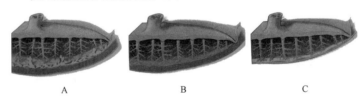

A   B   C

图 3-27　胎盘植入

A. 正常胎盘；B. 绒毛侵入深部肌层；C. 绒毛侵入深部肌层后，达周围组织

● 产后胎盘排出不全或不排出，造成产后大出血，危及孕妇生命，须行

子宫切除术。

- 凡被诊断植入胎盘或疑有植入胎盘患者，应充分做好产前准备，如备血、安排分娩时间、做全子宫切除准备等。

4. 单脐动脉

- 脐动脉只有一条，左侧缺失常见（胎儿膀胱左侧脐动脉不显示）。

病理

- 可能是血栓形成导致最初的一根正常脐动脉萎缩所致，并非原始发育不全。

超声诊断要点

- 脐带横断面上见一大一小两个管腔。
- CDFI 示一红一蓝两个圆形结构。
- 因脐动脉在进入胎盘前可融合成一条脐动脉，形成脐带胎盘侧的正常变异，故确诊单脐动脉应在近胎儿侧，如 CDFI 在膀胱两侧壁只显示一条血管则确诊单脐动脉。

相关链接

- 超声无法测量脐带长度，可观察脐带内血管、有无脐带缠绕、脐带螺旋、脐带入口等。
- 单脐动脉可单发，也可合并其他部位畸形，多为泌尿道及心血管畸形。
- 单脐动脉多普勒显示血管阻力与正常相似。
- 单脐动脉管腔稍大，可能是集中了本该两条脐动脉所容纳的血量所致。

5. 羊水过多

病因

- 胎儿畸形：中枢神经系统和消化道畸形常见。

①无脑儿、脊柱裂（脑脊膜暴露，渗出液增加，缺乏中枢吞咽功能，血管升压素缺乏致尿量增多）。

②食管及十二指肠闭锁（不能吞咽羊水）。

③18-三体综合征、21-三体综合征、13-三体综合征胎儿（吞咽羊水障碍）。

- 多胎妊娠：单卵双胎居多，占优势胎儿循环血量多，尿量多。
- 胎盘脐带病变：胎盘绒毛血管瘤、巨大胎盘、脐带帆状附着等。
- 母儿血型不合：胎儿免疫性水肿、胎盘绒毛水肿影响液体交换。
- 孕妇患病：糖尿病、妊娠高血压综合征、急性病毒性肝炎、重度贫血。

病理

- 羊水产生过多或羊水吸收障碍。

超声诊断要点

- AFV≥8cm 或 AFI≥20cm。

相关链接

- 妊娠期羊水量＞2000ml。

- 实验室检查

①AFP：母血、羊水中 AFP 升高，提示胎儿畸形。

②孕妇血糖检查：排除妊娠期糖尿病。

③孕妇血型检查：胎儿水肿应检查孕妇 Rh、ABO 血型，排除母儿血型不合。

④胎儿染色体检查：羊水细胞培养、胎儿血培养。

- 对母体影响

①子宫张力增加，易并发妊娠期高血压疾病。

②胎膜早破、早产发生率上升。

③破膜后子宫腔内压力骤降，易发生胎盘早剥。

④子宫肌纤维过度伸展致子宫收缩乏力，出血发生率明显上升。

- 对胎儿影响

①胎位异常率增多。

②破膜时大量羊水流出可引起脐带脱垂、胎儿窘迫及早产。

③胎儿死亡率增加。

- 羊水过多合并胎儿畸形患者应及时终止妊娠。

- 羊水过多合并正常胎儿且＜37 周患者尽量延长孕周。必要时应穿刺放羊水，缓解症状。

6. 羊水过少

病因

- 胎儿畸形：泌尿系统畸形多见，如胎儿肾缺如、肾发育不全、尿路梗阻。

- 胎盘功能减退：宫内慢性缺氧→胎儿血液重新分配→肾血流量↓→尿生成↓→羊水过少。

- 羊膜病变：某些原因不明的羊水过少考虑与羊膜病变有关。

- 胎膜早破：羊水外漏速度超过生成速度。

- 孕妇血容量不足（如脱水）→血浆渗透压↑→胎儿血浆渗透压↑→尿液↓。

- 孕妇服用某些药物（如利尿药、吲哚美辛）→羊水过少。

病理

- 羊水产生受阻或羊水去路加速。

超声诊断要点

- AFV≤2cm 或 AFI≤5cm。
- AFI≤8cm 为可疑羊水过少。

相关链接

- 妊娠晚期羊水量＜300ml。
- 破膜时羊水量＜300ml 即可诊断。
- 胎心电子监护仪检查：羊水过少的主要威胁是脐带、胎盘受压→胎儿储备力减低。NST 无反应型，子宫收缩脐带受压加重，出现胎心变异减速和晚期减速。
- 对胎儿影响

①围生儿发病率上升，死亡率上升（主要因为胎儿缺氧和胎儿畸形）。

②妊娠早期，胎膜与胎体粘连造成胎儿畸形，如肢体短缺；妊娠中、晚期，子宫外压力直接作用于胎儿，引起胎儿肌肉、骨骼畸形。

③致胎儿肺发育不全（妊娠期吸收羊水有助于肺发育）。

- 对母体影响：手术剖宫产率上升，引产率上升。
- 羊水过少合并胎儿畸形的患者应尽早终止妊娠。

7.　羊膜、绒毛膜未融合

定义

- 妊娠 14 周后羊膜与绒毛膜仍未融合，胚外体腔（绒毛膜腔）仍存在。

超声诊断要点

- 妊娠 14 周后仍见羊膜游离于子宫腔，与绒毛膜间距≥3mm。

相关链接

- 发现该征象，应仔细检查胎儿解剖结构，以排除胎儿畸形。
- 常伴畸形：颈项透明层增厚、颈部水囊瘤、心血管畸形等。
- 合并染色体异常：21-三体综合征、18-三体综合征、13-三体综合征、Turner 综合征等。
- HCG 在绒毛膜腔内浓度很高，故 21-三体综合征、胎儿水肿等母血生化测定中 HCG 高于正常，提示有绒毛膜腔存在。

8.　羊膜束带综合征（ABS）

定义

- 羊膜粘连带缠绕胎体不同部位，形成的一组畸形。

病因与病理

- 早期羊膜破损，羊水外流至羊膜囊外，羊膜部分或全部回缩，形成羊膜带，缠绕胎儿致胎儿畸形。

- 三类畸形

①肢体畸形：肢体及指（趾）狭窄环或截断、马蹄内翻足、双侧肢体不对称。

②颅裂、面裂：脑膨出、面部破损、鼻异常、唇裂。

③腹壁缺损：腹裂。

超声诊断要点

- 胎儿多发畸形。

- 羊水内可见漂浮的带状回声，一侧贴附于胎儿畸形处，另一侧附于子宫壁或胎盘。

- 胎动受限。

- 常合并羊水过少。

相关链接

- 必须显示羊膜带才能诊断 ABS。

- 以下几种情况可观察到羊膜，勿误认为是羊膜带。

①在妊娠 16 周前，未与绒毛膜融合的正常羊膜可表现为线状强回声。

②绒毛膜、羊膜分开后（通常在羊膜腔穿刺术后）。

③双羊膜腔的双胎妊娠间的膈膜。

④轮状胎盘突入羊膜腔的部分较薄时，可表现为膜状回声。

（四）胎儿畸形

1. 露脑畸形和无脑儿

定义

- 露脑畸形：全颅骨或大部分颅骨缺失，具有发育异常的脑组织，脑组织外露，外覆脑膜，是无脑儿的早期阶段。

- 无脑儿：露脑畸形无颅盖骨保护→脑组织破碎脱落→大脑组织缺失。

病理

- 妊娠 10 周时完成颅骨钙化。此过程发生障碍，颅盖骨未形成。

- 颅盖缺失致脑组织暴露并浸泡于羊水中，受化学及机械因素刺激脑组织破碎并脱落于羊水中。

超声诊断要点

露脑畸形

- 妊娠 10～14 周，未见正常高回声颅骨环，可见不正常脑组织结构。

- 表面覆盖脑膜呈环状强回声，较正常颅骨环回声弱，略薄。脑组织规则、对称。

- 随孕周增加胎头呈一堆不规则的脑组织回声。
- 羊水中有细密点状回声，呈"牛奶"状。

无脑儿

- 任何切面均未见胎头圆形颅骨环，无大脑组织结构，仅见一头节。
- 冠状面：青蛙样面容，眼球突出、耳位低、下颌小而内收、张口吐舌等。

相关链接

- 露脑畸形与无脑儿均是前神经孔闭合失败所致。
- 羊水及母血中 AFP 升高。
- AFP 主要在胎儿卵黄囊、肝合成。通过胎儿尿液及上皮组织进入羊水及孕妇外周血。开放性神经管畸形因脑组织和脊髓外露，羊水及母血中 AFP 值升高。
- 无脑畸形特征：颅骨穹窿缺如（眶上嵴以上额骨、顶骨和枕骨的扁平部缺如），伴大脑、小脑及覆盖颅骨的皮肤缺如，面骨、脑干、部分枕骨和中脑常存在。
- 无脑畸形分三型（超声显像大致相同，局部有差异）

①完全性无脑畸形：颅骨缺损达枕骨大孔。

②不完全性无脑畸形：颅骨缺损局限于枕骨大孔以上。

③颅脊柱裂畸形：完全性无脑畸形伴开放性脊柱裂畸形。

- 伴发畸形：脊柱裂、畸形足、肺发育不良、唇腭裂、脐膨出、腹裂等，妊娠 25 周后常伴羊水过多。
- 多胎妊娠时可合并一胎露脑畸形，另一胎可发育正常或合并其他畸形。
- 影响检出的因素

①早孕期胎儿脑组织发育未受严重影响，形态结构无明显异常，脑膜覆盖，形成强回声环状结构，误认为正常胎儿而未检出。

②未及时复诊。

- 有学者认为，无脑儿早期中枢神经系统发育正常，由于缺少骨骼保护，脑组织暴露并长期浸泡于羊水中，受化学因素及机械因素（胎儿搔扒）的刺激，脑组织破碎脱落于羊水中，最后只剩面部、颅底，造成露脑畸形，发展为无脑畸形。
- 露脑畸形与无脑儿均应立即终止妊娠。

2. 脑膨出

定义

- 颅内结构通过颅骨缺损处疝出。多发生于枕部。

病因

- 遗传性，有家族倾向。
- 非遗传性：羊膜束带综合征、母体风疹病毒感染、糖尿病、高热、接触致畸物、维生素 A 中毒等。

病理

- 多位于中线上，发生于枕部、额部、顶部，某些因素致胚胎头端神经管闭合不全。
- 脑膜膨出：一囊肿样结构。
- 脑膜脑膨出：脑组织与其表面脑膜一起膨出。
- 合并中枢神经系统异常，常见脑积水，其次为脑组织结构异常。

超声诊断要点

- 胎头旁包块回声。　颅骨旁、枕后和颈旁囊性或囊实性肿物，并显示相应颅骨缺损。
- 囊壁较薄，<3mm，内无分隔。
- 肿物内实性组织通过颅骨缺损处与脑组织有血流相通，为脑组织膨出。

鉴别诊断

- 颈部水囊瘤：为枕部囊性包块，常多房性，无颅骨缺损、脑积水等颅内改变。常合并其他部位水肿，如皮肤水肿、胸腔积液或腹水等。

相关链接

- 膨出包块随颅内压的改变而有回缩、突出改变，检查时包块时有时无，造成诊断困扰。
- 内容物为脑膜、脑脊液和（或）脑组织，无分隔带。

①脑组织＋脑脊液（85%）→脑膨出。

②脑（脊）膜＋脑脊液（15%）→脑膜膨出。

- 影响检出的因素

①颅骨缺损小，脑组织膨出少，难以发现。

②病变部位紧贴胎盘、宫壁或肢体，受周围组织结构遮挡难以暴露。

③羊水较少，病变周围无羊水衬托，无法辨认，难检出。

④胎位影响，缺损部位被遮挡。如缺损位于枕后而胎位为枕后位。

- 伴发畸形：小头畸形、脑积水、脊柱裂等。
- 以下综合征均包括有脑膨出。

①羊膜束带综合征。

②Meckel-Gruber 综合征：包括枕部脑膨出、肾多囊样变和多指（趾）。

③Arnold-Chiari Ⅲ型畸形：枕部脑膨出伴小脑疝出，声像图示小脑位于膨出的包块内，呈"香蕉"样，颅后窝池消失。

- 脑组织或脑膜暴露于羊水→羊水 AFP、母血 AFP 升高。膨出物表面皮肤覆盖完整时，AFP 测值正常。
- 脑膨出约 20%胎死宫内。
- 严重脑膜膨出和脑膜脑膨出一经确诊，应终止妊娠。

3. 脊柱裂

定义

- 后神经孔闭合失败所致。脊柱中线缺损，导致椎管敞开。

分类

- 隐性脊柱裂：腰下部椎弓未融合，椎管开放，无脊膜或神经组织膨出。外有皮肤覆盖。
- 囊状脊柱裂：脊柱裂发生部位见囊状物，表面有皮肤覆盖。
  ①脊膜膨出：膨出物含脊膜和脑脊液。
  ②脊髓脊膜膨出：膨出物含脊膜、脑脊液、脊髓和神经成分。
- 脊髓外翻或脊柱裂：外翻处皮肤缺损，可见未闭合的脊髓中央管。

病因

可能为：

- 遗传因素。
- 染色体畸变。
- 环境因素，如某些药物、射线、致畸因子等。

超声诊断要点

开放性椎骨缺损、软组织异常及相应头部改变。

- 某段脊柱两行强回声的间距变宽，或形成角度呈"V"或"W"形。
- 纵切、横切及冠状切均见椎骨缺损。可见脊柱异常弯曲，失去正常生理弧度。
- 横切骨化中心三角形由关闭型变成开放型，两椎弓分开，呈"U"形或"V"形。
- 若完全缺损，皮肤延续性中断，缺损处见囊性包块，表面由薄膜覆盖。
- 脑部特征："香蕉小脑征"、颅后窝池消失、"柠檬头征"、脑室扩大等。
- 合并畸形：足内翻、肾畸形、染色体畸形。
- 常合并羊水过多。

鉴别诊断

● 脊髓囊性膨出：常位于腰骶椎，囊壁厚（膨出物→皮肤、皮下组织、蛛网膜囊及脊髓），无脊柱裂相应头部改变，母血或羊水中 AFP 均正常。

● 骶尾部畸胎瘤：根部在会阴，向臀部下方生长而非背部。多为混合性实质性团块，脊椎骨显示正常。

相关链接

● 胚胎约 18d 神经板形成，约 21d 中间出现凹陷称神经沟。27～28d 神经沟完全关闭，形成一条中空的管道，上端膨大，后形成脑。 若某些因素影响神经管闭合，神经组织即暴露于体表。

● 母血 AFP、羊水 AFP 升高。

● 神经管缺陷超声表现

①"柠檬头"征。

②"香蕉小脑"征。

③脑室扩大。

④双顶径小。

●"香蕉小脑"征：小脑变小，弯曲呈"香蕉状"。小脑发育不良甚至小脑缺如。原因：脊柱裂胎儿颅后窝内结构经枕骨大孔不同程度地疝入颈椎管内所致。

●"柠檬头"征：横切胎头可见前额隆起，双侧颞骨塌陷，形似柠檬。常见于妊娠 24 周前。

● 原因：脊柱裂胎儿脑内结构移位，颅内压下降，双侧颞骨向内塌陷。孕周增加，颅骨及脑组织发育或脑室扩张，颅内压升高，支撑颅骨，"柠檬头"消失。

● 早期诊断的脊柱裂往往伴"柠檬头"征，甚至先见到"柠檬头"，以后才发现脊柱裂。

● Arnold G Chiari Ⅱ型异常：横切胎头时，无论哪个平面，声像图都能显示双侧额部向内凹陷、双侧颞骨略显平行的"柠檬头"。

● 影响检出的因素

①脊柱裂累及较少椎体，或皮肤及软组织缺损不明显。

②羊水较少或过少，病变处贴附于子宫壁或胎盘，缺乏羊水衬托。

③臀位，胎儿骶尾部入骨盆，或枕后位脊柱在深部，受胎儿躯体遮挡。

④母体腹壁过厚或水肿，胎龄较大，声穿透力衰减。

● 病变平面低，病变内仅含脑脊液无神经组织，预后好。

● 严重患者应终止妊娠。

4　腹裂

定义

- 脐旁腹壁全层缺损，伴腹腔内脏突出，表面无腹膜覆盖。

超声诊断要点

- 脐带附着处一侧腹壁前可见不规则组织包块（通常为胃肠组织），表面无膜状物覆盖，漂浮于羊水中。
- 腹壁皮肤强回声中断，直径 2～3cm，多位于脱出内容物的左前壁。
- 脐带与缺损不相连，脐带腹壁入口位置正常。
- 胎儿腹围小于正常孕周。
- 羊水过多。
- CDFI 可鉴别脱出的肠管和脐带。

相关链接

- 影响检出的因素

①胎儿肢体屈曲环抱，腹壁的连续性显示不清楚。

②胎背朝上，腹壁朝下，胎儿前胸、腹壁显示不清楚。

③母体肥胖，超声衰减严重，超声界面不清楚，影响分辨力。

④羊水少，超声界面不清楚，难以分辨。

⑤如胎儿单纯的腹壁缺损，腹腔内、外压差不大，肠管可不翻出，超声检查困难。

- 常合并畸形

①先天性心脏病：心内膜垫缺损、法洛四联症。

②侧襞发育缺陷：脐膨出、腹裂。

③尾襞发育缺陷：脐膨出、膀胱外翻、小肠膀胱裂、肛门直肠闭锁。

- 如头襞、尾襞同时发育缺陷→广泛的胸腹联合裂畸形，为严重致死性畸形。表现为脐旁腹壁及部分胸壁全层缺损，伴心脏及腹腔内脏脱出体腔。
- 外翻的脏器主要有肠管、心脏，缺损大时可见到胃、胆囊、膀胱翻出体腔外。
- Centrel 五联征：极罕见，腹壁发育缺陷所致。包括脐膨出、心脏异位、下部胸骨、前膈及心包缺陷五个畸形。其特征性标志是脐膨出、心脏异位同时存在。

5. 致死性骨发育异常

分类

- 发育不全性侏儒（致死性侏儒）：是致死性骨骼畸形，长骨尤其是股骨和肱骨极短、弯曲，胸腔狭小，头颅相对较大。

● 软骨发育不全：是致死性软骨营养障碍，以肢体长骨短小及肌化不良为特征。分两型。

● 成骨发育不全：又称脆骨病（或脆骨-蓝巩膜-耳聋综合征）。分四型：仅 B 型超声可做出诊断，属致死性成骨发育不全。

超声诊断要点

发育不全性侏儒

● 长骨尤其是股骨和肱骨极短、弯曲，股骨干骺端粗大呈"电话听筒"状。

● 胸腔狭小，心胸比常＞60%。

● 头颅大，前额向前突出。

● 腹部明显膨隆。

● 皮肤增厚、水肿、浆膜腔积液，胎儿宫内运动及姿势异常，可伴发脑室扩大、胼胝体发育不全、先天性心脏病、肾积水等。

软骨发育不全

● Ⅰ型：双顶径、头围增大，肢体、躯干短小，窄胸，腹部膨隆，椎骨无骨化中心显示，肋骨细小伴多处骨折。

● Ⅱ型：较Ⅰ型骨骼异常表现轻，肋骨相对粗，无骨折，多伴其他畸形。

Ⅱ型成骨发育不全

● 四肢显著短小，股骨明显，骨干弯曲成角，多处骨折。

● 胸腔狭窄，肋骨短而弯曲，胸腔可因多处骨折而变形。

● 胎头颅骨薄，回声较脑中线回声低，探头加压，可见颅骨变形。

● 可伴羊水过多及心、肾畸形。

相关链接

● 致死性骨发育异常在任何孕周做出诊断均应终止妊娠。

● 影响检出的因素

①孕早期难以确认，孕、中晚期或孕晚期未做超声筛查。

②计算孕周不准确，未发现肢体长骨发育迟缓。

③孕妇腹壁水肿或过厚，声衰减严重，超声显像不清，难以测量辨认。

④未及时进行复诊而影响检出

● 致死性侏儒死因与胸腔极度狭窄导致呼吸窘迫、心力衰竭和肺功能衰竭有关。

● 致死性侏儒晚期妊娠可因大头及脑积水而头盆不称，分娩时可行穿颅术。

● 软骨发育不全Ⅱ型较Ⅰ型多见，属染色体隐性或显性遗传，是软骨营养障碍。

软骨发育不全特点；严重短肢畸形、窄胸、头大，骨化差（由于软骨发育不全）。

Ⅰ型：为常染色体隐性遗传，骨盆小、肋骨细小，可有多处肋骨骨折。

Ⅱ型：为常染色体显性遗传，颅骨、椎骨骨化相对正常，肋骨较粗，无骨折。

- 成骨发育不全病因：胶原蛋白形成、分泌或功能紊乱。
- 成骨发育不全各型特点

Ⅰ型：出生后骨质脆弱、骨折，蓝巩膜。

Ⅱ型：蓝巩膜、进行性耳聋、牙齿改变、关节松弛、皮肤异常。

Ⅲ型：出生后多次骨折，骨骼畸形进行性加重，巩膜和听力正常。

Ⅳ型：巩膜和听力正常。

- 成骨不全Ⅰ型、Ⅲ型、Ⅳ型为非致死性，可见短肢及骨折，超声特征性表现出现较晚，不易诊断；Ⅱ型为致死性。

6. 脑积水

定义

- 各种原因引起脑脊液循环受阻，积聚于脑室内，导致脑室明显扩张。

病因

- 脑脊液回流受阻。
- 神经管缺陷：如 Dandy-Walker 综合征、全前脑、胼胝体缺失。
- 多发畸形综合征：如染色体三体综合征。

超声诊断要点

- 轻度脑室扩张：一侧或双侧侧脑室后角的宽度 1.0～1.5cm。
- 脑积水：脑中线偏移，侧脑室后角宽度＞1.5cm。严重者可见第三脑室扩张。
- 侧脑室外侧至中线距离/脑中线至颅骨板间的距离之比（脑室率）＞1/3提示脑积水。

相关链接

- "脑室扩张"包括脑积水、轻微脑室扩张。
- 凡脑室大于正常值，不论程度如何均可用"脑室扩张"描述。
- 脑积水＝侧脑室扩张＋至少以下一种情况

①第三脑室或第四脑室扩张。

②脑中线连续性中断。

③颅后窝扩大。

④胎头增大。

- 正常脑脊液循环路径

$$侧脑室的脉络膜产生 \xrightarrow{室间孔} 第三脑室 \xrightarrow{中脑导水管} 第四脑室$$

$$\xrightarrow{正中孔和外侧孔} 颅后窝池和蛛网膜下腔 \xrightarrow{蛛网膜粒} 回流至上矢状窦。$$

- 脑积水助记口诀

积水脑室一定宽，

常伴脊裂足内翻，

巴山蜀水心不安。

（巴→18-三体综合征；山→13-三体综合征）

- 中脑导水管狭窄为脑积水最常见的原因，造成梗阻性脑积水。

- 脑室外脑脊液循环受阻引起脑室系统及蛛网膜下腔扩张，为交通性脑积水。部分交通性脑积水患者仅表现为第三脑室和双侧脑室扩张，无蛛网膜下腔及第四脑室扩张。

- 妊娠20周后，脑室率>1/3 或任何孕周侧脑室后角>1cm，均应密切随访超声，观察有无进行性加重，以肯定或否定诊断。

- 妊娠20周前少数单纯侧脑室扩大，可能为暂时性失调，须定期监测，谨慎诊断。

- 观察脉络膜与脑室间关系有助于诊断该病，严重脑积水患儿脉络膜悬挂于扩张的脑室中。

- 预后：一部分死于宫内，一部分死于新生儿早期。 单纯轻度脑室扩张，染色体正常患者预后较好。

- 严重脑积水应建议终止妊娠。

附：胎儿中枢神经系统畸形诊断思路

①颅骨完整吗?

a．无脑儿。

b．脑膨出。

②头颅形态正常吗?

a．脊柱裂。

b．脑膨出。

③透明隔存在吗?

a．透明隔发育不良。

b．全前脑。

c．视隔发育不良。

d. 脑裂畸形。

④脑室扩张吗？

a. 脉络丛漂移。

b. 其余脑室扩张。

c. 脊柱裂。

d. 足内翻。

⑤脉络丛内有囊肿吗？有无其他畸形？

⑥脑中线存在吗？

a. 存在→水脑症。

b. 不存在→全前脑。

⑦小脑形态正常吗？

a. "香蕉征"→脑膨出、开放性脊柱裂。

b. 蚓部缺失→Dandy-Walker 综合征。

⑧小脑延髓池大小正常吗？

a. ＜2mm→开放性脊柱裂。

b. ＞10mm 颅后窝囊肿、Dandy-Walker 综合征。

⑨颅内有囊性或实性占位吗？

a. 无血流→蛛网膜囊肿。

b. 有血流→Galen 静脉瘤。

⑩NT、NF 正常吗？

a. NT→妊娠 11～14 周纵切≥3mm 为异常。

b. NF→妊娠 15～20 周横切≥6mm 为异常。

⑪胎儿颜面部正常吗？

a. 嘴唇。

b. 腭。

c. 眼距。

d. 鼻骨。

⑫胎儿脊柱正常吗？

a. 先看颅后窝。

b. 再行横切、纵切、冠状切。

⑬丘脑、大脑形态正常吗？

a. 丘脑融合→前脑无裂畸形。

b. 大脑半球不能分开→前脑无裂畸形。

c. 大脑内有无实质性占位。

7. 全前脑（前脑无裂畸形）

定义

● 前脑未完全分开成左右两叶，致一系列脑畸形与由此引起的面部畸形。

病理

● 胚胎初期，前脑分终脑和间脑，终脑是左、右大脑半球的原始基，终脑和间脑的分离障碍或大脑半球的左右分离障碍均可致全前脑，同时合并面部畸形。

分型（图3-28）

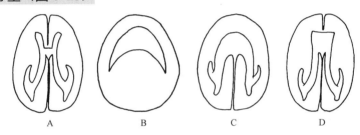

图 3-28 全前脑分类

A. 正常；B. 无叶全前脑；C. 半叶全前脑；D. 叶状全前脑

● 无叶全前脑：致死性，前脑完全未分裂。

● 半叶全前脑：致死性，前脑后侧部分分裂。

● 叶状全前脑：智力低下，大脑半球间裂隙在前后方都形成良好，但有部分结构整合。

超声诊断要点

主要依靠观察脑室分裂状况。

● 无叶：头围小，呈圆形，横切面上见新月形单个扩张的原始脑室，无大脑镰，无透明隔，无第三脑室，无胼胝体，双侧丘脑融合，大脑皮质组织变薄。

● 半叶：单个脑室腔在颅前方，但后角可形成，无大脑镰，无透明隔，无第三脑室，无胼胝体，丘脑部分融合。

● 叶状：声像图无特异性，诊断困难。

合并面部异常

①眶间距过窄（眼内侧-内侧距离＜ 眼外侧-外侧距离的1/3），独眼。

②鼻异常包括塌鼻、无鼻、单鼻孔或喙鼻（为一软组织突起，位于独眼

或眶间距极窄的眼眶上方）。

③中央性唇裂或腭裂。

鉴别诊断

● 严重脑积水：脑中线漂浮，丘脑因第三脑室扩张而被分开，无特殊面部异常。

● 水脑畸形：不能显示大脑皮质组织回声，面部无异常。

● 胼胝体缺失：侧脑室后角扩张，第三脑室扩张并上移，侧脑室前角狭窄并向两侧分开。

相关链接

● 妊娠 10 周后可诊断（因妊娠 9 周末前脑分裂成两个大脑半球）。

● 合并畸形：心血管畸形、脐膨出、肾发育不良、多指（趾）、胎儿水肿等。

● 预后：无叶全前脑、半叶全前脑预后极差，胎儿产后即死亡或 1 年内死亡；极少数半叶全前脑活过婴儿期，均为白痴；叶状全前脑可能会长期生存，但会有不同程度的智力低下。

● 胼胝体连接左、右大脑半球，联系并沟通左、右大脑半球的信息交换。

8. 水脑

定义

● 双大脑半球缺失，仅存脑干和小脑，颅腔内充满了脑脊液。

病因

● 颈内动脉分支广泛闭塞。

● 长期严重脑积水。

● 严重颅内感染。

● 胚胎期发育缺陷。

病理

● 颈内动脉分支广泛闭塞→大脑半球缺血、坏死→水脑。

● 颅内感染→坏死性脉管炎和脑组织坏死→水脑。

● 1%脑积水患儿最终会演变成水脑。

超声诊断要点

● 颅腔内大范围液性暗区，几乎呈囊性胎头，大脑半球、大脑镰及大脑皮质不显示。

● 脑干组织低回声结构，似小岛样突向囊腔内。

鉴别诊断

● 无叶全前脑：可发现丘脑融合，颅底部有少量皮质组织，合并面部畸形。

- 严重脑积水：脑中线漂浮于脑脊液回声中，丘脑与脑干未突入脑脊液中。

相关链接

- 大部分水脑合并羊水过多。
- 预后极差，确诊后应终止妊娠。妊娠晚期伴巨头分娩时考虑行头颅穿刺。

9. Dandy–Walker 综合征

定义

- 小脑蚓部全部缺失或部分缺失，第四脑室与颅后窝扩张。

病因病理

- 小脑蚓部全部或部分缺失，部分缺失者以下蚓部缺失多见。
- 第四脑室囊性扩张，颅后窝囊肿，且通过蚓部缺失处与第四脑室相通。
- 伴窦汇部和小脑幕抬高。

超声诊断要点

- 完全性或部分性小脑蚓部缺失。
- 第四脑室扩张及颅后窝囊肿，且两者相互贯通，颅后窝＞10mm。
- 左、右小脑半球分开。
- 产前约有 20% 可见侧脑室扩张，产后脑积水进行性加重。
- 妊娠 16 周后小脑蚓部才发育完全，故 16 周后才可明确诊断。

鉴别诊断

- 颅后窝的蛛网膜囊肿：病灶多偏向一侧，蚓部正常。

相关链接

- Dandy-Walker 综合征

①Dandy-Walker 畸形：小脑蚓部完全或部分发育不良，颅后窝池增宽。

②Dandy-Walker 变异：小脑蚓部下蚓部发育不良，伴或不伴颅后窝池增宽。

③小脑延髓池增宽：小脑蚓部和第四脑室正常。

- 妊娠 18 周前小脑蚓部尚未发育完全。确诊后建议终止妊娠。

有时产前并未见脑积水，但产后 1 个月常可出现脑积水并进行性加重。

- 合并畸形：胼胝体缺失、中脑导水管狭窄、小头畸形、脑膨出、非特异性脑回畸形、多囊肾、心脏室间隔缺损、面部畸形和多指（趾）等。
- 预后不良，确诊后应建议终止妊娠。

10.　脉络膜囊肿

病因病理

● 来源于脉络膜内神经上皮皱褶，囊肿内容物主要是脑脊液和一些细胞碎片。

超声诊断要点

● 单侧或双侧均质的脉络膜强回声内可见圆形或椭圆形的无回声。

● 多位于侧脑室后角处的脉络膜丛内，直径＜1cm。

相关链接

● 脉络膜位于侧脑室、第三脑室、第四脑室，产生脑脊液。

● 超声仅显示侧脑室的脉络膜。

● 脉络膜囊肿阻塞脑脊液循环可造成胎儿脑室扩张。

● 单纯的脉络膜囊肿，多不合并其他畸形，常在妊娠 28 周前消失，预后好，不需特殊处理；合并其他部位异常，应做染色体检查。

11.　唇裂与腭裂

病因病理

● 胚胎时期上颌突、鼻突融合障碍及外侧腭突、正中腭突融合障碍所致。

分类

● 病理上可分为单侧性、双侧性、中央性。

● 根据病变严重程度可分为

①单纯唇裂 { 完全性：从唇缘一直裂至前鼻孔底部，有时甚至牙槽也裂开。

不完全性：仅唇缘处留一小切迹。

②单纯腭裂 { 完全性：指左、右外侧腭突未在中线愈合，也未与前方的正中腭突愈合。

不完全性：前腭裂或后腭裂。

③唇裂合并腭裂。

超声诊断要点

● 唇裂：通常取冠状切面。上唇连续线中断。

● 腭裂：横切面，上唇及上牙槽的裂口，延伸至上腭。 单纯性腭裂尤其不完全性腭裂不易诊断。

相关链接

● 常见唇、腭裂的漏诊原因

①未常规检查胎儿鼻唇。

②胎儿太小。

③胎儿太大，胎位固定于正枕前位或正枕后位。

④合并其他严重畸形时。

⑤胎儿肢体的遮挡或子宫壁的压迫。

⑥羊水过少或胎儿颜面部前方无羊水衬托。

⑦因牙槽突声影的影响而不能直接显示单纯不完全腭裂。

⑧唇裂轻，仅为唇红裂。

● 误诊唇、腭裂的常见原因。

①无唇、腭裂诊断经验，尤其对初次诊断唇、腭裂者，应小心谨慎。

②切面不标准，如切面偏斜，可能将正常口裂误认为唇裂。

③正常胎儿上唇人中较深时误认为唇裂。

④胎盘垂直压于唇部时可误认为唇裂，可结合 CDFI 鉴别。

⑤胎儿上唇受挤压时，唇中部向前突出，横切面及冠状切面可出现类唇裂图像。

● 单纯唇腭裂，不合并其他部位异常，无染色体异常的，不须做产科特殊处理。

● 唇裂：80%不伴其他畸形，20%合并染色体畸形（主要为 13-三体综合征及 18-三体综合征）。

12. 脐膨出（脐疝）

定义

● 腹壁中线包括肌肉、筋膜和皮肤缺损，腹腔内容物突入脐带内，表面覆盖腹膜和羊膜。

超声诊断要点

● 胎儿脐根部向外突起的肿块，外覆包膜。

● 脐带附着于肿块顶端。

● 膨出物内为肠管及肝回声。

鉴别诊断

● 腹裂：表面无膜状物覆盖，脐根部正常。

相关链接

● 膨出物表面覆盖两层膜：内层为腹膜，外层为羊膜。

● 妊娠 12 周后，生理性中肠疝消失后才可诊断。

● 常合并其他畸形：心脏、肾、胃肠道、面部、神经管及肢体缺陷。

● 较小的脐膨出有时可漏诊，估计与肠蠕动时肠管回缩至腹腔有关。

● 腹壁缺损使胎儿 AFP 漏出至羊水中，母体 AFP 升高。

13. 体蒂异常

定义

- 体蒂形成失败而造成无脐部、无脐带、无胸腹壁。

病因病理

- 内脏位于腹腔外，重者胸腔脏器也裸露在外，表面覆盖片状羊膜。
- 内脏直接与胎盘相连，其间有脐血管，很短且仅存一条脐动脉。
- 羊膜绒毛膜未融合。

超声诊断要点

- 没有正常脐带回声。
- 内脏在腹腔之外。
- 早期可见胎儿上半身在羊膜腔之内，下半身在羊膜腔之外，多合并NT 增厚。
- 晚期胎儿腹侧与胎盘相贴，可见一条脐血管穿过内脏，多合并其他畸形。
- 脊柱侧弯为该病特征性改变。

鉴别诊断

- 羊膜束带综合征：常有多发畸形，但脐带正常。在畸形部位有时可见细条状羊膜束带。
- 腹裂：胎儿脐根部结构无异常，脐带切面和长度正常。一般不合并其他畸形。
- 巨大脐膨出表面覆盖膜破裂：肝、肠管等暴露在外，不与胎盘相贴，且脐带正常。染色体异常机会较高。
- 泄殖腔外翻：以下腹部缺损为主，缺损范围相对较小。

相关链接

- 母血 AFP 升高。
- 一般不伴染色体畸形。
- 体蒂异常为致死性畸形，确诊后应终止妊娠。

14. 十二指肠狭窄或闭锁

病因

- 胚胎发育过程中十二指肠腔化过程障碍。

超声诊断要点

- 胎儿腹部胃、十二指肠近段明显扩张，可见无回声的"双泡"结构，两者间有囊状结构相连。
- 肠回声减少或消失。

- 羊水过多。

相关链接

- 十二指肠梗阻时"双泡"征：其中一个泡位于中线右侧且合并羊水过多。
- 胃小弯角切迹明显时，胎腹冠状切面出现两个小圆形无回声，形成"双泡"征，"双泡"均位于中线左侧。
- 胃蠕动的收缩环将胃泡分隔成两部分，呈"双泡"征，均位于中线左侧，实时观察形态有变化。
- 反复检查（间隔约 30min），始终未发现胃泡且合并羊水过多时，考虑食管闭锁。
- 产前发现该病应仔细检查其他部位有无合并畸形，如骨骼系统畸形、其他消化系统畸形、心脏畸形、肾畸形等。
- 发现该病应做染色体检查。
- 单纯十二指肠狭窄或闭锁预后较好，伴其他畸形者预后不良。

15. 先天性马蹄内翻足

定义

- 脚掌从踝部起偏移中线，向内侧翻转，并固定于这个位置。

超声诊断要点

- 小腿纵切面上同时显示小腿和脚掌。

相关链接

- 妊娠 18～28 周超声显示较清晰。
- 可是单纯性，但多见于 18-三体综合征。
- 单纯足内翻畸形预后较好，可通过石膏固定治愈治疗或外科手术治疗。
- 足内翻畸形时产前胎儿染色体检查很必要。

16. 双胎输血综合征（TTTS）

定义

- 又称胎盘输血综合征、单卵单绒毛膜囊双胎，一胎儿血液通过胎盘动脉-静脉吻合血管输送给另一胎儿（由于双胎间存在明显的血流动力学差别），从而引起的一系列病理生理变化及临床症状。

病因病理

- 单绒毛膜囊双胎共同胎盘内有多种形式的血管吻合（动脉-动脉吻合、动脉-静脉吻合、静脉-静脉吻合）。
- 动脉-静脉吻合可能造成压力高的动脉血流流向压力低的静脉，出现双胎输血现象。

- 受血儿：循环血量↑→血压↑、心肌肥厚、心脏扩大→ 充血性心力衰竭。
- 供血儿：循环血量↓→血压↓、心脏小、发育迟缓。

超声诊断要点

- 子宫腔内可见单绒毛膜囊内双胎、1 个胎盘。
- 1 个或两个羊膜囊，大小有差异，大者羊水过多，小者羊水偏少。
- 两胎性别相同。
- 双胎儿生长有明显差异，供血儿小，受血儿大，胎儿预测体重差异≥25%。
- 后期供血儿由于少尿，膀胱不显示，羊水极少，胎动少甚至消失，贴附于子宫腔一极。
- 两胎儿脐动脉 S/D 值差异多＞0.4，甚至一胎舒张末期血流倒置。

相关链接

- 胎盘吻合血管是 TTTS 发生的病理基础，发生率 1%。
- 妊娠早期，可因血液分流不均，出现双胎子宫内停止发育。
- 发生在妊娠中、晚期，双胎生长出现差异，逐渐明显，供血儿小，受血儿大。
- 供血儿：贫血→脱水、出入量少→羊水过少。
- 受血儿：血量↑→心脏增大、血压↑、动脉壁肥厚→ 胶体渗透压↑→从母体吸收液体多→多尿→羊水过多。
- 双胎之一如有水肿合并胸腔积液、腹水，是心力衰竭表现。
- 一般供血儿因严重失血，低血压而先死亡，继之受血儿死亡。
- 受血儿死亡原因：供血儿死亡→脐动脉压降至极低值（低于受血儿静脉压）→动-静脉反流→受血儿大量失血→心脏不胜负荷→死亡。
- 如输血发生较迟，胎儿有存活机会，应考虑尽早分娩。
- 临床诊断

产后符合两项以上即可确诊。

①单卵双胎两胎儿出生体重相差≥20%。

②两新生儿血红蛋白相差≥5mg/L。

③羊膜隔薄，含两层羊膜或无羊膜隔，两胎共用一胎盘。

④胎盘病理检查有吻合支存在。

多胎妊娠相关知识复习

- 双卵双胎：两个卵子分别受精形成的双胎妊娠，称双卵双胎（图3-29A）。

● 单卵双胎：由一个受精卵分裂形成的双胎妊娠，称单卵双胎，分 3 种情况。

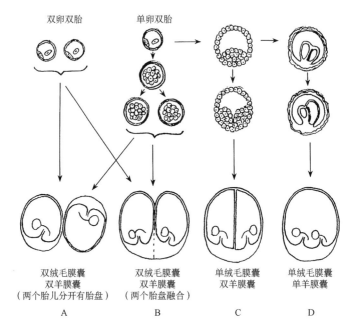

图 3-29 双胎形成

①双羊膜囊双绒毛膜单卵双胎：两个羊膜囊、双胎盘（图 3-29B）。

②双羊膜囊单绒毛膜单卵双胎：两个羊膜囊、单胎盘（图 3-29C）。

③单羊膜囊单绒毛膜双胎：单羊膜囊、单胎盘（图 3-29D）。

● 双胎之一消失：妊娠最初时双胎，其中一胎未能妊娠至足月。

● 联体双胎：受精卵在受精第 13 天后分裂，此时原始胚盘已形成，机体不能完全分裂成 2 个，形成不同形式的联体儿。

● 孕妇并发症

①妊娠期高血压疾病。

②妊娠期肝内胆汁淤积征。

③贫血。

④羊水过多。

⑤胎膜早破。

⑥宫缩乏力。

⑦胎盘早剥。

⑧产后出血。

⑨流产。

● 妊娠期高血压疾病诊断要点

①病史：高危因素＋头痛、视力改变、上腹不适等。

②血压升高（≥140/90mmHg）。

③尿蛋白（＋）。

④水肿。

● 妊娠期高血压基本病理生理改变：全身小血管痉挛，全身各系统脏器灌流减少，对母儿造成危害甚至死亡。

● 终止妊娠指征

①合并急性羊水过多，压迫症状明显，孕妇腹部过度膨胀，呼吸困难。

②胎儿畸形。

③母亲有严重并发症，如子痫，不允许继续妊娠。

④已到预产期尚未临产，胎盘功能减退者。

17. 胎儿宫内生长发育迟缓（IUGR，胎盘功能不良综合征，胎儿营养不良综合征）

定义

● 胎儿出生体重低于正常同孕龄胎儿体重的第 10 百分位数或低于 2 个标准差，或足月胎儿体重＜2500g。

病因

● 孕妇因素：母体自身营养状况、精神因素、饮酒、药物、遗传因素及伴有妊娠合并症等均可致 IUGR。

● 胎儿因素：胎儿本身发育缺陷、胎儿利用营养不良、胎儿宫内感染，胎儿畸形等。

● 胎盘因素：胎盘形成异常（如膜状胎盘、轮状胎盘）、功能性绒毛组织减少、胎盘绒毛成熟障碍、脐带异常等。

超声诊断要点

● BPD：妊娠 13～33 周测量 BPD，小于相应孕周正常值；妊娠 36 周前连续 2 次以上测量 BPD 每周增长速度均＜2mm。

● HC/AC：大多 HC＞AC。

● FL：妊娠 30 周前 FL 每周增长速度＜2mm；妊娠 36 周后 FL 每周增长速度＜1mm。

- FL/AC×100：正常值为 22±2，>24 考虑 IUGR。
- PW

胎儿脐动脉、降主动脉：S/D≥3.0，RI<0.8。

肾动脉：RI>0.90。

- 胎儿宫内窘迫的超声表现

①胎动、胎儿呼吸样运动及其他活动受限，胎儿耗氧量下降。

②胎儿循环系统血流重新分布，出现脑保护效应。

③胎儿心率加快，心律失常。

④脐动脉、脑动脉、肾动脉超声多普勒表现同 IUGR。

相关链接

- 超声检查对诊断 IUGR 和指导临床治疗有较大意义。 在判断时不能仅根据 1 次测量的结果，至少应动态观察 2～3 周再下结论。
- 胎儿脐动脉：妊娠 33 周后 IUGR 重的患者 S/D 比值≥3.0，脐动脉舒张期血流消失，甚至反向。

18. 非免疫性胎儿水肿

定义

- 胎儿体内水分过剩，通常积聚在组织、器官细胞外及浆膜腔。无抗红细胞抗体。

病理

- 浆膜腔积液，软组织水肿。

病因

- 胎儿贫血：常见于 α-珠蛋白生成障碍性贫血。
- 心脏原因：胎儿心律失常及胎儿心脏解剖结构异常。
- 胸腔病变：肺囊性腺瘤样病变、肺分离、膈疝、胸腔肿瘤。
- 宫内感染：某些病毒、细菌感染。
- 骨骼肌肉系统畸形：软骨发育不全，致死性侏儒症等。
- 染色体畸形：特纳综合征较严重。
- IUGR：心力衰竭致胎儿水肿。
- 其他：双胎输血综合征中的受血儿、胎盘绒毛膜血管瘤等。

超声诊断要点

- 早期颈项透明层增厚。皮肤增厚，常≥0.5cm。
- 胸腔、心包腔及腹腔内出现液体回声，重者颈部出现水囊瘤，为多房性包块。
- 腹水早期仅可见肠管强回声，后可见腹水。

- 羊水过多。
- 胎盘增厚。
- 除以上表现外，还可见胎儿畸形等的相应改变。

相关链接

- 超声发现胎儿水肿，应尽量寻找原因，并选择相应的实验室检查，包括染色体核型分析等。
- 免疫性胎儿水肿：常由母婴血型不合所致。
- 暂时性特发性水肿为不明原因的胎儿水肿，在子宫内可自然消失。
- α-珠蛋白生成障碍性贫血是由于 α-珠蛋白缺失或缺陷，使 α-珠蛋白链合成受抑制而引起的溶血性贫血。
- α-珠蛋白生成障碍性贫血纯合子：根据遗传情况，α-珠蛋白基因的缺失数目可为 1～4 个，如 4 个完全缺失则称 α-珠蛋白生成障碍性贫血纯合子。
- α-珠蛋白生成障碍性贫血纯合子是致死性胎儿异常，死亡原因为组织缺氧。
- 轻度宫内感染新生儿可正常生存，严重感染（如颅内感染）预后则较差。

19. 常见的几种染色体病

21-三体综合征（唐氏综合征）

- 第 21 号染色体多了一条，为先天愚型，是最常见的染色体异常。
- 超声观察指标

①中枢神经系统：轻度脑室扩张、脉络丛囊肿。

②心脏畸形：房室通道、室间隔缺损、房间隔缺损、法洛四联症、主动脉缩窄。

③消化系统：十二指肠狭窄或闭锁，食管闭锁，肠管回声增强。

④腹壁：脐膨出。

⑤泌尿系统：肾盂扩张。

⑥骨骼系统：长骨短，马蹄内翻足，小指指骨缺失、弯曲。

⑦水肿：颈项透明层增厚，颈部水囊瘤，胸腔积液。

18-三体综合征（Edward 综合征）

- 第 18 号染色体多了 1 条，绝大部分有多发解剖结构异常。
- 超声观察指标

①面部：唇腭裂，下颌骨短小，眼眶间距窄。

②中枢神经系统：头形异常（"柠檬头"），可出现脉络膜丛囊肿、全前脑、脊柱裂脊膜膨出。

③心脏：室间隔缺损、房间隔缺损、右心室双流出道、左心发育不良。

④胸腔：膈疝。

⑤消化系统：十二指肠狭窄或闭锁，食管闭锁，肠管回声增强。

⑥腹壁：脐膨出。

⑦泌尿系统：肾畸形。

⑧骨骼系统：尺、桡骨缺失，手畸形，马蹄内翻足。

⑨水肿：颈项透明层增厚，颈部水囊瘤，全身水肿。

⑩其他：单脐动脉，宫内发育迟缓。

13-三体综合征（Patau 综合征）

● 第 13 号染色体多了 1 条。

● 超声观察指标：与 18-三体综合征相似，多指（趾）发生率高。

Turner 综合征

● 缺失 1 条性染色体，又称先天性卵巢发育不全综合征。

● 超声观察指标

①颈部水囊瘤为主要的特征性表现。

②胎儿水肿：妊娠 9～13 周超声可见特征性的"太空衣水肿"征。

③羊水过少或无羊水。

④脉络膜囊肿。

⑤心脏缺损。

⑥马蹄肾。

⑦脐膨出。

三倍体

● 指所有染色体都多了 1 条，为 69，XXX 或 69，XXY 和 69，XYY，是引起妊娠早期流产的重要原因。

● 超声观察指标

①IUGR 常见。

②其他异常包括 Dandy-Walker 综合征、"三角"头、心脏缺损、泌尿道畸形、消化道畸形、脐膨出、单脐动脉、部分性葡萄胎。

（注：有学者认为预测染色体异常的最佳组合是 NT 增厚、肾盂扩张、短肢骨，三者同时出现敏感度达 87%，>2 个指标异常，预测 21-三体综合征敏感度达 68%、特异度达 98%）

胎儿染色体异常的超声标记

● NT。

● 股骨长度/胎头双顶径。

● 肾盂扩张。

- 心内灶性强回声。
- 肠管回声增强。
- 脉络膜囊肿。
- 轻度脑室扩张。
- 其他：骨盆角过宽、IUGR、单脐动脉等脐带异常、胎盘异常、羊水异常。

20. 胎儿畸形检测指标

生化指标

- 血清妊娠相关蛋白（PAPP-A）。
- AFP。
- 绒毛膜促性腺激素（HCG）。
- 游离雌激素（E_3）。

染色体实验室指标

- 21-三体综合征（唐氏综合征）：血 HCG 升高，血 PAPP-A、AFP、E_3 下降。
- 18-三体综合征（Edward 综合征）：血 AFP、HCG、E_3 下降。
- 13-三体综合征（Patau 综合征）：血 HCG、PAPP-A 可能下降，AFP 可能升高。
- 特纳综合征：染色体核型 45，XO，PAPP-A 可能下降。

（任路平　闫敏芳　刘　舲　牛怡芳）

第 **4** 章　心脏疾病

常用缩略语

AAO	升主动脉	LAP	左心房压
ACS	急性冠状动脉综合征	LA	左心房
AMI	急性心肌梗死	LVEDd	左心室舒张末内径
AO	主动脉	LVEDVI	左心室舒张末容积指数
AR	主动脉瓣反流	LVEF	左心室射血分数
ASD	房间隔缺损	LVPW	左心室后壁
AS	主动脉瓣狭窄	LVSP	左心室收缩压
AVF	主动脉血流量	LV	左心室
AV	主动脉瓣	LVOT	左心室流出道
CAG	冠状动脉造影	MI	心肌梗死
CHD	冠心病	MPA	主肺动脉
CI	心脏指数	MR	二尖瓣反流
COPD	慢性阻塞性肺疾病	MS	二尖瓣狭窄
CO	心排血量	MVA	二尖瓣瓣口面积
Cr	肌酐	MV	二尖瓣
DBP	肱动脉舒张压	PADP	肺动脉舒张压
ECD	心内膜垫缺损	PAMP	肺动脉平均压
EDV	舒张末期容积	PASP	肺动脉收缩压
EF	射血分数	PA	肺动脉
EPSS	M 型超声心动图二尖瓣曲线上 E 峰与室间隔距离	PDA	动脉导管未闭
ESV	收缩末期容积	PE	肺栓塞
FS	左心室短轴缩短率	PHT	压力半降时间
IAS	房间隔	PH	肺动脉高压
IVC	下腔静脉	PR	肺动脉瓣反流
PTE	肺血栓栓塞	PS	肺动脉狭窄

PV	肺静脉	SVC	上腔静脉
PCWP	肺毛细血管楔压	SV	每搏输出量
RAP	右心房压	TDI	多普勒组织成像
RA	右心房	TEE	经食管超声心动图
RPA	右心肺动脉	TGA	大动脉转位
RVAW	右心室前壁	TR	三尖瓣反流
RVOT	右心室流出道	TTE	经胸超声心动图
RVSP	右心室收缩压	TV	三尖瓣
RV	右心室	UCG	超声心动图
RWMA	节段性室壁运动异常	VSD	室间隔缺损
SBP	肱动脉收缩压	V_S	收缩期最高分流速度
IVS	室间隔	V_{TR}	三尖瓣反流速度

第一节　冠状动脉粥样硬化性心脏病

一、概　　述

定义

● 指冠状动脉粥样硬化使血管腔狭窄或阻塞，和（或）因冠状动脉功能性改变（痉挛）导致心肌缺血、缺氧或坏死而引起的心脏病，统称冠状动脉性心脏病（或缺血性心脏病），而前者则称为冠状动脉粥样硬化性心脏病，简称冠心病（CHD）。

分型

1979 年 WHO 分型

- 无症状性心肌缺血（隐匿性冠心病）。
- 心绞痛。
- 心肌梗死。
- 缺血性心力衰竭（缺血性心肌病）。
- 猝死。

近年来多应用以下分型（陈灏珠等.内科学.第 8 版）

- 急性冠脉综合征（ACS）

①不稳定型心绞痛。

②非 ST 段抬高性心肌梗死。

③ST 段抬高性心肌梗死。

④猝死。

- 慢性冠状动脉病

①稳定型心绞痛。

②隐匿性冠心病。

③缺血性心肌病。

超声心动图（UCG）在诊断 CHD 中的价值

- UCG 在诊断 CHD 中的作用（图 4-1）。
- 不是 CHD 的确诊技术，是辅助诊断方法（除血管内超声成像以外）。

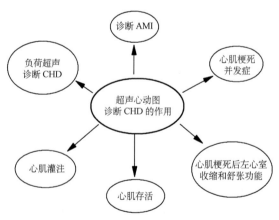

图 4-1　UCG 诊断 CHD 中的作用

相关链接

● 经胸 UCG 由于个人经验及仪器的差异，冠状动脉显示率差异较大，重复性差。未见异常，不能否定远端病变，从而限制了临床应用价值。

● 经胸 UCG 冠状动脉显示率

左主干、前降支→50%～90%。

左回旋支→30%。

右冠状动脉→40%，且只能显示近端。

● 诊断 CHD 影像手段价值大小依次为 X 线冠状动脉造影（CAG，金标准）＞多排螺旋 CT＞磁共振（MRI）冠状动脉三维成像＞核医学心肌显像＞UCG。

● 冠状动脉造影狭窄程度分四级

Ⅰ：管腔狭窄＜25%。

Ⅱ：管腔狭窄 26%～50%。

Ⅲ：管腔狭窄 51%～75%。

Ⅳ：管腔狭窄 76%～100%。

● 冠状动脉狭窄对心肌供血的影响

①狭窄＜50%时不产生明显血供减少。

②50%～75%时供血减少，但一般不导致心肌缺血。

③＞75%时供血明显减少，心肌需氧量增加时产生心肌缺血。

④＞90%时，休息状态即可产生心肌缺血。

UCG 评价 CHD 的切入点

通过观察节段性室壁运动异常，判断梗死心肌和（或）缺血心肌及由此带来的继发性改变（心肌梗死并发症、心功能变化）。

主要应用于评估

● 心肌梗死。

● 心肌梗死并发症。

● 心肌缺血。

● 左心功能。

● 急性心肌梗死（AMI）血运重建术后评价（溶栓、冠状动脉支架置入术、冠状动脉旁路移植术后）。

二、心 肌 梗 死

超声诊断要点

● 室壁节段性运动异常

①受累段室壁变薄→运动弱→无运动→反向。

②室壁增厚率低→消失。

- 未受累段室壁运动代偿性增强。
- 心腔扩大。
- 心功能异常（见左心功能节）。

附：右心室心肌梗死超声特征

①右心室扩大（>25mm），右心室容量负荷增大。

②右心室/左心室内径比值>0.6。

③右心室舒张末期内径/体表面积≥18mm/m² 。

④右心室节段性室壁运动异常。

相关链接

- 左心室节段划分的目的：心肌缺血或梗死的定位及受累范围的判断，即根据受累部位推断病变冠状动脉。
- 左心室 16 节段及与冠状动脉对应关系（图4-2）

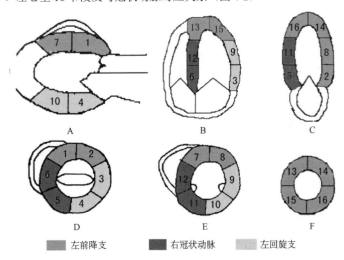

图4-2　左心室 16 节段及与冠状动脉对应关系

A. 胸骨旁左心室长轴；B. 心尖四腔；C. 心尖二腔；D. 左心室二尖瓣水平短轴；E. 左心室乳头肌水平短轴；F. 左心室心尖水平短轴

1.基底部前间隔；2.基底部前壁；3.基底部侧壁；4.基底部后壁；5.基底部下壁；6.基底部后间隔；7.中部前间隔；8.中部前壁；9.中部侧壁；10.中部后壁；11.中部下壁；12.中部后间隔；13.心尖部间隔壁；14.心尖部前壁；15.心尖部下壁；16.心尖部侧壁

（注：美国心脏病学会先后推荐 3 种分法，即 20 节段、16 节段、17 节段，近期建议统一采用 17 节段心肌分段方法，国内多采用 16 节段。）

附：16 节段划分法中各室壁节段与冠状动脉供血关系（表 4-1）

表 4-1　16 节段与冠状动脉供血关系

冠状动脉血管	供血节段
左前降支（LAD）	1，2，7，8，13，14，15，16 段
右冠状动脉（RCA）	5，6，11，12 段
左回旋支（LC$_X$）	3，4，9，10 段

● 美国超声学会建议，在进行节段划分时首先把左心室沿其长轴自心底到心尖分为 3 段。

①基底段：房室沟→乳头肌尖端。

②中间段：乳头肌所在节段。

③心尖段：乳头肌基底→心尖。

● 右心室分段：剑下两腔图、四腔图分为近段、中段及心尖段及剑下乳头肌短轴切面分为游离壁及下壁（膈面，图 4-3）。

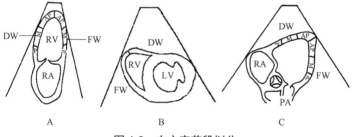

图 4-3　右心室节段划分

FW. 游离壁；DW. 隔壁（下壁）；AP. 心尖段；M. 中段；P. 近段；RV. 右心室；RA. 右心房；PA. 肺动脉

● 左心室重塑：指 AMI 后所产生的左心室大小、形状和组织结构的变化过程，亦即梗死区室壁心肌的变薄、拉长，产生“膨出”（即梗死扩展）和非梗死区室壁心肌的反应性肥厚、伸长，导致左心室进行性扩张和变形伴心功能降低的过程。

● 透壁性心肌梗死：也称 ST 段抬高型心肌梗死或 Q 波形心肌梗死（QWMI），心肌梗死累及室壁全层。反之称非透壁性心肌梗死。

● 心内膜下心肌梗死：当冠状动脉短暂闭塞或自行再通形成小范围梗死，仅累及心内膜下或心室壁内未达心外膜，伴 ST 段压低或 T 波变化，心肌坏死标记物增高者过去称为心内膜下心肌梗死，现已归入非 ST 段抬高性心肌梗死（NSTEMI）。

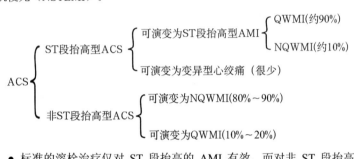

● 标准的溶栓治疗仅对 ST 段抬高的 AMI 有效，而对非 ST 段抬高的 AMI 无效。原因：两者发病机制不同。后者常高龄发病，多数合并多种疾病，且冠状动脉病变弥漫，形态复杂，血管的正性重构比例较小。

● 梗死扩展：约 1/4AMI 患者在 3d 后出现梗死扩展，表现为梗死区膨胀性向外扩张，该区室壁变薄，无运动，是造成死亡的重要因素之一。

● 心肌梗死扩展指数：梗死区室壁运动失调节段心内膜长度与非梗死区心内膜长度的比值。

● 室壁心肌厚度减薄率：梗死区运动失调，节段室壁厚度与正常室壁厚度的比值，正常＞0.8。

● 节段性室壁运动异常（RWMA）在冠状动脉闭塞后 30min 内即出现，早于胸痛、ECG 及心肌酶谱改变。

● 静息状态下冠状动脉血流减少≥50%，心肌缺血穿透心肌厚度 20%～30%时，超声可观察到 RWMA。

● 静息状态下 UCG 检查 RWMA 的敏感性。

①ST 段抬高型 MI：90%～100%。

②非 ST 段抬高型 MI：75%～85%。

● 左回旋支和右冠状动脉供血区间有重叠现象，不能根据 RW-MA 准确推测受累血管。

● 末端血管支配心肌组织区域发生节段性运动失调者,常为多支血管病变。

● 心肌坏死厚度≤室壁厚度的 2/3 时，不出现 RWMA。

● 非 ST 段抬高性 MI 不一定发生 RWMA。

● 超声 RWMA 所示梗死范围较实际范围大。

- 梗死发生 6h 后组织学改变不可逆转。
- AMI 患者约 1/4 在发生 AMI3d 后出现梗死扩展，表现为梗死区膨胀性向外扩张，该区室壁变薄，无运动，这也是造成死亡的重要因素。
- 陈旧性心肌梗死（OMI）：AMI 后 4 周称 OMI，此时大部分患者坏死心肌处已形成瘢痕，超声显示瘢痕区回声增强和室壁变薄（＜7mm）或较周围正常区薄 30%，收缩期无增厚，室壁无运动或矛盾运动。
- 右心室心肌梗死

①右心室心肌梗死尸检发病率为 13.8%～43.0%，临床诊断为 7.7%～23.0%。

②右心室心肌梗死几乎都合并下壁心肌梗死，有报道，下壁心肌梗死约 25%合并右心室心肌梗死。

③右心室主要由右冠状动脉供血，右心室前壁由右冠状动脉右心室支，侧壁由锐缘支，后壁由后降支供血。

临床特征：低血压或心源性休克，伴体循环淤血而肺野清晰。

- 急性心力衰竭严重程度的 Killip 分级

Ⅰ级：尚无明显心力衰竭。

Ⅱ级：有左侧心力衰竭，肺部啰音＜50%肺野；

Ⅲ级：有急性肺水肿，全肺大、小水泡音及干、湿啰音。

Ⅳ级：有心源性休克等不同程度或阶段的血流动力学变化。

- 心绞痛严重度分级：加拿大心血管病学会（CCS）分为 4 级。

Ⅰ级：一般体力活动（如步行和登楼）不受限，仅在强、快或持续用力时发生心绞痛。

Ⅱ级：一般体力活动轻度受限。快步、饭后、寒冷或刮风时、精神应激或醒后数小时内发作心绞痛。一般情况下平地步行 200m 以上，或登楼一层以上受限。

Ⅲ级：一般体力活动明显受限，一般情况下平地步行 200m 或登楼一层引起心绞痛。

Ⅳ级：轻微活动或休息即可发生心绞痛。

- AMI 实验室检查：AMI 后由于心肌细胞坏死、细胞内的大分子物质如心肌酶和结构蛋白（即心肌损伤标志物）释放入血，其浓度在血中有一异常升高和恢复的过程，是确诊 AMI 的重要依据。
- 常用的心肌损伤标记物（表 4-2）

①肌酸磷酸激酶（CPK）及其同工酶（CK-MB）。

②肌钙蛋白 T 或 I（cTnT 或 cTnI）。

③肌红蛋白（Mb）。

④乳酸脱氢酶（LDH）。

表 4-2　血心肌坏死标记物随时间变化情况

血心肌坏死标记物	升高时间	高峰时间	恢复时间
Mb	2h 内	12h 内	24～48h
cTnI	3～4h	11～24h	7～10d
cTnT	3～4h	24～48h	10～14d
CK-MB	4h 内	16～24h	3～4d
CK	6～10h	12h 内	3～4d
AST	6～10h	24h 内	3～6d
LDH	6～10h	2～3d	3～4 周

Mb. 肌红蛋白；cTnI. 肌钙蛋白 I；cTnT. 肌钙蛋白 T；CK-MB. 肌酸激酶同工酶；CK. 肌酸激酶；AST. 天冬酸氨基转氨酶；LDH. 乳酸脱氢酶

● 肌红蛋白在 AMI 后出现最早，也十分敏感，但特异性不强。

● cTnI 和 cTnT 出现稍迟，而特异性很高。

● CK-MB 虽不如 cTnI 和 cTnT 敏感，但对早期（4h 内）AMI 诊断有较重要价值。

● 不同部位心肌梗死 ECG 特征（表 4-3）。

● CAG 仅能观察心外膜直径＞100μm 的血管，不能反映心肌灌注的血流信息及微血管病变。

● CHD 治疗时冠状动脉支架置入术与冠状动脉旁路移植术选择基本原则。

①能介入治疗者尽量介入治疗，以降低风险，并为日后行旁路移植术留有足够的自身桥血管。

②单、双支冠状动脉病变，年龄轻者，首选介入治疗。

③单、双支冠状动脉病变反复发生再狭窄，主张行冠状动脉旁路移植术。

④严重左主干病变、年龄较大，尤其合并严重双支、三支血管病变，心功能较差，首选冠状动脉旁路移植术。

⑤三支血管病变是介入性治疗和冠状动脉旁路移植术的双适应证。年龄长、病变弥漫甚至完全闭塞、心功能中度下降、室壁瘤、糖尿病等宜行旁路移植术；年轻患者，病变局限宜行介入性治疗。

表 4-3 心肌梗死的 ECG 定位

导联	前间隔	局限前壁	前侧壁	广泛前壁	下壁①	下间壁	下侧壁	高侧壁②	正后壁③
V_1	+			+		+			
V_2	+			+		+			
V_3	+	+		+		+			
V_4		+		+					
V_5		+	+	+			+		
V_6			+				+		
V_7			+				+		+
V_8									+
aVR									
aVL		±	+	±	−	−	−	+	
aVF		···	···	···	+	+	+	−	
I		±	+	±	−	−	−	+	
II		···	···	···	+	+	+		
III		···	···	···	+	+	+	−	

注：①即膈面。右心室 MI 不易从 ECG 得到诊断，但 CR$_{4R}$（负极置于右上肢前臂，正极置 V_4 部位）或 V_{4R} 导联的 ST 段抬高，可作为下壁 MI 扩展到右心室的参考指标。②在 V_5、V_6、V_7 导联高 1～2 肋处可能有改变。③在 V_1、V_2、V_3 导联 R 波增高。同理，在前侧壁梗死时，V_1、V_2 导联 R 波也增高。

"+"：正面改变，表示典型 ST 段抬高、Q 波及 T 波变化。

"−"：反面改变，表示 QRS 主波向上，ST 段压低及与 "+" 部位的 T 波方向相反的 T 波。

"±"：可能有正面改变。

"···"：可能有反面改变

● 内乳动脉（胸廓内动脉，IMA）长 20cm，平均直径 0.3cm。常作为旁路移植术首选血管（因其远期通畅率远高于其他血管，尤其将其桥接于前降支时）。正常速度：收缩期 50～80cm/s；舒张期 10～25cm/s（左侧较右侧略高）。

● 冠状动脉旁路移植术后，IMA 脉冲多普勒频谱曲线特征由术前的收缩期优势型转变为术后的舒张期优势型，与冠状动脉频谱曲线相似（图 4-4）。

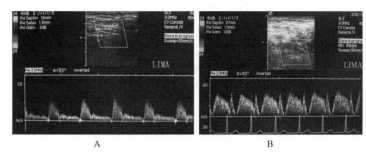

图 4-4　胸廓内动脉

A. 术前：S_{max}=60cm/s、D_{max}=13cm/s、PI=3.62、RI=0.92；

B. 术后：S_{max}=45cm/s、D_{max}=44cm/s、PI=0.74、RI=0.59

- 冠状动脉灌注 1/3 在收缩期，2/3 在舒张期，故 PW 为舒张期优势型，不受呼吸影响（图 4-5）。

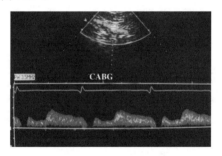

图 4-5　冠状动脉频谱

- CHD "杂交手术"：介入＋微创联合用于同一患者，即胸壁小切口、心脏不停止搏动情况下，用患者左侧 IMA 与前降支吻合行微创旁路移植术，对同时存在右冠状动脉或回旋支病变行冠状动脉支架置入术，可避免开胸、体外循环对患者的创伤和风险，又能避免前降支介入治疗后再狭窄的缺点。

相关基础知识复习

- 心肌横截面上，毛细血管数量 2500～3000 根/mm²，毛细血管数/心肌纤维数＝1：1，故心肌和冠脉血液之间物质交换可迅速进行。

- 心肌负荷过重→心肌代偿性肥厚→肌纤维直径增大，毛细血管数量不变→心肌易血供不足。

- Shlesinger 分类法（根据冠状动脉后降支的来源分 3 类）

①右优势型（60%～65%）：来源于右冠状动脉。

②左优势型（5%～10%）：来源于左冠状动脉。

③均衡型（25%～30%）。

● 左冠状动脉一般供应：左心房；左心室大部分；部分右心室；大部分室间隔（通常为前 2/3），经室间隔穿支供应房室束；窦房结（约 40%）。

● 右冠状动脉一般供应：右心房；右心室大部分；部分左心室；部分室间隔（通常为后 1/3）；窦房结（约 60%）；房室结（约 80%）。

● 大多数人右冠状动脉与左冠状动脉均等分担心脏血液供应（图 4-6）。

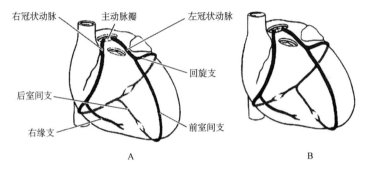

图 4-6　心脏供血

A. 左、右冠状动脉均等分担心脏血供；B. 左冠状动脉优势型

● 冠状动脉的分支被认为是终动脉，即其供应的心肌区与其他较大分支的供血区没有重叠或吻合，可有潜在一些侧支或吻合血管通道，平时不开通。

● 冠状动脉是舒张期供血，70%～80% 心肌灌注发生在舒张期。舒张压是决定其灌注的重要因素。

● 冠状动脉肌桥：正常冠状动脉及其分支走行于心外膜下层脂肪组织中，部分患者冠状动脉主干或其分支的一部分走行于心肌内，血管外表面被心肌纤维覆盖，这段心肌纤维被称为"心肌桥"，亦称"冠状动脉肌桥"，属先天性，多无症状，部分有胸闷不适。

● 冠状动脉肌桥心电图（ECG）表现为 ST-T 缺血性改变，确诊靠 CAG，影像学特点为心脏收缩期冠状动脉某一段血流受阻或消失，舒张期血流受阻减轻或恢复正常。

● 冠状动脉的心外膜血管和心肌内血管在冠状动脉循环中的作用不同。

前者：起传输管道作用，血流阻力很小。

后者：主干垂直进入心肌内，直达心内膜下，收缩时直径几乎无变化并相互构成网络状供血。

- 心肌耗氧量占全身 12%。
- 为什么除左、右瓣，主动脉瓣有后瓣，肺动脉瓣有前瓣。

①动脉瓣的命名基于胚胎学而非解剖学。

②胚心双侧心室共同的动脉干，有 4 个尖瓣（图 4-7A）。

③动脉干分成两个血管，每个血管有自身的瓣膜，带有 3 个尖瓣（图 4-7B）。

④心脏经过部分旋转，结果心尖指向左侧方向，形成尖瓣的排列关系（图 4-7C）。

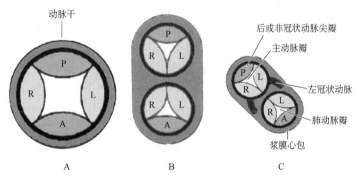

图 4-7 主、肺动脉瓣命名

- 国际大规模临床试验证明，发生 AMI 后 6h 是再灌注治疗的黄金时间。而理想的溶栓时间应≤30min。
- 冠状动脉闭塞：20～30min 接受其供血的心肌有少数坏死；180min→60%心肌坏死；360min→70%～80%心肌坏死。
- AMI 发病后治疗时间窗以≤360min 为宜，溶栓时间越早，病死率越低。

三、心肌梗死常见并发症

- 缺血性二尖瓣关闭不全。
- 室壁瘤形成（真性室壁瘤）。
- 左心室假性室壁瘤。
- 附壁血栓形成。
- 室间隔破裂（穿孔）。
- 梗死后心包积液。

- 左心室游离壁破裂。

（一）缺血性二尖瓣关闭不全

超声诊断要点

- 可见断裂的乳头肌和二尖瓣脱垂。
- 彩色多普勒血流成像（CDFI）：可见二尖瓣反流信号（乳头肌功能不全→左心室功能不良→二尖瓣环扩张→二尖瓣反流）。

相关链接

- 心肌梗死后二尖瓣反流（MR）听诊特点：AMI 后出现 MR 时，仅 46.9% 可闻及心前区收缩期杂音。反流重者收缩期杂音闻及率比轻者反而低，故仅靠听诊极易漏诊。
- 心肌梗死后可产生收缩期杂音的合并症
  ①室间隔穿孔。
  ②右心室梗死并三尖瓣反流（TR）。
  ③乳头肌功能不全或断裂导致二尖瓣反流（MR）。
- 乳头肌断裂或功能不全致 MR 的机制
  ①左心室扩大导致二尖瓣瓣环扩大。
  ②乳头肌功能不全。
  ③乳头肌断裂（较少见，占 AMI 的 1%）。
- 乳头肌断裂导致重度 MR 和血流动力学障碍，需紧急手术行二尖瓣置换术，否则病死率很高。
- 前外侧乳头肌由左冠状动脉前降支和回旋支双重供血，后内侧乳头肌由右冠状动脉单支供血，故内侧乳头肌断裂的概率远大于前外侧乳头肌。
- 乳头肌断裂的超声表现为连枷二尖瓣和腱索活动幅度异常增大，腱索上可见心肌样组织，常发生于心肌梗死后 2～9d。
- 乳头肌急性断裂者病死率：1h 约 18%；24h 约 36%；1 周约 90%。
- 心肌梗死伴 MR 者，30d 至 1 年病死率明显高于无 MR 者。

（二）室壁瘤形成（真性室壁瘤）

超声诊断要点

- 收缩期和舒张期均局限性膨出→瘤颈较宽。
- 收缩期向外膨出，舒张期未膨出→功能性室壁瘤形成。
- 常见部位→左心室心尖（其他节段也可出现）。

相关链接

- 注意：1/3 室壁瘤腔内有附壁血栓形成。
- ECG 显示持久（＞0.5 年）ST 段抬高。

（三）左心室假性室壁瘤

超声诊断要点

- 继发于左心室游离壁破裂，并有心包积血。
- 瘤壁由心包或血栓等组织构成。
- 收缩期左心室腔缩小，而假性室壁瘤扩张。
- 可见血流往返于心腔与瘤腔之间。

相关链接

- 要鉴别真、假室壁瘤。

（四）血栓形成

超声诊断要点

- 常见于梗死部位。
- 血栓可与室壁广泛附着，也可带蒂。
- 陈旧血栓一般回声较强，与心内膜分界清晰。

相关链接

- 附壁血栓形成机制

①MI 波及心内膜使之粗糙。

②室壁瘤形成处血流形成涡流。

- 左心室心尖部血栓特点

①与心尖部肌柱回声鉴别，心尖部肌柱随收缩活动发生形态改变，血栓则无变化。

②与超声近场伪差鉴别，人工伪差不随心脏搏动活动，而随探头移动。

③绝大多数左心室血栓（以下简称左心室血栓）都发生于室壁运动异常的部位。

④血栓回声必须在至少两个以上切面上见到。

- 注意：新鲜血栓由于回声较弱易与心尖部的非血栓回声相混淆，或漏诊。

- UCG 是诊断附壁血栓的"金标准"。切面可选心尖四腔、心尖短轴切面重点观察心尖部。

（五）室间隔破裂（穿孔）

超声诊断要点

- 室间隔连续中断，多为单个。
- CDFI：可见收缩期穿隔血流。

相关链接

- 通常发生于心肌梗死后 3～6d。
- 临床表现：胸痛再度发作，呼吸困难，突然血压降低或休克。
- 室间隔破裂病死率极高，1 周内约 50%，2 周内约 85%。
- 室间隔破裂早期在控制生命体征下可急诊手术；如无心力衰竭，穿孔较小，可先非手术治疗，6 周后择期手术。

（六）梗死后心包积液

超声诊断要点

- 常于 1 周内发生。
- 一般发生于梗死面积较大者，积液量少。
- Dressler 综合征。

相关链接

- Dressler 综合征

①心肌梗死后自身性免疫反应所致。

②多发生于 AMI 后的 2～14 周，也可早至 3～7d，或 2 年以后。

③典型表现为发热、胸痛、心包积液或伴有心包摩擦音等。

④可有大量心包积液，甚至发生心脏压塞（详见心包积液节）。

（七）左心室游离壁破裂

超声诊断要点

- 发生在室间隔以外的左心室壁破裂，一般立即死亡。
- 少数可有心包包裹形成假性室壁瘤，得以存活。

相关链接

- 呈急性发病，多在 1h 内死亡——猝死。
- ECG 突发电机械分离改变。
- 临床表现：突发血压下降，颈静脉怒张，休克，奇脉。

四、心肌缺血

- 心肌缺血是各型 CHD 的病理基础，可分为以下 3 种（图 4-8）。

①急性心肌缺血──心绞痛 ⟨暂时性──心绞痛型冠心病 / 持久性──心肌梗死型冠心病

②慢性心肌缺血──陈旧性心肌梗死、缺血性心肌病。

③暂时性──稳定型心绞痛、X综合征。

图 4-8　心肌缺血的分类

超声诊断要点

- 室壁的运动异常：运动减弱伴运动不协调或不运动。
- 局部室壁向外膨出，回声增强而不均匀。
- 梗死的室壁节段性变薄，正常心肌代偿性增厚。
- 心脏扩大、心脏收缩和舒张功能降低。
- 心脏扩大时可出现瓣膜反流。
- 小剂量多巴酚丁胺负荷试验可检测到存活的心肌。

相关链接

- 如为心绞痛所致的 RWMA，心绞痛缓解后 RWMA 可恢复正常。
- X 综合征：又称微血管性心绞痛，指冠状动脉微血管舒缩功能障碍所致的心肌缺血，硝酸甘油含服效果不佳。

原因

①局部微小血管内皮细胞功能障碍。

②交感神经活性异常增强。

③①＋②。

- X 综合征诊断依据

①胸痛：典型或不典型，劳力型或静息时发作，持续时间数秒至数小时。

②冠状动脉造影（CAG）正常。

③须具备心肌缺血的客观依据，尤其核素心肌显像。

④除外冠状动脉痉挛和心外因素。

- 冬眠心肌：在病理性狭窄的基础上，血流灌注明显减少（达 60%）致心肌收缩功能障碍，如心肌存活，在血流再灌注正常后收缩功能可恢复正常。低剂量多巴酚丁胺负荷时，室壁增厚率增大，高剂量负荷时减小，呈双相反应。
- 抑顿心肌：在心肌急性缺血后早期（2～20min）得到再灌注，收缩功能未立即复原，功能异常延迟数小时至数周后自发恢复正常。低剂量多巴酚丁胺负荷时，室壁增厚率增大，心肌收缩期增厚率随负荷剂量的增大而继续增大。

● 可逆性 RWMA 是心肌缺血敏感而特异的表现，是心脏急性暂时性缺血（如通过运动试验诱发心肌缺血或冠状动脉痉挛致心肌一过性缺血）的一个早期指标。

● 严重且较持久的缺血产生的 RWMA 需数日才能恢复。

● 无症状性心肌缺血：无临床症状，但客观检查有心肌缺血表现，亦称隐匿性心肌病，或患者痛阈较高因而无疼痛症状。其心肌缺血 ECG 表现可见于静息时、增加心脏负荷时，或仅在 24h 动态观察中间断出现。

● 缺血性心肌病（ICM）：因与扩张型心肌病相似，1970 年 Burch 等首先命名，是由于冠状动脉广泛受累导致心肌广泛缺血、坏死、纤维化，继而心脏明显扩大，收缩、舒张功能明显受损的心脏病。

● ICM 临床三大特点

①心脏逐渐扩大。

②心律失常。

③心力衰竭。

● 判断收缩期室壁向心运动异常多以目测与幅度测量相结合

正常：心内膜向心幅度>5mm，室壁增厚率>30%。

减弱：心内膜向心幅度 2~4mm，多见于不同程度心肌缺血。

消失：心内膜向心幅度<2mm，多见于 AMI 区。

矛盾或反常运动：室壁向外运动，见于 AMI 坏死区及室壁瘤膨出区。

运动增强：比正常节段运动增强，见于 AMI 时未受累心肌。

WMSI（室壁运动指数）：各节段的室壁运动评分总和/节段数。正常比值为 1，比值越大，参与评分室壁的功能越低。

● WMSI 评分标准

1 分：运动正常。

2 分：运动减低。

3 分：运动消失（无运动）。

4 分：矛盾运动。

5 分：室壁瘤形成。

● 非缺血性室间隔（IVS）运动异常

①右心容量负荷过重。

②心脏术后。

③完全左束支传导阻滞（CLBBB）。

④预激综合征。

⑤右心室起搏。

以上 IVS 运动异常，但室壁增厚率正常。

● 心功能分级（NYHA 分级）

Ⅰ级：体力活动不受限制，一般体力活动不引起过度的乏力、心悸或气促。

Ⅱ级：体力活动轻度受限，休息时无不适，日常活动量可致乏力、心悸或气促。

Ⅲ级：体力活动明显受限，休息时无不适，但低于日常活动量即可引起上述症状。

Ⅳ级：不能无症状地进行任何体力活动，休息时可有症状，任何体力活动都加重不适。

● 收缩期杂音分级

Ⅰ级：最轻的，不易被听到的杂音。

Ⅱ级：轻的，易被听到的杂音。

Ⅲ级：明显的，易听到的杂音。

Ⅳ级：响亮的杂音。

Ⅴ级：很响亮，听诊器胸件稍接触胸壁即能听到的杂音。

Ⅵ级：极响亮，听诊器胸件未接触胸壁即能听到的杂音。

第二节　高血压性心脏损害

定义

● 由于长期外周血管阻力增高，造成心脏冠状动脉、主动脉的一系列结构和功能的改变，包括左心室肥大、左心室功能异常、左心扩大、主动脉根部扩张、主动脉夹层、冠状动脉储备力下降、心房颤动、室性心律失常甚至猝死等。

病理生理

● 长期高血压→心脏排血负荷加重→左心室壁应力变化→刺激肌小节增加蛋白质合成→向心性肥大、左心扩大→离心性肥大→左心功能下降。

超声诊断要点

● 左心房增大，升主动脉扩张（部分伴主动脉瓣反流）。

● 左心室壁对称性增厚（占 90%）或不对称性增厚（占 10%），室壁运动僵硬。

- 向心性肥大时，左心室腔变小，心肌收缩活动增强。
- 晚期离心性肥大时，左心室扩大，室壁运动减弱，整体收缩功能下降，提示左心功能不全。
- 舒张功能异常（详见左心功能评价节）。

鉴别诊断

- 肥厚型心肌病。
- 糖尿病性心肌病。
- 先天性左心室流出系统狭窄（主动脉瓣及瓣上、瓣下狭窄）。

相关链接

- 高血压影响的主要靶器官：心、脑、肾、视网膜血管。
- 正常血压标准：<120/80mmHg。
- 正常高值：120～139/80～89mmHg。
- 诊断高血压标准：收缩压≥140mmHg 和（或）舒张压≥90mmHg。
- 当收缩压和舒张压分属于不同分级时，以较高的级别作为标准。
- 高血压分级（mmHg）

Ⅰ级（轻度）：140～159/90～99。

Ⅱ级（中度）：160～179/100～109。

Ⅲ级（重度）：≥180/110。

单纯收缩期高血压：SBP≥140 和 DBP<90。

- 儿童收缩压变化规律

①新生儿约 40mmHg。

②1 月龄约 80mmHg。

③12 岁约 105mmHg。

④17 岁男性约 120mmHg。

- 血压昼夜波动周期（老年人此周期波动最为显著）

①夜间（凌晨 2～3 时）血压最低。

②上午 6～8 时、下午 4～6 时各有一高峰。

③晚上 8 时后血压呈缓慢下降趋势。

- 高血压危象：因紧张、疲劳、寒冷、嗜铬细胞瘤、突然停服降血压药等诱因，小动脉发生强烈痉挛，血压急剧上升，影响重要脏器血供而出现危急症状。
- 原发性高血压：原因不明的高血压。占总高血压的 95%，又称高血压病。
- 继发性高血压：可找出血压升高原因的高血压。占总高血压的 5%～

10%。

- 必须鉴别原发、继发性高血压，其诊断路径如下。

原发性→相关实验室检查→评估靶器官损害和相关危险因素。

继发性→寻找原发病。

- 以下线索提示有继发性高血压的可能

①严重或顽固性高血压。

②年轻时发病。

③原控制良好的高血压突然恶化。

④突然发病。

⑤合并周围血管病的高血压。

- 常见继发性高血压

①肾实质性高血压。

②肾血管性高血压。

③嗜铬细胞瘤。

④原发性醛固酮增多症。

⑤Cushing 综合征。

⑥主动脉缩窄。

⑦睡眠呼吸暂停综合征（OSAS）。

⑧多囊卵巢综合征（PCOS）。

⑨大动脉炎。

⑩药物诱发高血压。

- 高血压引起心血管危险的重要指征

①左心室肥大。

②血管内中膜增厚或粥样斑块。

③动脉弹性下降。

④微量蛋白尿。

- 长期高血压可出现继发性升主动脉扩张并窦管交界消失，导致 3 个主动脉瓣闭合缘倾斜，并出现继发性主动脉瓣反流（图 4-9）。

- 2005 年美国高血压病学会（ASH）提出的高血压定义：高血压是一个由许多病因引起的处于不断进展状态的心血管综合征，可导致心血管功能和结构改变。

- 原发性高血压主要治疗目的：最大限度降低心血管病的死亡和病残的总危险。

- MRI 对心肌肥大有较高的诊断价值，但价格昂贵、操作复杂。

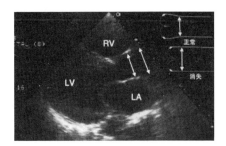

图 4-9　长期重度控制不良高血压患者窦管消失

- 高血压患者心血管危险分层标准（表 4-4）

表 4-4　高血压患者心血管危险分层标准

其他危险因素和病史	血压（mmHg）		
	1 级（140～159/90～99）	2 级 （160～179/100～109）	3 级（≥180/110）
无其他危险因素	低危	中危	高危
1～2 个危险因素	中危	中危	极高危
≥3 个危险因素，或糖尿病，靶器官损害	高危	高危	极高危
有并发症	极高危	极高危	极高危

注：其他危险因素：① 男＞55 岁，女＞65 岁。②吸烟。③血 TC＞5.72mmol/L 或 LDL-C＞3.3mmol/L 或 HDL-C＜1.0mmol/L。④ 早发心血管疾病家族史（一级亲属发病年龄＜50 岁）。⑤腹型肥胖（腹围：男≥85cm，女≥80cm）或 BMI（体重指数）＞28kg/m²。⑥高敏 C 反应蛋白≥1mg/dl。⑦缺乏体力活动

- 靶器官损害
①左心室肥大。
②颈动脉超声：血管内中膜厚度≥10mm 或斑块形成。
③血肌酐轻度上升。
④微量清蛋白尿或尿清蛋白/Cr（男≥22mg/g，女≥31mg/g）。
- 并发症
①心脏疾病（心绞痛、MI、冠状动脉血运重建、心力衰竭）。
②脑血管疾病（脑出血、缺血性脑卒中、短暂性脑缺血发作）。

③肾疾病（糖尿病肾病、血 Cr↑、蛋白尿＞300mg/24h）。

④血管疾病（主动脉夹层、外周血管病）。

⑤高血压性视网膜病变（出血或渗出，视盘水肿）。

● 左心室重量指标

①据 Devereux 公式计算左心室重量（LVM）

$$LVM=1.04\times[（LVIDd+IVSTd+LVPWTd）^3-LVIDd^3]-13.6$$

②据美国超声心动图学会推荐公式

$$LVM=0.8\times1.04\times[（LVIDd+IVSTd+LVPWTd）^3-LVIDd^3]+0.6$$（式中：IVSTd→舒张末室间隔厚度；LVIDd→舒张末左心室内径；LVPWTd→舒张末左心室后壁厚度）

● 多种 UCG 技术可评价左心室舒张功能（左心室舒张功能简称左心室舒张功能），临床上应用最多的是以下 2 种。

①多普勒评价二尖瓣前向血流和肺静脉血流。

②二尖瓣多普勒组织成像。

● 曾有高血压病史 3 个月以上未治疗，现血压正常，非真正高血压；靠药物治疗现恢复正常血压被认为是高血压。

● 通常，左、右上臂血压相差 10～20mmHg 属正常，右侧高于左侧。

● 如两侧上臂血压相差大，考虑一侧锁骨下动脉及远端有阻塞病变，如粥样斑块、大动脉炎。CDFI 可确诊。

第三节 肺动脉高压

定义

● 不同病因导致的以肺动脉压力（PAP）和肺血管阻力（PVR）升高为特点的一组病理生理综合征。

● 肺动脉高压（PH）→肺循环阻力增大、右心负荷增大→右侧心力衰竭→一系列临床表现。PH 常呈进行性发展。

分类

2003 年 WHO 肺动脉高压会议将 PH 分为五大类，2004 年美国胸科医师学院（ACCP）和欧洲心血管病学会（ESC）进行了修订（摘要）。

● 动脉性肺动脉高压（PAH）

①特发性 PAH。

②家族性 PAH。

③相关疾病或因素所致 PAH。

④广泛肺静脉或毛细血管受累疾病相关性 PAH。

⑤新生儿持续性 PAH。

- 静脉性肺动脉高压（左心系统疾病伴发 PH）

①左心房和（或）左心室性心脏病。

②左心瓣膜性心脏病。

- 低氧血症相关性肺动脉高压

①慢性阻塞性肺疾病。

②间质性肺疾病。

③睡眠呼吸障碍。

④肺泡低通气病变。

⑤高原环境下慢性缺氧。

⑥肺发育异常。

- 慢性血栓或（和）栓塞性 PH

①肺动脉近端血栓栓塞。

②肺动脉远端血栓栓塞。

③非血栓性（肿瘤等）肺栓塞。

- 其他原因所致 PH（如肺血管受压）

超声诊断要点

- 右心系统改变：右心室、右心房增大，右心室壁增厚，RVOT（右心室流出道）、MPA（主肺动脉）增宽。

- 多有三尖瓣反流（TR）或肺动脉瓣反流（PR）。

- 肺动脉压增高（CW 利用 TR 或心内分流估测），肺动脉收缩压（PASP）分级。

①轻度：30～50mmHg。

②中度：51～70mmHg。

③重度：>70mmHg。

相关知识复习

围绕上述要点 M 型、B 型、CDFI 可有系列表现。

- RVOT 内径≥35mm。

- 右心室内径≥25mm。

- RVAW（右心室前壁）厚度≥5mm。

- MPA 内径≥25mm 或右肺动脉（RPA）内径≥18mm。其扩张程度与肺动脉压增高的程度呈正相关。在肺动脉长轴切面，收缩末期测量 MPA 中段可减少误差。

● 室间隔（IVS）位置改变（左心室短轴）。右心室压↑→IVS变平直，甚至反凸向左心室腔→左心室呈半圆或新月状，即从"O"形→"D"形（反映 RV 阻力及容量负荷↑）。

● 右心室前后径/左心室前后径＞0.5，左右径之比＞1.0，同时伴 IVS 运动异常，IVS 中段与左心室游离壁运动不协调伴收缩期增厚率下降。

● 右心室壁运动弥漫减低，常为非节段性。肺栓塞所至的 PH 右心室壁表现为节段性运动异常，通常累及右心室中段，心尖段一般不累及。

● 下腔静脉（IVC）扩张（＞20mm），吸气时塌陷指数下降。

● 下腔静脉塌陷指数＝（呼气末内径－吸气末内径）/呼气末内径。正常情况下吸气时下腔静脉直径应＜呼气时最大直径的 40%。

● 有学者报道：肺栓塞时塌陷指数下降的发生率为82%。右心室充盈压增高的其他原因也可引起下腔静脉塌陷指数下降，检查时应注意鉴别。

● 肺动脉瓣 M 型超声

① "a" 波减小或消失。

②舒张期曲线平直。

③收缩期开放曲线呈"V"形或"W"形，常伴收缩期扑动。

● 关于 a 波：波峰向下，相当于心电图 P 波之后，与三尖瓣曲线上 A 峰在同一时间上，即右室舒张末期的右房收缩主动排血期。

①右心室压改变→影响肺动脉后瓣，使之向肺动脉腔及后侧壁活动→曲线上出现一向下凹陷。

②a 波与心房收缩有关，故心房颤动患者不出现 a 波。

③a 波依赖于较低的肺动脉舒张压，故肺动脉压升高时，a 波变小；肺动脉狭窄时 a 波加深（图 4-10）。

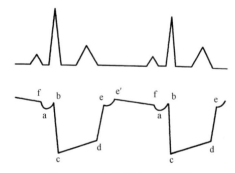

图 4-10　肺动脉瓣 M 形曲线

①a 波振幅：正常→2～7mm；肺动脉狭窄→a 波加深；肺动脉高压→a 波减少或消失。

⑤a 波加深越明显，提示肺动脉狭窄（PS）越重，但其特异性不高，如吸气、心动过缓也可使 a 波加深，故应予除外。

● 肺动脉（PA）多普勒频谱特点

①加速时间（ACT）缩短，<80ms（正常 80～120ms）。

②右心室射血前期（RPEP）延长。

③右心室射血时间（RVET）延长（正常 300～400ms）。

④ACT/RVET 减小，PH 时，<0.2。

⑤ACT/RPEP 减小，PH 时，<0.9。

⑥RPEP/RVET 增大，PH 时，>0.35。

⑦形态呈"匕首"状。

估测肺动脉压的方法及提示

● 据 TR 估测 PASP：$4V_{TR}^2+RAP$（须无 RVOT 狭窄）。

● 室间隔缺损（VSD）的 PASP 估测。

心室水平左→右分流：$SBP-4V_S^2$。

心室水平右→左分流：$SBP+4V_S^2$。

● 动脉导管未闭（PDA）、主肺间隔缺损的 PASP 的估测。

左→右分流：$SBP-4V_S^2$。

右→左分流：$SBP+4V_S^2$。

● 根据肺动脉反流测肺动脉舒张压（PADP）：$4（V_{PAED}）^2+RAP$（V_{PAED} 为肺动脉反流的最大反流速度）。

● 根据肺动脉反流测肺动脉平均压（PAMP）：$4（V_{PAEarD}）^2$。

● 提示

①右心房压估测（mmHg）：右心房正常→5；右心房轻度扩大→5～10；右心房中度扩大→10～15；右心房重度扩大→15～20。

② 根据 TR 估测 PASP 仅用于无 RVOT 或肺动脉瓣狭窄及无双腔右室心。如存在右心室流出系统梗阻时，公式计算出的是右心室收缩压。

③因根据 TR 常高估 PASP，故超声拟诊 PH 的推荐标准为 PASP≥40mmHg。

④利用 TR 估测肺动脉压时，为提高可靠性，须注意声束与血流束平行，多切面探测，以寻找 TR 最大值。

● 根据异常分流计算肺动脉压时须注意当肺动脉本身的收缩期血流速度>1m/s 时，计算时应减去肺动脉跨瓣压差。

● 正常心腔压力（表 4-5）

表 4-5　正常心腔压力

部位	收缩压/舒张压（mmHg）	平均压（mmHg）
右心房	4～6/-2～2	2～4
右心室	15～30/2～5	
	35～80/1～5（新生儿）	
肺动脉	15～30/5～10	0～20
	35～80/20～40（新生儿）	25～40（新生儿）
肺小动脉楔入压		5～12
左心房		5～10
左心室	80～130/5～10	70～95
主动脉	80～130/60～90	70～95

相关链接

● 肺动脉压测值金标准：右心漂浮导管测值。

● UCG 测肺动脉压的价值：多项研究显示超声测 PASP 与右心导管相关性良好（$r=0.57～0.93$）。

● 关于伯努利方程：根据能量守恒定律揭示了流体压力和速度间的关系，从而可根据流速计算压力，这是流体力学的重要定理之一。由 18 世纪瑞士科学家丹尼尔伯努利（Daniel Bernouli1700—1782）提出。

● PH 常易导致 PR，其严重程度超声评价见图 4-11。

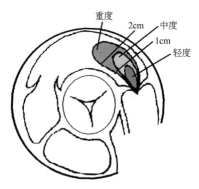

图 4-11　肺动脉反流分级

● Ortners 综合征：PH 时，PA 扩张挤压左侧喉返神经，致声音嘶哑。

● PH 时听诊肺动脉瓣区第二心音（P_2）亢进的原因：肺动脉压升高，肺动脉瓣提前关闭。

● 门静脉高压性 PH：门静脉高压患者同时具有肺动脉压升高、肺血管阻力增大，左心室舒张末压<15mmHg。

● PH 时 X 线表现

①右下肺动脉>15mm。

②右下肺动脉横径与气管横径比≥1.07。

③肺动脉段明显突出或其高度≥3mm。

④中央动脉扩张，外周血管纤细，即"残根"征。

● 肺动脉造影检查的指征

①疑有慢性栓塞性 PH 而无创检查证据不充分。

②慢性栓塞性 PH 术前评价。

③肺血管炎，须了解肺血管受累程度。

④肺动脉内肿瘤。

● 先天性心脏病继发 PH 手术选择原则

①肺动脉压<体循环压，左向右分流>右向左分流，可手术。

②肺动脉压＝体循环压，左向右分流>右向左分流，可手术。

③肺动脉压>体循环压，心导管药物试验使肺动脉压下降幅度>20mmHg，表示导致肺动脉压升高的主要因素是血管痉挛，可考虑手术。

● PH 性质（器质性、动力性）评价：UCG 可估测肺动脉压，不可判定 PH 性质。PH 时，肺动脉压力和肺血管阻力均升高。区分动力性或器质性 PH 是决定先天性心脏病能否手术（介入科或外科）的关键。

可采用以下 5 种方法综合评价 PH 性质。

①扩血管试验：低氧血症、酸中毒→肺小动脉收缩→PH→吸入 O_2 或 NO 或应用药物（前列腺素 E 等）→呈收缩状态的肺小动脉扩张→肺动脉压下降。此试验有助于鉴别动力性和器质性 PH。

②试堵塞试验：PDA＋PH 时，微创试封堵后肺动脉压升高或出现明显全身反应提示器质性 PH，应立即收回封堵器并对症处理。

③肺小动脉楔入压测定。

④肺小动脉楔入造影。

⑤其他：如肺循环血流量/体循环血流量、动脉血氧饱和度、年龄等。以上 5 项中 3 项及 3 项以上改变提示器质性可能。

● 新生儿持续性肺动脉高压（PPHN）：又称持续胎儿循环，指胎儿出生后→肺动脉压仍保持宫内高水平→卵圆孔和（或）动脉导管水平右向左分流→发绀。PPHN 可为特发性，也可继发于窒息、胎粪吸入、肺炎等。既往病死率 40%～50%，近期因应用 UCG 而得到早期诊断，以及一氧化氮吸入等治疗措施的进展，病死率明显下降。

● PPHN 超声特点：UCG 可除外各种发绀型先天性心脏病，明确心房水平及大动脉水平的右向左分流，并定量估测肺动脉压及评估预后。新生儿期，单纯先天性心脏病合并 PH 要想到 PPHN。

● 右心系统压力升高提示右心室流出道梗阻性疾病（如肺动脉狭窄）或肺动脉高压。此时，$PASP = RVSP - \Delta P_2 = RAP + \Delta P - \Delta P_2$（$\Delta P \to$ 三尖瓣反流跨瓣压差；$\Delta P_2 \to$ 跨狭窄的 PA 及 RVOT 的压差）。

● 肺小动脉楔入压反映左心房压及左心室舒张末期压，当平均压 > 12mmHg 即提示：

①左侧心力衰竭。

②肺静脉回流梗阻。

③二尖瓣病变。

（如肺血管器质性病变者肺小动脉楔入压可正常甚至减低）

● 肺动脉高压分级

Ⅰ级：有 PH，一般体力活动不受限，不引起过度的呼吸困难、疲乏、胸痛或近乎晕厥。

Ⅱ级：PH 导致活动轻度受限，静息时舒适，一般体力活动即会引起过度呼吸困难、疲乏、胸痛。

Ⅲ级：PH 引起明显活动受限，静息时舒适，但小于一般体力活动强度即可引起过度呼吸困难、疲乏、胸痛或近乎晕厥。

Ⅳ级：PH 使患者不能承受任何体力活动，活动后都会出现症状，有右侧心力衰竭的表现。静息时即可出现呼吸困难或疲乏，任何体力活动都会加重不适症状。

● 6min 步行试验：原为评价充血性心力衰竭患者运动耐量的一个客观指标，后被用于特发性 PH 患者的心功能评价。

方法：测量 6min 内步行距离。

重度心力衰竭：< 150m。

中度心力衰竭：150～425m。

轻度心力衰竭：426～550m。

第四节　肺血栓栓塞

定义

● 肺栓塞（PE）：以各种栓子阻塞肺动脉系统为其发病原因的一组疾病或临床综合征的总称，包括肺血栓栓塞（PTE）、脂肪栓塞综合征、羊水栓塞、空气栓塞等。

● PTE 是肺栓塞最常见的类型，通常所称的 PE 即指 PTE。

● PTE 是由来自静脉系统或右心的血栓阻塞肺动脉或其分支所致的疾病，以肺循环和呼吸功能障碍为主要临床表现和病理生理特征。

超声诊断要点

● 直接征象：肺动脉主干、左右肺动脉及右心房、右心室内检出血栓样回声。

①新鲜血栓：密度低，活动度大，管状或指状。

②陈旧性血栓：高密度，不活动，附壁，形态不规则或呈"蚯蚓状"。

③右心腔内血栓：两种形态，椭圆形、"蛇形"或管形。椭圆形血栓易脱落，暂时停滞在右心房或右心室（如移行可致肺梗死）。

● 间接征象（右心房、右心室或肺动脉主干未检出血栓）

①右心室、右心房扩大→右心室压力负荷升高→短轴观左心室由"O"形变为"D"形。

②TR＋PH。

③左心室内径缩小，右心室（RV）内径/左心室（LV）内径＞0.5。

鉴别诊断

● CHD（有时可同时存在）。

● 主动脉夹层。

● 特发性 PH 等非血栓栓塞性 PH。

● 其他原因所致的胸腔积液。

● 右心房黏液瘤。

相关链接

● 诊断 PTE 的金标准：肺动脉造影。

● 血栓来源

①IVC 径路（腘静脉至髂静脉占 50%～90%）。

②上腔静脉（SVC）径路。

③右心腔。

● Virchow 三联征：血液淤滞，高凝状态，内皮损伤。Virchow 三联征是导致 PTE 和 VTE（静脉血管栓塞征）的重要机制。

● 反复自发出现 VTE 的患者有 17%最终确诊为恶性肿瘤。

● 有学者认为，PTE 和下肢静脉血栓是同一疾病的不同阶段。

●PTE 临床特点：症状多样、隐匿，缺乏特异性。

●PTE 诊断三步骤：疑诊→确诊→求因。

● 疑诊时应进行的检查

①血浆 D-二聚体。

②动脉血气分析（部分结果可正常）。

③ECG：非特异性 ECG 异常。

a. 窦性心动过速。

b. $S_1Q_{III}T_{III}$型。

c. $Tv_{1\sim4}$ 倒置。

d. QRS 电轴多右偏。

e. $S_1S_{II}S_{III}$征和顺钟向转位。

f. 完全性或不完全性右束支传导阻滞。

g. 右心室肥大。

④X 线胸片

a. 肺动脉阻塞征。

b. 肺动脉高压征及右心扩大征。

c. 肺组织继发改变。

⑤UCG

a. 肺动脉近端血栓→直接确诊。

b. 近端无血栓者不能除外 PTE，UCG 可提供间接信息。

c. 可除外其他心脏疾病。

⑥下肢深静脉超声→寻找下肢静脉血栓。

● 确诊时应进行的检查：以下 4 项，其中一项阳性即可确诊。

①螺旋 CT→采用 CTPA 技术。

②放射性核素肺通气或血流灌注扫描。

③MRI。

④肺动脉造影。

● 求因时应进行的检查：目的是寻找下肢静脉血栓及诱发因素。

①深静脉超声。

②放射性核素检查或 X 线静脉造影检查。

③CT 静脉造影。

④MRI 静脉造影。

● 关于血浆 D-二聚体

①对 PTE 有较高的阴性预测值→血浆 D-二聚体<500μg/L 基本可排除静脉血栓。

②特异性差，除 PTE 外以下情况也可使其升高。

a. 外伤。

b. 手术。

c. 心肌梗死。

d. 肿瘤。

e. 脓毒血症。

f. 妊娠。

g. >80 岁人群。

h. 心理应激。

● 肺梗死三联征：同时出现呼吸困难、胸痛及咯血。

● 肺梗死：肺动脉发生栓塞后，其支配的肺组织因血流受阻或中断而发生坏死称肺梗死。发生率 15%。

● 矛盾性栓塞：房间隔某种病变（如房间隔瘤、卵圆孔未闭）→右心系统血栓→如血栓脱落，经未闭卵圆孔或房间隔缺损（ASD）→随右向左分流→左心或体循环动脉系统→产生动脉系统（如大脑动脉）栓塞。

● 骑跨型肺栓塞：主动脉远端的栓子可呈"鞍状"骑跨在左、右肺动脉干分叉部。

● PTE 症状、体征及发生率

①呼吸困难：73%～90%。

②来自 IVC 区域，尤其是下肢静脉栓子：70%～90%。

③胸痛：70%。

④下肢静脉血栓患者并发 PTE：50%～70%。

⑤烦躁不安：55%。

⑥肺内哮鸣和（或）干、湿啰音：前者 5%，后者 18%～51%。

⑦发热：43%。

⑧窦性心动过速：30%～40%。

⑨咳嗽：20%～37%。

⑩咯血：13%～30%。

⑪肺梗死三联征：<33%。

⑫胸腔积液：24%～30%。

⑬P_2亢进：23%。

⑭肺动脉收缩期喷射音：23%。

⑮晕厥：11%～20%。

⑯心悸：10%～18%。

⑰发绀：11%～16%。

● 治疗原则

①呼吸、循环系统症状对症治疗。

②溶栓。

③抗凝。

④肺动脉血栓摘除术。

⑤肺动脉导管碎解和抽吸血栓。

⑥放置腔静脉滤器。

⑦CTEPH（肺动脉血栓内膜剥脱术）。

相关知识复习

栓子阻塞肺动脉及其分支达一定程度后，主要从两个层面对机体产生影响。

● 循环系统

①机械阻塞作用→PA 收缩→肺循环阻力↑→PH。

②右心室后负荷↑→右心室壁张力↑→急性肺源性心脏病→右心功能不全。

③右心扩大→IVS 左移→左心功能受损→心排血量↓→体循环血量↓→低血压或休克。

④主动脉内低血压和 RAP↑→冠状动脉灌注↓→心肌缺血→诱发心绞痛。

● 呼吸系统

①栓塞部位肺血流量↓→肺泡无效腔量↑→肺泡萎缩→呼吸面积↓。

②肺内血流重新分布，通气/血流比例失调→缺氧。

③RAP↑→卵圆孔开放→房水平右向左分流→发绀。

④神经-体液因素→支气管痉挛→呼吸困难。

第五节　肺源性心脏病

定义

● 是指由支气管-肺组织、胸廓或肺血管病变致肺血管阻力增加，产生肺动脉高压，继而右心室结构和（或）功能改变的疾病。

分型

- 急性→急性肺栓塞所致。
- 慢性。

超声诊断要点

- 右心室、右心房增大，左心室内径/右心室内径<2。
- RVAW 肥厚，RVOT 增宽。
- PH 征象（见 PH 节）。

鉴别诊断

- CHD。
- 风湿性心脏病→三尖瓣疾病。
- 原发性心肌病。

相关链接

- 病因

①支气管、肺疾病→COPD 多见，占 80%～90%。

②胸廓运动障碍性疾病→少见。

③肺血管疾病→慢性血栓性 PH 等。

- 恶性循环假说：病原菌感染→系统炎症反应→蛋白酶-抗蛋白酶系统平衡改变→气道上皮进一步损伤，肺防御系统受损→病原菌定植→COPD 急性加重。

- 荷兰人假说：基因变异在 COPD 发病机制中可能起重要作用。

①基质金属蛋白酶 12（MMP12）基因编码与肺功能 FEV_1（1 秒用力呼气容积）检测值之间有关联。

②COPD 患者 MMP-12 基因编码含较多单核苷酸多态性和"风险"等位基因。

③哮喘患儿和有"风险"单核苷酸多肽性（SNP）的成人吸烟者患 COPD风险增加。

- 病理改变：致病因素→肺功能和结构不可逆改变→PH→右侧心力衰竭→缺氧、高碳酸血症→肝、肾、胃肠等多系统功能损害。

- 超声检查技巧：COPD 患者，由于肺部气体干扰，经胸超声难以获得清晰图像，可将探头下移至胸骨旁第 6、7 肋间或剑下。

- 估测肺动脉压

①依据 PR 推测肺动脉平均压（见 PH 节）。

②依据 TR 推测 PASP（见 PH 节）。

③无 PR 或 TR，M 型"a"波低平消失，肺动脉瓣中期关闭，可初步诊断。

● 肺源性心脏病时 PH 特点：常为轻至中度且较稳定（3～10 年，平均压 20～35mmHg），而左心疾病、先天性心脏病、肺栓塞致 PH 进展较快。

●X 线：肺、胸基础病＋PH 改变（见 PH 节）。

●ECG：右心室肥大改变→电轴右偏、顺时针转位、肺型"P"波等。

● 血气分析：当 $PaO_2 < 60mmHg$、$PaCO_2 > 50mmHg$→呼吸衰竭。

● 肺性脑病：呼吸衰竭致缺氧、CO_2 潴留而引起的精神障碍、神经系统症状综合征。

● 治疗中，肺动脉压可随病情变化而变化，超声可评估治疗效果。

第六节　心脏瓣膜病

一、概　　述

病因

● 风湿性：链球菌感染→风湿热→风湿性心脏炎→心脏瓣膜病。

● 先天性：少见，如 Lutembacher 综合征等。

● 退行性：老年退行性病变。

超声诊断评价

● 是最敏感和特异的无创性定性、定量诊断方法。

相关链接

● 心脏瓣膜病中的几个百分比。

①单纯性二尖瓣狭窄（ms）→约 25%。

②二尖瓣狭窄＋二尖瓣关闭不全→约 40%。

③女性患者→约 66%。

④有风湿热病史，青中年多见→约66%。

⑤风湿性心脏病累及二尖瓣患者→95%～98%。

二、二尖瓣狭窄

超声诊断要点

● 定性

①二尖瓣叶增厚，开放幅度减小，瓣口面积（MVA）≤2.0cm²。

②M 型：EF 斜率减小→"城墙"样改变，前后叶同向运动。

③左心房增大（间接征象）。

● 定量（表 4-6）

表 4-6 二尖瓣狭窄严重程度

	MVA（cm²）	平均压差（mmHg）	PHT（ms）
轻	1.6～2.5	<10	<180
中	1.0～1.5	10～20	180～280
重	<1.0	>20	>280

鉴别诊断

● 风湿性、先天性、退行性二尖瓣狭窄的鉴别。

● 与二尖瓣血流量增多疾病鉴别：VSD、贫血、PDA、二尖瓣反流（MR）等。

● 与左心房黏液瘤鉴别。

相关链接

● 二尖瓣口面积：正常 4～6cm²，二尖瓣开口内径 3.5～4.0cm，周径 10～11cm，前后瓣叶的面积 9.9cm²（约是瓣口面积 2 倍）。

● 静息状态下左心房压（LAP）为 4～12mmHg；压差 ≤5mmHg，流率 ≤150ml/s。

● 二尖瓣（MV）装置：瓣叶、瓣环、腱索、左心房后壁、乳头肌及相关室壁六部分。

● 为何左心房后壁也是 MV 装置的组成部分？

MV 瓣环并非一个完整的结缔组织环，其后部缺如，MV 后叶与左心房后壁心内膜相延续，故左心房扩大时对后瓣产生牵引力，使之向后偏移进而缩小了后瓣的有效面积，可造成 MR。

● 二尖瓣狭窄（MS）分两型。

①隔膜型→主瓣（前瓣）无病变或病变轻，能自由活动。

②漏斗型→前后两叶均受累，腱索、乳头肌均显著缩短、粘连，常伴MR。

● $2cm^2$<二尖瓣口面积<$4cm^2$时，无血流动力学梗阻，仅有解剖结构的改变。

● 格林公式：1951 年由美国医师格林和工程师格林建立，用于说明当处于稳定流动状态的不可压缩性流体通过一狭窄口时，流率、面积、压差之间的关系（图 4-12）。

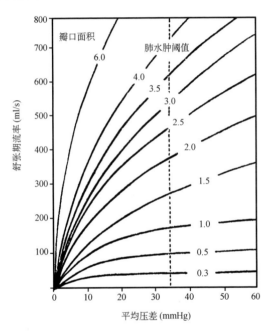

图 4-12　MS 时瓣口面积、舒张期流率、平均压差间的关系

● 图 4-12 解读

①当 MVA 为 $2.0\sim4.0cm^2$ 时，平均压差轻度增大，即舒张期流率显著增高。

②当 MVA 为 $1.5\sim2.0cm^2$ 时，平均压差明显增大，才可维持原流率。

③当 MVA 为 $1.0\sim1.5cm^2$ 时，流量-压差曲线平坦，欲维持 150ml/s 流率，压差须达到 20mmHg。

④当 MVA<1.0cm² 时，流量-压差曲线平均压差增大，对瓣口流率已无影响。

● 压差半降时间（PHT）等于最大流速（V_E）下降到 $0.7V_E$ 的时间，即压差下降 50%时，流速下降 30%，即：MVA（cm²）=220/PHT（s）。

● PHT：1979 年由 Hatle 首先用于测量二尖瓣狭窄的瓣口面积。

特点：

①经验公式，PHT 与 MVA 之间的直接关系至今无理论上的证明。

②如合并反流可低估测值，心率快可高估测值。

③狭窄越轻，PHT 准确性越低，反之准确性越高。

④因重复性较差，较难确定 E 波下降的斜率。

⑤不能用于人工瓣膜瓣口面积的计算。

● UCG 评估二尖瓣口面积的方法

①2D：直接描记（瓣膜钙化严重描记困难）。

②PHT。

③连续方程（有 AR 或 MR 者不准确）。

④跨瓣压差法（容量负荷过重或不足导致高估或低估）。

● MS 时受损部位

①30%→前后叶交界处。

②15%→瓣尖。

③10%→二尖瓣腱索。

④45%→二尖瓣装置多个部位。

● 单纯 MS：85%左心室舒张末期容量在正常范围，25%可有射血分数（EF）下降。

● MS 致肺水肿的原因：LAP 增高→肺毛细血管压力上升→血浆渗入肺组织和肺泡→肺水肿。

● 胸痛：约 15%的 MS→右心室肥大→右心室壁张力增大，心排血量下降→右心室缺血→胸痛。

● MS 时咳粉红色泡沫痰：毛细血管破裂所致→是急性肺水肿的特征。

● MS 时大量咯血：LAP 突然升高，以致支气管静脉破裂出血造成，多见于 MS 早期，仅见于轻至中度 PH 者。

● MS 合并心房颤动（AF）的病理基础

①LAP 增高→左心房扩大。

②风湿性炎症→左心房壁纤维化。

● MS 时 AF 所致的一些改变

①AF→心排血量减少→诱发或加重心力衰竭。

②AF 后→心尖区舒张期隆隆杂音的收缩期前增强可消失。

③快速 AF 时→上述杂音可减轻或消失，心率慢时又可出现。

● MS 并发症

①心律失常。

②急性肺水肿。

③充血性心力衰竭→50%～70%可发生，是 MS 的主要死亡原因。

④血栓栓塞→20%可发生，其中 80%有 AF。

⑤肺部感染。

⑥感染性心内膜炎。

● MS 发生栓塞的高危因素

①＞35 岁。

②合并 AF。

③低心排血量（CO）。

④左心耳大。

● "哑型"MS：少数 MS 患者心尖部并不出现舒张期杂音，原因为二尖瓣口高度狭窄或患者的右心室高度扩张，占据了心尖区，以致不能在常规听诊区听到杂音。

● Graham-Steel 杂音为严重 PH 时，肺动脉及瓣环扩张造成相对性肺动脉瓣反流杂音。听诊特点：胸骨左第 2～4 肋间高调、递减型的舒张早中期杂音，呈吹风样，沿胸骨左缘向三尖瓣区传导，吸气时增强。

● 心尖部舒张期杂音鉴别

①Carey-Coombs 杂音：急性风湿热时活动性二尖瓣炎的征象。

②Austin-Flint 杂音：二尖瓣口相对性狭窄时，出现在舒张早期。

③左心房黏液瘤：杂音间隙性出现，随体位而改变。

④三尖瓣狭窄：杂音最响亮的部位在胸骨左缘与心尖部之间。

● 心导管技术：可采用格林公式测 MVA，但由于心搏量和跨瓣差测量存在技术误差，格林公式本身亦有重要的理论缺陷，因此不应看作金标准。

● 重度 MS 的 ECG 表现：二尖瓣狭窄型 P 波，P_{II}＞0.12s，示左心房大。

● 人工心瓣膜替换术适应证

①心功能不超过Ⅲ级。

②膈膜型 MS 伴 MR。

③漏斗型 MS 或瓣膜及瓣下有严重粘连、钙化、缩短者。

●MS+PH 时手术决策：一般在有症状而无严重 PH 时手术，PH 增加手术风险，并非手术禁忌，术后 PH 多减轻。

- 人工瓣膜置换术手术病死率 3%～8%，术后存活者心功能恢复较好。
- 风湿性 MS 预后

①代偿期，可保持轻至中度体力劳动 20 余年。

②心脏明显增大者，40%可生存 20 年。

③从出现明显症状至丧失工作能力平均 7 年。

④从持续心房颤动至死亡一般 5 年。

- 超声仪内存有多组计算公式，自动测量 MVA、PHT、EF、压差等，但须注意这均是建立在一个简单的隐含了许多前提和假设的经验公式上，有时会产生误差。

①连续方程：流体不可压缩，则流体密度不变，则有 $A_1V_1＝A_2V_2$（A：面积；V：速度）。连续方程是 Doppler 技术定量估测狭窄瓣口面积的重要理论依据。

②连续方程与格林公式：随着多普勒 UCG 的应用，可准确测量狭窄瓣口的射流速度，采用连续方程计算狭窄口的面积较格林公式更为可取。

三、二尖瓣关闭不全

超声诊断要点

- 定性

①CDFI＋PW＋CW：探及 MV 房侧反流信号。

②2D：重度者二尖瓣瓣叶关闭点有错位且>2mm。

③左心房和左心室增大（重要的继发征象）。

- 定量：可利用下列方法综合判定。

①反流束范围

轻：局限于瓣环附近。

中：达左心房中部。

重：达左心房顶部或肺静脉。

②反流束长度/左心房长度

轻：<1/3。

中：1/3～2/3。

重：>2/3。

③反流束面积

轻：<4cm^2。

中：4～8cm^2。

重：>8cm²。

④反流束面积/左心房面积

轻：<20%。

中：20%～40%。

重：>40%。

⑤反流分数[RF＝1－AVF/MVF。式中：RF.反流分数；AVF.主动脉（Ao）血流量；MVF.MV 血流量]

轻：20%～40%。

中：40%～60%。

重：>60%。

鉴别诊断

- 风湿性、感染性、先天性二尖瓣关闭不全等之间的鉴别。
- 生理性反流。

相关链接

- 生理性反流概念的产生：高敏感、高清晰彩超问世后，明显提高 MR 显示率，生理性反流是针对许多正常人可显示无临床意义的微量反流而提出的。
- 生理性反流的标准：由于仪器、经验及血流动力学等影响因素，无统一标准。

一般认为：

①反流信号微弱、局限，反流面积/左心房面积<3.5%。

②反流长度<1.5cm，面积<1.5cm²，速度<1.5m/s。

- 引起 MR 的病因

任何引起 MV 装置改变的疾病均可致 MR。

①风湿性心脏病。

②缺血性心脏病。

③退行性病变。

④感染性心内膜炎。

⑤非感染性炎症或免疫性结缔组织病变。

⑥先天性发育异常。

⑦创伤或医源性损伤。

⑧相邻组织结构异常。

⑨功能性二尖瓣关闭不全。

⑩二尖瓣脱垂。

- MR 的继发改变

①LA：中度增大者容量及压力负荷增大。

②LV：中度增大者容量负荷过重。

③PA、PV 和右心腔：PV 淤血→压力↑→PH。

④心功能：重症晚期失代偿，收缩期由于反流至左心房部分血，故 EF 减低程度相对较小（假象），与较重的临床心力衰竭表现不匹配（须注意）。

● MR 时肺动脉压

①轻度 MR→LV 容量负荷增加不明显→无 PH。

②重度 MR→左心功能正常→重度 PH。

● LA、LV 扩大是 MR 时重要的继发性改变，具有辅助诊断和鉴别意义。

● 急性 MR 常致急性肺水肿；慢性严重 MR 常致难治性心功能不全。

● 正常妊娠期可出现类似 MR 的杂音；存在 MR 的孕妇，其反流杂音可能减弱。

● 单纯 MR 在妊娠期一般不发生严重后果，合并 MS 者加重病情。

● MR 的超声定性诊断应注意

①反流束起点。

②反流束方向。

③反流束途径和止点。

④反流束轮廓、色泽。

⑤反流束时相（收缩期的早、中、晚）。

● MR 的半定量诊断：受仪器及技术水平限制，现处于半定量阶段。

①主要方法：利用 CDFI 勾画出 LA 内反流束的长、宽、面积等参数来评估。

②基本原理：轴对称射流→流量守恒定律。

③存在问题：实际上 MR 符合理想对称自由流体条件很少。

④实际情况：更多是经验上，而不是建立在严格的血流动力学原理上。

⑤其他影响因素：仪器品牌、Nyquist 速度、彩色增益、壁滤波。

● CDFI 显像评估反流产生误差的因素

①仪器因素：增益设定、探头频率、彩色帧频、反流束、入射角等。

②物理因素：声衰减（肥胖等）、偏心或撞壁血流、人工瓣膜。

● MR 时 PV 频谱改变：约 93% 的中至重度 MR，PV 于收缩期正 S 波低钝或消失并出现负向波型，D 波峰值增大，形成先负后正图形。

● MR 时 AO 频谱变化：较重 MR→AO 血流↓→AO 频谱降低、前移、时间短，如 AO 流速<MV 流速，则为重度 MR。

● MR 时 LAP 的估测：根据伯努利方程，$PLAs = PLVs - \Delta P = PBAs - \Delta P$

（式中，PLAs：LA 收缩压，PLVs：LV 收缩压，ΔP：MV 跨瓣压差，PBAs：肱动脉收缩压）。

● 舒张期反流：发生率 8%～12%，主要由于舒张期 LV 压明显升高，超过 LAP，或舒张期过长，均提示房室压差逆转。

● 关于 RF（反流分数）：超声多普勒、心导管技术、放射性核素技术对于 RF 具有高度相关性且有相似的重复性。

● 根据连续方程，单纯 MR 时，AO 流量＋MR 流量＝全部 LV 心搏量，即根据 RF 可具体计算出反流占每搏排出量的百分比，已得到广泛验证。

● 目前，超声对 MR 定量诊断缺乏"金标准"。

● 超声诊断 MR 价值：临床最佳首选方法，可完全替代有创的心血管造影技术。

● 经食管超声较经胸途径更敏感、准确地定性、定量 MR。

● 2D 超声只显示 MR 时反流束在某一平面的分布，可能并不代表真正反流束的大小，如仅依靠一个切面确定反流程度可能导致漏诊或不能正确评估。

● 放射性核素心室造影：可测 LV 收缩、舒张末容量和静息、运动时射血分数，以判断 LV 收缩功能，通过 LV、RV 心搏量比值评估反流程度，该值＞2.5 提示严重反流。

● 急性 MR 的治疗原则：降低 PV 压，增加心排血量和纠正病因。

● 慢性 MR 的手术适应证。

①重度 MR 伴心功能 NYHA Ⅲ～Ⅳ级。

②心功能 NYHA Ⅱ级伴心脏大，LV 收缩末期容量指数＞30ml/m^2。

③重度 MR，左室血射分数（LVEF）下降，LV 增大，LV 收缩末期容量指数达 60ml/m^2。

● 手术方式

①病变轻可行瓣膜修补术。

②人工瓣膜置换术。

● 预后：慢性重度 MR 内科治疗 5 年存活率 80%，10 年存活率 60%。

附：关于二尖瓣脱垂

● 二尖瓣脱垂病因

原发性→有遗传倾向，瓣叶腱索黏液变→瓣膜松弛、冗长→突入 LA。

继发性→心肌病、CHD 等→乳头肌功能不全、腱索断裂。

● MV 脱垂的诊断：目前尚缺乏严格统一标准，主要是靠听诊＋超声诊断。

● MV 脱垂时，心前区闻及非喷射性收缩中晚期喀喇音及收缩期二尖瓣反流杂音。

● 听诊特点

①喀喇音和杂音同时存在。

②只有两种之一。

③时为喀喇音，时为杂音。

④两者全无。

● MV 脱垂症状

①常有焦虑、胸闷、疲劳等自主神经功能失调的症状。

②60%～70%心前区疼痛。

③50%心悸。

④40%呼吸困难，有疲乏感。

● MR 与 MV 脱垂的关系

①前叶脱垂：75%无或有轻度反流，约 75%为重度反流。

②后叶脱垂：30%为重度反流，60%为中度以上。

● MV 脱垂超声诊断要点

①2D：收缩期 MV 瓣叶移向 LA 侧，超过瓣环水平＞2mm。

②M 型：收缩期 MV 曲线 CD 段后移，"吊床"样改变。

③合并 MR 者，LA 内可见偏心性反流信号。

● MV 脱垂 CDFI 特点

①后叶脱垂，反流束沿前叶后方至左心房内侧。

②前叶脱垂，反流束沿后叶前方至左心房外侧。

③前后叶同时脱垂，反流束呈中心性。

● 假性 MV 脱垂：正常人与 MV 脱垂者间存有"重叠区"。左心长轴及心尖四腔切面上，部分正常人显示收缩期瓣叶位置超过 MV 瓣环连线位于 LA 侧，易误为 MV 脱垂，即假性脱垂。

● 假性脱垂标准

①心尖四腔：瓣叶与瓣环连线的最大垂直距离＜5mm。

②长轴：＜2mm。

③其他检查无异常。

（注：符合以上三条者，应定期复查）

● Coanda 效应：二尖瓣脱垂等二尖瓣反流反流束偏心或撞击左房壁时，反流束在左心房分布不均等而沿着左心房壁形态分布，称为 Coanda 效应。

● MR 患者死亡或外科手术的发生率与心功能状态有关，5 年死亡和手术率。

心功能Ⅰ级：25%。

心功能Ⅱ级：28%。

心功能Ⅲ级：50%。

心功能Ⅳ级：83%。

● 医史小档案

认识 MV 脱垂的历程：1913 年 Galavardin 首先描述了一种收缩期非喷射性喀喇音及收缩期杂音，这种杂音随运动和体位改变而变化，尸检时患者胸膜与心包有粘连，故认为此杂音是心外的额外音。此观点持续了近半个世纪。后来 Reid 认为此杂音与二尖瓣腱索绷紧有关，提出来源于二尖瓣的假说。1963 年 Barlow 和 Basman 经心血管造影证实为二尖瓣脱垂所致，此后二尖瓣脱垂引起了世界各国的广泛重视，检出率日益增多，对其认识也不断加深，故国外学者常称本病为 Barlow 综合征。

四、主动脉瓣狭窄

常见病因

● 风湿性。

● 先天性。

● 退行性。

超声诊断要点

● 定性

①主动脉瓣（AV）增厚，回声增强，活动受限，瓣口开放面积下降（＜20cm²）。

②血流速度加快（＞2m/s），跨瓣压差＞16mmHg。

③IVS 及左心室后壁（LVPW）对称性肥厚，LV 扩大，升主动脉（AAO）狭窄后扩张。

● 定量

主动脉瓣狭窄（AS）程度分级见表 4-7。

表 4-7 主动脉瓣狭窄程度分级

	峰值流速（m/s）	跨瓣峰值压差（mmHg）	瓣口面积（cm²）
轻	＜3.5	＜50	1.0～1.5
中	3.5～4.5	50～80	0.7～1.0
重	＞4.5	＞80	＜0.7

引自：Galan A，et al. 1991. Am J Cardiol，67：1007

鉴别诊断

- 主动脉瓣上、瓣下狭窄。
- 主动脉瓣口血流量增多疾病[主动脉瓣反流（AR）、严重贫血等]。
- 感染性心内膜炎。

相关链接

- 超声对该病诊断价值：为最佳首选诊断方法。
- UCG 评价 AS 路径：病变→定量→瓣膜（数目、增厚、钙化等）→左心功能→继发改变。
- 多普勒超声评价 AS 是否准确关键在于能否获取狭窄处最大流速。
- M 型超声判断 AS 不可靠，仅可作为辅助检查。
- 肺动脉与主动脉三瓣叶演变（图 4-7）。
- 超声可清晰显示正常三叶闭合线，呈"Y"形，又称"奔驰徽标"。
- 正常主动脉瓣口面积：$2.5 \sim 3.5 cm^2$。
- 瓣口面积测量的三种方法

①2D 描绘法：缺点→钙化严重时，界限不易确定。

②连续方程：优点→不受 CO 及反流影响，缺点同 2D 描绘法。

③格林公式：源于心导管技术。

- 2D 超声测 AS 瓣口面积不如测 MS 瓣口面积准确，主要因为强回声边缘显示差。
- 主动脉瓣环为一纤维环，其内径在心动周期中保持不变，连续方程中 LVOT 截面积及梗阻近端平均流速在此测量。
- 单纯性 AS：<15 岁者，多见单叶瓣畸形；15～65 岁者，多见二叶瓣畸形；>65 岁者，退行性多见。
- 先天性 AS

①60%为二瓣畸形。

②25%～30%为三瓣畸形（不等大，有融合）。

③10%为单瓣畸形。

- 单纯性 AS，2D 超声与多普勒超声相比，前者往往高估狭窄程度。
- AS 时血流动力学变化

①当面积减少至>正常的 1/2 时，仅有解剖学改变而无血流动力学改变。

②当面积减少至正常的 1/4～1/2 时，为保持左心室心排血量，压差增大，LVSP 增大。

③当面积减少至正常的 1/4 时，压差、LVSP 进一步增大，出现 LV 肥大，AS 三联征等。

- 典型 AS 三联征：劳力性呼吸困难，心绞痛，晕厥。
- 注意：一般主动脉瓣口血流＞2m/s，考虑有 AS，但严重贫血、甲状腺功能亢进症等高动力状态时，其流速也可达 2m/s。
- AS 时血流动力学变化特点

主动脉瓣狭窄处面积/瓣口面积：

①小于 1/2 时，仅有解剖改变无血流动力学改变。

②等于 1/2 时，为保持左心室心搏量，压差↑，LVSP↑。

③等于 1/4 时，压差、左心室收缩压进一步↑，LV 肥大，出现 AS 三联征等。

- 注意：AS 时，射流通过 AV 后，流速常发生明显改变，此时，CDFI 所示最佳血流方向均不可靠。须仔细听取音频信号，观察频谱形态，使取样容积放置恰当，以获取最大流速。
- AV 开放与关闭速度快，大大高于大多数仪器帧频，故通过超声仪能清楚观察到瓣叶开放和闭合状态，但很难清楚观察到瓣叶开放与关闭的过程。
- AS 主要病理生理改变：左心室流出道（LVOT）梗阻→LV 与 AO 之间压差增大→致 LV 肥大等系列改变。
- 劳力性呼吸困难见于 90%有症状者，机制：LV 肥大→LV 舒张末期压力增大→致肺毛细血管楔压增高→运动后呼吸困难。
- 心绞痛见于 60%AS 有症状者，机制：CO↓→平均动脉压下降→冠状动脉供血减少。
- 晕厥见于 30%AS 有症状者。在直立、运动中或运动后即刻发生。由脑缺血引起。机制：运动→外周及心肌需血量增加→因 AS 心排血量不能相应增加→晕厥。
- 临界性狭窄：AS 程度达原来的 1/4 时，左心室心搏量的轻度上升致左心室做功明显增加，出现心绞痛、呼吸困难、晕厥等症状，称临界性狭窄。
- 老年主动脉瓣退行性钙化特点

①是一种随年龄的增长而增加的瓣膜老化病变。

②病理：钙化、硬化、黏液样变。

③多为轻度，一般无冠瓣、右冠瓣重于左冠瓣。

④与性别有关，男女之比为（2～4）∶1。

⑤与全身代谢紊乱（尤其钙磷代谢）有关。

⑥由于无游离缘受累和瓣叶间粘连、固定，故即使钙化严重，瓣膜仍可活动，仅闭合速度下降，压差变化不大。 据此可与风湿性瓣膜病相鉴别。

- 在评价 AS 时，三大公式（连续方程、格林公式、伯努利方程）比较。

①评价 AS 程度，连续方程与格林公式相关性良好。

②流速较低时，格林公式倾向于高估。

③如合并 AR，伯努利方程倾向于高估，连续方程不受影响。

④心功能不全时，伯努利方程倾向于低估，连续方程不受影响。

● 当 AS 影响到心排血量时，可出现收缩压下降、脉压下降。

● AS 时，LVSP＝ΔP＋SBP。

● 研究表明：AS 时，主动脉面积每减少（0.12 ± 0.19）cm^2，其平均跨瓣压差则增加 $0\sim10mmHg$，平均 7mmHg。

● AS 程度随年龄增长而渐增，压差每年增加 $4\sim8mmHg$。

● 用压差方法评估 AS 严重程度，须注意心功能情况，因其为血流依赖性，可随后负荷、左心室功能而变化。

①心排血量增加（如合并 AR），压差可高估狭窄程度。

②心排血量减低（如合并心力衰竭），压差可低估狭窄程度。

例：利用压差评估 AS 程度，如瓣口面积＝$0.75cm^2$ 时，压差可在 $10\sim110mmHg$（结合心功能＋2D 超声评估）。

● 心导管检查：当 UCG 不能确定狭窄程度或是否应手术时应用。

①确定最大压差。

②确定平均压差。

③根据格林公式计算面积。

● 手术适应证

①有症状，重度 AS，或跨瓣压差＞50mmHg。

②冠心病需冠状动脉旁路移植术，同时合并重度 AS。

③升主动脉或其他心脏瓣膜病变需手术治疗，同时合并重度 AS。

④冠心病、升主动脉或其他瓣膜病需手术治疗，同时合并中度 AS。

⑤无症状，重度 AS，同时有左心室收缩功能受损表现。

⑥无症状，重度 AS，但活动后有异常表现，如低血压。

五、主动脉瓣关闭不全

常见病因

● 同主动脉瓣狭窄。

超声诊断要点

● 定性

①CDFI：舒张期 LVOT 可见有源于主动脉瓣的"五彩镶嵌"反流束，同时 PW＋CW 可记录到反流频谱。

②2D＋M 型超声可见舒张期瓣口对合不良，有缝隙存在。

③继发症状：左心室容量负荷过重改变。

- 定量（表 4-8）

表 4-8　主动脉瓣关闭不全分级

	反流束宽度（mm）	反流束宽度/流出道宽度（mm）	反流束面积（cm²）	反流束面积/流出道面积（cm²）	反流频谱PHT(ms)
轻	3	＜1/3		＜1/3	＞600
中	3~6	1/3~2/3	＜7.5	1/3~2/3	300~600
重	＞6	＞2/3	＞7.5	＞2/3	＜300

鉴别诊断

- 生理性反流。
- MS。

相关链接

- AR 在瓣膜疾病中占 10%。其中 75%为男性，女性多合并二尖瓣病变。
- UCG 对该病评价内容

①确立诊断。

②评估反流→左心室容量负荷↑→左心室形态与功能影响程度。

③观察主动脉根部与瓣叶的结构改变情况。

- 2D＋CDFI 对 AR 诊断价值：首选用于定性，定量尚不准确，仅为半定量。

- AR 主要血流动力学改变是左心室容量负荷增加，同时启动系列代偿机制。

①左心室舒张末期容积增大→顺应性增加。

②心室生成新的肌小节→离心性肥厚。

- AR 时，在舒张期左心室同时接受来自二尖瓣正常充盈血及 AV 反流血，即实际意义上的"左心室双入口"（MR 时，左心室是"双出口"）。

- 由右冠瓣引起 AR 时出现偏心反流（指向二尖瓣前叶），可引起：

①84%二尖瓣前叶发生快速扑动（30~44 次/秒），扑动幅度＜4mm。

②相对性 MS→产生 Austin-Flint 杂音。

- 反流束方向

①三叶同时受损→反流束位于 LVOT 中央。

②右冠瓣受损→反流束朝向二尖瓣前叶。

③左或无冠瓣受损→反流束朝向 IVS。

- 注意：评估反流程度时，必须牢记反流束三维结构与空间方位，2D 超声不准确。

- AR 程度越重，腹主动脉舒张期逆向血流频谱越高，这是判断 AR 程度的一个简单、实用的指标。

- 严重 AR 常存在心肌细胞退行性变，此为左心室功能受损的超微结构基础。

- 当 LVEF<25%和（或）左心室舒张末期内径>60mm 时，左心室心肌为不可逆改变。

- AR 时前负荷、代偿性肥厚与后负荷之间须保持平衡，否则导致心功能不全。

- AR 患者早期心功能异常可逆；晚期不可逆（即使手术后）。

- AR 患者若心功能正常、无症状应每 6 个月复查 1 次 UCG。一旦出现症状或心功能下降，应及时手术。

- 资料表明：AR 患者自然进展到有症状和（或）左心室收缩功能障碍发生率每年 4.3%，平均病死率每年<0.2%。

- 通过 AR 可计算左心室舒张末压：LVEDP＝DBP-ΔP（式中：DBP 为升主动脉舒张压，测肱动脉压代替；ΔP.AO 与左室舒张末压差，在反流频谱中测量位于心电图 QRS 波起始点的舒张末最大流速 V_{max}，应用简化 Bernouli 公式得 $\Delta P=4V_{max}^{2}$

- AR 时，周围血管征：

①DeMusset 征：又称点头征。

②颈动脉、桡动脉的水冲脉。

③Traube 征（股动脉枪击音）。

④Duroziez 征（股动脉双期杂音）。

- 提示：急性 AR，周围血管征不明显，脉压不大，故不要因脉压小而低估 AR 程度。

- 生理性 AR 超声特点（无临床意义）

①范围局限。

②流速较低。

③占时短暂。

④2D 超声示主动脉瓣形态、结构正常。

- 生理性 MS：AR 时，大量反流使左心室舒张期充盈显著增多，压力升高（可达 30～50mmHg），明显超过左心房压，引起 MV 提前关闭，即生理性 MS。

- 主动脉瓣脱垂：由不同病因导致主动脉瓣改变，使 AV 在舒张期向 LVOT 突入，超过 AV 附着点连线，形成 AR。
- 主动脉瓣脱垂：20%无反流，80%有反流。
- 主动脉瓣脱垂定量（以舒张期主动脉瓣结合点位置确定）

①轻：结合点轻度下移。

②中：结合点明显下移，至瓣环以下。

③重：一个或多个瓣叶凸向 LVOT。

- MRI：诊断主动脉病变准确性高，能目测 AR 的射流，可半定量及定量。
- 心导管造影：术前检查，明确 AR 程度、左心功能，同时可做 CAG 了解冠状动脉情况。
- AR 最佳手术时间：左侧心力衰竭刚开始，或虽无症状，但 LVEF 低于正常，且 LV 舒张末期内径＞60mm。
- 手术适应证

①有症状和左心功能不全。

②无症状伴左心功能不全且 EF 减小者，如临界，应密切随访。

③有症状而左心功能正常，先内科治疗，无改善可行手术。

- 手术禁忌证

①LVEF≤15%～20%。

②LVEDd≥80mm。

③LVEDVI≥300ml/m^2。

- 预后

①急性重度者：应及时手术，否则会引起左侧心力衰竭，容易导致死亡。

②慢性无临床症状：轻至中度者，10 年存活率高达 85%～90%；重度者经治疗 5 年存活率 75%，10 年存活率 50%。

③慢性有临床症状：心绞痛者 5 年内死亡率 50%，严重左侧心力衰竭 2 年内死亡率 50%。

六、三尖瓣关闭不全

病因

- 先天性畸形。
- 风湿性。
- 感染（心内膜炎）及三尖瓣脱垂。
- 相对性 TR。

超声诊断要点

● 定性

①CDFI：收缩期三尖瓣房侧可见源于三尖瓣的"五彩镶嵌"反流束，同时 PW＋CW 可记录到反流频谱。

②2D＋M 型超声可见收缩期瓣口对合不良，有缝隙存在。

③继发症状：右心容量负荷过重改变。

● 定量：至今未有精确定量诊断 TR 法。目前，广为临床所接受的是 CDFI 为主的半定量诊断法（表 4-9）。

表 4-9　三尖瓣反流程度评价

反流程度	反流束长度（cm）	反流束面积（cm²）	反流束长度/右心房面积（%）
Ⅰ	＜1.4	＜2	＜20
Ⅱ	1.4～2.9	2～3.9	20～40
Ⅲ	3.0～4.5	4.0～10.0	＞40
Ⅳ	＞4.5	＞10.0	—

附：另一种半定量诊断法

● Omoto 三级分法（图 4-13）

Ⅰ级：反流束自三尖瓣口到达右心房 1/2 处。

Ⅱ级：反流束占据大部右心房。

Ⅲ级：腔静脉与肝静脉内亦见反流信号。

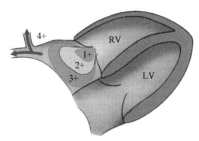

图 4-13　三尖瓣反流分级

1＋. 生理性反流；2＋. Omoto Ⅰ级反流；3＋. Omoto Ⅱ级反流；4＋. Omoto Ⅲ级反流；RV. 右心室；LV. 左心室

鉴别诊断

● 生理性。

- 左心室、右心房通道。

相关链接

- 正常三尖瓣口面积：6~8cm^2（狭窄时，≤2cm^{2}才引起血流动力学改变）。
- 三尖瓣脱垂是 TR 病因之一，约 1/3 患者同时合并二尖瓣脱垂。
- TR 时，听诊呈 Rivern-Carvalo 征。
- Rivern-Carvalo 征：剑突下或胸骨左缘第 3~5 肋间可闻及全收缩期高调"吹风样"杂音，吸气时反流杂音可增强。
- 35%正常人可有生理性 TR，其发病年龄特点：小儿发病率最高；中青年较低；老年再次升高（特点及诊断见生理性 MR 节）。
- 生理性与病理性 TR 最重要鉴别点：2D 超声显示生理性反流无心脏形态、结构及瓣膜活动异常。
- 器质性和功能性 TR 鉴别关键点。

①2D 超声可显示三尖瓣本身有无形态学改变，如增厚、脱垂、附着点下移等。

②功能性 TR 瓣叶可保持正常，但瓣环扩张。

③功能性 TR 速度常>3.5m/s，而器质性极少>2.7m/s。

- 类癌综合征是器质性 TR 病因之一。
- TR 病因中，功能性多，器质性少，UCG 可明确其原因。
- TR 量取决于反流面积、压差、反流时间三因素。
- TR 血流动力学主要是右心容量负荷增加。
- TR 与肺动脉压：继发性 TR 可由 PH 引起和加重；TR 可使收缩期进入肺动脉的血流减少→肺动脉压下降（缓解肺动脉压）。
- TR 致下腔静脉血液反流，下腔静脉增宽[内径正常（18±4）mm]。
- TR 时 CDFI 特点

①肺动脉压正常或右侧心力衰竭者，反流束蓝色，中央色彩鲜亮，周边暗淡。

②继发性 PH 且右心室收缩功能良好者，反流速度较快，方向不一，呈"五彩镶嵌"收缩期湍流。

③大量反流者，收缩期血流达心房顶部，再流向三尖瓣口。 肝静脉内随心脏舒缩交替出现红蓝两色血流信号。

- 临床关注点：除对瓣膜本身和反流程度的评价外，临床更关注的是利用多普勒技术测量三尖瓣反流，达到对 RVSP 的测量目的，进而推测出 PASP。
- 超声定性诊断 TR 价值：多普勒 UCG 是定性诊断 TR 的最精确技术，敏感度 87%~100%，特异度 88%~100%。

- 放射性核素右心室造影测 LV 心搏量/RV 心搏量比值估测反流程度：<1.0 为轻度 TR；比值越小，反流越重。

七、人工瓣膜超声评价

人工瓣膜置换术临床评价

- 从 1960 年开始应用于临床的人工瓣膜置换术在心瓣膜病治疗中发挥了重要作用。
- 人工瓣膜在功能及血流动力学改善方面远不及正常自然瓣，并可出现相关并发症。
- 定位：该手术只能认为是姑息性治疗，非根治性手术。

人工瓣膜种类

- 生物瓣（10～15 年可发生损坏）
①异种。
②同种异体。
③自体自体肺动脉瓣移植术（Ross 手术）。
- 机械瓣（耐磨性可达 100 年）
①球瓣。
②单叶碟瓣。
③双叶碟瓣（临床应用最多，本节主要以此讨论）。
- 双叶碟瓣结构与活动：瓣膜碟片由双叶组成，两瓣叶开放时，与瓣环平面成 75°～85°，关闭时与瓣环成 25°～30°，瓣叶活动横跨弧度 55°～60°。
- 血流方式及特点：瓣叶开放时，血流经两侧面的大瓣口与中央缝隙样窄小瓣口流出，为中心血流型，阻力小，其跨瓣压差、有效瓣口面积等均达优良水平。
（注意：中央细窄瓣口内局部加速阻力常致机械瓣这一区域高压力梯度）

超声评价内容

- 人工瓣状况
①位置。
②开放情况。
③漏否及稳定性。
- 血流动力学指标
①人工瓣口血流峰值速度。
②最大和平均压差。

③有效瓣口面积。

④肺动脉压。

- 左心状况

①EF。

②大小。

③血栓（重点是狭窄、反流）。

人工瓣膜功能异常超声特征

- 跨瓣前向血流增速。

- 瓣口面积减少。

- CDFI 示显著反流。

- CW 示信号增强。

- 心室腔血流流力学反映持续室腔增大或室壁肥厚。

常用正常值

- 二尖瓣位机械瓣

①舒张期最大速度<2.5m/s。

②平均跨瓣压差<8mmHg。

③有效瓣口面积>1.8cm^2。

- 主动脉瓣位机械瓣

①最大流速≤300cm/s。

②最大跨瓣压差≤36mmHg。

超声评价人工瓣膜的困扰

- 混响伪像。

- 声影。

- 跨瓣压差高估。

- 瓣口面积计算局限性。

- 人工瓣正常反流与病理反流的鉴别。

相关链接

- 术后首次检查时间、目的、内容

①时间：6～8 周。

②目的：建立术后超声基础资料，以作为瓣膜功能障碍时参考依据。

③内容

a. 人工瓣状况。

b. Doppler 测值。

c. 肺动脉压变化情况。

　　d．左心功能恢复情况。

　　e．左心室肥大的逆转情况。

　　f．远期效果初步评价。

● 机械瓣金属部件存在多重反射，2D 及 M 型超声仅可粗略观察其启闭状况，单纯 TTE 评价有困难。

● 经食管超声心动图（TEE）评价优势：尽管机械瓣存在多重反射，对图像有干扰，但较经胸超声心动图（TTE）的优势在于其具有较高空间分辨率，故目前最佳方式为 TEE＋CDFI＋CW（PW）。

● 人工瓣与自体瓣相比，血流动力学总规律如下。

①血流速度快。

②跨瓣压差大。

③瓣口面积小。

● 有效瓣口面积：正常自体瓣开启面积均小于瓣环内径构成面积，前者称有效瓣口面积，后者称潜在瓣口面积。 两者有恒定比例关系。

● 设计瓣口面积：人工瓣瓣叶开启面积小于瓣环内径构成面积且比自然瓣小得多，前者称有效瓣口面积，后者称设计瓣口面积。

● 人工瓣功能指数：有效瓣口面积/设计瓣口面积，是衡量人工瓣性能的重要指标之一。

● 跨瓣压差：过瓣血流通过开启人工瓣膜的瓣口时受阻而产生，其值与有效瓣口面积相关，两者呈指数关系。 有效瓣口面积缩小 1/2，跨瓣压差增大 4 倍。

● 人工瓣反流量＝关闭反流量＋静态泄漏量。

● 人工瓣能耗百分比：人工瓣置入后，增加部分心脏负荷，这部分耗能与正常心排量有效耗能的比为人工瓣能耗百分比。

● 人工瓣大小有 19mm、21mm、31mm 等奇数型号。选择时参考瓣环径。

● 人工瓣结构故障（除血栓、赘生物等外）很难用 2D 超声检查出来；用 CDFI 检出瓣口狭窄时，高速射流或反流可以诊断人工瓣的功能异常。

● 正常机械瓣可有少量反流，由于瓣环定位不同，术者操作习惯不同，碟片开放位置与反流束位置也相应不同。

● 人工瓣膜两个基本部分

①瓣环→环周裹绕纤维布织品→用于固定。

②瓣叶→随心动周期开、闭→使血流正常运行。

● 双碟瓣超声特征

①瓣环处→机械瓣强回声。

②舒张期开放→两瓣叶与瓣环成角（四腔图两瓣叶呈两条平行直线）。

③收缩期→瓣叶关闭呈倒"八"征。

● 机械瓣最大缺点：术后须终身抗凝且并发症较高。

● 观察机械瓣最大难点：反射强烈，声影明显。

解决办法

①多个标准切面连续动态观察。

②应用非标准切面，尽量显示瓣膜内部结构。

③TEE。

● 机械瓣瓣口面积评价：机械瓣术后有效瓣口面积相对变小，Dopple 超声在其评价中起关键作用。

方法

①计算公式：EOA（有效瓣口面积）＝222/PHT（易高估）。

②简化伯努利方程。

● 熟练的超声科医师除能判断人工瓣膜功能外，还能根据瓣架长度、瓣叶形态、开放角度、血流动力学特征判断出型号与种类。

● 人工瓣膜常见合并症

①反流。

②狭窄。

③心内膜炎（赘生物）。

● 机械瓣反流类型

①跨瓣型反流（分生理性、病理性）。

②瓣周型反流。

● 各种机械瓣均有反流。部分为闭合反流，是人工瓣机械性关闭所必需的动力，为瓣膜设计的结果。

● 二尖瓣位人工瓣正常反流特点

①反流持续时间短。

②CDFI 色彩单一，深暗。

③显示率：TEE 为 100%；TTE 不易显示。

④二尖瓣位：反流束长度＜2.5cm，反流面积＜2cm^2；主动脉瓣位：反流速长度＜1.5cm，反流面积＜1cm^2。

⑤人工瓣膜特征性反流束：无 St.Jude 瓣的三股反流束。

● 人工瓣周反流原因

①瓣周组织剔除过多。

②缝线腐化断裂。

①缝合欠妥。

● 检查人工瓣周漏理论要求：须使 Doppler 声束能 360°扫查人工瓣架及其周围组织→因 UCG 难以显示空间分布，故实际很难做到。

● 瓣周反流与跨瓣反流鉴别困难，以下标准有助瓣周漏诊断。

①反流常起源于缝合环之外，而未穿过瓣膜本身。

②虽不能确定反流起源于缝合环之外，但明显不在前向血流所经途径。

③反流束近端加速区位于人工瓣之外。

● 为明确瓣周反流起源与空间走向，可将二尖瓣环分成 4 个象限。

①四腔心切面→反流束沿房间隔走行→源于内侧象限。

②五腔心切面→沿主动脉根部走行→前象限。

③五腔心切面→沿左房游离壁走行→外侧象限。

④四腔心切面→沿左房游离壁走行→后象限。

● 人工瓣反流半定量分析法

①反流束大小。

②反流偏心性。

③彩色血流会聚法。

④肺静脉血流。

⑤人工瓣舒张期前向流速。

● 严重人工瓣膜反流诊断标准

①二尖瓣血流峰速度增加（≥2.5m/s）和 PHT 正常（≤150ms）。

②反流束多普勒信号强度稠密。

③反流分数≥55%。

④有效反流口面积（ERO）≥0.35cm^2。

⑤肺静脉收缩期反流。

● 机械瓣狭窄通常由血栓、赘生物或内膜增生形成所致。

● 血栓性人工瓣阻塞的特点

①有效瓣口面积减小。

②瓣口血流偏心（不对称射流）。

③血栓或赘生物异常回声。

● 超声是诊断血栓性人工瓣阻塞的重要方法，用 TEE 时，尤须注意左心耳。

● 血栓形成主要见于机械瓣，生物瓣少见。术后 1 年为发病高峰期。

● 2D 超声特点

①人工瓣瓣膜或瓣周增厚。

②规则的低回声或略强回声附着，瓣膜启闭幅度、速度发生改变。

③瓣膜形态不能清晰显示。

● 注意：对于双叶瓣，血栓通常只影响其中一瓣，易漏诊。

● 在利用估测跨瓣压差时须考虑：瓣膜部位、类型、型号等因素，型号不匹配，也会导致相对性狭窄。

● 大多数正常人工瓣常有一定程度的血流受阻造成瓣口流率增大及跨瓣压差增大，以致鉴别诊断困难。

● 人工瓣狭窄分析法

①形态学观察：2D＋M 型。

②跨瓣压差估测：伯努利方程＋流率。

③人工瓣口面积：连续方程＋220/PHT。

（注：220/PHT 来计算人工瓣口面积欠妥，因其为自然瓣膜"经验公式"，常导致高估，心房颤动时欠准确，尽管如此，对同一患者随访，仍有一定价值）

● 一组病例显示：TEE 发现机械瓣血栓 53%，TTE 仅 7%。

注意：血流流经双叶瓣中心狭小缝口时，致高速血流（压差增大），是高估压差的原因，易误认为狭窄。跨瓣速度增加（压差增大），并不等同于狭窄。

● 人工双叶瓣跨瓣流速增加的原因

①狭窄。

②瓣叶中心狭小缝口流速加快。

③高动力循环（贫血、发热、甲状腺功能亢进症）。

④重度反流。

● 对于二尖瓣位人工瓣，PHT 可区别跨瓣流速加快的原因，如流量增加、狭窄，流量增加 PHT 不延长，狭窄 PHT 延长。

第七节　心肌病

一、概　　述

定义

- 伴有心功能障碍的心肌疾病。

分类

根据病理生理学、病因学、病因把心肌病分为 4 种类型。

- 扩张型心肌病（DCM）：左心室或双心室扩张，有收缩功能障碍。

- 肥厚型心肌病（HCM）：左心室或双心室肥大，常伴有非对称性室间隔肥厚。

- 限制型心肌病（RCM）：室壁不厚，单或双心室舒张功能低下及扩张容积减小，收缩正常。

- 致心律失常型右心室心肌病：右心室进行性纤维脂肪变。

相关链接

- 上述为 1995 年世界卫生组织和国际心脏病学会（WHO/ISFC）工作组对心肌病的分型。

- 2007 年 1 月中华心血管杂志编委会、中华医学会心血管分会、中国心肌病诊断与治疗建议工作组发表《心肌病诊断与治疗建议》，建议我国临床医师仍采用上述标准。（《内科学》第 7 版也采用此分法）

- 心肌病占心血管疾病的 0.6%～4.3%，近年来有增加趋势，在因心血管病死亡尸检中占 0.11%。

　　附：心肌病分类的现状与进展

　　目前，心肌病基础理论和临床实践已超越 WHO/ISFC 文件范围，仍沿用 WHO/ISFC 心肌病标准，已不能涵盖和反映心肌病临床需要，北美、欧洲发布了多个相关指南、专家共识或声明，其中 2006 年 AHA（美国心脏病学会）的"当代心肌病定义和分类"强调以基因和遗传为基础，分为遗传性、混合性、继发性三大类。完全革新了 WHO/ISFC 分类方法。

　　2007 年 1 月我国制定的《心肌病诊断与治疗建议》中指出：注意到国外分类动向和致病基因研究的现状，吸收和借鉴了国外新的观点、治疗方法，并结合我国大规模临床试验证据、循证研究的发现和结论，建议从临床实用出发仍采用 WHO/ISFC 标准，并另加未定型心肌病。

二、扩张型心肌病

病理

- 以心腔扩张为主，室壁变薄，纤维瘢痕形成，常伴附壁血栓。

- 组织学心肌细胞肥大、变性，特别是程度不同的纤维化等病变混合存在。
- 如为特发性，瓣膜、冠状动脉多无改变。

病因

- 特发性：占扩张型心肌病（DCM）50%。
- 家族遗传性。
- 继发性。

超声诊断要点

- 全心扩大，以左心为主，M 型超声心动图二尖瓣曲线上 E 峰与室间隔距恼（EPSS）增大，呈"大心腔、小开口"改变。
- 室壁运动弥漫性下降（IVS＜3mm，LVPW＜7mm）。
- 心功能下降（以收缩功能下降为主）。
- 多瓣口反流。

鉴别诊断

- 风湿性心脏病。
- 缺血性左心室功能异常。
- 慢性容量负荷过重。
- 心肌致密化不全。

相关链接

- DCM 常发生心力衰竭、心律失常，猝死率高。有症状后 5 年存活率 40%。
- 发病率：美国 36.5/10 万，我国 19/10 万，发病年龄在 20～49 岁者占 80%。
- DCM 病理生理：早期心舒张功能↓→收缩功能↓→泵血↓→CO↓→残余血↑→舒张末压↑→EF↓→肺循环、体循环淤血→不可逆心力衰竭。
- DCM 临床主要以 UCG 为诊断依据，X 线检查、放射性核素检查、CT 检查 有助于诊断。
- 由于 DCM 时左心室呈球形改变，M 型超声测左室容积误差较大，故宜在 2D 超声上用 Simpson 法。
- 近年来人们认识到病毒性心肌炎可演变为 DCM，是病毒性心肌炎的延续。
- DCM 无论原发性、继发性其心脏超声改变基本一致，可根据病史予以鉴别。
- DCM 临床诊断标准（基本超声改变）

①临床常用 LVEDd>5.0cm（女）和>5.5cm（男）。

②LVEF<45%和（或）FS<25%。

③更为科学的是 LVEDd>2.7cm/m^2，体表面积（m^2）=0.0061×身高（cm）+0.0128×体重（kg）−0.1529。

④更为保守的评价：LVEDd>年龄和体表面积预测值的 117%，即预测值的 2 倍 SD+5%。

● 三种不同病因的心肌病诊断

①特发性 DCM：符合上述标准＋排除引起心肌损害其他疾病。

②家族遗传性 DCM：符合上述标准，且伴有

a．家系中包括先证者在内，有 2 个或 2 个以上 DCM 患者。

b．DCM 患者的一级亲属中有不明显原因的 35 岁之前猝死。

③继发性 DCM

a．感染或免疫性 DCM：符合 DCM 诊断标准；心肌炎病史；心肌活检证实炎症浸润；检出病毒 RNA 的持续表达，血清免疫标记物抗心肌抗体。

b．酒精性心肌病：符合 DCM 诊断标准；长期过量饮酒（WHO 标准为女>40g/d，男>80g/d，饮酒 5 年以上）；既往无其他心脏病病史；早期发现，戒酒 6 个月后 DCM 临床症状缓解。

c．围生期心肌病：符合 DCM 诊断标准；妊娠最后 1 个月或产后 5 个月内发病。

d．心动过速性 DCM：符合 DCM 诊断标准；慢性心动过速发作时间>每天总时间 12%～15%；心室率多>160 次/分，少数只有 110～120 次/分。

● 目前，临床诊断该病采用排除法。

● 治疗目标：提高 DCM 患者的生存质量和生存率。

①阻止基础病因介导的心肌损害。

②有效控制心力衰竭和心律失常。

③预防猝死和栓塞。

● 临床治疗评价：目前，DCM 治疗主要针对心力衰竭和心律失常，现有药物仅能提高生存率，至今无有效措施逆转心肌细胞损害、改善心功能。

● 近年治疗新进展

①免疫学治疗。

②细胞移植。

③基因治疗。

④外科治疗（内科治疗无效），如心脏移植。

三、肥厚型心肌病

病理

- 以室间隔和左心室壁心肌肥厚为特征，组织学上可见心肌细胞肥大、结构破坏及纤维化且排列紊乱，心肌内瘢痕灶增多。

病因

- 遗传。
- 内分泌异常。

分型

- 按血流动力学分型：梗阻型、非梗阻型。
- 按肥厚部位分型：室间隔 90%。室壁中部 1%；心尖部 3%；后间隔及左心室后壁 5%。
- 按病理解剖分型：局限性非对称性、对称性（均匀性）。

超声诊断要点

- 左心室壁肥厚，多以 IVS 增厚为主，>15mm，与 LVPW 厚度比值>1.3，其他室壁也可肥厚。
- 心肌呈斑点样回声增强。
- 左心室腔正常或缩小，左心房增大。
- IVS 部分增厚，呈纺锤形向 LVOT 突出，致 LVOT 梗阻（直径<20mm），有 SAM 征，LVOT 收缩期流速加快，峰值后移。
- 左心室舒张功能下降。
- 主动脉瓣可见收缩期扑动和收缩中期部分关闭或提前关闭现象。

鉴别诊断

- 主动脉狭窄（瓣膜、瓣下、瓣上狭窄）。
- 运动员心脏。

相关链接

- 肥厚型心肌病（HCM）自然病程可很长，呈良性进展，约23%患者可存活至75岁以上。
- 正常 LVOT 内径 20~40mm。
- HCM 时 LVOT 压力阶差是变异参数，用于评估梗阻存在及梗阻严重度，指导诊疗。
- 大部分 HCM 患者在安静状态 LVOT 压差正常，运动或药物应激可使其增大，甚至>30mmHg。
- 梗阻型 HCM 时主动脉瓣收缩中期关闭成因：早期 AV 充分开放，中期 LVOT 梗阻加重→血流阻滞→入 AO 血流减少→AV 提前关闭→晚期压差下降至消失→LV 射血随之增强→AV 再次开放。

● 漏斗效应：HCM 时在收缩早期 LVOT 流速加快→轻度梗阻→将二尖瓣瓣叶和腱索吸入流出道→二尖瓣前叶与 IVS 接触→AV 下梗阻→加重梗阻程度，也称 Venturi 效应。

● HCM 临床症状特点：多样。可无症状或有轻度胸闷、心律失常、心力衰竭、心房颤动甚至猝死。

● Doppler 超声注意点：取心尖五腔心切面显示 LVOT，声束尽量与血流束平行，在此处测流速及压差以判定梗阻程度。

● 美国超声心动图学会定义左心室流出道为二尖瓣前叶游离缘至主动脉瓣环之间的区域。

● 对拟诊 HCM 者，UCG 必须报告 LVOT 压力阶差参数。

● LVOT 梗阻的程度（峰值压差）

①轻：<30mmHg。

②中：30～50mmHg。

③重：>50mmHg。

（HCM 患者压差>50mmHg 为外科手术或乙醇消融的指征）

● IVS 厚度：HCM 多>15mm；主动脉狭窄等多<15mm。

● 关于 HCM 的几个百分比

①呼吸困难：90%。

②胸痛：33%。

③晕厥：15%～25%。

④心脏性猝死：50%。

⑤心力衰竭致死：36%。

⑥卒中致死：13%。

⑦约 5%的患者最后出现室壁变薄，心腔扩大，类似 DCM，称终末期疾病。

⑧是青少年运动员猝死的主要原因，占 50%。

⑨FHCM（家族性肥厚型心肌病）/HCM>65%，有报道达 85%。

⑩一般成年患者 10 年存活率为 80%。

⑪80%患者出现非特异性心电图 ST-T 改变。

⑫20%～50%患者心电图有深而窄的异常 Q 波。

⑬5%～10%患者需介入治疗。

● 关于 HCM 临床诊断：符合以下任何一项者可确诊。1 项主要标准＋

排除标准：1 项主要标准＋次要标准③；1 项主要标准＋排除标准②；次要标准②和③；次要标准①和③。

主要标准

①UCG 左心室壁和（或）室间隔厚度＞15mm。

②TDI、MRI 发现心尖、近心尖室间隔部位肥厚，心肌致密或间质排列紊乱。

次要标准

①＜35 岁患者，12 导联 ECG 示Ⅰ、aVL、$V_{4\sim6}$ 导联下移，深对称性倒置 T 波。

②2D 示 IVS 和左心室壁厚 11～14mm。

③基因筛查发现已知基因突变或新的突变位点，与 HCM 连锁。

排除标准

①系统性疾病，原发性高血压，风湿性心脏病二尖瓣病变，先天性心脏病，代谢性疾病伴心肌肥厚。

②运动员心脏肥大。

● 判断高危 HCM 的主要依据

①主要危险因素

a．心搏骤停（心室颤动）存活者。

b．自发性持续性室性心动过速。

c．未成年猝死家族史。

d．晕厥史。

e．运动后血压反应异常。

f．左心室壁或室间隔厚度≥30mm。

g．LVOT 压差＞50mmHg。

②次要危险因素

a．非持续性室性心动过速，心房颤动。

b．FHCM 恶性基因型。

（上述危险因素越多，猝死危险就越大）

● M 型观察注意点

①有无 SAM 征及主动脉瓣提前关闭现象。

②IVS 及 LVPW 测量部位：取样线置于二尖瓣前叶显示 A、E 峰的心室波群处；时相：舒张末期。

③测 LVOT 宽度位置：一是在 LVOT 入口（二尖瓣前后叶均显示时）；二是在 LVOT 出口（仅见二尖瓣前叶，其后为房室环区）。

- SAM 征：即二尖瓣前叶收缩期前向运动，M 型见 E 峰降低，EF 斜率下降，CD 段向室间隔呈弓形隆起。
- SAM 征产生机制

①IVS 非对称性增厚→心室腔变小→乳头肌功能及位置发生改变（收缩期牵拉二尖瓣前叶）。

②增厚的 IVS 运动↓→LVPW 运动代偿性↑→后基底部心肌强力收缩→已向前移位的 MV 进一步移向 IVS 和 LVOT。

③LV 压↑→AV 开放，LV 血流急速通过狭窄的流出道射入 AO→LVOT 形成相对低压区→产生负压空吸效应，吸引二尖瓣前叶向流出道凸出。

- SAM 征分度

①轻度：二尖瓣前叶与 IVS 距离＞10mm。

②中度：二尖瓣前叶与 IVS 距离＜10mm 或短暂与 IVS 接触。

③重度：二尖瓣前叶与 IVS 接触时间/总收缩时间＞30%，且 AV 收缩中期部分关闭，或提前关闭。

- 任何原因致 LVOT 流速加快均可出现 SAM 现象，故其不是 HCM 特异性指标。
- HCM 收缩功能正常辨析：由于游离壁的高动力收缩代偿，LV 收缩功能（EF、FS）仍正常，心率代偿性加快（CO 正常），但每搏输出量（SV）明显低于正常，患者仍心脑供血不足，故评价 LV 收缩功能时不能孤立用 EF、FS、CO，须结合心脏病理解剖变化、SV 等全面考虑。
- HCM 时 ECG 出现深而窄的 Q 波原因

①室间隔增厚引起的自左向右的心室初始除极，向量增大所致。

②肥厚心肌的激动顺序发生改变所致。

- MRI：对 HCM 诊断与评估极为有用，常用于 UCG 难于确诊的患者，尤其适用心尖肥厚者，可明确显示流出道梗阻和 SAM 征。
- 放射性核素扫描：可直接确定 IVS 和游离壁的相对厚度。
- 该病因与遗传基因有关，难以预防。
- 提醒：患者应避免剧烈运动、持重、屏气等，以减少猝死。
- 治疗原则：弛缓肥厚的心肌，防止心动过速，维持正常窦性心律，减轻 LVOT 梗阻和抗室性心律失常。
- 治疗过程

①多数患者应进行危险分层评估，包括以下内容。

a. 完整病史。

b. 体检。

    c. UCG。

    d. 24～48h 动态心电图（Holter）。

    e. 心电图负荷试验。

②大多数只需药物治疗

    a. β 受体阻滞药。

    b. 钙拮抗药。

    c. 抗心律失常药等。

③5%～10%需介入或手术治疗

    a. 双腔起搏器（DDD）。

    b. 埋藏式心脏除颤器（ICD）置入。

    c. 乙醇室间隔化学消融术。

    d. 手术。

第八节　心包积液

病因

- 结核、病毒感染。
- 心脏术后。
- MR。
- 代谢性疾病。
- 恶性肿瘤心包转移。
- 结缔组织疾病。
- 放射、药物及原因不明的特发性心包积液。

分型

- 漏出性。
- 渗出性。
- 乳糜性。
- 血性。
- 脓性。

超声诊断要点

- 心包脏层、壁层分离，其间可见无回声区。
- 定量

①少量：舒张期最大宽度 3～5mm，50～100ml。

②中量：舒张期最大宽度 5～10mm，100～300ml。

③大量：舒张期最大宽度 10～20mm，300～1000ml。

④极大量：舒张期最大宽度＞20mm，＞1000ml。

鉴别诊断

● 左心室假性室壁瘤。

● 左侧胸腔积液。

● 心包囊肿及心包憩室。

相关链接

● 心包对心脏及邻近器官有一定保护作用，但不是生命器官，故先天性缺如或手术切除后并不导致循环系统的明显异常。

● 正常心包腔内有 15～30ml 液体，主要作用如下。

①把心脏固定于胸腔。

②减少心脏活动时与周围组织摩擦，保证心脏几乎无摩擦地进行收缩和舒张活动。

③防止邻近脏器疾病如炎症波及心脏。

④防止过多或过少血流流入心脏，调节两心室压力、容量关系。

● 心包积液

①从途径可分

a．心包本身。

b．继发于邻近组织和器官病变。

c．全身系统疾病表现之一。

②从病程上可分

a．急性。

b．亚急性。

● 正常心包内为负压（－2～＋2mmHg），低于右房室舒张末压，当心包压＞10mmHg，即可出现心脏压塞。一般情况心包储备容量为心脏储备容量的 10%～20%。

● 心脏压塞：也称心包填塞，短时大量心包积液时，心排血量明显下降，静脉压不断上升，动脉压持续下降，可发生休克，即为心脏压塞。

● 急性心脏压塞 Beck 三联征

①动脉血压下降。

②静脉压上升。

③心脏"小而安静"。

● 无论何种心包积液，临床主要监测：

①是否出现因心包腔内压力升高而导致的血流动力学改变。

②全身性疾病的存在及其性质。

● 急性心脏压塞主要临床表现：血压下降，休克。应与以下疾病鉴别。

①AMI。

②肺栓塞。

③失血性休克。

● 心包积液量＞500ml 时的心脏外体征

①奇脉。

②Kussmaul 征。

③Ewart 征。

④肝大、腹水、肝颈静脉回流征（＋）。

● 奇脉

①定义：吸气时颈总动脉或桡动脉搏动减弱或消失，平静吸气时收缩期动脉血压下降＞10mmHg。

②产生机制：吸气时右心回流量↑→右心室充盈↑→IVS 向左室移位→左室充盈减少、吸气时膈肌下降、牵拉心包→心包腔内压力↑→EF↓。

● Kussmaul 征：吸气时颈静脉充盈更明显，颈静脉搏动在颈部位置升高而并不表现为通常所见的下降。

● Ewart 征：大量心包积液时，心脏向后移位，压迫左肺，引起左下肺不张，使左肩胛骨下方出现叩诊浊音，语颤增强，并听到支气管呼吸音。

● 心脏摆动征：大量积液时心脏可在心包腔内呈钟摆样运动或沿其长轴扭动或旋转；甚至整个心脏可随每次搏动而移动至不同位置。

● 出现心脏摆动征的临床意义

①此时 ECG 出现电交替现象。

②多提示恶性肿瘤心包转移，因血性液体慢性积聚加上几乎无粘连形成，可提供这种心脏过度运动所需的润滑作用。

③此时诊断左房室瓣脱垂或室间隔运动异常均不可靠。

● 心脏压塞时舒张期塌陷征：一个或多个心腔舒张期向内运动的异常现象。

● 右心室塌陷征是提示心脏压塞最有用的 UCG 征象之一，敏感性 92%，特异性 100%。出现该征 CO 已下降 20%。

● 右心室塌陷征表现为舒张早期至中期右心室游离壁凹入右心室腔内，最易在 RVOT 处观察。

● 电交替：来自同一起搏点的心电图形态和（或）电压甚至极性呈交替性变化。心房、心室除极和复极的各波段均可能发生电交替。它高度提示心脏压寨。

● 电交替产生机制：心包内有渗出液，使心肌激动产生的电流发生短路，心包积液使心脏在心包腔内机械活动加大，从而引起电交替。

● 心包积液对血流动力学的影响，主要取决于积聚速度，当短期内心包积液急剧增加到 100ml 时，即出现明显血流动力学改变；若增加速度缓慢，积液量＞2000ml 可不出现心包腔内压力上升。

● UCG 诊断该病评价：迅速可靠，50ml 积液即可检出。

● 关于心包积液定位、定量间的关系如下

①＜100ml，无回声区仅出现在左心室后壁后方，宽度＜10mm。

②100～500ml，无回声区较均匀地环绕整个心脏，宽度＜10mm。

③＞500ml，无回声区连续地分布于整个心脏，宽度＞10mm。

● 确诊或怀疑心包疾病时，须全面观察心包

①胸骨旁窗口，从心底到心尖一系列短轴观，检查左心室外侧面心包病变。

②心尖窗口，从四腔切面开始，将扫描平面朝着受检者左髋部逐渐下移，直至显示心包腔心尖部，观察心尖部心包。

③探头仍置于心尖部，前后方向扫查。将扫描平面向内侧成角，观察心包腔后内及前内凹入部分；向外侧成角，观察心包腔后外及前外凹入部分。

④剑下窗口评价围绕着右心室游离壁心包部分。

● 根据心包积液回声特点可初步判断积液性质

①浆液性：无回声区较纯净，随体位变动，其位置变化较大。

②纤维渗出性：无回声区内可见纤维素带状强回声漂浮，带状回声可将心包脏、壁两层连接，形成多个小间隔。

③化脓性或血性：无回声区较混浊，内有絮状回声及细密点状回声。

● 心包内脂肪积聚与少量心包积液的鉴别

①心包脂肪回声多出现在心尖部、心室壁前外侧。

②心包脂肪回声在心包壁层之外，非心包腔内。

③心包脂肪垫无完整规则边缘；心包积液时其壁层边缘完整，界线清。

④扫查时，声束置于远离心包脂肪回声的部位，确认心包壁结构。

⑤对肥胖者尤须注意。

⑥仪器增益调节过高，会使无回声区回声增强，易误为脂肪。

● 心包积液与左侧胸腔积液的鉴别

①无回声区与降主动脉相对位置关系，心包积液在降主动脉前方，胸腔积液在后方。

②左心室后方见大量无回声区，而右心室前方无，通常提示左侧胸腔积液。

③将探头沿肋间隙向外移动，如无回声区不间断地延续到心脏以外的胸壁，提示胸腔积液。

- X 线：只有心包积液＞250ml 才可出现心影增大，正常轮廓消失，呈烧瓶状，故胸片正常或无变化并不能除外有血流动力学意义的心包积液。
- CT：优于 UCG，敏感性高。
- MRI：能清晰显示心包积液位置、范围、容量，并可推测性质，除外心包肿瘤。
- ECG：除低电压外，电交替也为大量心包积液和心脏压塞的特征性 ECG 表现。
- 任何系统的恶性肿瘤均可转移至心包，以肺部肿瘤、乳腺癌、白血病等多见。
- 急性心脏压塞紧急处理原则：迅速降低心包腔内压力，维持心室充盈压，同时治疗原发病。
- 下列心包积液无心脏压塞时无需穿刺
①特发性心包积液。
②心包切开后综合征。
③Dressler 综合征（详见心肌梗死常见并发症）。
④慢性肾衰竭所致心包积液。
- 下列患者心包穿刺不能改善血流动力学指标，甚至可使病情恶化
①急性创伤性心包出血（撕裂、心脏刺伤、左心室壁瘤或主动脉瘤破裂）。
②少量心包积液。
③UCG 示前心包无渗液。
④包裹性渗液或术后液体、血凝块、纤维蛋白充满心包腔。

第九节 川崎病

又称皮肤黏膜淋巴结综合征。

病因
- 病因未明，多认为是一定易感宿主对多种病原体产生的一种免疫介导性全身性血管炎。累及中、小血管，冠状动脉易受累。

分期
Ⅰ期→急性期，发病 1～2 周。
Ⅱ期→亚急性期，发病 2～4 周。
Ⅲ期→恢复期早期，发病 4～7 周。

Ⅳ期→恢复期中、晚期，发病 7 周后。

超声诊断要点

- 冠状动脉扩张

①<5 岁，冠状动脉内径绝对值>3mm；≥5 岁，冠状动脉内径绝对值>4mm。

②某节段冠状动脉内径与相邻段内径比≥1.5。

③冠状动脉管腔明显不规则。

- 冠状动脉瘤形成：冠状动脉扩张段内径与相邻段内径比≥1.5，且内径>4mm 和（或）冠状动脉与主动脉内径比值>0.3（表 4-10）。

表 4-10　冠状动脉瘤分度标准

分度	冠状动脉内径（mm）
小型	<5
中等	5~8
巨大	>8

- 冠状动脉内膜回声增强。
- 冠状动脉狭窄。

鉴别诊断

- 先天性冠状动脉瘤。
- 冠状动脉瘘。

相关链接

- 川崎病：日本学者川崎氏于 1967 年首先报道的一种急性发热性、出疹性疾病。该病有较明显的地区及种族差异，日本发病率最高，亚洲人与黑色人种儿童发病率明显高于白色人种。该病无明显季节倾向。
- 发生于儿童的冠状动脉瘤多为先天性或川崎病，成年人多为动脉粥样硬化。
- 冠状动脉内径与主动脉内径比值不受年龄影响，各年龄组均<0.3。
- 多数川崎病冠状动脉正常，仅少数冠状动脉扩张或冠状动脉瘤形成。据日本文献报道，一过性扩张发生率约 46%；冠状动脉瘤发生率：日本 5.3%，我国 13.93%。
- 患儿发生冠状动脉瘤的高危因素

①男性，年龄<1 岁。

②发热持续 2 周以上或再发。

③C 反应蛋白（＋）。

④心脏改变：奔马律，心脏扩大，ECG 异常。

⑤红细胞沉降率（ESR）≥100mm/第 1 小时。

⑥血细胞比容＞0.35。

⑦血清蛋白＜35g/L。

● 该病至今无确诊的实验室方法，主要依据临床症状和体征诊断。

● 川崎病患者即使无冠状动脉损伤也会出现心肌细胞肥大、变性、排列紊乱、间质纤维化，心肌的这种超微结构的改变，可引起心功能改变。

● 川崎病临床诊断标准（日本川崎病研究会和美国疾控中心）：不明原因发热＞5d，抗生素治疗无效，同时具有以下五点。

①双侧球结膜弥漫性充血。

②口唇潮红，皲裂，口咽黏膜充血，"杨梅舌"。

③急性期（1～11d），手指、足趾肿胀，掌跖潮红；亚急性期（11～21d），出现指（趾）端膜状脱屑。

④躯干、四肢多形性红斑，无疱疹，无结痂。

⑤颈部淋巴结非化脓性增大，直径≥1.5cm。

● 川崎病的相关百分比

①发病年龄 50%在 2 岁以内；80%在 4 岁以内。

②男性约占 62%。

③持续发热＞5d 者占 94%～100%。

④双眼球结膜充血者占 86%～90%。

⑤口唇红肿者占 90%。

⑥"杨梅舌"者占 77%。

⑦口腔黏膜弥漫性发红者占 90%。

⑧颈部淋巴结增大者占 60%～70%。

⑨多形性皮疹者占 91%～92%。

⑩急性期掌心和足心出现红斑者占 87%～95%。

⑪皮肤硬肿者占 75%～76%。

⑫发病 10～15d 时手指和足趾尖开始片状脱皮者占 94%～95%。

⑬急性期有 3%～31%患儿发生心包炎。

⑭患儿出现二尖瓣关闭不全者约占 10%。

⑮患儿晚期出现 AR 比率约为 5%。

⑯超声检出冠状动脉起始段异常扩张特异性 97%，敏感性 100%。

●UCG 对该病的主要观察点。

①冠状动脉有无受累。

②冠状动脉受累的部位、范围、程度。

③观察有无瓣膜反流、心包炎等。

④评估心功能。

- UCG 无阳性发现时不能作为排除该病的依据。

- 大多数冠状动脉瘤呈自限性经过，多在 1～2 年自行消退。

- 建议随访时间。

①1 个月内，每周 1 次。

②1～2 个月，每 2 周 1 次。

③2～6 个月，每 1～2 个月 1 次。

④6 个月至 1 年，每 3 个月 1 次。

⑤有冠状动脉病变者宜长期随访。

第十节　主动脉夹层

病因

- 高血压。

- 结缔组织疾病。

- 动脉粥样硬化。

- 妊娠。

- 外伤。

分型

常用 DeBakey 分型（图 4-14）。

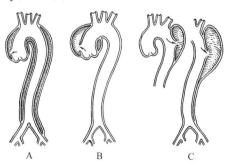

图 4-14　主动脉夹层 DeBakey 分型

A. Ⅰ型；B. Ⅱ型；C. Ⅲ型

- Ⅰ型：夹层起源于升主动脉，扩展超过主动脉弓到降主动脉，甚至腹主动脉，此型最多见。
- Ⅱ型：夹层起源并局限于升主动脉。
- Ⅲ型：病变起源于降主动脉左锁骨下动脉开口远端，并向远端扩展，可达腹主动脉。

超声诊断要点

- 主动脉扩张，腔内示线状活动的主动脉内膜回声。
- 剥离的内膜将动脉分为真、假两腔。
- 真腔收缩期扩张，流速较快，假腔收缩期受压，流速较慢，假腔内可见附壁血栓。
- 破口处内膜回声带连续中断，呈五彩镶嵌血流。
- 可有主动脉瓣脱垂、主动脉瓣反流、左心室扩大、左心房受压、心包积液等征象。

鉴别诊断

- 主动脉壁间血肿。
- 主动脉瘤。
- 假性动脉瘤。
- 升主动脉内伪像。

相关链接

- 该病于 1761 年即有记载，1820 年 Laenee 将其命名为主动脉夹层动脉瘤，为欧美学者沿用。20 世纪 70 年代以来，有学者认为动脉夹层血肿（简称动脉夹层）更能反映其实质。
- 该病好发于 50～70 岁，男：女＝2.4：1。
- 主动脉夹层是主动脉最常见突发灾难性事件，发病率约 0.3%。
- 该病未经处理早期病死率每小时递增 1%，约 3%猝死；2d 内死亡37%～50%，甚至 72%；1 周内死亡 60%～70%，甚至达 91%。
- 主动脉夹层尸检提示有高血压病理改变，如左心室壁明显增厚或肾动脉硬化。
- 主动脉夹层分期

急性期：发病 48h 内。

亚急性期：发病 48h 至 6 周。

慢性期：发病＞6 周。

- 主动脉夹层形成机制

①中层滋养动脉破裂产生血肿，压力高导致内膜撕裂。

②内膜撕裂后高压血流进入中层。

③内膜撕裂口好发于主动脉应力最强处，在主动脉近心端或降主动脉起始端（左锁骨下动脉开口处下方 2～5cm 处）引起内膜撕裂，撕裂的长轴常与主动脉长轴垂直。

● 主动脉夹层产生因素

①主动脉中层黏液样变。

②心脏搏动引起主动脉移位。

③左心室射血对主动脉壁的应力作用。

● 临床表现：除疼痛及高血压外，各系统表现如下。

①心血管系统

a．心脏：约 50%的患者发生 AR（主动脉瓣区闻及舒张期杂音），是近端型主动脉夹层严重并发症。

b．肢体无脉或动脉搏动减弱，两侧肢体血压及搏动明显不对称。

②神经系统：约 40%的患者出现神经系统症状，如头晕、暂时性晕厥、精神失常，甚至发生缺血性脑卒中。

③呼吸系统：呼吸困难，夹层破裂到胸腔引起积血，甚至死亡。

④消化系统：1/3～1/2 患者出现消化系统症状，如上腹痛、恶心、呕吐，多见于远端夹层。

⑤泌尿系统：夹层波及肾动脉，出现腰痛或肾区触痛、血尿、急性肾衰竭、肾血管性高血压。

● 主动脉夹层胸痛应与心肌梗死、肺栓塞胸痛鉴别。

● 高血压可使主动脉壁长期处于应激状态，弹性纤维常发生囊性变性或坏死致夹层形成，约 88%Ⅲ型夹层合并高血压，Ⅱ型最少见。

● <40 岁女性患者约 50%见于妊娠期（孕 7～8 个月发病），可能与妊娠后期 CO 和血容量增加及内分泌变化使主动脉结构发生改变有关。

● 可疑主动脉夹层超声检查主要内容

①主动脉夹层存在与否。

②升主动脉受累与否。

③夹层范围。

④入口和再入口部位。

⑤假腔内有无血栓。

⑥分支血管受累情况。

⑦是否存在主动脉瓣反流及程度。

⑧心包积液情况。

⑨冠状动脉是否受累。

● 超声评价：该病诊断以 TEE 为主。

TTE

①优点：对升主动脉近端诊断有重要意义，且易识别和排除并发症（如心包积液、AR、心肌梗死、胸腔积血等）。

②缺点：受胸骨、肥胖、肺气肿等因素影响，较难清晰显示主动脉弓、降主动脉结构和血流详情，故诊断远端夹层困难是 TTE 的重大缺陷。

TEE

①优点：不受肺内气体、肥胖、胸壁组织影响，能清晰显示主动脉根部、主动脉弓及降主动脉的细微病变及腔内血流情况。敏感性 99%，特异性 97%。

②缺点：具有一定假阳性率，诊断依赖于检查者的经验，且因气体影响局限于远端和弓部病变可能漏诊。

● X 线：诊断符合率 67.5%，Ⅰ、Ⅱ型多表现如下。

①主动脉弓增宽及外形改变。

②纵隔增宽。

③主动脉结消失伴气管右移。

④主动脉弓局限隆起。

⑤升主动脉、降主动脉直径比不对称。

⑥主动脉增宽，可见内膜外钙化影。

● CT

①快速、简便、无创、准确率高，往往作为该病首选检查之一。

②显示病变段主动脉扩张。

③发现主动脉内膜钙化优于 X 线。

④对降主动脉各层分离判断准确性高，升主动脉段由于动脉扭曲可产生假阳性或假阴性。

⑤不足：须应用造影剂，不能确定主动脉瓣是否存在反流。

● MRI

①对诊断该病是一个成熟、有效的无创检查，是诊断该病的"金标准"。

②可直接显示真假腔。

③清楚显示内膜撕裂结果和剥脱的内膜片或血栓。

④确定夹层范围和分型及与动脉分支的关系。

⑤不足：多为不能耐受较长时间的急性病例，限制了 MRI 使用，且不能用于装有起搏器和机械瓣患者。

● 血管造影：可探查主动脉夹层合并症，如 AR、分支受累、假腔内血栓形成等。但有创，已很少作为该病初始检查（表 4-11）。

表 4-11 主动脉夹层各种影像学诊断技术的预测值和准确度比较（%）

	低危人群			中等危险人群			高危人群		
	阳性预测率	阴性预测率	准确率	阳性预测率	阴性预测率	准确率	阳性预测率	阴性预测率	准确率
AG	15	100	95	65	98	94	86	94	90
CT	45	100	99	90	98	97	99	85	90
MRI	100	100	100	100	100	100	100	100	100
TEE	50	100	99	92	98	99	99	98	98

引自：李治安.临床超声影像学

● 治疗目标

①SBP：控制在 100～120mmHg。

②平均压：60～70mmHg。

③心率：60～75 次/分。

● 治疗原则

①控制疼痛。

②降低和控制血压。

③降低左心收缩力和收缩速率。

④急性近端夹层应尽早手术；慢性者病情恶化，需手术。

⑤急性远端夹层无并发症，应内科综合治疗；若夹层破裂，主动脉周围动脉阻塞，远端主动脉直径＞5cm，药物治疗过程中发生持续性疼痛者应手术。

● 以下因素影响预后

①夹层发生的部位，越在远端预后越好；Ⅲ型较Ⅰ、Ⅱ型好。

②诊断及处理越及时越好。

③合理选择有效治疗方案，如药物、介入、手术。

④夹层内血栓形成可防止夹层向外膜破裂，避免内出血危险。

第十一节 马方综合征

病理解剖

● 从主动脉瓣环至头臂干开口近端的升主动脉有梭形或囊性动脉瘤损

害，镜下可见弹性纤维减少、变性和断裂。

- 主动脉壁囊性坏死、平滑肌破坏（致夹层形成）和胶原纤维增生（致瓣叶变长，形成脱垂）。

血流动力学改变

- 主要为主动脉夹层和瓣膜脱垂的改变。

超声诊断要点

- 主动脉根部呈瘤样扩张，呈"蒜头"样，管壁变薄。短轴切面，瓦氏窦扩张，呈"品"形排列。
- 主动脉夹层形成时，可见主动脉的前壁和（或）后壁呈双层光带回声，内层回声纤细为主动脉内膜层，外层回声稍强，为主动脉中膜层和外膜层，如夹层从内膜撕裂，可见内层光带一端游离，出现漂动。
- 主动脉瓣口随主动脉内径扩张而扩大，右冠瓣与无冠瓣活动幅度较大，由于瓣叶的面积一定故对合欠佳，致关闭不全。
- 部分患者二尖瓣前后叶对合点向上移，收缩期瓣叶向左心房侧突出，形成典型二尖瓣脱垂征。
- 左心房因受扩张主动脉根部挤压，前后径变小。LA/AO 明显↓（正常均值为 0.9）。

鉴别诊断

- 应与可引起主动脉内径增宽的疾病鉴别，如高血压病、冠心病及风湿性心脏病等，但马方综合征患者主动脉内径增宽远较上述疾病明显。

相关链接

- 马方综合征，为遗传性结缔组织病，与多种心血管异常有关。在纠正手术出现前，主动脉夹层破裂是主要死因，平均死亡年龄为 30～40 岁。
- 主要累及胶原成分高的主动脉、眼、骨骼、韧带及肌腱等。
- 心血管系统异常占 40%～60%。
- 主动脉根部内径＞5.5cm 时，主动脉发生破裂的危险性增高。
- Wilner 等提出的诊断标准

①心血管系统损害。

a．主动脉窦扩张，主动脉瘤、主动脉夹层。

b．主动脉瓣脱垂。

c．二尖瓣脱垂。

②骨骼系统损害。

③眼部异常。

④青壮年家族史。

- 临床表现

①心血管系统病变：同前。

②骨骼异常

a．身材瘦长、臂指间距＞身长。

b．下部量＞上部量、蜘蛛样指（趾）、关节韧带松弛、脊柱畸形。

③眼部病变

a．晶状体脱位及半脱位（占 50%～80%）。

b．并发近视和视网膜剥离。

c．角膜呈扁平形。

④皮肤改变

a．胸腹及臀部可见膨胀性萎缩纹。

b．皮下脂肪稀少。

c．肌营养不良。

⑤肺部改变

a．常有先天性肺部异常。

b．易患脓胸、肺脓肿、气胸等。

⑥硬脊膜膨出：腰骶部脊柱侵蚀，蛛网膜下腔囊肿及盆腔脊膜膨出（由于结缔组织病变，硬脊膜长期受脑脊液搏动性的影响；直立位时明显）。

⑦泌尿系统：可见多囊肾。

- 二尖瓣反流的原因

①二尖瓣松弛、脱垂、过长。

②二尖瓣腱索伸展、延长。

③二尖瓣瓣环钙化、沉积。

④左心室扩大（主动脉瓣反流所致）。

- 该病应随访评价主动脉大小及扩张的进展程度（应用 TEE、CT、MRI 对胸主动脉全长进行评价），如升主动脉近端为唯一受累部位，则可采用 TTE 随访。

- 手术指征：主动脉内径≥55mm（如患者体型瘦小，则该值可为 50mm）或 1 年甚至更短时间主动脉内径增加 10mm。

- 如该病或与其密切相关的结缔组织病患者出现节段性室壁运动异常，应考虑有自发性冠状动脉夹层可能。

- 医史小档案

马方综合征的发现历程

①1896 年巴黎儿科教授 Antoine-Bernard Marfan 首先报道一名 5 岁女童，

表现为细长指和其他骨骼异常，并称其为细长肢体病。

②1931 年 Weve 建议定名为 Marfan 综合征（马方综合征）。

③1975 年 Bromn 首先用超声心动图观察了 35 例马方综合征，发现 97% 患者有主动脉根部扩张和（或）二尖瓣脱垂。

④1980 年我国学者发现 92.3% 患者有主动脉根部明显增宽，进一步证实了 UCG 对该病的诊断价值。

第十二节　左心功能评价

● 心脏基本功能：舒张期从静脉接受足够回流，收缩期将这些血液排入动脉系统，满足机体代谢需要。

● 心功能包括（图 4-15）

①收缩功能。

②舒张功能。

③同步性。

● 临床所谈及的心功能泛指心室功能，尤其是左心室。

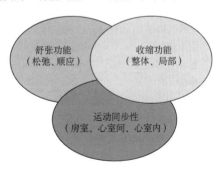

图 4-15　心功能评估

左心收缩功能

● 超声评价左心室整体收缩功能主要基于：心室大小、容积变化。

● M 型：用于无节段性室壁运动异常者。利用校正立方体积法。

$$V = \left(\frac{7.0}{2.4 + D} \right) \times D^3$$

（D：左心室内径；V：容积）计算出左心室收缩末期容积和舒张末期容积后可连续计算出如下指标。

①舒张末期容积（EDV）[（126±29）ml]。

②收缩末期容积（ESV）[（49±19）ml]。

③SV＝EDV－ESV（50～90ml）。

④射血分数（EF）＝SV/EDV×100%（50%～80%）。

⑤左心室短轴缩短率（FS）＝舒张末期内径（EDD）－收缩末期内径（ESD）×100%（28%～41%）。

⑥CO＝SV×心率（HR）（4～7L/min）。

⑦心脏指数（CI）＝CO/体表面积（BSA）[2.2～5.0L/（min·m²）]。

● 2D：可用于节段性室壁运动异常者。通过计算左心室几何形态变化，利用 Simpson 公式，分别计算左心室收缩期末、舒张期末容积后可得出上述 7 项指标。

● PW

①SV：PW 测主动脉瓣口流速，2D 测瓣口面积，通过该区域血流流速积分（VTI）×面积，即为 SV。

具体公式：$SV=\pi (D/2)^{2}\times VTI$

②ICT[等容收缩期时间，（34±11.9）ms]。

③LVET[左心室射血时间，（304.9±16.1）ms]。

④左心室射血前期限（PEP）[（95.7±11.4）ms]。

⑤PEP/LVET（射血前期与左心室射血时间比值为 0.31±0.04）。

左心舒张功能

● 多普勒超声评价舒张功能的几点提示

①左心室舒张功能最有价值的临床指标是有创的左心室舒张末压（LVEDP）和肺毛细血管楔压（PCWP），多普勒超声无法直接测量。

②多普勒超声不能直接测定左心室舒张功能。二尖瓣、肺静脉血流充盈频谱及多普勒组织成像（DTI）一定程度上可反映左心房-室压差，用于推测 LVEDP，进而间接评价左心室舒张功能。

③舒张功能还与心房与心室收缩功能、心包限制、胸腔内压力等多种因素相关。

④超声评价左心室舒张功能不能单独进行，须从所有不同的二维和多普勒参数中汇集解剖学和生理学信息进行综合分析。

● M 型

①二尖瓣前叶舒张早期下降速度（EF 斜率）：正常＜120cm/s。

②左心室内血流传播速度（Vp）：测量色彩倒错处的斜率。

● 频谱多普勒（常用方法）

①二尖瓣血流频谱（E 峰、A 峰）

a. 检测前提：窦性心率，无二尖瓣病变，心率在正常范围。

b. E、A 峰正常值[E 峰→（86±16）cm/s；A 峰→（56±13）cm/s；E/A→（1.26±0.32）]。

c. E/A 倒置提示左心室松弛性下降。

d. Valsalva 动作二尖瓣频谱改变可提示左心室充盈压上升。

②肺静脉血流频谱（收缩期 S 波，舒张早期 D 波、舒张晚期反向 Ar 波流速和持续时间）

a. 检测前提：窦性心率，获得清晰肺静脉血流频谱。

b. Ar 较二尖瓣 A 波持续时间延长超过 25～30ms 提示左心室充盈压升高（Ar<35cm/s）。

③等容舒张时间（IVRT）

a. 主动脉瓣关闭至二尖瓣开放的时间（70～90ms）。

b. >90ms→主动松弛功能异常。

c. <70ms→限制型充盈障碍。

④多普勒组织成像（DTI）

a. 该方法不受心房颤动和心率过快影响，且瓣环速度不依赖容量变化，故 Ea 二尖瓣前向血流呈假性正常化或限制性充盈时仍保持低速。

b. 窦性心率时，有两个瓣环运动波（Ea 和 Aa），类似于二尖瓣 E、A 波。

c. 舒张功能不全时，Ea↓→Ea/Aa 比值反转。

左心室功能整体指标

● Tei 指数，即心肌做功指数（又称心肌综合指数 MPI）。由 Tei 等提出，包括收缩和舒张时间间期，可反映左心室整体功能。

①正常值：0.39±0.05。

②临床意义：3 岁后，Tei 指数↑→心功能↓。

③图解测量 MPI（图 4-16）。

● 主动脉血流频谱流速积分。

● LV 等容舒张期压力上升速率（dp/dt）。

①正常值：≥1200mmHg/s。

②临界值：1000～1200mmHg/s。

③提示收缩功能减退：<1000mmHg/s。

● TDI：评价局部心肌和整体左心室的收缩、舒张功能及同步化程度。

①原理：滤掉血流信号，保留组织运动低频、低速、高振幅多普勒信号。

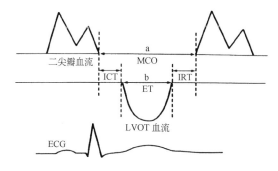

图 4-16　图解测量 MPI

　　MCO.二尖瓣关闭至二尖瓣开放的时间；ET.左心室射血时间；ICT.等容收缩时间；IRT.等容舒张时间；LVOT.左心室流出道；MPI＝（ICT＋IRT）/ET（ICT 等容收缩期时间；IRT.等容舒张期时间；ET.射血时间）

　　②方法：以二尖瓣环水平 TDI 频谱速度评价左心室整体功能。

　　③二尖瓣环频谱主要有 3 个波形：收缩期正向 Sa 波、舒张期负向 Ea 波和 Aa 波。

　　④舒张功能逐步下降时，S 波也逐渐下降，进一步提示左心室舒张与收缩功能的相关性。

　　⑤S 波：正常值＞5～6cm/s；＜5cm/s 提示左心室 EF＜50%舒张功能减低。

　　⑥舒张期早期 Ea 峰和舒张期末期 Aa 峰（Ea/Aa＞1；Ea＞8.5cm/s；Aa＞8cm/s）。

相关链接

　　● 心肌缺血病理生理改变递进关系：心肌缺血→舒张功能异常→收缩功能异常→（离子通透性改变）ECG 异常→缺氧、代谢产物堆积致胸部疼痛。

　　● SV 与 EF 的关系

　　①正常 SV 与心室舒张末期容积相适应，即心室张舒末期容积增加，SV 也增加→EF 基本不变。

　　②心功能减退、心室腔扩大患者→SV 尚在正常范围，但实际 EF 已明显下降。

　　③与 SV 相比，EF 更能准确地反映心脏泵功能。

　　● CO 与 CI 的关系

　　①CO 与机体的新陈代谢水平相对应，但因身材不同，个体之间进行比较是不准确的。

②CO 与体重无正比关系，而与体表面积成正比。

③CI 是单位体表面积的心排血量。

④CI 与 CO 联合应用则更全面、准确。

● 影响 CO 的基本因素

①心脏前负荷。

②心脏后负荷。

③心肌收缩力。

④心率。

● Simpson 法数学基础：一物体不管形态如何，该物体的容积等于该物体切成多等份切面的容积总和，每一切面可根据椭圆体计算容积。

● 心脏组织结构毁损主要影响收缩功能；组织结构代谢异常主要影响舒张功能（图 4-17）。

● 心室舒张功能异常的诊断仍有诸多困惑，左心室充盈和舒张功能的严谨关系至今尚未完全明了，且两者并不等同，不能互换或随意使用。

● 松弛性——心肌主动地放松：等容舒张期和快速充盈期心肌纤维经耗能（占心肌能耗 15%）解除收缩状态，恢复至收缩前长度和张力的性能。

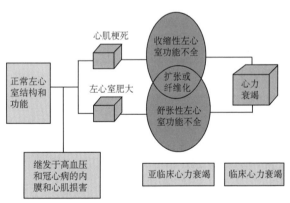

图 4-17　心力衰竭演变结局

①分子机制：细胞质内 Ca^{2+} 重吸收回肌浆网，恢复到收缩前水平。

②肌球-肌动蛋白横桥分离，粗、细肌丝恢复到收缩前位置。

③生理特性：反映等容舒张期心室内压力下降速率。

④衡量指标：左心室弛缓时间常数（tau）。

⑤正常 tau<40ms。须经有创心导管检测。

● 顺应性——心肌被动地扩展：舒张中晚期心肌（心室腔）在血流惯性和心房收缩作用下被动充盈舒张的性能。不耗能，主要决定于心室壁的组织性状。

①细胞内骨架蛋白（微管、肌丝、细胞质内蛋白）含量、分布、功能。

②细胞外基质（纤维蛋白、胶原蛋白）数量、形状、分布。

③从大体解剖看与室壁厚薄、有无纤维化、心腔构形、容量多少有关。

④生理特性：左心室舒张末期容量压力关系（EDPVR），即舒张末心室单位压力变化下引起的容积改变（dv/dp）。

⑤衡量指标：心腔僵硬度（dp/dv），本质为非线性，舒张早期小，晚期大，类似轮胎充气，随容量增加，"打气"越费劲。

⑥僵硬度与顺应性互为倒数，需要在给定前负荷下导管测压，超声尚无理想检测方法。

● 左心室舒张功能检测"金标准"

①存在确切心功能不全证据（自觉症状、体检发现、胸部 X 线等）。

②心功能不全急性期（发病 72h 内左心室射血分数≥50%）。

③心导管检查左心室舒张功能异常的证据（左心室舒张末期压、左心室弛缓异常）。

● 正常舒张功能的含义

①舒张早期心室能迅速主动松弛抽吸血液，占充盈量 60%～70%。

②舒张中晚期正常心室充盈压（主要指心房平均压）下心室能充分被动舒展，接受容纳其余 30%～40%充盈量，且随运动负荷增大，上述充盈量随之升高。

● 所有类型获得性器质性心脏病均伴有左心室舒张功能减低。

● 由于舒张期占心动周期的 2/3，舒张压升高的疾病比单纯收缩压升高的疾病更易致肺动脉高压。

● 二尖瓣和肺静脉频谱可根据左心室充盈压状态间接评估舒张功能。肺静脉频谱起协助作用，二尖瓣频谱是最主要评估方法。

● TDI、彩色 M 型超声受前负荷影响较小，E/Ea、E/Vp 可半定量左心室充盈压，左心房容量指数与左心室充盈压呈正相关，是多普勒血流频谱评估左心室舒张功能的重要补充。

● 影响舒张功能的主要因素及后果（图 4-18）

● 舒张功能减退临床症状发生机制

①左心室充盈受限→左心房压升高，肺淤血、肺水肿。

②心室回流减少→CO 下降。

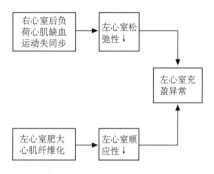

图 4-18　影响舒张功能的因素

③心室僵硬度增加妨碍冠状动脉灌注→心肌缺血缺氧。

④舒张功能减退到一定程度→临床表现与收缩功能减退相同→充血性心力衰竭。

● 舒张功能与收缩功能障碍的区别

①机制不同：心肌肥厚或代谢异常，心内膜心肌变性，心包炎症。

②预后不同：略好于收缩功能障碍←（某些病变的早期，及时诊疗有助于改善预后）。

③诊断不同：方法指标不同，且暂无类似 EF 的简单、有效参数。

④治疗不同：洋地黄治疗无效，而且有害；以 β 受体阻滞药为主。

⑤随访不同：自成体系分级，正确分级有助于病情观察，以调整治疗方案。

● 左心室舒张功能异常的严重程度分级（图 4-19）。

1 级：弛缓异常。

2 级：伪正常左心室充盈频谱。

3 级：限制型左心室充盈频谱（可逆转）。

4 级：限制型左心室充盈频谱（不可逆转）。

● 根据 UCG 表现可将舒张功能分为 0～Ⅳ级，是多种因素综合作用的"净效应"，受多因素影响，须结合临床表现（表 4-12）。

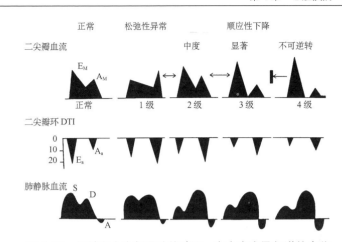

图 4-19 伴随左心室舒张功能障碍，左心室充盈频谱的变化

表 4-12 左心室充盈异常的分级及病理生理

	舒张早期充盈减低	充盈假性"正常"	限制型充盈异常
症状	静息时无症状	劳力性呼吸困难	轻微活动后气喘
心功能状态	轻微异常	中度异常	明显异常
NYHA 分级	Ⅰ～Ⅱ	Ⅱ～Ⅲ	Ⅲ～Ⅳ
左心房	大小正常和（或）收缩功能↑	增大和（或）收缩功能↑	增大和收缩功能↑
充盈压	正常	增加	明显增加
瓦氏试验	无变化	E/A＜1	减低或无变化
左心室流入道血流频谱	E/A＜1，IVRT≥110ms，DT≥240ms	E/A: 0.8～1.5，IVRT、DT 正常	E/A≥2，IVRT≤60ms，DT≤150ms
二尖瓣环组织多普勒	Ea＜8cm/s，E/Ea＞8（室间隔和侧壁）	E/Ea: 9～12，Ea＜8cm/s	E/Ea＞13（或室间隔E/Ea＞15、侧壁，E/Ea＞12）
肺静脉频谱	S/D＞1	S/D＜1，AR＞30cm/s	S/D＜1，AR＞30cm/s
舒张异常	松弛功能↓	松弛功能、顺应性↓	顺应性↓↓松弛功能↓

DT.舒张期时间；D 波.舒张期肺静脉血流速度；S 波.收缩期肺静脉血流速度；AR.心房收缩期肺静脉反向血流速度

- 二尖瓣频谱假性正常形成原因

①中度舒张功能异常→左心室顺应性↓→左心房压↑→E峰↑→E/A>1。

②舒张早期左心室压快速升高→左心室压更快接近左心房压→E峰的DT缩短→逆转和掩盖弛缓延迟频谱→出现类似正常充盈→DT为160~200ms。

- 鉴别是否假性正常时须做Valsalva动作。原理：E/A>1（假性正常）→Valsalva动作→胸腔压↑→静脉回流量↓→左心房压↓→E峰↓→E/A<1→舒张功能减退。

- 诊断舒张功能Ⅰ级须注意的问题

①临床症状的把握：一般左心室充盈压不高，静息状态下无症状，增加体力负荷（即充盈量增加），左心室充盈压可短暂轻度升高，出现相应症状。

②寻找相关病变：某些累及心肌能量代谢病变（冠状动脉粥样硬化性心脏病、HCM、AS、糖尿病）早期或亚临床期表现。

③发生率与年龄成正比：老年功能退变表现之一，可孤立存在于健康老年人。

④排除其他影响因素：心率、MR、MS、AR、药物等。

⑤E/A正常下限：理论上≥1，为提高诊断特异性，现降低为0.75。

- 诊断舒张功能Ⅱ级须注意的问题

①临床症状的把握：左心室充盈压上升，多有不同程度症状，部分可能出现CHF（慢性心力衰竭）。

②避免漏诊：如心室壁增厚、无MR的左心房增大，有明确心脏疾病的老年人。

③避免误诊：寻找其他更具特异性的鉴别诊断依据。

a. Valsalva动作、硝酸甘油可减少前负荷——左心房压力的方法。

b. 静脉血流频谱。

c. 二尖瓣环组织多普勒Ea/Aa及E/Ea。

d. 彩色多普勒M型左心室舒张早期Vp。

e. 左心房容量指数。

- 诊断舒张功能Ⅲ级需注意的问题

①临床症状的把握：左心室充盈压明显升高，均有较明显症状，部分出现CHF。

②与收缩功能关系：均有不同程度收缩功能障碍，但EF不一定<45%。

- 部分患者早期仅累及舒张功能，进一步发展才累及收缩功能。

- 一般认为：单纯性舒张性心力衰竭（DHF）占充血性心力衰竭发生率约30%（以往报道偏高）。

舒张功能衰竭：DHF，射血分数与收缩功能正常的充血性心力衰竭。

● DHF 病理生理：左心室收缩末压和容量负荷尚正常时，因心肌松弛性和顺应性明显↓→左心室充盈↓→左心室充盈压明显↑→肺淤血、水肿、出现呼吸困难等典型充血性心力衰竭的症状和体征。

● 评价左心室功能的其他方法

①X 线

a. Kerley-B 线：肺野外侧清晰可见水平线状影→慢性肺淤血特征（小叶间隔内积液）。

b. 急性心力衰竭肺水肿时肺门呈蝴蝶状，肺野可见大片融合阴影。

②放射性核素

a. 心血池显像以收缩末期、舒张末期心室影像差计算 EF 值。

b. 通过记录放射活性-时间曲线计算心室最大充盈速率，评估心脏舒张功能。

③有创性血流动力学检查

a. 经静脉插管直至肺小动脉，测各部位压力及血氧含量，计算 CI 及肺毛细血管楔压（PCWP），评估左心功能。

b. 正常时，CI＞2.5L/（min·m^2）；PCWP＜12mmHg。

相关知识复习

● 正常情况下，左、右心室排血量基本相等，但肺动脉平均压仅为主动脉的 1/6，故右心室做功量也仅有左心室的 1/6。

● 心肌分心室肌、心房肌。心室肌收缩是提供动力的源泉。两者肌束不连续，分别附着于心脏结缔组织支架——房室环上，故房室可分别收缩和舒张。

● 心力储备：生理条件下，心脏泵血量能够适应机体不同水平的代谢需求，表现为 CO 可随机体代谢率增加而增加。

● 心力衰竭：各种致病因素作用→心脏舒缩功能发生障碍→心排血量绝对或相对减少（即泵血功能下降）→不能满足组织代谢需求的病理生理过程或综合征。

● 心功能不全：包括心脏泵血功能受损但处于完全代偿阶段直至失代偿的全过程。

● 心力衰竭与心功能不全的区别：心力衰竭是心功能不全的失代偿阶段，患者有 CO 下降和肺循环或体循环淤血的症状和体征。临床实践中两者常通用。

● 心脏前负荷：心脏收缩前所承受的负荷，相当于心室舒张末期容量，又称容量负荷。

● 心脏后负荷：心室射血所要克服的阻力，即心脏收缩时所承受的阻力负荷，又称压力负荷。

● 心力衰竭分类。

①按心力衰竭部位

a. 左侧心力衰竭：左心室充盈和射血功能障碍→左心室泵血↓→左心房压↑→肺静脉回流受阻→CO↓，以肺循环淤血、肺水肿为特征。

b. 右侧心力衰竭：右心室负荷过重→不能将体循环血液充分输送至肺循环。临床以体循环淤血、静脉压升高，下肢甚至全身性水肿为特征。

c. 全心衰竭：左、右心室同时或先后发生衰竭，称全心衰竭。病变既可同时侵犯左、右心室，亦可先后累及。

②按心肌舒缩功能障碍

a. 收缩性心力衰竭：因心肌收缩功能障碍而致泵血量↓→心力衰竭，临床标志是 EF↓。

b. 舒张性心力衰竭：心室收缩功能正常时，心室松弛性和顺应性↓，使左心室舒张和充盈能力↓，需要充盈压高于正常水平才使心室达正常充盈量，可出现肺循环或体循环淤血的临床综合征。

③按 CO 高低

a. 低排出量性心力衰竭：患者 CO 低于正常群体平均水平，常见于 CHD、高血压病、心瓣膜病及心肌炎等。

b. 高排出量性心力衰竭：血容量扩大或循环速度↑→静脉回流↑→心脏过度充盈→代偿阶段 CO 明显高于正常→高动力循环状态。常见于严重贫血、妊娠、甲状腺功能亢进症、动静脉瘘及维生素 B_1 缺乏。

④按心力衰竭发生速度

a. 急性心力衰竭。

b. 慢性心力衰竭。

● 充血性心力衰竭：慢性心功能不全时，由于钠、水潴留和血容量增大，出现心腔扩大、静脉淤血及组织水肿的表现。

● 心力衰竭 NYHA 分级：1928 年由美国纽约心脏病学会提出并沿用至今。

第十三节 先天性心脏病

一、室间隔缺损

病因病理

IVS 在胚胎期由膜部、圆锥部及肌部融合而成。 如发育过程中各部的融合有缺陷可形成相应部位的缺损。

分型

不尽统一，但依据胚胎学和解剖学命名原则，仍存在一些共识，即分为流入道、流出道和膜部缺损。

- 漏斗部缺损：占 20%，又分为 2 个亚型。

①干下型。

②嵴上（内）型。

- 膜周部缺损：占 70%~80%，又分为 3 个亚型。

①单纯膜部。

②嵴下型。

③隔瓣下型。

- 肌部缺损。

超声诊断要点

- 2D 超声 2 个以上切面见 IVS 回声中断。
- CDFI：IVS 回声中断处有穿隔血流，多为左→右（并 PH 时为双向或右→左）。

● 左心房室扩大，并 PH 时，肺动脉扩张，右心室扩大及室壁肥厚（如图 4-20）。

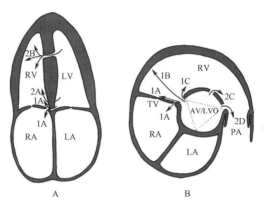

图 4-20　VSD 解剖部位及分流流向

A．四腔心切面示彩色分流束部位及方向定位 VSD；B．心底短轴切面分流束部位及方向定位 VSD；1A. 流入道膜周部 VSD，分流束起自膜周部，沿三尖瓣行走或穿过隔瓣；1B. 小梁部膜周部 VSD，分流束起自膜周部，对向右心室游离壁；1C. 流出道膜周部 VSD，分流束起自膜周部，沿右心室流出道行走；2A．流入道肌部 VSD，分流束起自流入道肌部，沿室间隔右心室面行走；2B．小梁部肌部 VSD，分流束起自小梁部，对向右心室腔；2C．流出道（嵴下型）肌部 VSD，分流束起自流出道肌部，沿右心室流出道行走；2D．干下型（嵴上型）VSD，分流束起自部位紧邻肺动脉瓣下，通过肺动脉瓣进入主肺动脉

鉴别诊断

● 右心室流出道（RVOT）狭窄（或右心室双腔心）。

● 主动脉右冠窦瘤破入 RVOT。

相关链接

● VSD 占先天性心脏病 20%～25%。

● IVS 分布（右心室面观，图 4-21）。

● IVS 与主动脉根部、肺动脉根部及二、三尖瓣关系（图 4-22）。

● 正常 IVS 自心底向心尖处延伸，呈凸向 RV 的三角形曲面结构，前 2/3 与胸壁约成 45°，在胚胎发育过程中 IVS 由心尖部形成的肌部间隔、漏斗部形成的圆锥间隔与心内膜垫形成的膜部间隔发育融合而成。

● 不同切面 VSD 的 2D 超声显示（图 4-23）。

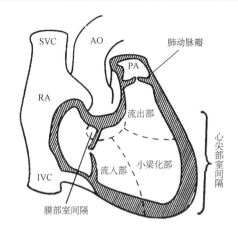

图 4-21 室间隔解剖分布（右心室面观）

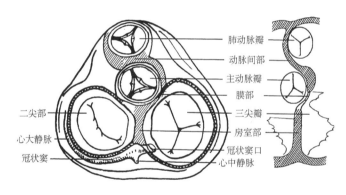

图 4-22 室间隔的毗邻

● 由于室间隔是一凸向右心室的曲面结构，任何单一平面均不能显示室间隔全貌，须多切面扫查，通常假阴性多于假阳性。

● 室间隔膜部：面积很小，面积<1cm²，三尖瓣隔叶将膜部分为房室间隔和心室间隔。房室部室间隔缺损会致左心室与右心房的交通。

● 膜周部 VSD：单纯膜部 VSD 很少，常不同程度扩展累及毗邻的肌部 IVS 某一部分，故称为膜周部室间隔，为 VSD 最常见类型。

● 膜周部 VSD 如伴有室间隔膜部瘤，提示自然闭合可能性大。有研究者认为，应 10 岁左右再决定手术与否。

● 根据室间隔缺损的解剖位置，VSD 分型见图 4-24。

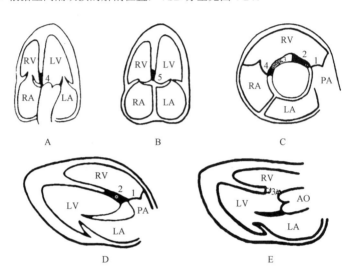

图 4-23　不同切面 VSD

1.干下型；2.嵴内型；3.嵴下型；4.单纯膜部；5.隔瓣下型

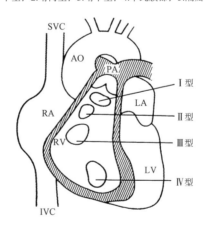

图 4-24　VSD 分型

Ⅰ型.嵴上室缺；Ⅱ型.膜周室缺；Ⅲ型.流入部缺损；Ⅳ型.肌梁部至心尖部的肌部缺损

● VSD 与传导束

①VSD 时，以膜周、肌部、流入部型与传导束解剖关系最为密切。

②传导束距膜周流入部型缺损后下缘最近，左束支、右束支甚至可包裹在缺损边缘残余组织内。

③传导束与膜周流出部型缺损后下缘距离一般＞5mm。

④肌部肌小梁型、肌部流出部型及干下型缺损的边缘与希氏束及左束支、右束支距离较远。

● RV 收缩压：18～30mmHg，舒张末压：0～5mmHg。

● 左心室收缩压约等于肺动脉收缩压，舒张末压：0～10mmHg（无左心室流出道梗阻时）。心脏舒张时，左心室压与右心室压几乎相等。

● VSD 时肺动脉压估测方法

①三尖瓣反流法。

②室水平分流跨隔压差法。

③肺动脉频谱分析 PASP。

● 限制性 VSD：缺损直径＜1/3 主动脉瓣环径或缺损面积＜0.1cm²/m² 体表面积，为小室间隔缺损，其大小对左向右分流起限制作用。

● 限制性 VSD 无明显左心容量负荷增加，左房室大小正常，左、右心室工作状态正常；不会产生 PH，可长期无症状或仅有轻微症状。

● 1 岁内限制性 VSD 自发闭合可能性大，5 岁后几乎不可能自发闭合。

● 室间隔膜部瘤：多是三尖瓣隔瓣、附件或其他组织覆盖、包裹、粘连在膜部室间隔缺损处，形成一突向右心室侧的囊袋样结构。

● Roger 缺损：1879 年 Roger 第一次描述了小 VSD 的临床特征，将缺损面积小、分流量小且肺动脉压正常的 VSD 称为 Roger 缺损。

● 艾森门格综合征（Eisenmenger 综合征）：1897 年 Eisenmenger 描述了 1 例巨大室间隔缺损并主动脉骑跨伴发绀和呼吸困难的病例。Abbot 将之称为艾森门格综合征（狭义）。现泛指房间隔缺损（ASD）、VSD、动脉导管未闭（PDA）等并显著 PH 与明显右向左分流的综合征（广义）。

● SwissCheese 缺损：位于心尖部的多孔型 VSD。

● 由于有时超声切面常难以显示缺损口最大径，术中通常在心脏停搏时测量，故超声与手术测值常有出入。

● 心动周期内 VSD 收缩期面积较舒张期面积可缩小 50%，甚至 90%。

● 评价 VSD 程度的常用指标（表 4-13）。

● 无效循环：VSD 时，左心室收缩压明显高于右心室，心脏收缩时部分血液经 VSD 到右心室，后经肺循环返回左心房，这部分循环为无效循环。

表4-13 评价 VSD 程度常用指标

缺损大小（分流量）	Q_P/Q_S	$(Q_S-Q_P)/Q_P×100\%$	VSD 直径/AO 面积*	LA/AO**
正常	$≈1$	0	0	0.89~1.0
小（少量）	<1.5	<30%	<1/3	
中（量）	1.5~2.0	30%~60%	$≈1/2$	1.51±0.22
大（量）	>2.0	>60%	$≈1$	

*.为主动脉瓣环面积；**.有助于测定大的分流，对 VSD 伴其他合并症（如 AR、高血压、心内膜垫缺损）则无意义

● VSD 病理生理改变（图4-25）。

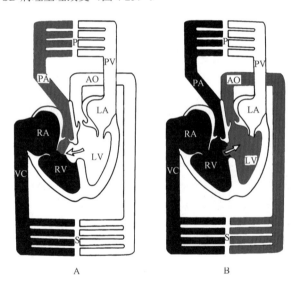

图 4-25 VSD 血流动力学

A.左心室压＞右心室压时→室水平左向右分流→左心系统血氧饱和度正常→不出现发绀；B.右心室压＞左心室压时→室水平右向左分流→左心系统血氧饱和度降低→可出现发绀

①肺循环血量增多。
②左心室容量负荷增大。
③体循环血量下降。

● VSD 血流动力学与病理生理改变取决于 2 个主要因素：缺损的面积大小；肺循环相对阻力。

● 初生婴儿由于肺血管阻力较高，限制了左向右分流，症状较轻；数周后，肺血管阻力逐渐减小，分流量增加，杂音随之明显。

● 收缩期，缺损周围的心肌收缩，可使小缺损消失，缺损面积相对缩小的趋势可能是 VSD 的自发性闭合原因之一。

● 漏斗部室缺并主动脉瓣脱垂时，缺损易被掩盖或低估，故须多切面扫查。

● 干下型室缺时，分流束直接进入肺动脉，易误为肺动脉狭窄。

● 2D 超声检查肌部室缺十分困难，因室间隔肌部面积大，缺损形态复杂，心肌收缩时易将缺口掩盖。

● 当 VSD 出现双向分流时，频谱多普勒可同时记录到收缩期左向右分流和舒张期右向左分流频谱。测量两者速度时间积分（VTIs、VTId）并计算两者比值，有助于判断 VSD 分流情况：VTIs/VTId＞1 为左向右分流为主，VTIs/VTId＜1 为右向左分流为主。

● 如 VSD 合并 LVOT 狭窄，须探测主动脉弓降部有无缩窄和离断。

● 心底短轴切面，如发现 RVOT 内有红色为主血流束，但没有穿隔征象，可能是 RVOT 狭窄或右室双腔心。

● TEE 能对 IVS 做全方位扫查，获取许多非标准切面，能对 VSD 进行准确分型。

● 膜部室缺介入治疗术前超声探查内容

①心尖五腔切面、心尖四腔切面分别测量 VSD 上缘与主动脉右冠瓣距离（≥1mm）和与三尖瓣隔瓣距离（≥3mm）。

②多切面测量 VSD 最大直径（应＜14mm），否则，不宜做封堵术。

● 2 岁内，心脏生长发育迅速，VSD 大小能保持不变或稍大，且相对心脏其他部位的快速发育，缺损面积相对缩小，2 岁后此趋势仍存在。

● 室间隔缺损术后残余分流的发生率为 14%～25%，大多数因分流量较小无需再次手术；如血流动力学明显异常，则须考虑再次手术。

● VSD 手术结果：大龄患者病死率已接近 0，月龄＜6 个月，尤其体重＜5kg 者病死率为 3%～5%。

● 术后并发症

①残余分流。

②主动脉瓣损伤引起的主动脉瓣关闭不全。

③三度房室传导阻滞。

④三尖瓣关闭不全。

⑤肺动脉高压危象。

⑥低心排综合征。

二、房间隔缺损

分型

ASD 的解剖位置见图 4-26。

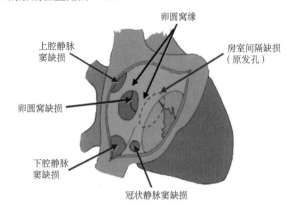

图 4-26　ASD 的解剖位置

- 继发孔型：70%。
- 原发孔型：20%。
- 静脉窦型

上腔静脉窦型：8%～10%。

下腔静脉窦型：3%。

- 冠状静脉窦型：1%～2%。

超声诊断要点

- 房间隔回声缺失（2 个以上切面证实）。
- 过隔血流频谱。
- 彩色过隔分流束。
- 右心房（RA）、右心室（RV）增大。

鉴别诊断

- 正常腔静脉血流。
- 主动脉窦瘤破入右心房。

- 左心室、右心房通道。
- 肺动脉高压。

相关链接

- 各型 ASD 常伴发的畸形

①继发孔型→二尖瓣脱垂。

②原发孔型→房室瓣异常＋VSD＋二尖瓣前叶裂。

③上腔型→右上肺静脉异位引流。

④下腔型→右下肺静脉异位引流。

⑤冠状窦型→永久性左位上腔静脉。

⑥ASD 常为复合畸形的一个组成部分，注意诊断完整性。

- 鲁登巴赫综合征：先天性继发孔型 ASD＋先天性 MS。
- ASD 测值：由于心室收缩，牵拉瓣环向下运动，使 IAS 拉长，故 ASD 回声失落的大小在心动周期过程中有明显差别，即收缩期＞ 舒张期。
- 由于 ASD 多为椭圆形且最大径并不总是与声束完全平行或垂直，故超声测值常低于实际测值。
- 对于 1～2mm 卵圆孔未闭和筛孔型 ASD，TTE 难以显示，TEE 可显示。
- 导致超声检查假阳性或假阴性的因素。

①房间隔（IAS）位置与探查切面。

②特殊解剖类型的 ASD。

③特殊体形或透声条件较差。

④复合型 ASD。

⑤仪器质量、调节、设置。

⑥检查不当。

- 据研究报道

①胸骨旁切面，继发孔型假阴性率为 11%，静脉窦型为 56%。

②心尖四腔切面，ASD 假阳性率为 27%。

③心底短轴切面，ASD 假阳性率为 50%。

④剑下切面，可靠率只有 60%。

⑤20% 被 TTE 漏诊的 ASD 可由 TEE 确诊。

- 避免卵圆窝假性回声失落的方法

①尽可能增加增益至 100%。

②选择剑下扫查。

③选择 TEE。

● CDFI 主要用于评价：分流束起源、方向、走行、亮度、会聚等特征和三尖瓣及肺动脉瓣反流。

● CDFI 是诊断卵圆孔未闭和筛孔型 ASD 主要方法，但敏感性和准确率 TTE 明显不及 TEE。

● 下列因素可影响正确评估心房水平的彩色分流束

①探测切面。

②房间隔缺损部位和大小。

③肺动脉高压和右心室流出道梗阻。

④呼吸影响。

⑤存在于复杂心脏畸形中。

⑥仪器分辨力和条件设置。

● ASD 分流频谱为双峰或三峰波形

第一峰→始于收缩期早中期，晚期达高峰（此时房间压差 5～7mmHg）。

第二峰→部分患者于舒张期中期两侧房压差再增大而形成。

第三峰→舒张期晚期即心房收缩期，两房压差进一步加大，分流速度加快而形成。

收缩早期左心房压<右心房压，可见短时右向左分流负向频谱（发生率 50%～96%，如图 4-27）。

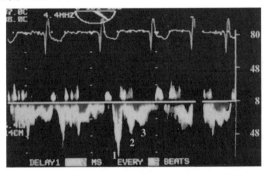

图 4-27　ASD 的脉冲多普勒（三峰波形 1、2、3）

● 单纯 ASD 对人体的影响有较大的个体差异，其因素如下。

①ASD 大小。

②分流量。

③个体代偿能力。

④病程和伴随心脏病变不同。

● 无 RVOT 梗阻时肺血管压力情况

肺动脉收缩压：$PASP = 4V_1^2 + RAP$；肺动脉舒张压：$PADP = 4V_2^2 + RAP$。（$V_1 \rightarrow$ 三尖瓣反流峰速；$V_2 \rightarrow$ 肺动脉瓣反流峰速）

● 估价右房压最好的方法：用 2D 超声观察下腔静脉（前提是呼吸正常）。

①下腔静脉内径正常（1.2～2.3cm），吸气时内径减小，达 50%以上，右房压为 0～5mmHg。

②下腔静脉内径正常，吸气时内径减小，未达 50%，右心房压为 5～10mmHg。

③下腔静脉扩张，但吸气时内径减小，达 50% 以上，右心房压 10～15mmHg。

④下腔静脉扩张，吸气时其内径减小，未达 50%，右房压 15～20mmHg。

● ASD 时影响分流方向主要因素及讨论。

①小 ASD 时，决定分流主要因素是房间压差（正常：LA 为 5～10mmHg；RA 为 3～5mmHg）。

②大 ASD（1.5～2.0cm²）时，决定分流主要因素是心室顺应性。

③讨论：大 ASD 时，房间压差几近相等，故血流向阻力低（心室顺应性高）的方向流动。正常右心室壁较左心室薄，顺应性较左心室高（即阻力低），左心房部分血流可经缺损流向右心，产生左向右分流。

● ASD 时杂音产生原因

①收缩期喷射性杂音：肺动脉血流量增加，形成肺动脉瓣相对狭窄而致。

②P_2 亢进且固定性分裂：肺动脉瓣关闭明显延于主动脉瓣。

● Raghib 综合征：1965 年由 Raghib 首次报道，即冠状静脉窦缺如＋永存左位上腔静脉窦引流入左心房。发生率在 ASD 中<1%。

● 缺损面积>IAS 的 50%～70%，为非限制性分流，可减小房压差，分流速度低，分流量大，早期即可出现右心系统明显增大。

● 容量性与阻力性 PH：大房间隔缺损→分流量↑→右心容量负荷↑、肺血流量↑→早期即呈容量性 PH→长期→肺小动脉内膜增生和管壁增厚→阻力性 PH→右侧心力衰竭。

● 阻力性 PH 不能手术修补的机制：修补后→原右向左的血流全部进入肺部，超过肺血管承受能力→ 急性肺水肿（相反，有时为缓解症状，减轻肺血管压力，还需 ASD 扩大术）。

● 房间隔瘤：由 Lang 和 Possft 于 1934 年在尸检时首次报道，指房间隔中部或全部变薄，突向右心房或左心房。

诊断标准：

①瘤体基底部宽度≥1.5cm。

②瘤壁至房间隔水平的最大垂直距离或向左右的最大活动幅度≥1.1～1.5cm。

③分两型（图 4-28）。

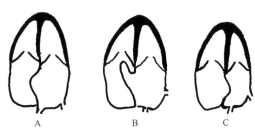

图 4-28 房间隔瘤分型

A. Ia；B. Ib；C. II

- 单心房与巨大 ASD 最大区别点：有无房间隔残端。

- 卵圆孔未闭：房间隔发育过程中，卵圆孔部位的部分房间隔未出现解剖学的完全闭合，形成瓣膜样结构，从左心房侧覆盖卵圆孔，称为卵圆孔未闭，属于胎儿血液循环系统最常见的遗留表现。

- 卵圆孔未闭者在 1 岁儿童中只占 18%，在 2 岁儿童中占 50%，尸检发现 25%～30%的成年人卵圆窝部两层隔膜未完全融合。

- 关于永久性卵圆孔未闭的知识：卵圆孔未闭不是真正的房缺，因其房间隔结构完整，仅卵圆窝部两层隔膜未完全融合，留一潜在性缝隙，无临床意义。但当存在致左、右心房压力差升高疾病时，使卵圆孔重新开放，产生左向右或右向左分流（图 4-29）。

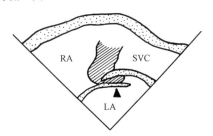

图 4-29 半闭卵圆孔血流

- 对卵圆孔未闭的检出率，TEE 较 TTE 高 3 倍。
- ASD 手术适应证：诊断明确，右心容量负荷增重，肺血流量多；对无血流动力学改变者，是否手术尚有争议。
- ASD 手术方法

①直视下 ASD 修补术。

②ASD 封堵术。

③杂交手术。

杂交手术适用于婴幼儿，经胸部切口显露右心房，在 TEE 的引导下，直接将封堵器于缺损处。

封堵术前 UCG 检查内容：

①是否为单纯房间隔缺损，合若并肺静脉异位连接等其他畸形则不宜行封堵术。

②确定类型。

③确定大小。

④判断残端大小和厚度。

⑤判断缺损与邻近结构关系，如冠状静脉窦口、瓣膜和腔静脉等。

⑥心内血流动力学。

- TEE 可在术中动态监测，指导调整和确定伞的位置和形态，判断伞是否有效包夹 IAS 结构和缺损，位置是否恰当。
- 介入性 ASD：在二尖瓣球囊扩张形成术中，UCG 显示 IAS 与心导管相对位置，指导穿刺，即时评价穿刺所致房间隔缺损与分流，术后追踪房间隔缺损愈合与否。如未愈合即为获得性 ASD，其临床意义与继发孔房缺类似。
- 一般穿刺所致的房间隔缺损分流无临床意义，多于术后 3 个月自行闭合。
- 大 ASD 患者，左心室舒张末容积、EF、CO、SV 均减小，术后闭合后，这种异常左心室功能仍然存在。
- 手术效果评价：ASD 修补术效果满意，在技术成熟的心脏治疗中心，病死率几乎为 0。
- 手术并发症

①残余分流。

②室上性心律失常。

③迟发型心包积液。

- 术后复查：3～6 个月门诊复查 ECG、UCG、X 线胸片，并决定是否需要药物治疗方案；术后 1 年复查 ECG、UCG、X 线胸片。

三、动脉导管未闭

分型

动脉导管未闭分型见图 4-30。

- 管型：最常见，占 PDA 的 80%。
- 窗型。
- 漏斗型。
- 动脉瘤型。
- 哑铃型。

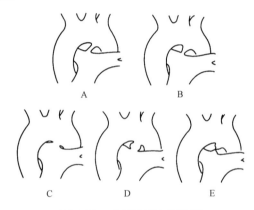

图 4-30　动脉导管未闭分型

A. 管型；B. 漏斗型；C. 窗型；D. 动脉瘤型；E. 哑铃型

病理生理

- 主动脉压＞肺动脉压→血流从主动脉进入肺动脉（左向右分流）→肺动脉及其分支扩张→左心系统回心血量↑→左心负荷↑→左心增大→左侧心力衰竭→左心房压、肺静脉压↑→肺动脉压↑→肺动脉压＞主动脉压→右向左分流→艾森门格综合征。
- 舒张期主动脉血分流至肺动脉→周围动脉舒张压↓、脉压差↑。

超声诊断要点

- 2D 型：显示未闭的动脉导管。
- 2D、M 型：左心容量负荷过重。
- CDFI：降主动脉与主肺动脉间见分流。
- 频谱：导管肺动脉侧双期正向湍流频谱。

鉴别诊断

- 主-肺动脉间隔缺损。
- 室间隔缺损合并主动脉瓣关闭不全。
- 冠状动脉瘘。
- 主动脉窦瘤破裂。

相关链接

- 胎儿期动脉导管是肺动脉与主动脉间的生理性血流通道，出生后 12 个月不闭合，称 PDA。男：女＝1∶3。

- PDA 相关百分比

①PDA 发生率占先天性心脏病的 5%～10%。

②第一胎如有 PDA，以后胎次的同病概率约为 2%。

③妊娠早期母亲患风疹者，PDA 发病率 20%～50%。

④早产儿出生后动脉导管未能关闭者占 20%（出生数个月内可自然关闭）。

⑤80%新生儿 3 个月内动脉导管闭合。

⑥＞95%的 7 个月婴儿动脉导管闭合形成动脉韧带。

- 动脉导管闭合过程

①生理闭合期

a. 出生后肺血管阻力下降，建立正常肺循环而不流经动脉导管。

b. 出生后 10～15h 血氧张力增加致导管平滑肌环形收缩，管壁黏性物质凝固，内膜垫突入管腔阻断大部分分流，致导管生理性闭合（7～8d 有潜在再开放可能）。

②解剖闭合期：导管内膜逐渐增厚，弥漫性纤维增生封闭管腔，形成动脉韧带。

③导管纤维化一般起于肺动脉侧，向主动脉延伸，主动脉可不完成闭合呈壶腹状。

- 前列腺素 E_2 与动脉导管的关系。

①胎儿期血流中前列腺素 E_2（舒血管作用）维持动脉导管的开放。

②出生时呼吸使血氧分压上升，抑制前列腺素合成酶，前列腺素 E_2 下降，引起动脉导管收缩。

- 前列腺素：是一族二十碳不饱和脂肪酸，全身各部位组织细胞几乎都能产生。不同类型对血管平滑肌作用不同：前列腺素 E_2（PGE_2）有强烈舒血管作用，$PEF_{2\alpha}$（前列腺素 $F_{2\alpha}$）使静脉收缩，前列环素（PGI_2）作用同 PGE_2。

- 早产儿 PDA 发生率高于成熟胎儿的原因

①血氧张力↑→导管收缩，成熟胎儿的导管对血氧张力敏感。

②PGE_2→血管舒张，早产儿对其反应性强。

● PDA 时影响分流量大小的 3 种情况

①导管小，肺动脉压正常，左向右分流量不大→心功能影响小。

②导管大，肺循环阻力接近正常，左向右分流量较大→左心容量负荷增加，LA、LV 增大，RV 大小正常。

③导管粗且分流量大

a. 肺循环阻力＜体循环→左向右分流→LA、LV↑，RV↑。

b. 肺循环阻力＞体循环→右向左分流→RV↑，LV 不再增大。

● 左、右心室负荷增加时，为保证正常心排血量，机体通过以下调节机制改善心功能。

①Frank-Starling 机制。

②交感神经与肾上腺系统兴奋，心率加快。

● Frank-Starling 定律：生理学家 Frank（德）、Starling（英）分别在 1895年、1914 年动物实验中观察到心肌收缩力随心肌初长度增加而增强，且当静脉回心血量增加到一定限度，心肌收缩力则不再增强，室内压开始下降。Starling 将"心室舒张末期容积在一定范围内增大可增强心室收缩力"称心的定律，后称 Frank-Starling 定律。

● PDA 致 PH 的原因

①动力性 PH：分流量大→肺动脉内血流量↑→PH。

②梗阻性 PH

a. 由动力性 PH 发展而成。动脉导管未及时关闭→肺小动脉内膜增生，血栓形成→管腔硬化变窄→阻力↑。成为不可逆永久性病理改变。

b. 出生后肺血管仍保持胎儿型肺小动脉特征（管径小，管壁肌层厚，管腔狭窄，肺血管床阻力高，早期即有 PH 和右向左分流）而引起。

● PDA 继发艾森门格综合征时频谱解析

①收缩期：肺动脉压＞主动脉压，右向左分流。

②舒张期：肺动脉压＜主动脉压，左向右分流。

③双向分流：频谱为窄带波形，提示经动脉导管的双向分流为层流状态，流速较低。

● CDFI 诊断 PDA 特异性 100%，敏感性 96%。

注意：当心房或心室水平分流致 PH 时，诊断 PDA 易出现假阴性。

● PDA 时 CDFI 显示分流束起点宽度与导管口径密切相关（$r=0.90$）。

● PDA 左向右分流时，大动脉短轴切面上分流束多沿主肺动脉外侧壁逆行至肺动脉瓣后折回，与正常肺动脉前向血流混合，沿主肺动脉内侧壁流向肺动脉分支，在主肺动脉内形成方向相反的两股血流，CW 时注意取样线放置位置。

- 肺动脉压力测定

①舒张压：PADP＝AODP－ΔPd

ΔPd：CW 测舒张末期分流的峰值速度，据伯努利简化方程转化为动脉导管两端的舒张期最大压差。

AODP（主动脉舒张压）：用肱动脉舒张压代替。

②收缩压

a. 据 CW 测得的三尖瓣最大反流速度估测（详见 PH 节）。

b. 据导管分流速度估测

肺动脉压＜主动脉压：$PASP＝SBP－4V^2$。

肺动脉压＞主动脉压：$PASP＝SBP＋4V^2$。

PASP：肺动脉收缩压。

SBP：肱动脉收缩压。

V：动脉导管分流收缩期最大流速。

- 沉默型动脉导管未闭：部分 PDA 分流量较小，临床听诊无明显杂音（超声可诊断）。

- PDA 常伴其他先天性心脏病

①法洛四联症。

②VSD。

③大动脉转位。

④肺动脉狭窄（PS）。

- 在某些肺血流量减少的心脏畸形中，未闭动脉导管具有维持生命的代偿作用，不能简单将其单独关闭，如主动脉缩窄、大动脉转位。

- X 线：透视下可见肺门舞蹈征。

肺门舞蹈征：肺充血时，透视下肺动脉段和两侧肺门血管搏动增强。

- 手术适应证

①诊断明确。

②辅助检查示左心容量负荷增加。

③肺血流量增加。

- 特殊类型 PDA 手术抉择建议

①＜1 岁出现充血性心力衰竭应积极手术。

②成年人肺血管继发性病理改变处于可逆阶段，以左向右分流为主，考

虑手术。

③合并感染性心内膜炎者需抗菌药物治疗，感染控制后 4~6 周手术；不能控制者，特别有赘生物脱落、动脉栓塞、假性动脉瘤等及时手术。

● 手术方法

①导管结扎术：适用于导管直径＜1cm，壁弹性好，无中度以上 PH 婴幼儿。

②动脉导管切断缝合术：可避免术后导管再通，或结扎线切透管壁而发生动脉瘤的危险。

③体外循环下导管闭合术，适用于以下患者。

a. PDA 伴严重 PH。

b. 年龄大。

c. 并发细菌性心内膜炎、VSD、或其他心脏畸形合并 PDA。

d. 导管结扎术后再通。

e. 常规手术中可能发生意外大出血或急性心力衰竭。

④经心导管封堵术：适用于大部分患者。

● 手术并发症

①出血。

②喉返神经损伤。

③假性动脉瘤。

④术后高血压。

⑤乳糜胸。

⑥导管再通。

⑦肺膨胀不全。

● 超声在 PDA 封堵术中的作用

①术前：观察 PDA 位置、形态、与周围结构关系，测量其长度、内径，观察分流方向及时相，评估肺动脉压。

②术中：观察封堵器位置、对周围结构有无影响、有无残余分流。

③术后：随访评价闭合率及残余分流情况，监测心脏大小及左心功能。

● 微创介入封堵 PDA 适应证

①左向右分流，未闭导管内径＜1.2cm，最窄≥2mm。

②年龄通常≥6 个月，体重≥5kg。

③无其他心脏畸形。

● 微创介入封堵 PDA 禁忌证

①依赖 PDA 存在的心脏畸形。

②严重 PH 并已导致右向左分流。

③败血症，术前 1 个月内有严重感染。

④活动性心内膜炎，心内有赘生物。

⑤导管插入途径有血栓形成。

● 手术结果：疗效肯定。

①无 PH 者，手术病死率＜1%。

②成年人或合并 PH 者，病死率较高。

● 医史小档案：PDA 是一个历史悠久的最常见心脏外分流性先天性心脏病。

①公元 129—200 年由 Galen 最早描述，称为连接肺动脉与主动脉的第 3 根小血管。

②1595 年 Aranzio 将其命名为 PDA。

③1888 年 Munro 首次在婴儿尸检中发现。

④1900 年 Gibson 描述了其特征性的连续性机器样杂音并据此做出临床诊断。

四、法洛四联症

病理和病理生理

● 室间隔缺损：多为膜周部大缺损。

● 肺动脉狭窄：瓣膜型、瓣上型、瓣下型（RVOT 漏斗部最多）。

● 主动脉骑跨：主动脉骑跨右心室占 15%～75%。

● 右心室肥大：RVOT 梗阻→右心室收缩期压力↑→右心室壁代偿性肥厚。

● 基本病理变化：漏斗部间隔向前、向右、向上移位。

● 必备特征：漏斗部狭窄。

● 大 VSD、PS→右心室压↑→右心室大量血流经骑跨的主动脉入体循环→动脉血氧饱和度↓→发绀并继发红细胞增多症。

分型

● Ⅰ型（轻）：室水平以左向右分流为主，肺动脉瓣狭窄伴轻度漏斗部异常。

● Ⅱ型（中）：室水平可有右向左分流，肺动脉瓣狭窄伴较重漏斗部异常或兼一定程度肺动脉干发育异常。

● Ⅲ型（重）：室水平右向左分流，肺动脉闭锁或漏斗部肺动脉严重发育不全。

超声诊断要点

- VSD：缺损大，低速双向分流。
- PS：瓣膜、瓣环、RVOT 漏斗部、肺动脉主干及分支均可狭窄，甚至肺动脉闭锁。
- 主动脉骑跨：骑跨率<75%，主动脉后壁与二尖瓣前叶仍正常连续。
- 右心室肥大：壁厚可达 10mm。

鉴别诊断

- 永存动脉干。
- 右心室双出口。
- 巨大室间隔缺损。

相关链接

- 法洛四联症占先天性心脏病的 12%～14%，患儿未手术病死率 1 岁内 25%，3 岁内 40%，10 岁内 70%，40 岁内 95%。
- 存活至 1 岁以上的发绀型先天性心脏病中多数是法洛四联症。
- 室间隔缺损位置：多位于主动脉瓣下且较大，1.5～3.0cm，与主动脉内径相近。
- 主动脉骑跨率＝主动脉前壁与室间隔距离/主动脉根部口径×100%。

①骑跨率<75%→法洛四联症。

②骑跨率>75%→右心室双出口。

- 合并畸形

①房间隔缺损或卵圆孔开放。

②右位主动脉。

③左位上腔静脉。

④其他（冠状动脉起源异常、冠状动脉瘘、肺静脉畸形引流、PDA、右位心、心内膜垫缺损）。

- 法洛三联症：PS＋ASD＋右心室肥大。
- 法洛五联症：法洛四联症＋ASD 或卵圆孔未闭。
- 法洛四联症：血流动力学改变主要取决于室间隔缺损和肺动脉狭窄两种畸形相互影响的后果。

①室间隔缺损：面积大，对左右心室分流不起限制作用，分流方向和多少取决于体循环阻力和右心室射血阻力的比值。

②肺动脉狭窄程度对分流方向的影响

a. 轻度：以左向右分流为主，无明显发绀。

b. 中度：收缩早期和舒张期为左向右分流；射血期为右向左分流（图 4-31）。

c. 重度：舒张早期有少量左向右分流；舒张中晚期至收缩早期为右向左分流；射血期有未经氧合的右心室血液流向主动脉。

d. 闭锁：肺血供来自增粗的支气管动脉。与Ⅳ型永存动脉干相似，重度发绀，出生后不久死亡。

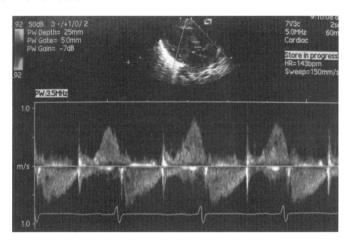

图 4-31　中度肺动脉狭窄

e. 舒张中晚期、收缩早期→左向右分流、波形向上；收缩中晚期、舒张早期→右向左分流、波形向下。

● 法洛四联症合并 PDA 或主-肺动脉间侧支循环时，可增加肺血流量，改善肺动脉供血。

● 法洛四联症血流动力学改变后果是慢性低氧血症。可导致以下情况。

①红细胞增多症：增加运氧能力，但致血流黏滞度增加，肺小血管易形成血栓。

②肺动脉侧支增粗：增加肺部血流，补偿减低的动脉血氧饱和度。

● 注意：

①法洛四联症时左心室舒张末期容积和收缩末期容积均小于正常，EF正常。

②法洛四联症时右心室射血分数和舒张功能可降低。原因：RVOT 梗阻→排血困难→右心室压上升→右向左分流→慢性低氧血症，右心室射血分数和舒张功能下降。

● 法洛四联症一般不发生充血性心力衰竭，其原因：缺损较大→左、右心室收缩期压力与后负荷较接近，虽有 RVOT 梗阻，但其负荷不超过左心室→不易发生心力衰竭。

● 肺动脉狭窄分型（据狭窄部位）

①单纯漏斗部狭窄（20%～26%）。

②漏斗部及肺动脉瓣狭窄（26%～39%）。

③漏斗部、肺动脉瓣及肺动脉瓣环狭窄（16%）。

④漏斗部弥漫性狭窄（27%）。

⑤单纯肺动脉瓣及肺动脉瓣环狭窄（5%）。

● 杵状指形成原因：可能与肢体末端慢性缺氧、代谢障碍及中毒性损害有关。缺氧时末端肢体毛细血管增生扩张，血流丰富致软组织增生，末端膨大。常见于以下疾病。

①呼吸系统疾病：慢性肺脓肿、支气管扩张、支气管肺癌。

②心血管疾病：发绀型先天性心脏病，亚急性感染性心内膜炎。

③营养障碍性疾病：肝硬化。

● 蹲踞：是法洛四联症特征性表现，其发生机制可能与体循环阻力增高和静脉回流增加有关。蹲踞可增加外周阻力，减少右向左分流，增加肺血流量，改善缺氧。

● UCG 可较满意显示法洛四联症的 4 个病变特征，为诊断首选方法。

● 法洛四联症时心内压力测量指引

①肺动脉压力差：CW 测肺动脉峰值流速和平均流速（用伯努利方程计算）→最大瞬时压差和平均压差。

②右心室收缩压（通过 VSD 频谱和肱动脉压计算）

a. 心室水平无分流（左、右心室压力相等）：RVSP＝SBP。

b. 心室水平左向右分流（左心室压＞右心室压），测分流频谱峰值→最大瞬时压差：右心室收缩压＝SBP－最大瞬时压差。

c. 心室水平右向左分流（右心室压＞左心室压），测分流频谱峰值流速→最大瞬时压差：右心室收缩压＝SBP＋最大瞬时压差。

③右心房压：有三尖瓣反流者，CW 测反流峰值流速并转为压差（右心房室压差）。右心房压＝RVSP－右房室压差。

④肺动脉收缩压：测收缩期肺动脉压差（右心室-肺动脉压差）；肺动脉收缩压＝RVSP－（右心室－肺动脉压差）。

● 右心室流出道局限性肌性狭窄者，可因流出道痉挛出现缺氧发作，随年龄增长，内膜增生纤维化使狭窄处内径固定，缺氧发作渐少。

● 重症法洛四联症参考指标

①右肺动脉内径/主动脉内径＞0.45。

②右心室内径/左心室内径≥2.3∶1。

③左心房舒张末期容积≤正常的 1/2。

（符合以上三项指标者常提示左心室发育不良，术后易出现低排综合征，不宜做根治术）

● 心导管和造影检查适应证

①UCG 不能明确诊断。

②疑有大的体肺侧支须确定位置或拟行栓堵术。

③疑冠状动脉异常。

④病变复杂。

⑤严重肺动脉及其分支发育不良。

● CT：仅提供主动脉和肺动脉管径和位置关系、肺内血管稀疏程度及右侧房室大小和厚度等征象。

● MRI：可示主动脉与肺动脉排列关系、管径，房室大小和厚度，VSD 位置、大小及骑跨程度。　如增强可对左、右肺动脉和体-肺动脉侧支进行观察。

● 法洛四联症手术时须了解冠状动脉前降支走向，以免误切致心肌供血减少或低排综合征。

①5%患者左冠状动脉前降支起源于右冠状动脉，横跨漏斗部前壁。

②少数病例右冠状动脉起源于左冠状动脉。

③偶见左冠状动脉起源于肺动脉。

● 法洛四联症临床症状轻重与右心室流出道梗阻程度有关；手术难易与左、右肺动脉分支发育有关。

● 法洛四联症根治手术的主要技术环节之一是解除右室流出道狭窄，目的是保证右心室前壁和室间隔心肌的完整性。

● 手术方法

①姑息手术

a．一侧锁骨下动脉至肺动脉的经典的 Blalock-Taussig 分流术。

b．一侧锁骨下动脉间 Gore-Tex 管分流术。

c．主动脉与肺动脉间经 Gore-Tex 管的中心分流术。

d．单纯解除右心室流出道或肺动脉瓣狭窄而不闭合室间隔缺损，用来增加肺血流量的姑息术。

②根治手术

a．彻底解除右室流出道狭窄。

b. 严密修补室间隔缺损。

c. 恢复左心室至主动脉及右心室至肺动脉的正常血流。

d. 矫正合并的其他心内、外畸形。

● 不同类型法洛四联症手术抉择建议

①出生 3 个月内无症状患儿，根治手术可推迟至 3～12 个月。

②出生 1～2 个月有严重症状者，先行分流术，再于第 1 次术后 12 个月内行根治术。

③左冠状动脉前降支异常起源于右冠状动脉，根治手术可能须行跨肺动脉瓣环加宽补片时，有症状者先行分流术，待 3～5 岁时再行根治术。

④法洛四联症并发 VSD，年龄小→风险大→先行分流术→渐大后→先微创介入封堵肌部室缺→再行根治术。

⑤严重左、右肺动脉发育不良者→先姑息手术→肺动脉发育后→行根治术。

● 手术结果

①国内法洛四联症根治术病死率为 3%～14%，国外手术早期病死率为 2%～5%，年幼或低体重患儿根治手术的病死率仍较高。

②国外法洛四联症根治术后 5 年、10 年生存率均高于 90%，20 年 87%。

● 手术并发症

①室间隔残余漏。

②三度房室传导阻滞。

③三尖瓣反流。

④右心室流出道残余狭窄。

⑤肺动脉瓣反流。

⑥低排综合征。

⑦灌注肺或肺水肿。

● 术后超声随访

①右心室流出道残余梗阻：发生率 5%。标准如下。

a. 梗阻处压差＞50mmHg。

b. 右心室收缩压＞80mmHg。

②明确肺动脉瓣关闭不全程度、流速及压差

a. 单纯性→预后好。

b. 合并 PH→右心容量负荷重→右侧心力衰竭。

③VSD 残余漏：发生率为 15%～20%，VSD 边缘或中间部，见五彩穿隔血流束。

④明确三尖瓣关闭不全性质：术中过度牵拉瓣口，可使三尖瓣反流，术后 UCG 须与术前对比，才能了解反流程度和性质。

⑤明确是否存在法洛四联症术后 PH：术后肺动脉收缩压＞50mmHg 或左心室压＞75mmHg 时，即肺动脉压/左心室压＞0.5，为法洛四联症矫正术后 PH；发生原因很多，其中肺动脉病变及残余 VSD 引起 PH 预后差。

● 医史小档案：法洛四联症（F4）认识过程。

①1671 年 Stensen 首次进行解剖描述，之后 Hunter 等进一步阐明其临床症状。

②1888 年 Fallot 将之归纳为四种变化。

③1945 年 Blalock 及 Taussig 首次行锁骨下动脉与肺动脉间吻合姑息术，使临床症状缓解。

④1955 年 Lillehei 及 Varco 做心脏内修补根治术获成功。

⑤目前手术病死率降至 3%～5%或更低。

五、肺动脉瓣狭窄

病理解剖

● 瓣上型（图 4-32A）：肺动脉主干或主要分支有单发或多发性狭窄，少见。

● 瓣膜型（图 4-32B）：瓣膜肥厚，瓣口狭窄，重者瓣叶融合成圆锥状。

● 瓣下型（图 4-32C）：RVOT 漏斗部肌肉肥厚致梗阻。

病理生理

● PS→右心室排血受阻→右心室压升高→右心室代偿性肥厚→右心室扩张→心力衰竭。

超声诊断要点

● 直接征象

①肺动脉瓣叶增厚，回声增强，活动幅度减小，收缩期开放受限。

②肺动脉瓣环正常或变窄。

● 间接征象

①RA、RV 增大，右心室壁肥厚。

②M 型：肺动脉瓣 a 波加深，＞7mm 伴开放点提前、时间延长。

● 狭窄程度分级见表 4-14。

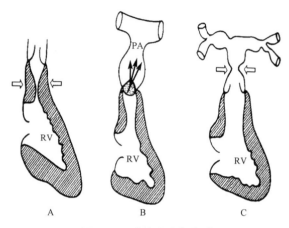

图 4-32 肺动脉狭窄分型

A. 瓣上型；B. 瓣膜型；C. 瓣下型

表 4-14 PS 狭窄程度分级

程度	右心室收缩压（mmHg）	右心室肺动脉压差（mmHg）	右/左心室收缩压
轻	＜75	＜50	＜0.5
中	75～100	50～80	0.5～0.9
重	＞100	＞80	＞0.9

鉴别诊断

- 右心室流出道狭窄。
- 肺动脉血流增多疾病。
- 右心室双出口。

相关链接

- PS 发生率占先天性心脏病的 10%～20%。常合并 VSD、ASD。
- PS 是导致右心室后负荷增加的最常见梗阻性病变。
- 肺动脉与右心室间压差大小取决于瓣口狭窄程度。
- 正常肺动脉瓣口平均面积为 3cm^2

①瓣口面积轻度狭窄→不产生血流动力学梗阻。

②瓣口面积＜正常的 1/2→右心室和肺动脉间出现明显压差→血流动力

学梗阻：右心室排血受阻→肺动脉血流量减少→肺动脉压力下降。

- 右心室收缩功能不全时，因 SV 减小，流速变慢，用频谱多普勒会低估狭窄程度，用连续方程将更接近实际情况。
- PS 解剖类型

①单叶：瓣膜呈一增厚的圆顶状隔膜，仅顶部有一针状小孔。

②二叶：有两个瓣叶，交界处融合。

③三叶：有完整三瓣叶，交界处粘连、融合。

（上述均可表现瓣缘、瓣体或整个瓣膜增厚）

- 周围性与中央性发绀

①严重 PS→心排血量减小，右心室增大，舒张压上升→充盈受阻→静脉血淤滞→周围性发绀；如伴 ASD 或卵圆孔未闭发生房水平右向左分流→中央性发绀。

②周围性发绀→不伴动脉血氧饱和度下降。

③中央性发绀→伴动脉血氧饱和度下降。

- 功能性 PS 和病理性 PS 鉴别

①是否有跨瓣压差。方法：将 PW 取样容积置于肺动脉瓣下，逐步将取样容积移至瓣上，血流速度明显加快即为病理性。

②前者血流速度较低，≤2.5m/s；后者流速＞2.5m/s。

③前者频谱顶部呈湍流而近基线部为层流；后者整体为湍流。

④2D 超声示前者无明显粘连和开放受限，后者可见瓣叶明显增厚、粘连和开放受限。

⑤CDFI 示前者肺动脉瓣口血流束增宽，无偏心流动，不引起明显的主肺动脉内涡流；后者肺动脉瓣口流束较窄，呈偏心性流动，在主肺动脉内形成涡流。

- 探头于大动脉短轴切面，上移一个肋间，是判断左、右肺动脉发育及狭窄的重要切面。
- CDFI 的射流束测量瓣口面积与右心导管结果相关性良好（$r=0.95$）。
- 瓣口面积计算方法：PVA＝SV/SVI（SV：心搏量；SVI：肺动脉收缩期流速积分）。
- 估测肺动脉压时的特殊情况：PS 合并右心室流出道狭窄或室缺时，肺动脉瓣狭窄前速度明显增加，这时宜采用伯努利方程估测跨肺动脉瓣压差，否则易高估。[$\triangle P=4\left(V_1^2-V_2^2\right)$ V_1 为第一狭窄血流峰值；V_2 为第二狭窄处血流峰值]
- PS 合并狭窄后扩张机制：据伯努利方程原理，流体流速越快，管壁所受压力越小，反之越大。

①当血流通过狭窄口高速射入肺动脉内产生涡流后→ 速度锐减→管壁所受压力骤增→狭窄后扩张。

②瓣膜狭窄与狭窄后扩张程度不成比例。一般认为，轻度狭窄后扩张较重度为明显。

● 超声除可诊断外，还有以下临床指导价值。

①有助于手术方案的选择

a. 右心室-肺动脉干压差＞40mmHg→手术治疗。

b. 压差＜50mmHg，合并有漏斗部肌肉肥厚或肺动脉瓣发育不良→必须手术。

c. 压差＜25mmHg 的单纯 PS→球囊扩张术。

②明确是否合并卵圆孔未闭或 ASD：法洛三联症→发绀。

③右侧心力衰竭致右心排血量下降时，尽管重度 PS，但右心室和肺动脉压差正常或接近正常，可经超声判断。

④术后复查，明确有无残余梗阻：如右心室-肺动脉压差＞40mmHg，表明有残余梗阻。

● 手术适应证：中度以上 PS，跨瓣压差＞50mmHg 者，ECG 示右心室肥大。

● 行介入或手术前，应做右心导管检查及右心室造影，确定狭窄部位及程度。

● 手术方法

①经皮球囊肺动脉瓣膜成形术。

②肺动脉交界切开术。

③RVOT 跨环补片术。

● 手术并发症

①低氧血症。

②残留梗阻。

● 预后：手术效果直接与是否合并右心发育不良或心力衰竭有关。

①单纯性 PS 术后近远期效果满意，手术病死率约 2.5%。

②残留严重 PS 或肺动脉反流需再次手术。

六、心内膜垫缺损

定义

● 心内膜垫：房间隔、房室瓣（二尖瓣前叶、三尖瓣隔叶）、房室间隔、室间隔膜部的总称。

● 心内膜垫缺损（ECD）：一组房室间隔缺损和房室瓣发育畸形的先天性异常，累及下部房间隔、流出道部分室间隔、房室瓣等结构，导致房室左右相通，上下共道。

病理分型

● 部分型（图 4-33）

①单纯性 I 孔型 ASD。

② I 孔型 ASD＋二尖瓣前叶裂。

③ I 孔型 ASD＋三尖瓣畸形。

④单心房。

⑤心内膜垫型 VSD。

⑥心内膜垫型 VSD＋轻度房室瓣畸形。

⑦左心室、右心房通道。

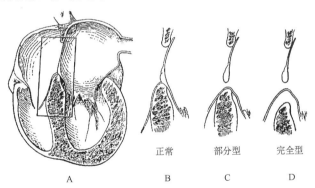

正常　　　　部分型　　　　完全型

A　　　　B　　　　C　　　　D

图 4-33　心内膜垫缺损的四腔心十字交叉

● 完全型： I 孔型 ASD，心内膜垫型 VSD，共同房室瓣或严重房室瓣畸形（图 4-34）。

①A 型：共同房室瓣有二尖瓣、三尖瓣之分，各自有腱索与室间隔残端相连。

②B 型：共同房室瓣有二尖瓣、三尖瓣之分，腱索不附在室间隔之上，而连于右心室异常乳头肌上。

③C 型：共同房室瓣无二尖瓣、三尖瓣之分，无腱索附着，呈漂浮状。

● 过渡型：与完全型心内膜垫缺损不同之处是，前桥瓣、后桥瓣在室间隔上融合，将房室瓣清楚地分为二尖瓣和三尖瓣。

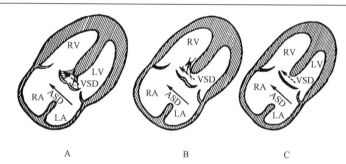

图 4-34　完全型心内膜垫缺损

A. A 型；B. B 型；C. C 型

病理生理

　　部分型：二尖瓣反流→LA、LV 增大→收缩期 LV 血液直接进入左、右心房→右心负荷过重→早期出现 PH→心房水平右向左分流。

　　完全型：四心腔相通→左心室至右心房大量分流→右心容量负荷过重→RA、RV 增大。

超声诊断要点

- 部分型

①Ⅰ孔型 ASD（房间隔下部近十字交叉处）。

②大多具有二尖瓣前叶裂。

③具有完整室间隔。

④具有两组独立的房室瓣。

- 完全型

①Ⅰ孔型 ASD。

②共同房室瓣。

③流入道非限制型 VSD。

- 过渡型

①Ⅰ孔型 ASD。

②存在流入道限制型 VSD。

③两组异常的房室瓣（部分可融合）。

鉴别诊断

①低位继发孔 ASD。

②三尖瓣闭锁。

③单心室。

相关链接

- 该病占先天性心脏病的 4%～5%，占先天愚型患儿的 40%～50%，女性略多于男性。
- 完全型 ECD 在出生后 1 年甚至 1 个月内即可出现肺动脉高压，心力衰竭进行性加重，呼吸困难，周围循环灌注不良，心脏增大并可出现发绀，多在早年死亡。
- 胎儿心内膜垫参与形成的组织结构较多，病变时可致多部位结构（如房间隔、房室瓣、房室间隔、室间隔膜部）不同组合畸形。
- 超声可确诊 ECD，为首选方法，其他临床价值包括：

①明确有无房室瓣裂隙，明确房室瓣反流程度。

②明确 PH 程度。

③明确冠状静脉窦位置及与房室瓣关系。

④明确左心室发育情况：左心发育不良，完全型 ECD 较常见，若右心室/左心室＞2.0，根治手术病死率高。

- 功能单心房：原发孔和继发孔 ASD，各切面扫查均未显示房间隔回声，仅见房间隔顶部一突起的嵴。
- 关于室间隔错位

①定义：左心室长轴切面，室间隔与主动脉根部前壁不在同一水平，酷似主动脉骑跨。

②产生原因：PH 致右心室显著增大，左心室相对缩小，室间隔后移。

③意义：左心室较小或受压变形，其程度与修补术后生存率关系较大。

- 完全型 ECD 通常具有巨大 VSD 的症状和体征；部分型 ECD 多具有 ASD 的相应表现；合并房室瓣病变者同时出现房室瓣病变的表现。
- 超声诊断 ECD 时，以下与之并存的相关病变应给予特别注意，其正确诊断可为手术提供重要信息。

①降落伞型二尖瓣：二尖瓣腱索共同附着于一粗大乳头肌上，手术修补二尖瓣裂时易造成二尖瓣狭窄。

②双孔型二尖瓣：二尖瓣叶呈两个开口，手术须减除多余瓣叶组织，缝合附属开口。

③左心室或右心室发育不良：左心室或右心室腔细小，严重者手术不能将两者分隔，应采取改良 Fontan 术式。

④法洛四联症：流出道间隔向前移位，VSD 为典型流入道间隔缺损，位置朝向前上，右心室流出道狭窄。 患儿早期即有明显发绀，2～4 岁应手术。

⑤主动脉瓣下狭窄：主动脉瓣下一膜性隔，为心内膜垫的纤维结和纤维肌性桥融合形成，手术时应切除。

● 该病病变的实质为房室隔缺损，引起如下基本改变。

①应在此交接的房间隔、室间隔不能相连。

②左、右心房室瓣环未分开，有共同瓣环；变为房室瓣共五叶的格局。

桥瓣：五叶中两叶上（前）下（后）对峙，骑跨于左、右心室之上，并由左、右心室乳头肌所"锚拉"，为该病突出病变。

● 常合并的畸形

①大动脉位置异常。

②右心室双出口。

③法洛四联症。

（提示：检查时应观察大动脉位置及其与心室的连接关系，以免漏诊）

● 手术适应证：诊断明确应积极手术。

①部分型：轻者学龄前手术；重者应 6～12 月龄手术。

②完全型：3～12 月龄为最佳手术时机，不宜超过 2 岁。

● 手术方法

①部分型：封闭 ASD，缝合二尖瓣前叶裂。

②完全型

a. 姑息手术：包括对肺动脉进行 Banding 术，减缓阻力型 PH 形成。

b. 根治手术：包括单片和双片缝合法，即对 ASD 和 VSD 是采用单一补片修补还是两块补片分开修补。

● 术后并发症

①部分型

a. 残余分流。

b. 房室传导阻滞。

c. 二尖瓣关闭不全。

②完全型

a. 残余分流。

b. 低心排综合征。

c. 房室传导阻滞。

d. 二尖瓣反流。

e. 左心室流出道狭窄。

f. 肺动脉高压危象。

● 手术结果

①部分型：与单纯 ASD 类似，二尖瓣反流是影响手术结果主要因素。

②完全型：在技术成熟的心脏中心，手术病死率为 5%～10%。

● UCG 是术后随访首选检查，应明确以下内容。

①残余房室间隔：残余漏是造成术后低心排血量的原因之一。

②有无房室瓣反流及反流程度。

③PH 和心功能状况。

④明确冠状静脉窦开口位置：术中为了不损伤传导束，常将冠状静脉窦隔入右心房侧。

● 医史小档案：认识该病的历程。

①1936 年 Maude Abbott 第一次正式描述 I 型 ASD 和共同房室通道畸形。

②1956 年、1958 年 Wakai 和 Edwards 详尽阐述部分型和完全型 ECD 定义。

③Bharati 和 Lev 增加了过渡型 ECD，Van Mierop 等描述了各型 ECD 解剖特点。

④1966 年 Rastelli 等根据房室瓣与心室腔附着关系将完全型 ECD 进行分型。

⑤1973 年 Bharati 和 Lev 根据两心室发育情况将房室间隔分为均衡、左优势、右优势三型。

七、大动脉转位

（一）完全型大动脉转位（D-TGA）

定义

● 心室与心房连接正常、大动脉与心室连接异常的病理状态。

病理

● 异常因素干扰→5～7 周胚胎动脉干未进行正常螺旋型旋转→未与正常心室相连→D-TGA。

● 早期胚胎左侧肺动脉圆锥消融，右侧主动脉圆锥继续生长（与正常相反）→主动脉与右心室相连，肺动脉与左心室相连。

病理生理

● 体循环静脉血→右心房→右心室→主动脉。

● 肺循环动脉血→左心房→左心室→肺动脉。

● 互不交通的体循环、肺循环必须存在 ASD、VSD、PDA 等心、血管交通方能存活。

- 为保证体循环、肺循环间血流量的平衡

①如合并两缺损：其一左向右分流；另一右向左分流。

②如单一缺损，则双向分流。

a．ASD：收缩期右向左分流，舒张期反之。

b．VSD：收缩期左向右分流，舒张期反之。

超声诊断要点

- 主动脉与右心室相连，肺动脉与左心室相连，房室连接正常。
- 主动脉、肺动脉交叉环抱消失，两者呈平行关系。
- 主动脉大部分位于肺动脉前方，主动脉瓣下有肌性圆锥。
- CDFI 可检出合并畸形的分流和狭窄射流。

相关链接

- 该病占先天性心脏病的 7%～8%，占新生儿期发绀型先天性心脏病第 2 位，男女比为（2～3）：1，未行治疗 1 岁内病死率 90%。
- 几个连接关系

①上腔静脉、下腔静脉、肺静脉与右心房、左心房连接关系正常。

②心房、心室连接关系正常。

③心室与大动脉连接关系不正常。

- 该病具独特"转位生理"：肺动脉的血氧饱和度＞主动脉。
- 常合并的畸形

①ASD（50%）。

②VSD（40%～45%）。

③PDA（出生 1 个月 10%～15%持续存在）。

④左心室流出道梗阻（5%）。

⑤PS（肺动脉瓣狭窄多见，主肺动脉及分支少见，瓣下多为肌性）。

⑥其他：右心室流出道梗阻、房室瓣发育异常等，均少见。

- 伴 VSD 者可发生渐重的肺动脉瓣下狭窄或早发 PH，使两循环之间交通量渐少，患儿发绀渐重。
- D-TGA 合并左心室流出道梗阻时，可见收缩期二尖瓣腱索或瓣叶向室间隔贴近，即 SAM 现象。
- 该病体循环动脉血氧饱和度的高低，主要取决于分流量大小、合并畸形、阻塞性疾病等。

①分流量大→有效循环量增加→肺静脉血混入体循环动脉血比例上升→体循环动脉血氧饱和度下降→缺氧较轻→存活和发育可能性大。

②仅有小 ASD 和卵圆孔未闭→心房水平分流量减少→体循环动脉血氧饱和度下降→组织严重缺氧、发绀、酸中毒→难以存活。

③较大 VSD 和（或）PDA→体循环、肺循环间分流明显→分流量大 →PH 和心力衰竭。

④VSD＋左心室流出道梗阻→肺血流量减少→缺氧严重（似法洛四联症）。

- 该病右心室收缩压与体循环大动脉压相等，右心室负荷过重，致右心室肥大。
- 患儿发绀特点

①出现早，全身性，随年龄增长及活动量增加逐渐加重。

②如并 PDA，出现差异性发绀：上肢发绀较下肢重。

- 超声可确诊大动脉转位，为首选方法，其他临床价值。

①术前可明确

a．大血管间位置关系及半月瓣形态。

b．冠状动脉起源及走行。

c．心内分流估价。

d．左心室功能评估。

e．房室瓣异常估价。

f．肺动脉压估测。

②术后评价远期并发症（近期并发症少见）

a．新生儿肺动脉瓣及瓣上狭窄。

b．新生儿主动脉瓣轻度反流。

c．罕见的移植后冠状动脉屈曲、狭窄。

- UCG 报告的书写：分段、分层，写清各段位置、相互关系。

①先写异常解剖、形态。

②主要畸形、合并畸形。

③血流动力学（定性、定量、CDFI、PW、CW）。

④畸形矫正术后。

- 报告书写要点

①房室及大血管：心房、心室位置，房、室连接，大血管起源及相互关系。

②瓣膜：房室瓣、半月瓣数目、大小和发育情况。

③肺动脉：主干及分支内径、湍流部位、血流速度。

④心内交通：类型、大小。

⑤合并畸形：UCG 表现特征。

● 手术时机

①室间隔完整者宜在生后 3 周内手术。

②合并大 VSD 或 PDA 者宜在出生后 6 个月内手术。

③合并 VSD＋左心室流出道梗阻。

a．REV 术：出生后 6 个月。

b．Nikaidoh 术：2 岁以后。

c．REV＋Nikaidoh＋Rastelli 术：3～5 岁及以后。

● 首选术式：动脉调转术。主动脉、肺动脉水平调转及冠状动脉移植。

● D-TGA 时主动脉三窦哪个不发出冠状动脉？

远离肺动脉的主动脉窦不发出冠状动脉（图 4-35）。

● 该病预后与患儿体循环、肺循环之间有无交通及交通大小密切相关。

常见交通部位：①VSD；②PDA；③ASD 及卵圆孔未闭。

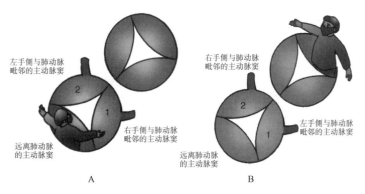

图 4-35　主动脉窦命名方法

A.观察者位于不与肺动脉邻近的主动脉窦时主动脉窦的命名方法；B.观察者位于不与主动脉邻近的肺动脉窦时主动脉窦的命名方法

● 认识该病的历程

①1797 年 Baillie 首次阐述大动脉转位（TGA）的病理解剖。

②1814 年 Farre 命名为主动脉肺动脉转位。

③此后对其命名存在争议。

④1971 年 Van Praagh 强调恢复 Farre 命名，称完全型大动脉转位。

（二）矫正型大动脉转位（C-TGA）

定义
- 心房多为正位，心室完全转位，主动脉、肺动脉互换位置的解剖畸形。

病因病理
- 解剖学房、室连接不一致（心室转位）。
- 右心房与解剖学左心室相连（通过二尖瓣），连于肺动脉。
- 左心房与解剖学右心室相连（通过三尖瓣），连于主动脉。

病理分型
- 左转位（95%）：心房正位，心室左袢，主动脉位于肺动脉左前方。
- 右转位：心房反位，心室右袢，主动脉位于肺动脉右前方。

病理生理
- 体循环静脉血→右心房→二尖瓣→左心室→肺动脉→肺静脉→左心房→三尖瓣→右心室→主动脉。
- 血流动力学在功能上得到矫正，如不合并心脏畸形，血流动力学正常；如合并畸形，血流动力学状态与相应畸形对应。

超声诊断要点
- 心室与大动脉连接不一致。主动脉连于右心室，肺动脉连于左心室。
- 心房与心室连接不一致。右心室连于左心房，左心室连于右心房。
- 主动脉通常位于左前方。

相关链接
- 心室右袢（正常）：原始心血管发育过程中，心室向右弯曲。结局：右心室位于右前方，左心室位于左后方。
- 心室左袢（异常）：原始心血管发育过程中，心室向左弯曲。结局：解剖学右心室位于左侧→体循环动脉心室→功能左心室。解剖学右心室位于右侧→体循环静脉心室→功能右心室。
- 心室左袢→大动脉位置倒转。
  肺动脉位于右后方→接收体静脉血。
  主动脉位于左前方→接收肺循环血。
- 心室左袢连接反位的后果
  ①房室瓣反位：房室瓣总是与心室一致。故右侧房室瓣是二尖瓣；左侧房室瓣是三尖瓣。
  ②冠状动脉反位：左前降支由右冠状动脉发出。
  ③传导系统反位：房室结、希氏束和束支的位置均异常。　易发生房室

传导阻滞。

- 祥，意为"左右结构"。
- 房室传导阻滞是本病较特殊表现。

①40%有不同程度房室传导阻滞。

②10%～15%有完全型房室传导阻滞。

③患病婴儿5%～10%有房室传导阻滞。

④出生后房室传导正常者，P-R间期随年龄增长而延长。

- 本病仅1%心脏功能完全正常，绝大多数伴其他心脏畸形。

①VSD（75%）。

②PS。

③TR。

④ASD。

⑤PDA。

⑥其他：如镜像右位心、右旋心、心尖朝右、左旋心、心脏位置异常。

- 该病因右心室承担体循环重负，故易出现三尖瓣关闭不全。
- 与 D-TGA 区别：房室连接一致为完全型；房室连接不一致为矫正型。
- 该病如合并 VSD→大量左向右分流→PH。
- **肺动脉压超声估测方法**

①CW测收缩期最大分流速→伯努利方程→跨瓣压差。

②形态学右心室收缩压（SBP代替）－跨瓣压差＝形态学左心室收缩压。

③无左心室流出道梗阻时，形态学左心室收缩压＝肺动脉收缩压。

- 右心室容量超声测量法：辛普森法测形态学右室舒张末期容量。若测值＜正常值60%，则右心室不可承担体循环泵血功能。
- 超声测量右心室容量具有重要意义：如右心发育不全，手术关闭VSD，术后右心室则不能独立承担体循环泵血功能，可致死亡。
- **手术方式**

①解剖矫正：恢复正常的房室大动脉连接关系，同时矫正合并畸形。

②功能矫正：仅修复合并畸形，术后形态学右心室仍与体循环相连，承担体循环泵功能。

- **预后**

①合并VSD：手术死亡率5%。

②合并VSD＋PS：手术死亡率10%～20%。

③须替换三尖瓣：手术死亡率15%～25%。

八、复杂先天性心脏病超声系统诊断法

● 1964 年由美国著名病理学家 Van Praagh 提出先天性心脏病分段诊断法，又称三节段顺序诊断法。该方法得到了广泛的认可和应用。经多年实践证实，它是一种非常客观、有条理的诊断思维程序，使各种复杂先天性心脏病的诊断迎刃而解。

● 先天性心脏病诊断实质上是明确每一心脏节段的解剖状况，确定各心脏节段间的序列和连接方式。

观察内容

- 心脏位置。
- 心房定位。
- 心室数目、大小、定位和特征。
- 大血管定位。
- 房室连接关系。
- 心室和大血管的连接。
- 心内分流和流出道狭窄的存在、位置、严重程度。

心脏位置

见图 4-36，表 4-15。

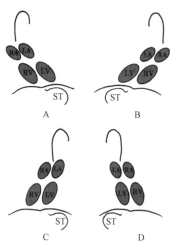

图 4-36　心脏位置

A. 正位左位心；B. 镜像右位心；C. 右旋心；D. 左旋心

表 4-15 心脏位置

胸腔内心脏	
右位心	右移心
	镜像右位心
	右旋心
左位心	正位左位心
	左旋心
中心位	
胸腔外心脏	
异位心	

心脏节段划分

从胚胎学角度，心脏可划分为 10 个节段：①静脉窦；②原始心房；③共同肺静脉；④房室管；⑤原始心室；⑥近端心球；⑦圆锥；⑧动脉干；⑨主动脉囊泡；⑩动脉弓。

● 为便于临床诊断分析，心脏被划分为 3 个主要节段：①心房；②心室；③大动脉。

● 除了上述 3 个主要心脏节段外，还有 2 个连接即心房与心室、心室与大动脉的节段，解剖学称房室瓣和动脉圆锥。

● 动脉圆锥：又称漏斗部，连接心室和大动脉，主要由壁束组成，不包括隔束和调节束。

分为 4 型：①肺动脉瓣下圆锥；②主动脉瓣下圆锥；③双侧圆锥；④圆锥缺如。

心房定位

见图 4-37。

● 决定心房位置：根据 IVC 和心房的连接，不管心房如何，IVC 总是与形态学右心房连接。

● 心房正位：正常 IVC 与主动脉位于脊柱中线的两侧，IVC 位于脊柱中线的右侧，主动脉位于左侧。

● 心房反位：解剖右心房位于脊柱左侧，即剑突下横切面上 IVC 位于脊柱中线的左侧，与右心房连接。

● 心房不定位：心房无解剖学左、右心房的特征，IVC 和腹主动脉位于脊柱同侧。

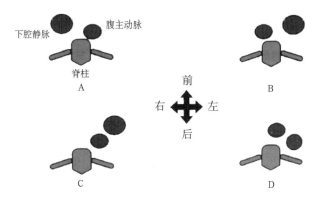

图 4-37　超声观察腹部两条大血管与脊柱的关系
A. 心脏正常位；B. 心房镜像反位；C. 右心房异构；D. 左心房异构

● IVC 近端缺如时，IVC 通常经奇静脉与上腔静脉相通，奇静脉位置相当于 IVC 的位置而且仍可指示心房位置。

心室

● 数目：由室间隔的存在来区分单心室或双心室腔。

● 超声须区别乳头肌或残留室间隔，通常包括：

①在短轴切面心室腔环绕乳头肌头部。

②腱索的起源位置。

● 超声判断左、右心室

正常时，根据心室位置、形状和室壁厚度来判断。

异常时，根据以下 5 点判断。

①二尖瓣、三尖瓣

a. 瓣叶数目。

b. 房室瓣相对位置：正常时三尖瓣隔叶在室间隔附着点较二尖瓣前叶低 0.5～1.0cm。

c. 瓣叶形状：二尖瓣开放呈鱼口形，关闭呈线形；三尖瓣关闭呈花瓣状。

d. 与室间隔关系：二尖瓣前叶与室间隔相连，并与主动脉后壁相连；三尖瓣隔叶始终附着于室间隔上，与肺动脉无连续性。

②左心室内乳头肌数目和位置：短轴见乳头肌分别位于约 4 点、8 点时针处。

③腱索：四腔切面上，三尖瓣隔叶腱索连于室间隔的隔束上，较短，活动性差，正常二尖瓣腱索不与室间隔相连。

④肌小梁：右心室内肌小梁粗大，内膜粗糙不平；左心室内肌小梁细小，内膜面较光滑。

⑤流出道的构成：右心室流出道为一肌性管道，三尖瓣不直接参与构成右心室流出道的侧壁；二尖瓣构成左心室流出道的侧壁。

● 心室的定位

①D-袢（D-Loop）：解剖学右心室位于脊柱右侧（正常位置）。

②L-袢（L-Loop）：解剖学右心室位于脊柱左侧。

③X-袢（X-Loop）：双心室结构无法明确区别。

● 胚胎期右心管发生扭曲、旋转。

①正常时，心管向右扭曲，右心室转到右侧，左心室位于左侧，此形式扭曲称右袢。

②异常时，心管向左扭曲，右心室位于左心室的左侧，此形式扭曲称左袢。

● 左右手法则（图4-38）

①心室右袢时

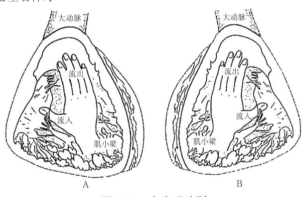

图4-38　左右手法则

a. 右心室为"右手-右心室"型，即右拇指代表右心室流入道，其余四指代表圆锥部流出道，右手掌心朝向右心室间隔面，右手背朝向右心室游离壁。

b. 左心室为"左手-左室"型，与上述左、右相反。

②心室左袢时

a. 右心室为"左手-右心室"型，即左拇指代表右心室流入道，其余四指代表圆锥部流出道，左手掌心朝向右心室间隔面，左手背面朝向右心室游离壁。

b. 左心室为"右手-左心室"型，与上述左、右相反。

心室祥法则认为：右室总与主动脉在同侧，左心室总与肺动脉在同侧。

大动脉

- 沿血管走向观察血管分叉扫查。

①肺动脉→血管于胸部后行→分支。

②主动脉→血管上行至颈部→动脉弓→分支→降主动脉。

- 沿转位的大血管长轴平行切面扫查：先出现分叉者为肺动脉。

房室连接关系

- 正常时，心房与心室间借房室通道相连，房室通道由三部分组成，即二尖瓣、三尖瓣和房室通道间隔组织。

- 房室通道功能

①将体、肺循环分开。

②二尖瓣、三尖瓣阻挡心室血向心房反流。

③房室间有纤维环，使房室间心电传导绝缘，只留有房室结和房室束单程传导。

- 房室序列关系见图 4-39。

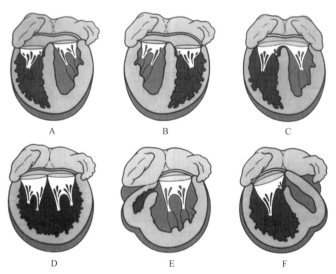

图 4-39　房室序列类型

A. 房室序列一致；B. 房室序列不一致；C. 房室序列不定；D. 心室双入口；E. 右侧房室连接缺如；F. 左侧房室连接缺如

①房室序列一致：右心房→右心室；左心房→左心室。

②房室序列不一致：右心房→二尖瓣→左心室；左心房→三尖瓣→右心室。

③房室瓣闭锁：心房与心室连接的孔道被肌性或膜性组织闭锁，使房室不相通。

④双入口。

⑤房室连接缺如。

动脉圆锥的判定

● 超声可据以下特点来判断圆锥

①圆锥组织介入房室瓣与半月瓣之间，造成半月瓣的位置升高、前移。

②房室瓣与半月瓣间有较强较厚的回声。

● 主动脉根部与肺动脉干的鉴别（表4-16）。

表4-16　主动脉根部及肺动脉干的鉴别

	主动脉根部	肺动脉干
增粗的 Valsalva 窦	有	无
冠状动脉开口	左右两侧有 2 个	无
远端分支	弓部向上侧分出 3 支，主干继续下行	远端向左右分为 2 支，主干不复存在
半月瓣开放时间	收缩期主动脉瓣开放时间较短	收缩期肺动脉瓣开放时间较长

● 异常心室和大血管连接关系

①大动脉转位：肺动脉从解剖左心室发出，主动脉从解剖右心室发出。

②2 个大血管从右心室发出。

③2 个大血管从解剖左心室发出。

心内分流和流出道狭窄的存在、位置、严重程度

复杂先天性心脏病常伴有心内异常分流，如 ASD、VSD 和 PDA 等。

附：心脏节段符号表达法

3 个主要心脏节段的位置可用 3 个大写字母表达，这 3 个字母按顺序分别为心房、心室、大动脉，表达符号如表4-17。

表 4-17　心脏节段符号表达

心房位置

　　正位＝S

　　反位＝I

　　不定位＝A

心室位置

　　D-袢＝D

　　L-袢＝L

　　X-袢＝X（未知）

动脉位置

　　正常正位型（S-NRGA）＝S

　　正常反位型（I-NRGA）＝I

　　异常右位（D-TGA 或 D-MGA）＝D

　　异常左位（L-TGA 或 L-MGA）＝L

　　异常前位（A-TGA 或 A-MGA）＝A

举例

　　正常心脏＝（S,D,S）

　　正常心脏反位＝（I,L,I）

　　D-大动脉转位＝TGA（S,D,D）

　　L-大动脉转位＝TGA（S,L,L）

　　右心室双出口＝DORV（S,D,D）

（杜起军　牛惠萍　任路平　程　辉）

第 **5** 章　血管及浅表器官疾病

常用缩略语

AA	腹主动脉	IVC	下腔静脉
AHV	副肝静脉	MRA	磁共振血管造影
CA	腹腔干	PHT	门静脉高压
CCA	颈总动脉	PSV	收缩期峰值流速
CRA	视网膜中央动脉	PV	门静脉
CTA	CT 血管造影	RA	肾动脉
DSA	数字减影动脉造影	RI	阻力指数
DVT	深静脉血栓	RV	肾静脉
ECA	颈外动脉	SCA	锁骨下动脉
EDV	舒张末期血流速度	SMA	肠系膜上动脉
HV	肝静脉	SVC	上腔静脉
ICA	颈内动脉	TCD	经颅多普勒超声
IMA	肠系膜下动脉	VA	椎动脉
INA	头臂干		

第一节　腹部血管疾病

一、腹主动脉粥样硬化及动脉硬化闭塞症

病理

- 动脉内膜脂质沉积、平滑肌细胞增生形成的局限性斑块。
- 斑块内脂质崩解，组织坏死状如糜粥，故称动脉粥样硬化。

超声诊断要点

- 管壁不规则增厚。
- 管壁见强弱不等回声斑块附着，造成不同程度狭窄甚至闭塞。
- CDFI：狭窄处（内径缩小＞50%）血流明亮且呈五彩样，闭塞段无血流。
- PW：狭窄段（内径缩小＞50%）收缩期峰值流速加快，呈湍流频谱。

鉴别诊断

- 多发性大动脉炎。
- 血栓闭塞性脉管炎。

相关链接

- 腹主动脉局部 PSV 升高 100%，即狭窄率＞50%。
- 腹部血管分布规律

①脐上：下腔静脉在前，腹主动脉在后。

②脐下：腹主动脉在前，下腔静脉在后。

- 动脉粥样硬化易患因素

①年龄（＞40 岁中、老年人）。

②性别（男、女之比约为 2∶1）。

③高脂血症。

④高血压。

⑤吸烟。

⑥糖尿病。

- 急性动脉闭塞临床表现：起病急，症状明显，疼痛剧烈，功能障碍突出，进展快，预后差，应积极手术。
- RA 水平上方腹主动脉急性闭塞→肾急性缺血→急性肾衰竭（致命性）。RA 水平下方腹主动脉急性闭塞→下肢坏疽。
- 腹主动脉慢性闭塞常不危及生命，可建立侧支循环，但有远侧肢体缺血征象。
- 动脉粥样硬化病变多呈节段性，分为主-髂型、股-腘型、动脉及其分支型。

- 主-髂型患者疼痛发生于下腰、臀、髋、大腿后。
- 动脉造影：可了解腹主动脉狭窄或闭塞的确切部位、程度、侧支循环等，是诊断金标准。
- 常用手术方法

①经皮腔内血管成形术（PTA）：可经皮穿刺插入球囊导管至动脉狭窄段，扩大病变管腔并结合支架，提高远期通畅率。

②内膜剥脱术：剥离病变段动脉内膜增厚、粥样斑块、继发血栓。适用于短段主-髂动脉闭塞患者。

③旁路转流术：自体静脉或人工血管，于闭塞段近端、远端间做旁路移植转流。

二、腹主动脉瘤

病因和病理

- 腹主动脉壁弹性纤维和胶原纤维降解损伤→管壁机械强度显著下降→管壁局限性膨出→真性动脉瘤。
- 医源性、外伤、感染等对局部管壁破坏→血液外流→假性动脉瘤。
- 动脉壁中层病变→内膜破裂→中层内形成血肿→远端延伸→夹层动脉瘤。

病理分型

- 真性：最多见。瘤壁有动脉壁全层结构。
- 假性：管壁全层结构破坏，瘤壁无动脉壁结构。
- 夹层：动脉内膜或中层撕裂后被血流冲击，形成真、假腔。

超声诊断要点

- 真性动脉瘤诊断标准

①腹主动脉最宽处外径/相邻正常段外径＞1.5。

②最大外径＞3cm。

符合以上两个标准之一可诊断。

（注：动脉扩张，但未达动脉瘤诊断标准者称局部囊样扩张）

- 假性腹主动脉瘤

①在血管外形成搏动性血肿，无动脉壁回声。常为医源性，如发生于动脉穿刺术后。

②CDFI：瘤腔内有随心动周期变化的血流信号，与腹主动脉有交通口。

- 腹主动脉夹层

①腹主动脉管腔被分成两部分，即真腔、假腔，假腔内径＞ 真腔内径。

②CDFI：真腔、假腔内血流类型、方向、流速不同。真腔内快，方向与正常动脉相似，假腔内慢而不规则。

相关链接

● 腹主动脉分三段（图 5-1）

①上段：胸骨下缘至 SMA 起始处水平。

②中段：SMA 起始处至 RA 水平。

③下段：RA 水平至腹主动脉分叉处。

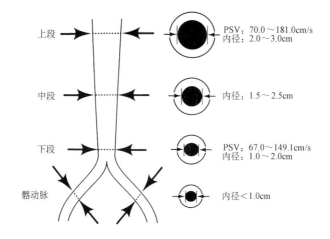

图 5-1　腹主动脉各段内径及血流速度

● 腹主动脉瘤症状

①腹部搏动性肿物。

②腹部及腰背部疼痛：突发剧烈腹痛为瘤体急剧扩张甚至破裂的先兆。

③压迫：压迫胃肠道、肾盂及输尿管、IVC。

④破裂：突发剧烈腹痛，失血性休克，腹部存在搏动性肿物。

⑤栓塞：可致下肢动脉栓塞，肢体缺血、坏死。

● 评价腹主动脉瘤

①需检查腹主动脉及主要分支近端，包括 CA、SMA、RA 及髂总动脉。

②观察瘤颈的形态，测量瘤颈（即瘤体入口）距 RA 开口的距离。

③测量瘤体出口距左、右髂总动脉分叉的距离。

● 特殊类型腹主动脉瘤

①感染性腹主动脉瘤：感染中毒症状，腹痛，腹部搏动性包块。

②合并下腔静脉瘘的患者：腹部搏动性肿块伴心力衰竭、下腔静脉系统高压临床表现。

③合并消化道瘘的患者：消化道出血，腹部搏动性肿物，感染症状。

● 腹主动脉段夹层动脉瘤多由左锁骨下动脉开口远端开始，向下累及至胸主动脉、腹主动脉。

● 夹层动脉瘤主要症状：病变处剧烈、撕裂样疼痛。

● 夹层动脉瘤可向外穿破入心包腔、胸膜腔、纵隔、腹膜腔。如向内穿破入腹主动脉腔，症状可缓解。

● 包块上极与肋弓间能容两横指，提示肾下腹主动脉瘤；无间隙，提示肾动脉领域腹主动脉瘤或胸腹主动脉瘤。

● 肾动脉以上主动脉瘤称胸腹主动脉瘤，以下者称腹主动脉瘤，后者多见。

● 超声：可观察瘤体部位、瘤壁结构、数目、血流状态，区分真、假动脉瘤，指导治疗，定期随诊。

● 动脉造影：动脉瘤可靠诊断方法，但不能显示动脉全貌和腔内血栓状况。

● CT：准确显示腹主动脉瘤及其分支三维结构，为术后复查随诊主要手段。

● MRI：全面了解腹主动脉瘤大小、范围、腔内血栓情况，对主动脉夹层有独特价值。

● 治疗

①手术，如动脉瘤切除人工血管替换术、动脉瘤破口修补术。

②介入

a. 主动脉夹层动脉瘤：经股动脉导入覆膜支架（或称支撑性人工血管），进行封闭内膜破口、腔内血管成形。

b. 腹主动脉瘤血管内修补术：人造血管移植物与瘤腔之间血栓形成，移植物的管腔成为腹主动脉有效的血流通道（图 5-2）。

● 手术适应证

①瘤体直径≥5cm 的患者。

②虽直径＜5cm，但不对称，易破裂。

③伴突发持续剧烈腹痛的患者。

④压迫胃肠道、泌尿系统引起梗阻或其他症状的患者。

⑤引起远端动脉栓塞的患者。

⑥并发感染，与 IVC 或肠管形成内瘘及瘤体破裂的患者。

● 术后桥血管检查目的：评价有无狭窄、病理性积液和动脉瘤形成，检测狭窄处血流。

● 内支架、人工血管术后并发症超声诊断

①支架内瘘：支架内见彩色血流信号。

Ⅰa 型：血流从腹主动脉支架近端流向瘤腔。

Ⅰb 型：血流从腹主动脉支架远端流向瘤腔。

Ⅱ型：血流从腹主动脉分支反流进入瘤腔。

Ⅲ型：血流从两个内支架连接部或破裂处流向瘤腔。

Ⅳ型：血流从内支架的空隙处流向瘤腔。

②支架内血栓形成和狭窄：狭窄处血流信号细而亮。PSV 异常甚至无频谱（闭塞）。

③支架扭曲或移位：超声显示置入支架变形或离开最初位置。

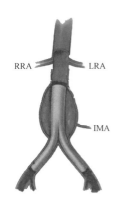

图 5-2　腹主动脉瘤血管内修补术

RRA.右肾动脉；LRA.左肾动脉；
IMA.肠系膜下动脉

三、腹主动脉栓塞

病理

● 脱落栓子（血栓、气栓、瘤栓等）阻塞腹部血管。

● 较大栓子嵌顿于腹主动脉末端，较小栓子阻塞远端肢体和内脏动脉，引起栓塞远端急性缺血。

超声诊断要点

● 栓塞部位管腔闭塞呈实性回声，动脉搏动消失。

● CDFI：血流在栓塞部位中断。

鉴别诊断

● 腰椎管狭窄。

● 腰椎间盘突出。

相关链接

● 栓子来源：①心源性。②血管源性。③医源性。

● 发病特点：起病急，进展迅速，预后严重，需积极处理。

- 治疗：尽早手术取栓，保持血管通畅。
- 超声造影对支架内瘘、血栓和狭窄有重要诊断价值。

四、肠系膜缺血症

定义

- SMA 和 CA 狭窄或闭塞，不能提供足够血液满足进食后肠道代谢要求而引起的综合征。

病因

- 动脉粥样硬化。
- 心脏附壁血栓脱落。
- 夹层动脉瘤。
- 休克和心力衰竭致供血不足。

超声诊断要点

超声可筛查可疑患者

- 禁食时 CA：PSV≥200cm/s（正常 98～105cm/s），提示直径狭窄率 >70%。
- 禁食 SMA：PSV≥275cm/s（正常 97～142cm/s），提示直径狭窄率>70%。

（注：$PSV_{SMA}>300cm/s$，直径狭窄率>50%的特异性较高。）

- SMA 舒张末期流速>45cm/s，提示直径狭窄率>70%（与 PSV 比较，其敏感性更高，但特异性稍差）。
- PSVSMA 或 CA/PSVAA>3.5，高度提示动脉直径狭窄率>60%。
- 狭窄即后段湍流是诊断狭窄必要指标。
- 栓塞：SMA 或 CA 管腔起始段内可见实性回声填充。
- 闭塞：SMA 或 CA 内无血流信号。
- 肠壁变化：缺血性肠壁肿胀、回声减低，无血流信号。

鉴别诊断

- 肠道炎性病变：肠道憩室炎、阑尾炎。
- 盆腔炎症。

相关链接

- 急性症状：腹痛，呕吐，腹泻。
- 慢性症状：体重下降，上腹部血管杂音，餐后腹痛、腹泻。
- 肠系膜缺血症早期易误诊。确诊时间长短与预后关系密切，早诊断、早治疗是关键。

- 该病症状严重程度与体征略轻不相称。
- "两条血管原则"：多数慢性肠系膜缺血症患者适用，即慢性肠系膜缺血症的发生说明 CA、SMA、IMA 中的两条有引起明显供血不足的狭窄或闭塞。
- 病变早期血白细胞明显增多（$>20×10^9$/L）。
- SMA 正常频谱特点

①空腹时 SMA 舒张期正向血流速度很低，早期有反向血流。

②餐后 SMA 舒张期正向血流速度加快（餐后肠道血管扩张引起血管床阻力减低所致），反向血流消失。

③肠气过多和体型肥胖者，超声显示受限。

④X 线特点：无特异性。因肠腔积气、气-液平面，易误诊为机械性肠梗阻。

- 动脉造影：直接显示病变位置、程度和侧支循环，为首选检查，并可引导介入治疗，如球囊扩张术或支架置入术、介入溶栓治疗术等。
- 手术是该病最重要、最有效治疗方法。可尽早缓解肠缺血，切除坏死肠管，挽救有生机肠管，降低短肠综合征发生率。
- 短肠综合征：小肠广泛切除后，吸收面积不足导致的消化、吸收功能不良临床综合征，表现为早期腹泻和后期严重营养障碍。
- 中弓韧带压迫综合征：吸气时，PSV_{CA} 明显变慢，呼气时 PSV_{CA} 明显加快。
- 呼气时中央弓形韧带横跨并从前方压迫 CA，致 PSV_{CA} 加快（图 5-3A）。深吸气时对 CA 的压迫解除，PSV_{CA} 立即变慢（图 5-3B）。

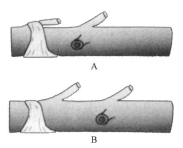

图 5-3　中弓韧带压迫

A. 呼气相；B. 吸气相

- 肠系膜动脉瘤：病变处瘤样增宽或呈卵圆形、囊袋状局部向外突出。CDFI：示动脉瘤内呈湍流。

● IMA 在左、右髂总动脉分叉处上方约 3.5cm 处由 AO 左前壁发出，向左下走行。并不是所有患者都能显示该动脉。

● 如肝总动脉或胃十二指肠动脉的血流反向，提示 CA 阻塞。

● 腹部闭合性外伤史合并门静脉积气（PVG）是消化道破裂合并肠系膜血管损伤的特征性表现。严重者门静脉内形成气栓，影响肝血供及代谢，加重病情，病死率增高，是患者预后差指标之一。

附：门静脉积气

● PVG：少见，持续时间短暂，常见于肠缺血和坏死、败血症、腹部感染等。

病因：①小儿坏死性小肠、结肠炎；②脾感染；③肝移植；④腹部闭合性损伤；⑤小肠钝挫伤；⑥肠系膜损伤等。

● 气体进入门静脉的途径

①扩张肠管内压力上升，肠黏膜屏障破坏→肠道高压气体渗入肠壁小静脉→肠系膜血管血液回流→PVG。

②静脉内产气菌感染造成 PVG。

③肠穿孔游离气体进入损伤的肠系膜血管→PVG。

● PVG 超声表现：门静脉主干及分支内粗大点状强回声反射，直径约 0.1cm，呈流动性，沿门脉血流方向快速翻滚交错，呈"开花"状。

五、肾动脉狭窄

病因

● 动脉粥样硬化。

● 大动脉炎。

● 栓塞。

● 血栓形成。

● 纤维肌性发育不全。

病理生理

● 肾血流量下降。

● 肾素合成和释放增加。

● 激活肾素-血管紧张素-醛固酮系统。

● 外周血管收缩，水钠潴留，引起高血压、继发性肾功能损害。

超声诊断要点

● 直径狭窄率＜60%：狭窄处 PSV≥180cm/s；RAR＜3.5。

● 直径狭窄率≥60%：狭窄处 PSV≥180cm/s；RAR≥3.5。

（RAR：肾动脉主干收缩期峰值流速与肾动脉起始部近心端的腹主动脉收缩期峰值流速比值，即 PSVRA 主干/PSVRA 起始部近心端 AA ，正常值 1∶1）

● 重度狭窄或闭塞：肾动脉主干内不显示血流，肾内动脉频谱波形呈低阻低搏动性（即小慢波，PSV＜10cm/s），加速时间延长。

鉴别诊断

● 其他原因引起的高血压。

● 主动脉狭窄。

相关链接

● 肾动脉粥样硬化是致肾动脉狭窄（RAS）最常见原因，多发生于 RA 起始处和近心段，老年患者应仔细观察该部位。

● 年轻女性更易患纤维肌发育不良，故应观察整个 RA，其病变可影响远端 RA 与段动脉分支。

● 有下列临床表现可考虑 RAS

①新近发生，非家族性高血压，起病＜30 岁或＞50 岁；或原有高血压突然发展迅速。

②进行性血压上升，舒张压上升明显，降血压药难以控制。

③急性肾功能不全伴血管紧张素转化酶异常。

④腹部血管杂音，尤其舒张期明显。

⑤非利尿性低血钾和 24h 尿儿茶酚胺水平升高。

⑥原因不明氮质血症而尿化学分析正常。

⑦严重外周血管疾病，同时有氮质血症。

● 肾内动脉波形受多种因素影响，包括动脉弹性、微循环阻力、流入道现象。

①腹主动脉狭窄或闭塞者，即使无显著肾动脉狭窄，肾内动脉也常表现为低速、低搏动性。

②有广泛动脉硬化和肾实质微循环阻力增加的疾病（如糖尿病性肾病），肾动脉主干狭窄对肾内动脉频谱影响减弱。

● 纵切 AA 在 SMA 起始部远端 1 cm 处测量 AA 峰值流速，用于计算 RA 与 AA 峰值流速比值（RAR）。

● 在肾上、中、下部分别测量叶间动脉或段动脉血流频谱，选择其中一个部位的频谱改变最异常者（频谱收缩期上升最倾斜者）进行测量 PSV、加速时间（AT）和 RI。

● 加速时间（AT）测量（图 5-4）：从收缩起始处至第 1 个收缩峰顶点（肾动脉频谱有 2 个峰，第 1 个较小峰由心脏收缩引起，第 2 个较大峰是由存储在血管壁的能量在心动周期释放引起）。

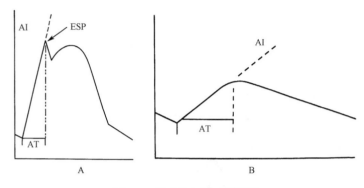

图 5-4　肾动脉加速时间测量

A.正常肾动脉频谱加速时间测量方法；B.近心端肾动脉严重狭窄加速时间测量方法

● AA 峰值流速＜50cm/s 或≥100cm/s 时，不宜使用 RAR 指标。此时，RA 峰值流速≥200cm/s 提示≥60%的 RAS。

● RA 先天发育不良

①患侧 RA 主干管径普遍细小，但血流信号充盈好，无血流紊乱，也无高速血流。

②患侧肾较正常小，结构清晰，肾内血流分布正常，AT＜0.07s，RI 正常或稍高。

③健侧肾可代偿性增大，RA 主干及肾内动脉的各项参数测值 RI 在正常范围内。

● 获取 RA 峰值流速的注意事项

①取样线应与血流或射流方向平行（对于非对称性狭窄或合并狭窄后动脉瘤患者，尤其应注意鉴别射流方向）。

②将取样容积置于狭窄段最窄处，且多点取样。

● 对于狭窄发病率较高的 RA 起始处的检查，应在右前肋间或肋缘下横切，或侧腰部冠状切记录峰值流速，而不使用腹正中横切。

● RA 峰值流速诊断 RAS 的假阳性

①声束与血流方向夹角过大，所测量峰值流速高于实际。

②肾动脉走行弯曲。

③代谢旺盛的年轻人。

④甲状腺功能亢进症患者。

⑤胸出口动脉高度狭窄或闭塞患者。

⑥近 RA 开口处上端的 AA 狭窄所致射流射入 RA。

● RA 峰值流速诊断 RAS 的假阴性

①未获取真实的高速血流。

②相对较轻的中度狭窄患者。

③严重狭窄患者，RI 增高，使 RA 峰值流速下降。

④弥漫性或节段性狭窄。

⑤伴有副肾动脉或丰富侧支循环患者。

⑥伴有肾内动脉狭窄患者。

⑦合并同侧肾萎缩患者。

⑧RA 水平以下的 AA 狭窄患者，或双侧髂动脉重度狭窄或闭塞患者。

● DSA：诊断"金标准"。

● CTA 与 MRA：比 DSA 侵入性小，有一定诊断价值，CTA 需碘造影剂，不适于肾功能不全者，MRA 造影剂不含碘，对肾影响较小。

● 治疗可考虑血管成形术[经皮腔内肾动脉成形术（PTRA）；经皮肾动脉球囊扩张术]、支架置入、内膜切除术、旁路移植术、自身肾移植术等。

六、布-加综合征

定义

● 布-加综合征（BCS）即巴德-吉亚利综合征，各种原因引起 HV 流出道和（或）IVC 上段部分或完全梗阻致肝后性 PHT 和下腔静脉高压综合征。HV 开口以上的 IVC 隔膜和肝内静脉血栓常见。

病因

● 先天性：IVC 与 HV 会合处异常融合或闭塞，发生会合处发育不全（狭窄）、间隔残留（膜状阻塞）。

● 感染：炎症波及 HV 及肝段 IVC 壁引起狭窄或闭塞。

● 血管内血栓、癌栓。

● 外压性改变：邻近脏器病变导致外压性阻塞或狭窄。

病理生理

● 原发性：HV 或 HV 与 IVC 会合处先天性隔膜形成阻塞。

● 继发性：HV 或 IVC 梗阻（多继发于肿瘤、血栓或外伤等）。

● HV 回流障碍→HV 压力上升→肝窦扩张、淤血→PHT→肝、脾增大→顽固性腹水。

● IVC 回流障碍→属支淤血、扩张→对应脏器充血、水肿→IVC、SVC

侧支循环建立。

临床分型

- 局限性 IVC 阻塞（图 5-5A）。
- IVC 长段狭窄或阻塞（图 5-5B）。
- HV 阻塞（图 5-5C）。

超声诊断要点

- 2D 超声

①IVC 和（或）HV 狭窄征象，狭窄远心段管腔扩张。

②肝内异常交通静脉，肝短静脉扩张，第三肝门开放。

③肝尾叶增大。

④肝硬化及 PHT 征象。

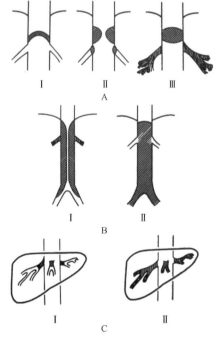

图 5-5 BCS 分型

A. 局限性 IVC 阻塞；B. IVC 长段狭窄或阻塞；C. HV 阻塞

- CDFI 及 PW

①闭塞处无血流，狭窄处流速加快，Vmax＞1.5m/s，狭窄远端搏动性减弱或消失，流速减慢甚至反向。

②肝短静脉流速明显加快。

鉴别诊断

- 肝硬化。
- PHT。
- 缩窄性心包炎。

相关链接

- 1846 年英国学者 Budd，1899 年德国病理学家 Chiari 提出该病是一独立病种，命名为 Budd-Chiari（布-加或柏-查）综合征或 Chiari 病。

- 第三肝门：在腔静脉沟下部，肝右后下静脉和尾状叶静脉出肝处称第三肝门。

- 当肝静脉节段性或膜性狭窄与闭塞时多伴有副肝静脉（AHV）代偿，若 AHV 通畅则可以代偿 HV 引流，患者无明显症状和体征。

- HV 开口位于 IVC 梗阻上方时，HV 形态无改变，位于 IVC 梗阻下方时 HV 走行纡曲扩张。

- HV 闭塞→远心端 HV 扩张→血流经交通支静脉汇入开放的 HV 或扩张的肝短静脉→IVC。

- 交通支静脉与 HV 属支和肝短静脉形成"双色"血流，一色为正常血流方向（背离探头，开放的肝短静脉），另一色为交通支血流（朝向探头）。该征象为诊断 BCS 的重要线索与依据。

- IVC 隔膜型梗阻，隔膜多位于 IVC 汇入右心房口下方 3～4cm 处，常为薄膜或纤维索带状。

- 临床表现：腹胀痛，肝大、脾大，腹水，双下肢水肿，胸壁、腹壁静脉曲张。晚期如"蜘蛛人"样。

- BCS 腹水形成的原因：HV 回流障碍→血浆流入肝淋巴间隙→超负荷的肝淋巴液通过肝纤维囊漏出进入腹腔→顽固性腹水。

- BCS 血流淤滞于下半部躯体→回心血量减少→心脏缩小→心排血量下降→心慌、气短。

- 血管造影是诊断 BCS 的重要手段，可清晰显示 IVC、HV 病变部位、范围、性质、侧支循环，为治疗提供有力依据。

- CT 特点：肝呈"花斑征"或"地图征"（长期 HV 回流障碍，肝细胞缺氧坏死，纤维组织增生所致）。

- MRI 特点：利用"血管流空效应"显示 HV 和 IVC 结构异常、血栓或血流速度变慢。

- 治疗：根据病情和部位可采取气囊扩张术、支架置入术、旁路移植术。
- 超声可用于术后随访和疗效判定，可显示支架内血液充盈情况、血流方向及频谱形态。

七、下腔静脉综合征

定义

- 指 RV 水平以下 IVC 梗阻引起的一系列临床综合征。

病因

- IVC 血栓形成。
- 盆腔静脉血栓形成并向上蔓延。
- IVC 周围组织炎症和肿瘤。
- IVC 本身炎症。

超声诊断要点

- 病变部位 IVC 内见实性回声，管腔狭窄或闭塞。
- 血管壁回声增强或扭曲，病变远端静脉属支扩张增粗。
- 外压所致狭窄，IVC 周围有异常回声团块，IVC 移位局部有压迹，静脉壁回声正常。
- CDFI 及 PW 显示：狭窄处充盈缺损，高速血流频谱，期相性消失。闭塞则无血流显示。狭窄远端波动性减弱或消失、流速变慢甚至反向。

鉴别诊断

- 右侧心力衰竭。
- 缩窄性心包炎。
- 肾病综合征。
- BCS。

相关链接

- 临床表现
①静脉回流受阻引起下肢和会阴部坠胀、疼痛、水肿，平卧减轻。
②侧支静脉扩张，胸壁、腹壁、外生殖器、肛门静脉和下肢浅静脉曲张。
- 下肢静脉压显著高于上肢静脉压，且随呼吸周期波动消失。
- IVC 远侧段血栓向上延伸累及 RV 或 RV 以上水平的且 IVC 中段，致 RV 回流受阻，引起肾变性综合征。
- 肾变性综合征：IVC 远端血栓向上延伸累及 RV 时，除下腔静脉综合征表现外，尚有腰痛、血尿、蛋白尿、肾增大等，出现全身水肿、血胆固醇升高等类似肾病综合征表现。

● IVC 近心端阻塞后，侧支循环的主要途径如下。

①股静脉（经髂外静脉）→腹壁浅静脉、旋髂浅静脉、髂腰静脉→ 腰静脉浅支和深支、肋间静脉。

②腰静脉→腰升静脉→奇静脉、半奇静脉→SVC。

③髂内静脉→性腺静脉→RV→中段 IVC。

④直肠和肛门静脉→直肠上静脉→PV→HV→肝段 IVC。

● IVC 内置入滤器，可预防下肢静脉或盆腔静脉血栓脱落致肺栓塞。

● 滤器置入并发症：①置入部位血栓形成；②滤器位置不当；③IVC 内血栓形成；④IVC 穿孔致周围血肿等。

● 超声可检查置入滤器时所经静脉及 IVC 是否有血栓形成，评价滤器和 RV 之间位置关系（滤器应放在 RV 平面下方）。

八、髂静脉受压综合征

定义

● 腹主动脉分叉后右髂动脉从左髂总静脉前方跨过，处于右髂总动脉与骶骨岬之间的左髂总静脉可受压，在动静脉间形成纤维索带，或者在血管内形成内膜隔或粘连，致左下肢静脉回流障碍，发生水肿。

超声诊断要点

● 2D 和 CDFI：显示髂总动脉后髂静脉受压狭窄，远端髂静脉扩张。

● PW：狭窄处流速加快，远端流速明显减慢，期相性变得不明显或消失。

鉴别诊断

● 髂股静脉血栓形成。

● 下腔静脉综合征。

● 下肢淋巴性水肿。

相关链接

● 最突出症状：不明原因下肢水肿、乏力。

● 女性多见。因骶岬部较男性更为前突。

● 左髂总静脉受阻导致女性盆腔静脉血液由盆腔静脉丛→子宫静脉→性腺静脉→RV。故易出现下肢胀痛、月经量多、子宫增大等。

● 髂静脉受压综合征易误诊为功能性子宫出血，误切子宫，子宫静脉结扎，阻断侧支循环，致使左下肢水肿加重。

● 髂静脉受压可引起左侧非血栓性水肿，左侧下肢深静脉血栓发生概率大于右侧。

九、左肾静脉受压综合征

病因病理

- 左肾静脉（LRV）穿过腹主动脉与 SMA 之间夹角，回流入 IVC。青春期身高迅速增长、椎体过度伸展、体型急剧变化等，使夹角变小，LRV 受压。
- RV 受压淤血→管壁很薄的静脉出现微小破裂，静脉窦和肾盏之间形成异常交通→血尿（非肾小球性，不影响肾功能）。

超声诊断要点

2D

- AA 与 SMA 间隙变小，LRV 明显受压。
- LRV 远心端明显扩张，扩张段内径/狭窄处内径>3。脊柱后伸 20min 后该比值>4。

CDFI 及 PW

LRV 扩张处血流速度减慢，受压段静脉血流速度加快，狭窄远端 RV 扩张，频谱低平或消失。

鉴别诊断

- 原发性肾小球肾炎。
- 泌尿系感染。
- 肾结石。

相关链接

- 左肾静脉受压综合征，又称胡桃夹现象，好发于 3～17 岁体形瘦长者。
- 临床表现：无症状性、直立性蛋白尿及发作性或持续性镜下或肉眼非肾小球源性血尿，多剧烈运动后和傍晚出现，表现为腹痛、男性精索静脉曲张。
- 小儿胡桃夹性血尿占儿童血尿 33.3%，为儿童血尿常见病因。
- 腹主动脉与肠系膜上动脉之间夹角正常为 45°～60°。
- 胡桃夹现象诊断要点

①临床及实验室检查排除其他因素（包括全身性或泌尿系统疾病）致肾损害。

②逆行肾盂造影证实血尿或蛋白尿来自左肾盂或左输尿管。

③反复发作，预后良好。

④超声或其他影像学辅助诊断证实。

⑤过度疲劳或剧烈运动可诱发血尿或蛋白尿。

⑥男性儿童或青少年时伴发左精索静脉曲张。

⑦肾活检阴性。

（前四项加上后三项中任何一项即可明确诊断）

- 随年龄增长，肠系膜上动脉与腹主动脉夹角处脂肪及结缔组织增加或侧支循环建立，症状会减轻或消失。

- 无须特殊治疗，超声随访即可。

- 也可手术治疗，重建左肾静脉。

第二节　颈部血管疾病

一、颈动脉粥样硬化

病因病理

- 血液中脂质积聚于血管内皮下。

- 巨噬细胞吞噬脂类物质形成泡沫细胞（镜下呈泡沫状）。

- 平滑肌细胞从血管肌层到内皮下，转化成纤维细胞，形成斑块。

- 内纤维基质，斑块管腔面内膜下形成一纤维帽。

- 动脉粥样硬化病变过程见图 5-6。

超声诊断要点

- 颈动脉内中膜增厚：≥1.0mm。

- 颈动脉粥样硬化斑块，斑块特点如下。

①突入管腔。

②有较清晰范围。

③内膜、中膜局限性增厚，≥1.5mm（另一观点：≥1.3mm）。

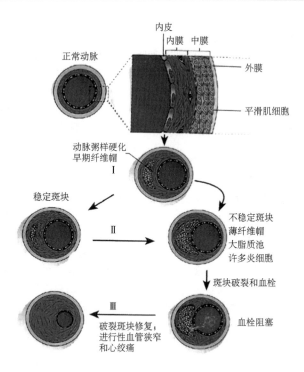

图 5-6　动脉粥样硬化病变过程

- 颈内动脉狭窄诊断标准（2003 美国放射年会超声会议标准，见表 5-1）。

表 5-1　颈内动脉狭窄诊断标准

直径狭窄率	PSV（cm/s）	EDV（cm/s）	PSV$_{ICA}$/PSV$_{CCA}$
正常或<50%	<125	<40	<2.0
50%～69%	125～230	40～100	2.0～4.0
70%～99%	>230	>100	>4.0
闭塞	无血流信号	无血流信号	无血流信号

相关链接

- 脑血流供应主要来源：双侧颈内动脉、椎动脉。
- 正常人脑血流的 70% 来源于 CCA，30% 为 VA。CCA 血液的 70% 上行向 ICA 供血，30%分流入 ECA。

● 眼动脉是 CCA 的第一大分支，ICA 狭窄或闭塞是造成缺血性眼病的重要原因。

● 颈内动脉供应大脑前循环部分，其分支有以下两条。

①大脑前动脉：供应尾状核、豆状核前部、内囊前脚。

②大脑中动脉：供应尾状核、豆状核、内囊膝和后脚的前上部。

● 颈外动脉供应颅外颜面部组织。

● 椎动脉供应大脑后部血液循环，其分支供应延髓和小脑内侧面。

● 双侧椎动脉会合成基底动脉，基底动脉分支供应整个脑桥、小脑前部和上部。

● 所有动脉管壁由三层构成

①内膜：即动脉内皮层，动脉上皮细胞附着层。

②中膜：肌肉组织为主要成分，为动脉弹性和硬度的基础。

③外膜：疏松结缔组织构成。

● 超声显示动脉壁（图 5-7）

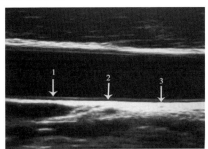

图 5-7 动脉壁

1.血液与内膜壁之间的界面；2.中膜；3.中层与外膜之间的界面

● 静脉管壁结构与动脉相似，分三层

①内膜：基底膜表面覆盖内皮细胞，通过胶原纤维和中层连接，大都无明显内弹力层。

②中膜：中层平滑肌层明显较动脉中层平滑肌层薄。

③外膜：主要为结缔组织纤维网和间质连接形成，稳定静脉。

● 正常颈动脉频谱的七大特点（图 5-8）

①主峰加速度高，上升支极陡而细。

②谷切迹明显，呈锐角。

③主峰负加速度高，下降支较宽。

④次峰上升支亦陡。

⑤舒张期末的最低点（EDV）清晰。

⑥EDV 不降至零值。

⑦曲线下窗口显示。

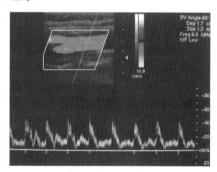

图 5-8 正常颈总动脉血流频谱

● 颈动脉内流速各段不同，其特点：分叉处至近端（朝向主动脉弓），流速不断增加。每向主动脉弓靠近 1cm，流速增高 9cm/s。

● 测量 CCA 流速，应在颈动脉分叉处下方 4cm 处。

● 颈内动脉、颈外动脉的鉴别

①颈内动脉管径大于颈外动脉。

②颈内动脉无分支，颈外动脉有分支。

③颈内动脉为低阻频谱，颈外动脉为高阻频谱。

④按压颞浅动脉，所检测血管频谱出现"锯齿状"改变者，为颈外动脉。

● 超声主要作用：①狭窄位置；②狭窄程度；③血流方向；④斑块的稳定性；⑤有无其他病变。

● 颈动脉斑块好发于颈总动脉分叉至颈内动脉、外动脉起始段 2cm 内。颈动脉窦侧壁为最常见部位，其原因有以下 3 个方面。

①该区域外侧壁存在低切应力区。

②低切应力使血管壁运送致动脉硬化物质的过程迟缓，致脂质沉积增加。

③低切力状态干扰了维持动脉壁及内皮细胞代谢功能有关物质的正常转换。

● 脑供血动脉狭窄和闭塞的各部位发病率见图 5-9。

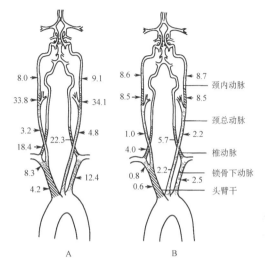

图 5-9　脑供血动脉狭窄和闭塞发病部位分布概率（%）

A.狭窄；B.闭塞

- 两种性质斑块

①不稳定性斑块：内部不均质，表面不规则，为纤维帽变薄或断裂的易损斑块，易致心脑血管事件发生。

②稳定性斑块：回声强，内部均质，表面内膜下覆盖有纤维帽，不易破裂，可致管腔狭窄，较少发生心脑血管意外。

- 斑块病理（图 5-10）

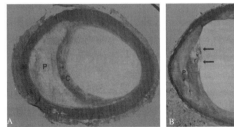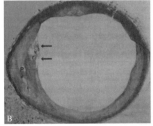

图 5-10　斑块镜下所见

A.稳定白斑块；B.不稳定性斑块

A.稳定性斑块镜下所见：纤维帽（FC）完整，斑块内容物（P）均匀；B.不稳定性斑块镜下所见：纤维帽断裂，局部有缺损（箭头示），斑块内容物（P）不均匀

- 易损斑块主要诊断标准

①炎症活跃，有大量巨噬细胞聚集。

②大脂质核心，薄纤维帽，纤维帽厚度≤65μm，脂质核心占斑块总体积>40%。

③斑块表面糜烂，血栓黏附，有裂隙或溃疡。

④斑块内胶原纤维含量少。

- 易损斑块次要诊断标准

①表面钙化，钙化在纤维帽内或靠近纤维帽，可引起纤维帽破裂。

②黄色主要针对血管显微镜法的表现，提示斑块有较大脂质核心和薄纤维帽。

③斑块内出血，红细胞外渗入斑块，或铁离子在斑块内聚集。

④内皮功能障碍。

⑤膨胀性（正性）重构可能是斑块潜在不稳定的标志。

- 颈动脉斑块风险水平分类（表 5-2）

表 5-2 颈动脉斑块风险水平分类

分类	特点	症状风险
1	整个斑块无回声	高
2	斑块大部分无回声	高
3	斑块大部分有回声	低
4	整个斑块有回声	最低
5	未分类	不清

注：由于钙化或显示不清，未分类（斑块部分显示时，根据显示部分分类）

- 颈动脉超声检查应先横切，后纵切。

①横切面：测量血管内径，目测狭窄程度，评价斑块。

②纵切面：显示动脉壁有无斑块形成，采集多普勒频谱。

- 超声测量斑块厚度，血管横断面扫查很重要，长轴平行切面易高估或低估斑块（图 5-11）。

- 动脉直径狭窄率>20%→血管狭窄；动脉直径狭窄率>50%→产生临床症状。

- 颈动脉狭窄超声测量及计算方法。

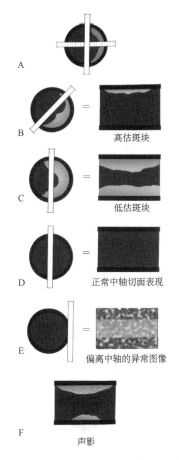

图 5-11 评价颈动脉斑块失误原因

A.垂直切面扫查不能发现斑块；B.高估斑块厚度；C.低估斑块厚度和管腔狭窄率；D.经血管中轴线扫查显示正常内膜；E.偏离血管中轴线扫查似有病变；F.受声影影响病变显示不清

①NASCET 法

狭窄率＝（1-A/B）×100%

（A→狭窄处内径；B→狭窄远端正常内径）

②ECST 法

狭窄率＝（1-A/N）×100%

（A→狭窄处内径，N→该狭窄处水平正常内径）

- 面积狭窄率＝斑块面积/原血管面积。
- 直径狭窄率≈0.7×面积狭窄率。
- 动脉开口处狭窄：用面积狭窄率测量。
- 该病危害性

①每年约有 100 万人死于脑卒中，75%～90%是缺血性脑卒中。

②缺血性脑卒中 64%由颈动脉狭窄或斑块脱落引起。

③颈动脉狭窄率＞80%，脑卒中概率每年增加 3%～5%。

- 该病引起两方面脑损害：①脑供血减少；②脑梗死。
- 脑梗死：又称缺血性脑卒中，是由于脑血液供应障碍引起缺血、缺氧所致局限性脑组织坏死或软化，包括栓塞性、血栓性、腔隙性脑梗死。
- 该病体征：①颈动脉杂音；②神经系统体征；③颈动脉搏动减弱。
- 超声诊断一侧颈内动脉闭塞时可能会遇到以下困难：动脉重度钙化、声影明显、动脉显示不清、多普勒信号弱（如血管接近闭塞时只剩"涓涓细流"）等。故诊断一侧颈内动脉闭塞时，为验证诊断结论，可探查同侧眼动脉，此时眼动脉血流应反向，原因是颈内、外动脉通过眼动脉形成侧支通路。
- 颈动脉粥样硬化性狭窄的治疗手段

①药物。

②颈动脉内膜剥脱术（CEA，详见第 7 章）。

③颈动脉成形术加支架置入术（CAS，详见第 7 章）。

- 颈动脉狭窄程度与治疗。

①狭窄率＜60%，严密观察，无须特殊治疗。

②狭窄率＞60%，采取积极有效治疗手段。

③狭窄率＞70%，可致缺血性脑血管病，积极干预，外科手术疗效优于药物。

- 狭窄率＞70%时，CEA 为首选治疗手段，不适宜行 CEA 的患者，CAS是一种安全、有效的选择（国际颈动脉支架置入研究小组观点）。
- 颈动脉狭窄手术适应证

①狭窄率＞50%伴 TIA（短暂性脑缺血发作）。

②狭窄率＞50%伴与狭窄有关的脑缺血症状。

③同侧曾有脑卒中发作，颈动脉狭窄率＞50%。

④无症状，狭窄率＞70%。

⑤无症状，双侧狭窄率＞50%。

● 手术禁忌证

①狭窄率＜50%（无症状）。

②2 周内脑卒中发作。

③严重钙化斑块。

● 严重出血倾向。

● 严重神经功能障碍，偏瘫、昏迷，CT 或 MRI 显示严重脑梗死灶。

● 严重全身器质性疾病。

● CAS 术后：支架内血栓形成通常发生于支架术后早期，与患者用药不规范等原因有关，内膜增生或斑块形成通常＞3 个月。

● CEA 术后：24h 内是急性动脉血栓形成的危险期，超声动态观察手术血管血流动力学的变化，是 CEA 术成功的关键。

● 超声可显示颈动脉解剖信息及血流动力学变化，被称为无创性血管造影技术，为首选检查方法。

● 其他辅助检查

①CTA：给造影剂，行三维重建。是无创性血管造影术，显示脑动脉狭窄基本达到与 DSA 相同效果。

②3DCEG MRA（磁共振对比增强血管三维成像）：给予顺磁性造影剂，用三维回波技术扫描感兴趣区血管，可任意角度观察血管三维图像。

③DSA：空间分辨力好，可显示 0.5mm 脑血管，是诊断供血动脉狭窄的"金标准"。

④TCD（经颅多普勒超声）：通过检测血流速度变化提供有关血管狭窄的部位、程度、范围及侧支循环状态。诊断狭窄依据是血流速度改变。

● 颈动脉超声检测困难与对策

①颈动脉分叉处位置过高：从颈后外侧探查，探头置胸锁乳突肌后缘，指向下颌骨下缘。

②受检者肥胖，颈部粗短：换低频率探头。

③近探头侧血管壁钙化斑：改变扫查平面，避开声影。

④血管先天性正常变异：多见于颈总动脉、颈内动脉与椎动脉起始段扭曲，常呈"S"形、"C"形。

附：动脉硬化斑块分类及风险评估

● 斑块超声造影后增强特点

①易损斑块：斑块由周边向内部呈密度较高的点状及短线状增强。

②稳定斑块：斑块无增强或周边及内部呈稀疏点状增强。

● 根据斑块形态、纤维帽完整性和新生血管的数量，将颈动脉斑块分为低度风险、中度高风险、高风险和极高风险斑块。

①低度风险斑块包括以下几种。

a. 斑块厚度＜2mm 的小均质低回声斑块（扁平斑）。

b. 均质性高回声斑块。

c. 低回声为主混合回声斑块（厚度＜2mm）。

d. 高回声为主混合回声斑块。

②中度高风险斑块包括以下两种。

a. 斑块厚度为 2～3mm 均质低回声斑块。

b. 斑块厚度为 2～3mm 低回声为主的混合回声斑块。

③高度风险斑块包括以下几种。

a. 溃疡斑块。

b. 均质性低回声斑块（厚度＞3mm，长度＞15mm）。

c. 低回声为主混合回声斑块（厚度＞3mm，长度＞15 mm）。

d. 脂质坏死核心形成的不均质低回声斑块。

e. 脂质坏死核心形成的低回声为主混合回声斑块。

f. 新生血管形成的斑块。

④极高度风险斑块包括高风险斑块基础上合并以下病变。

a. 纤维帽破裂斑块。

b. 斑块附着活动性细小血栓形成。

c. 溃疡斑块表面活动性细小血栓形成。

d. 活动溃疡型斑块。

e. 斑块附着活动性粗大血栓形成。

f. 水母斑块。

g. 溃疡斑块表面活动性粗大的血栓形成。

二、椎动脉发育不良

概念

- 左右两侧椎动脉内径不对称。

- 左侧优势型（左侧椎动脉内径大于右侧）多见，多认为与左侧椎动脉起始部更接近主动脉弓有关。

- 一侧管径细小，＜2mm 者称椎动脉发育不良。

超声诊断要点

- 椎动脉管径均匀性变细，内径＜2mm，内膜光滑无增厚。

- 血流充盈好，血流速度在正常范围。

● RI 增大（管径细，引起血流阻力增加）。

相关链接

● 椎动脉发自锁骨下动脉第一段后上壁，穿上位 6 个颈椎横突孔，经枕骨大孔入颅腔，并与对侧椎动脉会合成基底动脉。

● 分为 4 段

第一段：入横突孔之前→椎前部（起始段）。

第二段：寰椎横突孔以下→横突部。

第三段：寰椎横突孔以上→入颅前一段。

第四段：颅内部。

● 扫查技巧：在第 3～4 颈椎水平清晰显示 CCA 中段纵切图后，探头稍向外侧摆动即显示椎动脉。

● VA 的检测应包括颈段（V_1 段）、椎间段（V_2 段）、枕段（V_3 段），测量 V_1 段（特别是开口处）、V_2 段（C_2～C_6）血管直径。

● 颈椎横突是鉴别椎动脉的重要解剖学标志。

● 椎动脉正常管径 3～4mm，2.0～2.5mm 者属管径偏窄。

● 椎动脉发育不良通常限于一侧，对侧代偿性增宽，可完全代偿发育不良侧血供，故无脑缺血症状；若两侧内径悬殊过大，易致失代偿，以致椎-基底动脉供血不足。

● 椎动脉优势（VAD）：发生率 11.6%～26.5%。目前诊断标准尚未统一，运用最多的是以下两个方面（满足其一即可）。

①两侧 VA 管径相差 0.3mm 以上。

②两侧 VA 管径相当，但一侧 VA 与基底动脉的连接较对侧更为紧密，即可判定为 VAD。

● 正常人可有椎动脉缺如（罕见），应与椎动脉走行变异及椎动脉闭塞鉴别。

三、椎动脉粥样硬化

超声诊断要点

● 颅外段狭窄（图 5-12）

①狭窄椎动脉管壁增厚，回声增强，有斑块，管腔变窄，对侧椎动脉增宽。

②斑块处血流变细，呈五彩镶嵌样，狭窄远端色彩暗淡。

③狭窄处血流速度加快，狭窄远端流速减慢，呈低速圆钝型阻塞后频谱。

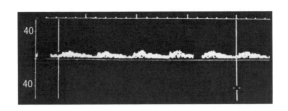

图 5-12　异常椎动脉频谱，低速圆钝型

● 入颅段狭窄（图 5-13）

①椎动脉呈低速尖峰型频谱，即 PSV＜20cm/s，舒张期有少许低速反向血流或无血流。

②无颅外段狭窄病变，出现上述频谱提示入颅段血流受阻，TCD 可证实。

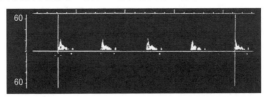

图 5-13　异常椎动脉频谱，低速尖峰型

● 椎动脉闭塞

①椎动脉走行区见边界较清晰的血管结构，缺乏搏动性。

②血管腔内填充低或等回声，内无血流信号。

③追查至起始部，可显示血管腔内强回声斑块。

相关链接

● 椎动脉粥样硬化狭窄或闭塞好发部位：起始部（约 90%）。

● 椎动脉起始部检查技巧

①选择合适探头：因位置较深，腔内凸阵探头（5～9MHz）可满足此处扫查深度且接触面小，适合锁骨上窝、胸骨上窝扫查窗。

②2D＋CDFI：扫查锁骨下动脉近段，该段有斑块时，注意观察其与椎动脉起始部关系。

● 临床表现：眩晕、头痛、恶心、呕吐、听力下降、视力下降，甚至脑梗死等。

● 椎动脉起始段狭窄评价参考标准（表 5-3）

表 5-3　椎动脉起始段狭窄评价参考标准

狭窄程度	PSV（cm/s）	EDV（cm/s）	PSV 起始段/PSV 椎间隙段
正常或＜50%	＜170	＜34	＜2.5
50%～69%	175～200	34～60	2.5～4.1
70%～99%	＞200	＞60	＞4.1
闭塞	无血流信号	无血流信号	无血流信号

- 经皮血管内支架成形术，近期疗效肯定，远期再狭窄率偏高。故术前须评估，术后须随访。
- 椎动脉支架置入术前超声检测内容：①椎动脉走行情况；②明确狭窄部位及程度；③狭窄处斑块情况；④狭窄段及相邻段管径；⑤狭窄段血流动力学指标。
- 椎动脉起始部支架置入术后超声评价

①观察有无支架移位、扭曲和塌陷变形（支架较理想位置：支架的锁骨下动脉端距椎动脉开口平面≤5mm）。

②有无血管壁损伤及急性血栓形成。

③观察支架内部血流，综合评判有无狭窄。

- 支架置入术后再狭窄原因：血栓形成，内膜增生。

①活体支架腔内形成稳定的内膜约需 3 个月。

②支架置入术后近期阻塞原因：急性血栓形成。

③支架置入术后远期阻塞原因：慢性血栓形成和内膜增生。

- 椎动脉夹层：好发于外伤后，常见于第 6 颈椎横突入口处。

四、椎动脉型颈椎病

病理生理

- 颈椎退行性变→ 椎间盘退变→ 椎动脉、椎神经受压，刺激增强→椎动脉发生扭曲、痉挛，甚至痉挛后狭窄、闭塞→ 椎动脉血流受阻→椎-基底动脉供血不足（具有头颈部运动时诱发或加重的特点）。

超声诊断要点

- 椎动脉形态异常，椎间段扭曲，第 4、5 颈椎横突间发生率最高。
- 扭曲段血流呈"C"形 "S"形 "W"形等，血流信号红、蓝相间。

相关链接

- 临床表现：以眩晕为特征的一系列复杂症状。

● 典型患者，各种体位均有症状；不典型患者，在旋颈后（即旋颈试验）检查以提高阳性率。

● 旋颈试验：利用头颈的急速旋转或保持过伸动作，激发脑供血不足，主要针对不典型患者。

● 动脉造影是诊断椎动脉扭曲的"金标准"。

● CT、MRI特点：可显示扭曲的椎动脉及相邻椎体与椎间孔的改变，甚至显示神经根受压情况。

● 超声特点：提供血流动力学相关信息，实时三维超声可显示颅外段椎动脉空间走行。

五、锁骨下动脉粥样硬化

病理生理

● 起始部常见。因该处血流动力学变化大，尤其左侧起始段角度锐利→血管剪切力大，内皮细胞容易受损→ 锁骨下动脉粥样硬化斑块及狭窄多发生于起始段。

超声诊断要点

● 起始部内膜、中膜增厚，见强回声斑块，局部血管腔不同程度狭窄。

● 狭窄程度进一步加重，可形成血栓性闭塞，血管腔被实性回声填充。

● 血流充盈缺损，流束细，局部呈五彩镶嵌血流，闭塞时无血流显示。

● 狭窄段血流速度增快，闭塞时测不到血流，远端频谱呈阻塞样。

锁骨下动脉狭窄程度分类

● 狭窄率<50%：局部流速稍高于健侧，频谱形态正常。狭窄率近50%时，患侧VA收缩期AT延长，收缩峰出现小切迹。

● 狭窄率50%～69%：狭窄段流速高于健侧，同侧VA表现为收缩期达峰时间延长，伴切迹加深或血流部分反向，健侧VA流速相对升高。

● 狭窄率70%～99%：狭窄段流速明显升高，患侧VA出现典型振荡型频谱。当狭窄≥90%时，患侧VA反向血流为主，舒张期正向血流减少。

● SCA闭塞（开口处）：管腔内充填均质或不均质回声，血流信号消失，开口远端探及低速低阻类颅内动脉血流信号。患侧VA血流反向。

相关解剖知识

● 左、右侧锁骨下动脉分别起自主动脉弓与头臂干，延续为腋动脉。

● 锁骨下动脉在颈部的分支：椎动脉、胸廓内动脉、甲状颈干。

六、头臂干型大动脉炎

病因

多发性大动脉炎累及的一部分。

- 自身免疫因素。
- 内分泌失调。
- 遗传因素。

病理

- 动脉壁全层炎性反应，呈节段性分布。
- 早期：动脉外膜炎症和动脉周围炎。浆细胞及淋巴细胞浸润，肌层及弹性纤维破坏，纤维组织增生，内膜水肿、增生、肉芽肿形成。
- 后期：动脉壁纤维化，管腔不规则狭窄及继发血栓形成，甚至完全闭塞。

分布特点

- 受累动脉为主动脉弓及其向头臂发出的三支动脉：头臂干、左锁骨下动脉、左颈总动脉。
- 发病率：锁骨下动脉＞颈总动脉，左锁骨下动脉＞右锁骨下动脉。

超声诊断要点

- 早期：管壁均匀性增厚，达 0.3～1.0cm，呈向心性。
- 晚期：血管腔明显狭窄，血管壁全层回声增强，层次不能分辨，血管多为弥漫性狭窄或继发血栓性闭塞。
- 血流纤细，色彩暗淡，流速减慢。
- CDFI 示狭窄血管腔，CCA 严重狭窄或闭塞后，同侧 ECA 从侧支获得血供，反流入 ICA 以保证血液供给脑组织。
- 典型动脉狭窄频谱
①单相。
②流速增快。
③频带增宽。
④频窗填充的湍流样频谱。
⑤病变动脉远端：出现单相、低速低阻、波峰圆钝、频带增宽、频窗充填的阻塞样频谱。

鉴别诊断

- 主动脉粥样硬化：老年人多见，常有高血压、高脂血症、糖尿病史。局灶性内膜增厚伴斑块形成，非向心性狭窄。

- 血栓闭塞性脉管炎：以下肢远端中、小动脉为主，呈节段性闭塞或狭窄。
- 急性动脉栓塞：发病急，病程短。常为心腔内血栓脱落所致。
- 胸廓出口综合征：胸廓出口解剖结构异常压迫锁骨下动脉及臂丛神经引起患侧上肢发凉无力，桡动脉搏动减弱，颈动脉结构及血流正常。

相关链接

- 该病为自身免疫性疾病，好发于年轻女性，男女比例为 1∶3。发病年龄 15～30 岁。
- 大动脉炎发生部位

最多见：主动脉弓及其分支，如 INA、SCA、CCA。

其次：胸主动脉、腹主动脉及其分支，如 RA、肠系膜动脉。

偶见：肺动脉、冠状动脉。

不发生：肢体末端较小动脉。

- 根据受累血管部位不同，分为 4 型。

①头臂型：主动脉弓及其向头臂发出的 3 条动脉受累，出现脑、眼、上肢缺血症状。

②胸、腹主动脉型：左锁骨下动脉起始端以下的降主动脉、腹主动脉受累，躯干上部和下部动脉血压分离。

③混合型：兼具上述两型特征。

④肺动脉型：肺动脉主干、叶动脉、段动脉受累，肺动脉区有收缩期杂音，严重患者活动后气急、干咳、咯血。

- 年轻女性，有低热、乏力、关节酸痛病史，出现下列表现之一者可做出临床诊断。

①一侧或双侧肱动脉和桡动脉搏动减弱或消失，上肢血压下降或测不出，下肢血压正常。

②一侧或双侧颈动脉搏动减弱或消失，伴一过性脑缺血症状，颈动脉部位有血管杂音。

③股动脉及其远侧动脉搏动减弱，上腹部有血管杂音。

④持续性高血压，上腹部或背部有血管杂音。

- 临床表现

①颈动脉狭窄或闭塞

a. 眩晕、一过性黑矇、运动后晕厥。

b. 视力下降，以致失明（眼动脉缺血）。

②头臂干或锁骨下动脉受累：上肢血液供应不足症状，如上肢麻木、手指发凉。

- 体征

①受累血管远端动脉活动减弱或消失，血压下降，表现为无脉病。

②于颈动脉区、锁骨上区可及震颤，有收缩期杂音。

- 相关实验室检查：Hb 减少；红细胞沉降率加快；清蛋白减少；IgG 增多。

- DSA 特点：不能显示动脉壁病变情况，仅显示继发性血管腔狭窄或扩张，对早期无明显血管狭窄的病变易漏诊。

- 超声特点：早期诊断优于 DSA。不足之处是对位置过深的血管病变显示受限。

- MRA 特点：不能很好显示主动脉远端分支情况，对于动脉斑块显示不足。

- CTA 特点：显示远端血管，须注射造影剂，碘过敏患者无法接受此项检查。

- 该病累及动脉易形成侧支循环，如不累及重要脏器供血，多数患者预后良好。

- 治疗

①活动期：给予泼尼松、血管扩张药、抗血小板药、祛聚药。

②静止期：手术治疗（旁路转流术），介入治疗。

- 超声随访内容：①描述病变累及血管；②病变范围（长度）；③程度（狭窄程度）。

七、锁骨下动脉盗血综合征

病理生理

- 动脉粥样硬化或大动脉炎→患侧 SCA 起始段或头臂干狭窄或闭塞→患侧 SCA 远端及椎动脉内压力下降→患侧椎动脉血液逆行入 SCA 远端→椎-基底动脉供血不足→产生症候群（图 5-14）。

- 85%患者发生在左 SCA，15%发生于右 SCA 或头臂干。

锁骨下动脉盗血分级

- Ⅰ级：隐匿型。
- Ⅱ级：部分型。
- Ⅲ级：完全型。

超声诊断要点

- 颈部动脉有动脉粥样硬化或动脉炎等表现,头臂干或 SCA 近段管腔狭窄,闭塞时无血流。

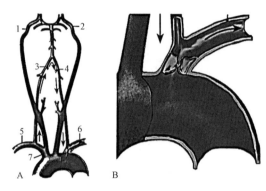

图 5-14　锁骨下动脉窃血综合征病变部位

A.颈部左血管结构；1、2.右侧颈内动脉；3、4.左、右侧椎动脉；5、6.左、右侧锁骨下动脉；7.头臂干；箭头示血流方向；B.局部放大

- 椎动脉血流异常

①静止状态正常，手臂屈曲运动后反流。

②双向血流（收缩期出颅血流，舒张期进颅血流）。

③全心动周期反流。

- 患侧上肢动脉阻塞样频谱，即低速圆钝的单相血流频谱。

相关链接

- 整个心动周期内椎动脉血流方向一直朝向头侧，任何方向改变均为异常。

- 重要侧支循环

①Wilis 环：颈内动脉颅内分支（双侧大脑中动脉、大脑前动脉、后交通动脉）与基底动脉颅内分支（双侧大脑后动脉）在大脑基底部连接为动脉环，将颈内动脉与椎动脉分支连接。

②颞浅动脉（颈外动脉延续）与眼动脉（颈内动脉颅内分支）之间交通。

③颈外动脉枕支与椎动脉寰椎支之间交通。

- 锁骨下动脉盗血综合征机制：SCA 起始段或头臂干狭窄或闭塞，引起椎动脉颅内端、SCA 端压力梯度颠倒（图 5-15）。

- 锁骨下动脉盗血途径

①左锁骨下动脉盗血型：左 SCA 狭窄或闭塞→ 健侧 VA 血液部分转向患侧 VA→SCA→上肢（图 5-16）。

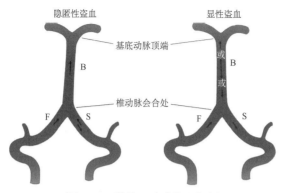

图 5-15　锁骨下动脉盗血机制

F.对侧椎动脉供血；S.同侧椎动脉盗血；B.基底动脉干

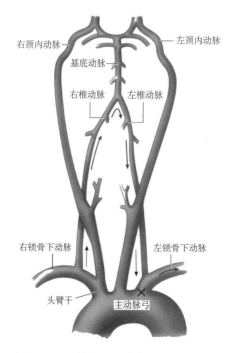

图 5-16　左锁骨下动脉盗血时血流途径

×.锁骨下动脉阻塞部位

②左侧锁骨下动脉和头臂干脉双侧盗血型：左 SCA、INA 同时狭窄→左 CCA 血流代偿性增加→Willis 环血液经双侧大脑后动脉、基底动脉至双侧 VA→双侧 SCA。

③右侧锁骨下动脉盗血型

a. INA 或右 SCA 狭窄或闭塞→健侧 VA 血液部分转向患侧椎动脉→入患侧 SCA→患侧上肢。

b. INA 受累致患侧 ICA 灌注压减低，健侧 ICA→大脑后动脉→患侧 ICA→CCA→SCA。

● 锁骨下动脉起始部或头臂干狭窄或闭塞且合并下列情况者，患侧椎动脉不发生反流。

①合并双侧颈总动脉重度狭窄或闭塞。

②合并远端锁骨下动脉或肱动脉重度狭窄或闭塞。

③合并椎动脉闭塞。

● 锁骨下动脉盗血发生率左侧大于右侧

原因：左锁骨下动脉直接发自主动脉弓，起始处角度锐利，行程长，内径较右侧细。

● 锁骨下动脉盗血时，健侧椎动脉及颈总动脉总血流量常代偿性增加。

● 锁骨下动脉远端压力低于体循环压力 10%，才会出现椎动脉反流，此时，锁骨下动脉近段或头臂干直径狭窄率应≥50%。

● 狭窄部位在锁骨下动脉发出椎动脉之后，或椎动脉闭塞者，均不会出现盗血现象。

● 临床表现

①椎-基底动脉供血不足。

②患侧上肢缺血，血压测值低于对侧。

③双上肢血压相差＞20mmHg，患侧上肢无脉或脉搏弱。

④锁骨上区闻及血管杂音。

● 束臂试验（图 5-17）

①目的：诱发可疑盗血频谱出现明确特征。

②方法：袖带加压至收缩压以上，持续 5min，迅速放气减压，连续观察椎动脉血流频谱变化。

③意义

a. 无盗血：同侧椎动脉血流方向仍为头向。

b. 有盗血：同侧椎动脉血流方向出现逆转或双向。

④机制：袖带加压→阻断肱动脉血流→放气减压→血流阻力下降→（锁

骨下动脉起始段或头臂干狭窄）颅内、外压差增大→椎动脉反向血流。

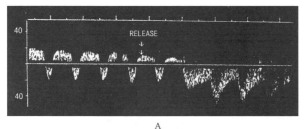

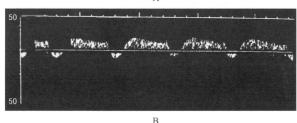

图 5-17　锁骨下动脉盗血综合征频谱

A．同侧上臂做束臂试验后椎动脉异常血流频谱（完全性）；B．同侧椎动脉流速曲线（部分性）

八、胸廓出口综合征

定义

● 支配和供养上肢的神经、血管经过胸廓出口至腋窝过程中被压迫而产生上肢神经、血管的临床综合征。

分型

● 神经型（多见）。

● 血管型（超声可诊断此型）。

超声诊断要点

● 锁骨下动脉受压

①受压局部管径变窄。

②受压狭窄处呈五彩镶嵌血流，狭窄处血流加速。

③患侧腋动脉、肱动脉流速减慢。

● 锁骨下静脉受压

①受压近心端管腔变细，远端扩张。

②腋静脉、肱静脉血流信号减弱或消失，频谱失去期相性。

相关链接

● 臂丛神经、锁骨下动静脉由胸廓上方开口（图 5-18）延伸至上肢过程中有 3 个狭窄段。

①斜角肌间隙：锁骨下动脉与臂丛神经经过。

②肋锁间隙：锁骨下动、静脉与臂丛神经经过。

③胸小肌间隙：同②。

● 引起胸廓出口狭窄的原因有以下 3 个方面。

①肌肉肥厚、痉挛。

②骨性组织异常：颈肋、第 7 颈椎横突过长、第 1 肋骨畸形、锁骨畸形等。

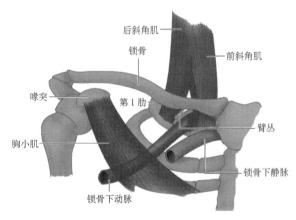

图 5-18　胸廓出口解剖

③外伤后炎性条索带等组织结构异常。

● 检查胸廓出口综合征时，可坐位检查 SCA 和 AXA 以便了解上肢体位变化对上述血管产生的影响。

● 出现上肢循环问题，如肢体位置变化时肢冷、疼痛、麻木，首先考虑是否有胸廓出口血管机械性压迫问题。

● 锁骨上动脉受压，引起患肢脉搏减弱，手发凉，苍白无力。

● 锁骨下静脉受压，引起上肢淤血、肿胀。

● 臂丛神经受压，引起上肢麻木、疼痛、无力、酸胀感。

● 过度外展试验有助于诊断该病。

过度外展试验：头转向检查对侧，上肢高举过头，外展 90°～180°，桡动脉搏动减弱或消失为阳性。

第三节　四肢动脉疾病

一、概　　述

疾病分类

- 慢性闭塞性疾病，如动脉粥样硬化。
- 急性闭塞性疾病，如急性栓塞。
- 非闭塞性疾病，如动脉瘤。

超声重点观察内容及描述

- 血管壁

①病因鉴别：动脉有无硬化表现。

②瘤样扩张：动脉瘤。

- 血流

①有无缺血性疾病。

②狭窄、闭塞性疾病诊断与鉴别诊断。

- 描述：如闭塞、狭窄、硬化斑块共存，应重点描述最严重病变（闭塞＞狭窄＞硬化斑块）。

①位置（流入道＞流出道）。

②长度。

③程度（%）。

四肢动脉解剖（图 5-19，图 5-22）
相关频谱特征

● 肢体动脉循环属于高阻循环系统。静息状态下，正常肢体动脉典型脉冲多普勒频谱为三相型。

①收缩期高速上升波。

②舒张早期短暂反流波。

③舒张晚期低速上升波。

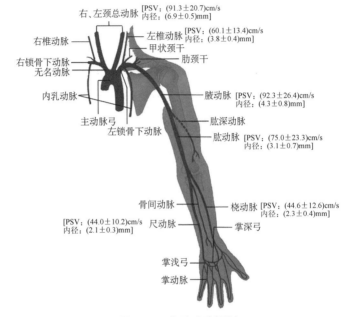

图 5-19　上肢动脉解剖

● 正常上肢动脉频谱（图 5-20，图 5-23）

①主峰加速度增大，上升支陡。

②谷切迹可抵达零基线形成小负谷，负谷短而尖，呈倒三角形。

③主峰负加速，低缓下降，但曲度不甚自然。

④次峰上升支缓慢。

⑤EDV 可略高于零值或降至零值。

⑥谷切迹为最低点。

⑦曲线下窗口显示。

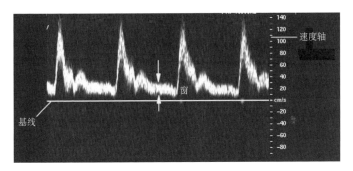

图 5-20 正常上肢动脉频谱

- 正常下肢动脉频谱（图 5-24）

①主峰加速度上升略缓，上升支细。

②主峰负加速度下降更缓，曲度自然、光滑、下降支细。

③谷切迹大而圆钝，降至零基线以下，形成大负谷，负谷包络线呈弧形。

④次峰上升支缓慢。

⑤EDV 常达零值。

⑥谷切迹为最低点。

⑦曲线下窗口清晰显示。

- 当老年人或心脏输出功能较差时，脉冲多普勒频谱可呈双相型，甚至单相型。

- 频谱多普勒波形的意义

①纵轴方位：代表频谱（速度）；横轴方位：代表时间。

②基线：频移为零时的基准线。其上方波形代表血流朝向探头流动，下方波形代表血流背离探头流动。

③频窗：基线与频谱线之间未被填充的部分。

④频宽：频移在垂直方向上的范围，即频谱线的宽度。表示某一瞬间取样容积中红细胞运动速度分布范围大小。

a. 红细胞运动速度相同的多（速度梯度小），称为频谱宽度窄或频带窄。

b. 红细胞运动速度不同的多（速度梯度大），称为频谱宽度宽或频带宽。

c. 频宽加大则频窗变小，反之亦然。

⑤频谱灰阶值：代表在取样容积内速度相同的红细胞数量，数量多，灰阶值高；反之则灰阶值低。

- 正常频谱形态及意义（图 5-21）

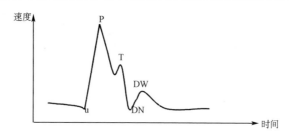

图 5-21 正常频谱形态及意义

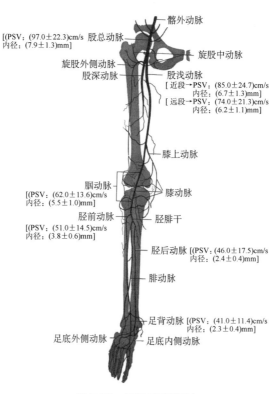

图 5-22 下肢动脉解剖

①u 点：舒张末期。

②P 波：收缩早期冲击波波峰（左心室收缩）。

③u-P：快速射血期（收缩早期）。

④T 波（潮汐波）：缓慢射血期。外周血压下降，主动脉等弹力血管回缩所致（健康青年人 P＞T，随年龄增长，T 波逐渐升高。老年人 T 波常高于 P 波）。

⑤DN（dicrotic notch）重搏波切迹：主动脉瓣关闭所致。

⑥DW（dicrotic wave）重搏波（舒张波）：主动脉瓣关闭后,心室内血液反冲所致。

⑦u-DN：相当于左心射血时间（LVET）。

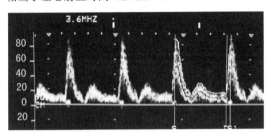

图 5-23　正常上肢动脉频谱

● 当肢体运动、感染或温度升高而出现血管扩张时，外周阻力下降，舒张早期反向血流消失，收缩期、舒张期均为正向血流。

● 正常动脉内无湍流，PW 呈现清晰的频窗。肢体动脉流速从近端到远端逐渐下降。

● 当动脉呈弧形时，动脉腔内流速分布出现变化，表现为弧度较大的一侧流速较快，弧度较小的一侧流速较慢。

● 狭窄前段：①阻力增加；②PSV 减慢。

● 狭窄段：①PSV 明显加快；②EDV 加快；③曲线下窗口填充（湍流）；④零基线下方可能出现微小反向血流。

● 狭窄后段：①PSV 明显加快，主峰加速度高；②EDV 加快（与狭窄段相同）；③曲线暗淡，示多普勒功率减低；④曲线下窗口填充；⑤曲线下方明显反向血流。

● 狭窄远段：①峰值流速变慢；②舒张期流速增快；③反向血流消失；④严重时出现小慢波。

● 狭窄前、狭窄处、狭窄后的频谱（图 5-25）。

附：小慢波

①定义：阻塞后低速低搏动性波形。即收缩期加速时间延长，收缩峰圆

钝，PSV 变慢，舒张期血流增加（图 5-26）。

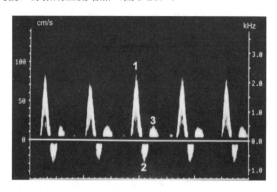

图 5-24 正常下肢动脉频谱

1.收缩期；2.短暂反向血流；3.舒张期正向血流

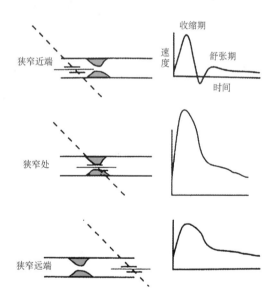

图 5-25 狭窄前、狭窄处、狭窄后的频谱

②形成原因

a. 血流慢慢"挤"过狭窄管腔，故需较长时间达峰值流速，加速时间延长。

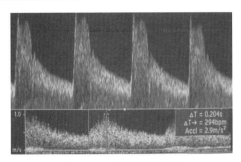

图 5-26　小慢波频谱图

b．通过狭窄段的血流量减少，故流速变慢。

c．狭窄远处组织局部缺血，毛细血管床开放，外周阻力下降，舒张期持续灌注。

③意义：明确表明这种波形近段一定存在血管腔高度狭窄或闭塞。

● 四肢动脉单向波：速度慢，阻力小，提示近段狭窄；速度快，阻力小，提示该处狭窄；速度慢，阻力大，提示远端狭窄。

二、四肢动脉硬化性闭塞症

病因

尚未明确，主要学说有以下几种。

● 内膜损伤及平滑肌细胞增殖→细胞生长因子释放→内膜增厚及细胞外基质和脂质积聚。

● 动脉壁脂质代谢紊乱→脂质浸润并在动脉壁积聚。

● 血流冲击在动脉分叉处造成剪切力→动脉壁慢性机械性损伤。

病理

● 内膜出现粥样硬化斑块→中膜变性或钙化→血管腔内继发血栓形成→甚至完全闭塞。

超声诊断要点

● 动脉内膜增厚，毛糙。

● 动脉内壁见强回声斑块。

● 管腔内流束变细，若闭塞则无血流信号。

● 狭窄程度判断（表 5-4）。

内径减少 20%～49%。

①PSV 较上游动脉增加 30%～100%。

表 5-4　下肢动脉狭窄和闭塞超声诊断标准（Cossman 等）

动脉狭窄程度	病变处 PSV（cm/s）	PSV 比*
正常	＜150	＜1.5∶1
30%～49%	150～200	（1.5∶1）～（2∶1）
50%～75%	200～400	（2∶1）～（4∶1）
＞75%	＞400	＞4∶1
闭塞	无血流信号	

*病变处与相邻近侧正常动脉段相比；动脉狭窄程度指直径狭窄率

②频带明显增宽。

③反向血流峰值下降，出现三相或二相波形。

④上端及下端频谱波形正常。

狭窄率 30%～49%。

- 病变处与相邻近侧正常动脉段 PSV 比值为（1.5∶1）～（2∶1）。

- 内径减少 50%～74%

①PSV 较上游动脉增加 100%～300%；

②收缩期频带下方的"窗"消失；

③反向血流消失，呈单相波形；

④狭窄段下游血流频谱收缩期峰值下降。

狭窄率 50%～75%。

- 病变处与相邻近侧正常动脉段 PSV 比值为（2∶1）～（4∶1）。

- 内径减少 75%～99%

①PSV 较上游动脉增加＞300%；

②反向血流消失，呈单相波形；

③狭窄段下游收缩期峰值流速明显下降。

狭窄率＞75%

- 病变处与相邻近侧正常动脉段 PSV 比值为＞4∶1。

闭塞

①血管腔内无血流信号。

②上游血流减慢或逆流。

③下游频谱低平甚至呈静脉样频谱。

鉴别诊断

- 血栓闭塞性脉管炎：以青壮年多见，累及肢体中、小动脉。
- 多发性大动脉炎：以青年女性多见，主要累及大、中动脉，最多发生于主动脉弓及其分支部位。
- 糖尿病足：与糖尿病及其多脏器血管并发症并存为特点。

相关链接

- 肢体动脉硬化好发部位：①股浅动脉收肌管段；②髂总动脉起始部。
- 高危因素

①高脂血症。

②高血压。

③吸烟。

④糖尿病。

⑤肥胖。

- 该病为全身性疾病，应从以下几方面详查。

①脂质测定。

②心、脑、肾、肺等脏器。

③眼底。

- 临床表现

早期：患肢冷感，足麻木、苍白，进而间歇性跛行。

后期：患肢皮温明显下降，色泽苍白或发绀，静息痛，肢体远端缺血性坏死或溃疡。

- 动脉阻塞致足麻木原因：血管阻塞→ 远端压力下降→ 运动时阻塞远端，但肢体骨骼、肌肉需血量增加→肌肉从皮肤"盗血"→ 足部皮肤供血减少→足麻木。
- 间歇性跛行：慢性动脉阻塞或静脉功能不全时，步行出现小腿疼痛，休息后缓解。动脉粥样硬化闭塞症是最常见原因。
- 青少年出现间歇性跛行应考虑腘动脉压迫综合征。
- 腘动脉压迫综合征：动脉与其周围肌肉或肌腱、纤维组织束位置关系异常，致腘动脉受压引起下肢缺血症候群，是青少年下肢缺血最常见原因之一。
- 椎间盘突出、退行性关节病、椎管狭窄、脊髓肿瘤均有间歇性跛行症状，时轻时重，站立时也可出现症状。
- 缺血性跛行症状相对恒定，站立时不出现症状。
- 静息痛：严重血管疾病，静息状态下仍持续疼痛，最严重部位位于足趾和足前掌，夜间明显。

- 糖尿病致动脉粥样硬化患病率较高：受脂代谢异常、低度炎症状态、血管内皮细胞功能紊乱、血液凝固、纤维蛋白溶解系统活性异常等因素促进。
- 糖尿病患者动脉闭塞性病变一般先发生在小动脉，如胫前、胫后动脉。
- 四肢动脉硬化性闭塞症严重程度 Fontaine 分级

Ⅰ级：有动脉硬化斑块，无临床症状。

Ⅱ级：间歇性跛行。

Ⅱa 级：跛行距离＞200m。

Ⅱb 级：跛行距离＜200m。

Ⅲ级：静息痛；夜间静息痛；持续性静息痛（24h 静息痛）。

Ⅳ级：坏疽（干性或湿性）。

- 治疗：控制易患因素，合理用药，改善症状。

①非手术治疗：降低血脂，改善高凝状态，扩张血管与促进侧支循环。

②手术治疗：可采用经皮腔内血管成形术、内膜剥脱术、旁路转流术、腰交感神经节切除术。

（注：动脉广泛性闭塞，不宜做旁路转流术时，可试用大网膜移植术、分期动-静脉转流术）

三、急性动脉栓塞

定义

- 动脉管腔被进入血管内的栓子（血栓、空气、脂肪、癌栓及其他异物）堵塞，导致血流阻塞，引起急性缺血临床表现。

超声诊断要点

- 2D：动脉阻塞段血管腔内见低至中等回声团，血管腔消失。
- CDFI：阻塞段血流信号中断或消失，其远端动脉血流亦可消失，栓塞后不完全阻塞，显示血流变细，呈五彩镶嵌样。
- PW：完全阻塞无频谱，不完全阻塞呈高速高阻血流频谱。

相关链接

- 该病特点：起病急骤，症状明显，进展迅速，预后严重。
- 栓子来源：心源性（常见）、血管源性、医源性。
- 动脉栓塞部位：下肢多见，依次为股总动脉、髂总动脉、腘动脉、腹主动脉分叉部。
- 临床表现（5P）

①疼痛（pain）。

②感觉异常（paresthesia）。

③麻痹（paralysis）。

④无脉（pulselessness）。

⑤苍白（palor）。

- 疼痛与麻木是最早、最主要临床症状。
- 动脉供血障碍，导致皮下静脉丛血液排空，引起皮肤苍白。
- 皮下静脉丛某些部位积聚少量血液，出现散在"小岛状"紫斑。
- 变温带：栓塞段远侧肢体皮温降低区。该处应低于栓塞平面约一手掌宽，具有定位意义。
- 栓塞导致肢体组织缺血、缺氧、坏死。　组织缺血后 4～8h 发生坏死。
- 如伴行静脉同时继发血栓，可致肢体循环障碍加重，甚至引起肢体坏死。
- 治疗原则

①要在取栓、保肢、维持各器官功能和抢救生命间取得平衡。

②早诊断、早治疗是改善预后的关键。

- 治疗方法

①非手术治疗：抗凝，扩张血管，解除痉挛。

适应证：小动脉栓塞；全身情况不能耐受手术者；肢体出现明显坏死征象，手术不能挽救肢体。

②手术治疗：行取栓术。

四、血栓闭塞性脉管炎

定义

- 又称 Buerger 病，是血管炎性、节段性和反复发作的慢性闭塞性疾病。首先侵袭四肢中、小动、静脉，以下肢多见，男性青壮年好发。

病因

- 外因：吸烟、寒冷、潮湿环境，慢性损伤和感染。
- 内因：自身免疫功能紊乱，性激素、前列腺素失调及遗传因素。

病理

- 始于动脉，累及静脉，远端向近端进展，呈节段性，两段间血管正常。
- 活动期：受累动、静脉全层非化脓性炎症，内皮细胞和成纤维细胞增生，淋巴细胞浸润，管腔堵塞。
- 后期：炎症消退，血栓机化，新生毛细血管形成。
- 侧支循环建立，但不足以代偿，神经、肌肉和骨骼等均出现缺血性改变。

超声诊断要点

2D

- 病变动脉段内径不均匀性变细或闭塞，内膜粗糙不平呈"虫蚀"状。
- 腘动脉以下病变为主，呈节段性。
- 病变段动脉无钙化。

CDFI

- 狭窄段血流变细，严重狭窄时血流消失，其远端动脉血流暗淡。

PW

- 狭窄改变。

鉴别诊断

- 动脉粥样硬化：老年人好发，动脉管壁上可见粥样斑块及钙化。

相关链接

- 主动吸烟或被动吸烟是该病发生和发展的重要影响因素。
- 临床表现：分三期。

①局限缺血期：间歇性跛行，皮肤苍白发凉，肢体麻木，脉搏减弱伴反复发作的游走性、血栓性浅静脉炎。

②营养障碍期：静息痛，动脉搏动消失，皮肤干燥，小腿肌肉萎缩，趾甲增厚、变形。

③组织坏死期：症状加重，受累肢体远端严重缺血症状，指或趾端发黑、溃疡、干性坏死。

- 临床特征

①青壮年男性，多有吸烟嗜好。

②初发时多为单侧下肢，后累及对侧，严重时上肢受累。

③肢端凉，患肢足背动脉或胫后动脉搏动减弱或消失。

④Buerger 试验（＋）：抬高患肢 1min，肢端苍白，下垂后肢端皮肤潮红或斑块状发绀。

⑤游走性浅静脉炎病史。

⑥病情隐匿，其发作与稳定呈周期性交替，但病情逐渐加重。

- 该病最常累及 3 支小腿主干动脉：胫前动脉、胫后动脉及腓动脉。
- 动脉造影特征：动脉滋养血管形如细弹簧状，沿闭塞动脉延伸。
- 单纯影像学检查不能确定是否手术，却是确定治疗方案及手术方式的依据。若无症状，即使影像学表现严重，也可不手术治疗。
- 治疗

①一般疗法：戒烟，防冷，防潮，避免外伤。注意不宜热疗，以免组织

需氧增加而加重症状。

②非手术治疗：抗血小板聚集，扩张血管，做高压氧舱及中医治疗。

③手术治疗：可选择旁路转流术(闭塞动脉近侧和远侧仍有通畅动脉时)、腰交感神经节切除术、大网膜移植术、动-静脉转流术、截肢术。

五、周围动脉瘤

（一）概述

定义

- 动脉壁病变或损伤形成局限性膨出，临床以搏动性肿块为主要表现，可发生于动脉系统任何部位。

分类

- 真性。
- 假性。
- 夹层。

病因

- 损伤。
- 动脉粥样硬化。
- 感染、结核、细菌性心内膜炎或脓毒症时，动脉管壁受损。
- 先天性动脉中层缺陷。
- 动脉炎性疾病。

临床表现

- 搏动性肿块。
- 压迫症状。
- 瘤体远端肢体或器官栓塞症状。

治疗

- 手术：动脉瘤切除和动脉重建术。
- 动脉瘤腔内修复术：覆膜支架人工血管置入动脉瘤腔。

术后超声评价

见腹主动脉瘤节。

（二）真性动脉瘤

概念

- 动脉病变处管径为相邻正常管径 1.5 倍或以上。此概念适用于全身动脉。

病因病理

● 脂代谢紊乱→动脉硬化→管壁结构破坏或退行性变→局限性扩张→动脉瘤。

超声诊断要点

● 管壁梭形、纺锤形或囊状扩张。

● 病变管壁变薄，与周围正常管壁连续，有完整的三层管壁结构。

● 瘤体内有斑块或附壁血栓时，血流充盈缺损。

● PW

①小瘤体：频谱形态接近正常。

②大瘤体：频谱形态呈毛刺样改变，频带增宽、双向，波峰切迹不清。

③动脉瘤远端：流速变慢。

相关链接

● 腘动脉瘤是四肢最常见真性动脉瘤。

● 继发改变

①破裂。

②附壁血栓。

③继发感染。

● 肢体动脉瘤最常见并发症不是破裂，而是血栓脱落致急性动脉栓塞。

● 动脉扩张段血流动力学

①梭形扩张：血流中轴处流速变慢，出现贴壁的多处小涡流。

②囊状扩张：分大、小开口。

a.大开口：血流变化接近梭形扩张。

b.小开口：收缩期注入，舒张期流出，囊内形成大范围涡流。

● DSA 特点：显示流入道、流出道，血栓形成表现为局部充盈缺损或显影浅淡。

● MRA 特点：清晰显示动脉瘤与供血动脉的关系，动脉瘤残腔呈中心低信号。

● MRI 特点：显示瘤腔内血栓比 MRA 敏感，附壁血栓在 T_1WI 上呈环形高、低信号交替样改变；T_2WI 呈低信号环，即"靶环"征。

（三）假性动脉瘤

概念

● 局部动脉壁全层破损，引起局限性出血及动脉旁血肿形成。

超声诊断要点

● 动脉旁无回声包块，壁厚而粗糙，无动脉正常三层管壁结构。

● CDFI

①动脉与包块间有分流口，瘤体内血流紊乱。

②分流口内可探及双向血流（图 5-27），瘤体内红、蓝相间血流信号即"阴阳图"。

收缩期：血流由动脉入瘤体，流速高。

舒张期：血流由瘤体入动脉，流速低。

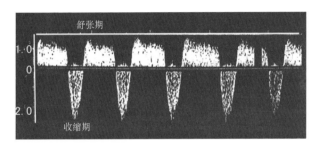

图 5-27 假性动脉瘤破口处双向血流

相关链接

● 假性动脉瘤实际是一种软组织血肿，是血液由动脉壁破口流出所致。

● 超声重点观察内容

①病灶大小、位置与哪支动脉相连。

②瘤颈部长度和直径。

③如有血栓，其与瘤体面积比例。

● 颈部细长且血流少的小假性动脉瘤，可自发闭塞，无须治疗。

DSA 特点：载瘤血管与瘤体间破口处"喷射"征，造影剂入瘤腔呈涡流改变。

无血栓：造影剂从腔周向腔中逐渐充盈。

有血栓：切线位相为局部充盈缺损，正位相为血栓处造影剂显影浅淡。

● MRI 特点

无血栓："流空现象"，T_1WI 和 T_2WI 显示低信号或无信号病灶。

有血栓：通畅的瘤腔为低或无信号区，血栓为高、低信号混杂区。

● MRA 特点：清晰显示动脉瘤位置、大小、形态及瘤体与供血动脉间破口。

- 假性动脉瘤的治疗方法

①局部加压法：对假性动脉瘤颈部定位，并加压，成功率63%～74%。

②超声引导下瘤内注射凝血酶200～1000U栓塞治疗，成功率＞90%。

（四）夹层动脉瘤

病理生理

- 中膜退化性变和囊性坏死→血管内膜撕裂→形成入口→血流进入中膜。

超声诊断要点

- 动脉壁内膜分离呈细线状，将血管分真、假两腔。
- 分离的内膜回声随心动周期摆动，收缩期向假腔，舒张期向真腔。
- 真腔内血流快，假腔内血流慢。
- 真、假两腔形成交通：血流收缩期从真腔流至假腔，舒张期从假腔流至真腔。

相关链接

- 动脉夹层易患因素是年龄大及其相关的动脉壁中膜疏松，动脉硬化不是动脉夹层的病因。
- 动脉夹层患者一般均患严重高血压。
- 动脉夹层形成的两个过程

①动脉壁中膜疏松。

②内膜破裂，动脉血流通过破裂处进入中膜。

- 假腔远端可是盲端，也可与真腔相通。

①如相通，则假腔内有持续血流。

②如是盲端，则形成血栓，并凸向真腔造成狭窄或闭塞。

- 超声可观察：①延伸范围；②真、假腔内血流方向、特征；③如动脉夹层导致管腔狭窄，应评价狭窄程度。
- 动脉瘤血流特征小结

①真性动脉瘤：瘤体内低速涡流。

②假性动脉瘤：破口处显示收缩期高流速、舒张期反向的"往返"血流。

③夹层动脉瘤

a．收缩期：撕裂内膜向假腔运动，真腔内血流正向，假腔内血流反向。

b．舒张期：撕裂内膜向真腔运动，假腔内血流先前向，后反向，真腔内血流前向。

第四节　四肢静脉疾病

一、概　　述

常见疾病

- 静脉回流受阻

①血栓。

②腔外肿瘤压迫。

- 静脉反流

①瓣膜功能不全。

②深静脉血栓形成后综合征。

超声重点观察内容

- 是否通畅，有无反流。
- 有无血管畸形：如动、静脉畸形（动静脉瘘、海绵状血管瘤）、静脉成对。
- 除外非血管疾病，如肿瘤。

相关链接

- 正常静脉 PW 五大重要特征

①自发性。

②期相性。

③Valsalva 动作时血流停止。

④挤压远端肢体时血流加速。

⑤单向血流（向心）。

- 相关解剖知识

①静脉壁分内膜、中膜、外膜。

②壁薄，富含胶原纤维，对维持静脉壁强度起重要作用。

③越靠近近心端，壁越厚，管腔越大，越靠近远心端，静脉瓣越密集。

④下肢静脉瓣多于上肢。

⑤躯干大静脉（门静脉、腔静脉、髂静脉）没有静脉瓣。

⑥深静脉每一分支（除肌肉分支外）都有动脉伴行。

⑦静脉瓣膜为双叶瓣，由两层内皮细胞折叠而成，内有弹性纤维，关闭时可承受＞200mmHg 逆向压力。

● 深静脉血栓形成后综合征：静脉血栓致瓣膜破坏，造成继发性下肢深静脉瓣膜功能不全。

● 下肢静脉介入治疗（激光、射频和硬化治疗）均可在超声引导下进行，可缩短治疗时间、减少并发症并提高疗效。

● 大隐静脉为下肢动脉旁路移植术的首选移植血管。下肢浅静脉超声评价与标记应从大隐静脉开始，如大隐静脉口径过小、血栓形成或已被剥除，可评价与标记小隐静脉和（或）上肢浅静脉。

● 动静脉造瘘术一般首选上肢头静脉，如使用下肢静脉，多为大腿部大隐静脉；冠状动脉旁路移植术首选胸廓内动脉（乳内动脉）和桡动脉，如使用下肢静脉，多为小腿部大隐静脉。

● 探测注意事项

①下肢静脉常见变异为静脉成对。

②髂静脉显示困难时，可观察股总静脉有无期相性，间接推断髂静脉通畅情况，有期相性则通畅。

③收肌管处股浅静脉直接显示有困难，可改用 3～5MHz 探头。

④位置表浅的静脉以探头轻触皮肤为宜。

⑤正常小腿胫静脉、腓静脉可无自发性血流信号，应人工挤压远端肢体，观察血流。

⑥深部小腿静脉难以显示，可依靠 CDFI 证实开放情况。

⑦静脉窦处为血栓好发部位，应仔细观察。

⑧测量瓣膜功能不全的穿静脉直径，利用穿静脉与下肢浅表解剖标志（如腹股沟皮肤皱褶、腘窝皮肤皱褶等）之间的距离描述穿静脉解剖部位。

⑨检查大隐静脉时，应注意分别检测大隐静脉主干及其属支。临床上经常可见股外侧浅静脉瓣膜功能不全而大隐静脉主干瓣膜功能正常。

⑩下肢穿静脉甚多，静脉瓣功能不全且直径较大的穿静脉具有临床意义。穿静脉直径通常在穿静脉经过筋膜处测量。

⑪浅静脉直径测量时应常规使用止血带，使被检静脉充分扩张。检查大隐静脉时，止血带应置于股根部；检查小隐静脉时，止血带应置于股下段。

⑫测量大隐静脉或小隐静脉直径时，静脉瓣膜部多呈局限性膨大，应避免在此测量。

⑬大、小隐静脉检查时，应注意其主干及属支是否存在静脉曲张。如静

脉曲张局限于属支，静脉主干仍可用作血管移植物。

● 静脉疾病诊断"陷阱"

①图像质量欠佳：肥胖、软组织水肿等影响成像质量，非阻塞性血栓易漏诊。

②按压困难：髂静脉、股浅静脉、小腿近端静脉很难按压，会导致静脉血栓假阳性，CDFI 探查到无血流充盈缺损可避免误诊。

③血管辨认错误：注意解剖标志，深静脉系统旁应有动脉伴行。

④双上肢、双下肢静脉：好发于肱静脉、股浅静脉、腘静脉。如仅观察到通畅的一支而未注意到另一支阻塞静脉，会导致漏诊。

⑤CDFI 使用不当

a．敏感性或增益调节高，可出现彩色外溢，以致掩盖小血栓。

b．增益过低，角度或速度调节不当，可导致血流信号缺失，出现血栓假阳性。

⑥静脉充盈不良：检查室过凉或肢体未充分放松导致血管收缩，出现静脉充盈不良。坐位检查有助于静脉扩张。

● 四肢静脉超声检查中遇到的非血管性病变。

①静脉淤血：充血性心力衰竭致静脉系统静水压上升，引起双下肢水肿。

②淋巴水肿：肿瘤或手术引起淋巴管阻塞，致下肢肿胀、疼痛。

③脓肿与蜂窝织炎：均由细菌感染引起，导致下肢肿胀、疼痛。

④血肿：发生于创伤、抗凝药应用或剧烈运动，可致肢体肿胀、疼痛。

⑤肌肉损伤：可由挫伤、贯通伤、肌束撕裂引起。可呈梭形低回声。

⑥淋巴结增大：造成淋巴回流受阻和（或）增大淋巴结压迫静脉造成下肢肿胀。

⑦软组织肿瘤：腘窝或腹股沟区静脉超声检查有时会意外发现良、恶性软组织肿瘤。

⑧腘窝囊肿：一些与膝关节相通的黏液囊扩张，在腘窝附近形成囊肿，囊肿破裂引起小腿疼痛、肿胀。

⑨关节积液：局限于髌骨周围。

二、深静脉血栓形成

定义

● 血液在深静脉腔内不正常凝结，阻塞静脉腔，致静脉回流障碍。急性期可致肺栓塞，后期致血栓形成后综合征。常见于下肢静脉。

病因

常见于术后长期卧床者。

- 血流缓慢。
- 高凝状态。
- 血管损伤。

病理生理

- 血流缓慢→瓣窦内涡流→瓣膜局部缺氧→白细胞黏附分子表达→血栓形成。

- 高凝状态→血小板升高→凝血因子含量增加→抗凝血因子活性降低→血液异常凝结→血栓形成。

- 血管损伤→静脉内皮及其功能损害→启动内源性凝血系统→血小板聚集、黏附→血栓形成。

超声诊断要点

- 急性血栓：<2 周。

①数小时至数天表现为极低回声，边界光滑，1 周后回声逐渐增强。

②血栓处静脉腔不被压瘪。

③挤压近端或远端肢体时管腔内回声有飘动感。

④静脉管径扩张。

⑤血栓段静脉内血流充盈缺损或无血流信号。

- 亚急性血栓：2 周至 6 个月。

①血栓回声较急性期强。

②血栓逐渐溶解、收缩，血栓变小且固定，静脉管径随之正常。

③血栓再通，静脉腔内血流信号增多。

- 慢性血栓：>6 个月。

①静脉腔内血栓为强回声，边界不规则。

②血栓机化致血栓与静脉壁混为一体，静脉内壁毛糙，部分或弥漫性增厚。

③静脉瓣膜增厚，活动僵硬或固定。可见反流。

④血栓再通，静脉腔内可见部分或全部血流信号。

鉴别诊断

- 正常四肢静脉误认为有 DVT。见于髂静脉、收肌管裂孔处股浅静脉及小腿深静脉，其原因有以下 3 个方面。

①仪器调节不当。

②探头挤压力量过大。

③静脉位置较深。

- DVT注意与静脉周围肌肉、脂肪及浅表软组织鉴别。

- DVT与动脉血栓鉴别

①DVT：肢体水肿、发绀，皮温正常或升高，动脉搏动正常。

②动脉血栓：皮温降低，皮肤苍白，动脉搏动消失。

- DVT与肢体淋巴水肿鉴别：肢体淋巴水肿静脉通畅，晚期表现为患肢极度增粗，"橡皮样"改变。

- DVT与肢体淋巴水肿鉴别：后者指淋巴液流通受阻或淋巴液反流→浅层组织内体液积聚→纤维增生、脂肪硬化、筋膜增厚及整个患肢变粗。静脉通畅是诊断的关键点，晚期淋巴水肿表现为患肢极度增粗，"橡皮样"改变。

- DVT与四肢浅静脉血栓鉴别：因治疗方式不同，两者鉴别具有重要的临床意义。后者可在皮下触及条索状结构，常不发生远端肢体肿胀，超声显示为典型的静脉血栓，周围无伴行动脉。

相关链接

- 经济舱综合征：指长时间位于狭小空间不活动，血流缓慢，下肢深静脉血液凝聚而形成血栓。

- 医史小档案

经济舱综合征的由来：1974年尼克松乘飞机对欧洲、中东、苏联进行访问，长时间空中旅行，致左下肢深静脉形成，且发生肺栓塞，经治疗好转。由此引起人们对该病的关注。2001年10月，一名28岁英国妇女乘飞机20h旅行，着陆后突然晕倒，2h后死亡，由此该病被深入研究，后命名为经济舱综合征。

- 麻将相关性深静脉血栓形成：由我国学者于2010年提出，（发表于国际著名杂志《柳叶刀》）。久坐打麻将可致深静脉血栓形成。与"经济舱综合征"异曲同工，两者发病机制均涉及下肢血流淤滞，血浆蛋白浓度增高，高黏滞血症形成。不同之处在于该概念涉及打麻将时的思虑及睡眠剥夺。

- 各部位DVT所占的比例

①胫股浅静脉占74%。

②腘静脉占73%。

③股总静脉占58%。

④胫后静脉占40%。

⑤股深静脉占29%。

⑥大隐静脉占19%。

- 下肢静脉血栓发生多由于静脉壁产生溶解纤维蛋白因子的功能较低；

上肢静脉血栓发生多由于血管内膜损害。小腿肌肉间静脉血栓为术后血栓最常见类型。

● 髂-股静脉血栓形成以左侧多见，与右髂总动脉跨越左髂总静脉的解剖特点有关。

● 股青肿（蓝色静脉炎）：下肢整个静脉系统包括潜在的侧支全部阻塞，起病急，疼痛剧烈，下肢广泛性肿胀，呈紫蓝色，皮温降低，常出现静脉性坏死，是下肢静脉血栓中最严重情况。

● 肺栓塞栓子除源于下肢深静脉外，也可源于上肢静脉和盆腔静脉。

● 临床表现与分型

①上肢 DVT

a. 腋静脉：前臂、手部肿胀。

b. 腋-锁骨下静脉：整个上肢肿胀。

②下肢 DVT

a. 中央型，即髂-股静脉血栓：全下肢肿胀，浅静脉扩张，皮温体温升高。

b. 周围型，即股静脉或腓肠肌深静脉血栓。

股静脉血栓：大腿肿痛。

腓肠肌深静脉血栓：小腿肿胀，患足不能着地踏平，距小腿关节过度背屈试验致小腿剧痛（Homans 征阳性）。

c. 混合型，即全下肢深静脉血栓：全下肢肿胀、剧痛。

● 体征：可凹性水肿，浅静脉怒张，皮肤潮红或发绀。 两腿周径差显著增大。

● 并发症：肺动脉栓塞。

● D-二聚体（D-Dimer）：是检测血栓形成的重要指标。

● 病程不足 2 周的 DVT，有肺栓塞风险。

● 已再通静脉多是陈旧性血栓，不能手术。

● 严重反复血栓性疾病：老年人考虑肿瘤性疾病，年轻人考虑抗凝缺陷。

● 静脉内显示"云雾状"回声，认为是红细胞叠加所致，出现于血流缓慢和血流淤滞状态。

● 上行性静脉造影主要检测：静脉通畅度及穿支静脉瓣膜功能。

● 下行性静脉造影主要检测：静脉瓣膜功能。

● 放射性核素：静脉注射 ^{125}I 纤维蛋白原，被新鲜血栓摄取，其含量多于等量血液摄取量 5 倍，应考虑早期血栓。

● 治疗

①非手术治疗：祛聚，抗凝，溶栓。

②手术治疗：取栓术。

- 预防：①抗凝；②祛聚；③做四肢主动运动；④早期离床活动。

三、下肢静脉瓣膜功能不全

定义

- 静脉瓣膜不能紧密关闭，引起血液逆流。

分型

- 原发性。
- 继发性。

病因

- 尚未完全明确。
- 瓣膜结构薄弱，不能紧密闭合。
- 瓣膜发育异常或缺如。
- 超负荷回心血量致静脉管腔扩大、瓣膜关闭不全。
- 腓肠肌泵血无力，致静脉血流积聚，引起静脉高压和瓣膜关闭不全。
- 老年退行性变。
- 静脉血栓形成后，瓣膜粘连损害，活动受限。

超声诊断要点

挤压远端肢体放松后或瓦氏动作时管腔内血液反流。

任何静脉段反流时间＞0.5s 有临床意义（图 5-28）。

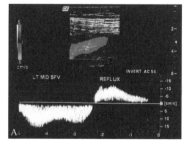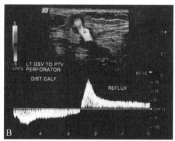

图 5-28 具有临床意义的反流

A.股静脉反流；B.小腿穿静脉反流

持续时间＞0.5s

- 股浅静脉至腘静脉的反流时间之和＞4s，表明存在严重静脉反流。

- 根据反流持续时间判断瓣膜功能不全程度

Ⅰ级：1～2s。

Ⅱ级：2～3s。

Ⅲ级：4～6s。

Ⅳ级：>6s。

相关链接

- 静脉瓣膜功能不全，导致血液逆流，引起远端静脉压上升，可有如下改变。

①毛细血管充血→组织液外渗→肢体水肿。

②穿静脉瓣膜功能不全→静脉血外渗→皮下淤血→色素沉着→局部营养不良→溃疡发生。

③深静脉血液经穿静脉逆流入浅静脉→浅静脉曲张。

- 瓣膜破坏常首先发生于隐-股静脉瓣，因该瓣膜位置最高，解剖位置浅表，缺乏肌肉保护。

- 静脉扩张可为血液倒流的起始因素，也可为瓣膜结构破坏和功能不全后血液倒流的加剧因素。

- 静脉反流后果

①右心房与下肢静脉间血流不被静脉瓣中断，血液重力和静水压力全部作用于静脉壁。

②肌肉泵作用失效，不能有效通过肌肉收缩压迫深静脉使血液流出下肢，血液淤积。

③静脉功能失常，血液反向肢体浅静脉和肢体远端流动。

- 临床表现

轻度：久站后下肢沉重不适，踝部轻度水肿。

中度：有轻度皮肤色素沉着及皮下组织纤维化，单个小溃疡，下肢沉重感，踝部中度肿胀。

重度：短时间活动后即出现小腿胀痛或沉重感，水肿明显并累及小腿，伴有广泛色素沉着、湿疹或多个、复发性溃疡。

- 临床关注点

①浅静脉反流是基本表现。

②深静脉通畅是手术的前提。

③深静脉是否反流是决定预后的关键。

④交通静脉反流是局限性色素沉着和溃疡的重要原因。

- 超声能达到的目的

①确认大隐静脉反流，关注大隐静脉汇入股静脉处内径及有无血栓、有无双大隐静脉。

②判断深静脉是否通畅。

③深静脉如有反流，明确位置。

④有色素沉着或溃疡患者明确其深部方向有无交通静脉反流，如有标定位置。

⑤除外下肢动、静脉畸形。

● 超声诊断应报告"所检静脉反流"而非"瓣膜功能不全"，以免误诊瓣膜发育异常或缺如患者。

● 下肢活动静脉压测定：可间接了解瓣膜功能，常作为筛选检查。正常时足背浅静脉平均压为 10～30mmHg；原发性下肢静脉曲张为 25～40mmHg；深静脉瓣膜关闭不全时，可达 55～85mmHg。

● 治疗

①非手术治疗。

②注射硬化剂。

③手术治疗。

第五节 四肢动静脉瘘

一、动 静 脉 瘘

定义

● 动脉与静脉出现不经过毛细血管网的异常短路通道。

病理生理

● 动脉血通过瘘道流入静脉→向心回流→静脉压升高→周围血管阻力下降→心脏继发肥厚、扩大→心率加快→维持有效周围循环。

● 心脏负担加重→心力衰竭。

● 患肢静脉扩张→浅静脉曲张。

分型

● 先天性：起因于血管发育异常。

①干状动静脉瘘：动静脉主干间有一个或多个细小瘘口。

②瘤样动静脉瘘：动静脉主干分支间有瘘口，伴局部血管瘤样扩大的团块。

③混合型：①＋②。

● 后天性：多由创伤引起（图5-29）。

①裂孔型：受伤的动静脉紧密粘连，通过瘘直接交通。

②导管型：动静脉间形成一条通道。

③囊瘤型：瘘口部位伴外伤性动脉瘤。

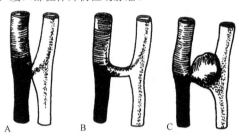

图5-29 后天性动静脉瘘类型
A. 裂孔型；B. 导管型；C. 囊瘤型

超声诊断要点

● 瘘前段动脉：内径扩大，血液流速加快，呈高速低阻血流。

● 瘘段：呈彩色镶嵌血流，高速湍流。

● 瘘后段动脉：流速减慢，血流量减少，管径变细，出现双向波，或频谱形态正常。

● 瘘后段静脉：血流呈搏动性，具动脉样形态。

相关链接

● 临床表现

①先天性

a. 动静脉血流量增多→刺激骨骺致患肢增长，软组织肥厚→跛行、骨盆倾斜、脊柱侧弯。

b. 患肢皮温升高、多汗，伴皮肤红色斑块状血管瘤。

c. 静脉高压致浅静脉曲张，有色素沉着、湿疹、静脉性溃疡。

②后天性

a. 急性期：损伤局部有搏动性包块，多有震颤和杂音，伴远端肢体缺血症状。

b. 慢性期：静脉压力增高，瘘口两侧可闻及粗糙连续血管杂音，足端皮肤光滑菲薄，有色素沉着，溃疡形成，回心血量增加致心力衰竭。

- 瘘道分流超声定量：做瓦氏试验，如果瘘道远端静脉内高速血流信号消失，说明分流量小；如果仍存在高速血流信号，说明分流量大。
- 瘘口定位主要标准

①静脉内动脉样血流流速曲线最高处。

②动静脉交界处高速端流流速曲线。

③同一条动脉低、高阻血流流速曲线交界处。

- 瘘口定位次要标准

①2D：超声显示动静脉交通口（显示率 40%）。

②CDFI：显示动静脉交通口（显示率 80%）。

③动静脉交界附近有五彩血流信号（显示率 100%）。

④同一条动脉内径变化交界处　（近端内径大于远端，显示率 75%）。

⑤静脉扩张最明显处。

⑥静脉周围组织震颤引起彩色伪像（显示率 78%）。

- 动脉造影

①先天性：患肢动脉主干增粗，血流加快，动脉分支增多、紊乱呈扭曲状，静脉在早期显影。

②后天性

a. 较大口径动静脉瘘：直接显示瘘口，与瘘口邻近静脉扩张，几乎与动脉同时显影，瘘口远侧动脉不能全程显示。

b. 较小口径动静脉瘘：不能直接显示瘘口，但邻近瘘口的动脉和静脉几乎同时显影。

- 治疗

①先天性：手术切除或瘘口结扎。

②后天性：切除动静脉瘘，分别修补动脉、静脉端瘘口；不能切除时，在瘘口两端切断动脉，通过端-端吻合重建血液循环路径。

二、供血液透析治疗的动静脉内瘘检测

动静脉内瘘（AVF）定义

- 将上肢动脉和邻近表浅静脉做血管吻合，经一段时间"成熟"后表浅静脉动脉化，用于血液透析穿刺，反复建立体外血液循环。它是终末期肾病患者维持血液透析的主要血管通路，其通畅度直接影响血液透析效果。
- 所谓"成熟"：静脉粗大易触及，可穿刺 2 根 15G 针建立通道。

建立 AVF 目的

- 浅静脉易穿刺，但静脉血流速慢，血流量难达到透析要求，动脉血流量大，可满足透析要求，但部位较深，穿刺难度大且不易反复使用。
- AVF 建立后，浅静脉动脉化，其内血流可达到透析要求。

超声观察内容

术前

- 动脉

①走行：观察有无纡曲、斜行及位置异常等。

②内径：＞1.6mm，AVF 成功率较高。

③内膜和中膜：观察有无斑块，标明位置、大小，为手术提供信息。

④通畅情况：追踪检查手术侧上肢动脉，观察有无狭窄、闭塞。

⑤反应性充血检查：即血管扩张能力检查。

检查方法：受检侧握拳 2min 后松开，探测动脉血流频谱变化。

a. 正常动脉频谱应由三相高阻波型转为两相低阻波型（反向血流消失，舒张期持续正常前向血流），RI＜0.7。

b. 若 RI≥0.7，表明松拳后动脉血流量增加有限，难以适应术后血流量增加需求。

- 静脉

①内径：＞2mm。

②走行及属支：观察动、静脉相对位置，标出属支汇入位置。

③扩张能力：应用止血带观察血管壁是否僵硬、扩张不佳，血管腔有无狭窄，血管壁有无增厚。

④深度：静脉前壁距皮肤应＜5mm。

⑤观察是否通畅。

术后

- 观察 AVF 的供应动脉、吻合口和引流静脉。
- 测量血管内径、吻合口大小，观察血管内及其周围有无异常回声。
- 叠加彩色血流，观察血流通畅性、有无充盈缺损、血管走行及分支。
- AVF 并发症

①狭窄

a. 引流静脉狭窄：测狭窄处、狭窄下游 2cm 处 PSV，如两者比率≥2，提示存在狭窄≥50%。

b. 吻合口狭窄：测狭窄处、狭窄上游 2cm 处 PSV，如两者比率≥3，提示吻合口狭窄。

②栓塞。

③静脉瘤样扩张。

④假性动脉瘤。

⑤盗血综合征。

超声特征

● 流入道动脉：低阻血流频谱，流速可增高。

● 动静脉痿：低阻血流频谱，可出现频谱紊乱，流速较流入道动脉增高。

● 流出道静脉：呈动脉样低阻血流频谱，由动静脉内痿处向近心端方向流速逐渐减低。探头加压后静脉管腔消失。

相关链接

● 血液透析：是肾替代疗法的主要方法之一。是将血液从患者身体引出，经体外半透膜的透析装置，滤掉大部分废物及多余水分，再将血液再回输入人体的过程。

● AVF 可达到与循环系统直接连接的目的，在 AVF 留置两根 15G 穿刺针，患者血液由相对远心端的针引出透析机，由另一根近心端针回输血液。

● 外科医师一般选择非优势上肢建立血液透析通路。

● 初次自体 AVF 的成熟时间最少是 1 个月，最好 3~4 个月或以后开始使用。

● 移植人工血管建立 AVF 术后 14d 即可使用，最好在血液透析前 3~6 周建立。

● 狭窄：多发生在动静脉痿口及流出道静脉。

● 血栓与闭塞：血栓与狭窄密切相关，常发于静脉侧。闭塞后流入道动脉呈高阻频谱改变。

● 盗血综合征：端侧及侧侧吻合的动静脉内痿，痿口远心端动脉血流反向并出现手部缺血症状，应考虑盗血综合征。部分患者内痿远心端动脉血流反向时手部可无缺血症状。

● 狭窄可能发生在静脉分叉部位，对这些部位应仔细检查。

● AVF 血管连接方式（图 5-30）。

● 永久血管通路选择和 AVF 建立部位优先次序。

自体 AVF

①腕部（桡动脉-头静脉）初次动静脉内痿。

②肘部（肱动脉-头静脉）初次动静脉内痿。

如无法建立上述内痿，可采用以下方法。

①人工合成材料移植物动静脉内痿。

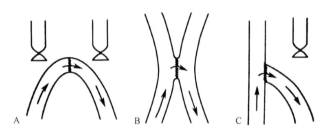

图 5-30 动静脉内瘘血管连接方式

A.端-端吻合；B.侧-侧吻合；C.端-侧吻合

②肱动脉-贵要静脉内瘘。

（注：不鼓励将带涤纶套隧道中心静脉插管作为长期性血管通路）

● 临床关注点

①AVF 术后初期：注意通畅性是否良好，有无血肿压迫，有无血栓及其回声状况。

②透析时：注意有无狭窄；描绘静脉走行及距皮肤深浅，以利于操作。

附：动脉重建术后超声随访

● 手术方式

手术：①动脉旁路移植术；②动脉内膜剥脱术；③动脉补片成形术。

介入：①经皮动脉球囊扩张术；②经皮内支架置放术。

● 随访目的：发现移植血管狭窄。

● 随访时间

①术后 1 年内：在第 1 个月、3 个月、6 个月、9 个月、12 个月进行随访。

②术后第 2 年：半年随访 1 次。

● 超声随访要点

①了解患者病史。

②观察手术切口以了解手术部位及范围。

③观察移植血管的输入道，即移植血管以上的宿主动脉。

④观察移植血管，排除并发症。

⑤观察移植血管输出道，即移植血管以下的宿主动脉。

● 常见并发症

①狭窄和闭塞（表 5-5）。

②动静脉瘘。

③吻合口假性动脉瘤。

④挤压征：移植血管受肢体肌腱或其他组织挤压而狭窄或闭塞。

表 5-5　移植血管狭窄程度诊断标准

移植血管狭窄程度	PSV 病变处 / PSV 相邻正常血管	PSV 病变处
正常	<1.5	
<50%	1.5～2	
50%～75%	2～3	
75%～99%	>3	>300cm/s
闭塞	无彩色血流信号	

第六节　乳腺疾病

一、良　性　病　变

（一）乳腺炎

1. 急性乳腺炎
病因

● 金黄色葡萄球菌感染引起的急性炎症。 多发生于产后哺乳期，亦称产后乳腺炎。

● 细菌入侵：细菌自乳头破损或皲裂处侵入，延淋巴管蔓延或直接侵入乳管。

- 乳汁淤积：有利于细菌生长繁殖。

超声诊断要点

- 肿块边界欠清，形态不规则，局部有压痛。
- 内部回声增强且分布不均。
- 形成脓肿时腺体内可见不规则无回声区，壁厚。
- 内部及周边可见星点状或短棒状低速血流。

鉴别诊断

- 乳腺癌。
- 乳腺囊肿。
- 浆液性乳腺炎。

相关链接

正常乳腺组织结构声像图（由浅至深）见图 5-31。

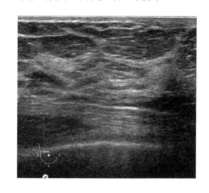

图 5-31　正常乳腺组织

①皮肤：中强回声带。

②脂肪组织：低回声，位于腺体前、后和腺体间，其内部线状中回声至高回声为纤维小梁。

③乳腺：高回声。由腺管、纤维组织和腺体组织构成。腺管呈条状低回声，不显示管壁。

④腺体后方：是脂肪、胸大肌、肋骨等。

- 各生理期乳腺特点

①新生儿期：导管上皮增生，导管周围间质疏松，毛细血管丰富且扩张、充血。

②青春期：乳腺导管及周围间质增生，小叶尚未形成。小导管末端基底细胞增生，形成腺泡芽。

③性成熟期

a．增生期：乳腺导管扩张，导管上皮细胞增生、肥大，小叶内间质疏松、水肿，出现淋巴细胞浸润。

b．分泌期：小叶增大，小叶内末梢导管上皮细胞增多、小叶及末梢导管扩张、充血，伴淋巴细胞浸润。

c．月经期：导管及小叶明显退化复原。导管上皮萎缩、脱落，小叶及末梢导管变小，间质致密。

④妊娠期：小叶极度增大，腺泡扩张，上皮细胞开始分泌初乳，小叶内间质减少，几近消失。

⑤哺乳期：腺泡大量增多、密集，腺泡扩张，小叶间结缔组织减少，部分腺腔高度扩张，充满乳汁。

⑥老年期：小叶和末梢导管萎缩，管周结缔组织增多并致密胶原化，间质纤维化玻璃样变，脂肪组织代偿性增生。

● 临床检查乳腺肿块的最佳时间是月经来潮后 1 周左右，此时乳腺变化最小，比较容易检出病理性变化。

● 乳房肿块临床诊断思路

①疑有肿块：行超声及钼靶等检查；必要时活检；定期复查。

②确有肿块

a．乳腺增生。

b．乳房炎性病变：如急性乳腺炎及脓肿、非泌乳性乳腺脓肿、乳房结核。

c．乳房结构不良及瘤样病变：如乳房囊性增生病、乳汁潴留囊肿、乳房脂肪坏死。

d．乳房肿瘤

良性：如乳房纤维腺瘤、乳管内乳头状瘤。

恶性：如乳腺癌、乳腺肉瘤。

● 急性乳腺炎多发生于产后 3～4 周，以初产妇多见，起初病变呈蜂窝织炎样表现，数天后形成脓肿。

● 炎症部位多见于乳房外下象限，与引流不畅有关。

● 治疗

①患侧停止哺乳，吸乳器吸尽乳汁，促使乳汁通畅排出。

②呈蜂窝织炎表现时应用抗生素。

③脓肿形成时切开引流。

2. 浆细胞性乳腺炎（导管扩张症）

病因病理

- 分泌功能失调，乳头下大导管内潴留含脂质的大量分泌物，以致导管扩张。
- 有管周纤维化和大量炎性细胞，主要特征是浆细胞浸润。

超声诊断要点

- 单纯导管扩张型：腺体层内多条管状无回声暗区。
- 囊肿型：乳房内囊性结节。
- 肿块型：乳晕区及周围边界欠清、形态不规则、内回声不均低回声结节。
- CDFI：炎性包块内见血流，多位于病灶中心，RI<0.7。

鉴别诊断

- 急性乳腺炎。
- 乳腺癌。

相关链接

- 乳头溢液临床诊断思路

①生理性溢液（乳白、微黄或无色透明）：见于正常月经期、妊娠期、终止哺乳期、内分泌紊乱（甲状腺功能减退、垂体前叶功能亢进）、药物引起（抗结核药、口服避孕药、镇静药）、乳房外伤。

②病理性溢液（血性、混浊、脓性等，可呈蓝、绿、白色）：乳房炎性病变（乳腺炎及乳房脓肿）、乳汁淤滞症、乳房囊性增生病、乳管内乳头状瘤、乳腺癌。

- 浆细胞性乳腺炎在中老年妇女多发。
- 本病为非细菌性炎症，抗生素治疗无效。
- 浆细胞性乳腺炎结节位置表浅，常突破乳腺皮下脂肪层接近皮肤，但与皮肤无粘连。
- 临床症状

①早期：无症状，偶有乳头溢液。

②急性期：乳房红、肿、痛，乳房内扪及结节。

③亚急性期：症状减轻，硬结缩小。

④慢性期：红、肿、痛症状消失，瘤质硬、边界不清的肿块。

- 乳腺乳汁潴留囊肿：哺乳期乳腺已发生泌乳，但输乳管阻塞，导致乳汁潴留，乳腺导管囊状扩张。

①急性期：囊肿较小、较软，内含稀薄乳汁。

②慢性期：囊肿壁厚，质地较硬，内为浓缩乳酪状物。

（二）乳腺增生性疾病

病因

- 体内性激素代谢障碍，尤其是雌、雄激素比例失调。

病理

腺体及间质不同程度增生及复旧不全。

- 乳腺组织增生：早期轻微病变。　小叶间质内纤维组织中度增生和致密化，与小叶间结缔组织融合。
- 乳腺腺病：小叶、小管、末梢导管与结缔组织均有不同程度增生。
- 乳腺囊肿：小叶、小管和末梢导管高度扩张，形成囊肿。

超声诊断要点

- 两侧乳房增大，腺体增厚。
- 内部结构紊乱，回声分布不均，见粗大强回声斑点或低回声区。
- 囊性增生，腺体内见大小不等无回声区或极低回声团，后壁回声稍强。
- 病变内一般无血流。

鉴别诊断

- 乳腺恶性肿瘤。

相关链接

- 临床表现

①乳房肿块。

②月经来潮前几日双乳胀痛，月经来潮后症状减轻。

- 囊性增生引起的乳头溢液常为黄色或黄绿色。
- 该病非炎症、非肿瘤，是正常乳腺小叶在数量和形态上的异常。
- 该病与卵巢内分泌失调有关，即黄体素分泌减少而雌激素分泌增多，长期作用于敏感乳腺组织。
- 当患者卵巢分泌黄体素与雌激素恢复平衡时（如妊娠期、哺乳期），乳腺内肿块可自行消失。
- 以下原因可引起男性乳腺增生症

①老年男性睾酮分泌减少。

②肝功能差，不能破坏雌激素。

- 本病与乳腺癌有同时存在可能，故患者 2～3 个月应复查。
- 治疗：疏肝理气，调和冲任，调整卵巢功能。

（三）乳腺纤维腺瘤

病因病理

- 小叶内纤维细胞对雌激素敏感性异常增高。
- 乳腺上皮和纤维组织增生。
- 雌激素是本病刺激因子，故纤维腺瘤发生于卵巢功能期。

超声诊断要点

- 多为椭圆形低回声结节，边界清晰，内回声均匀。
- 与皮肤及周围组织无粘连。
- 探头加压，有一定程度压缩（前后径缩小）。
- 病灶后方腺体多数正常，少数可见后方回声增强。
- CDFI：部分可见血流信号，RI≤0.7。
- 乳腺良性结节 CEUS

①均匀增强或完全无增强。

②增强水平等或高于周围腺体。

③较少出现灌注缺损。

④造影后病灶无明显增大。

⑤边界清楚。

⑥无周边放射状增强。

⑦造影剂少滞留。

鉴别诊断

- 增生结节。
- 叶状囊肉瘤。
- 乳腺癌。

相关链接

- 高发年龄是 20～25 岁，其次是 15～20 岁和 25～30 岁。
- 好发部位是乳房外上象限，多为单发。
- 月经周期对肿块大小无影响。
- 乳腺管成分多者，质软，呈浅粉红色。
- 纤维成分多者，质硬，呈灰白色。
- 妊娠可使纤维腺瘤增大，因妊娠期雌激素水平上升，故妊娠前、后发现的纤维腺瘤一般应手术切除，且须常规做病理检查。
- 乳腺脂肪体：腺体内局限性脂肪团回声，勿误诊为肿瘤。其与皮下脂肪相通，或与皮下脂肪回声相似。

（四）导管内乳头状瘤

病因病理

- 是乳晕区大导管内新生物，多发生于大乳管近乳头的壶腹部。
- 瘤体小，带蒂且有绒毛。
- 瘤体有很多壁薄的血管，易出血。

超声诊断要点

- 扩张的导管内伴有实性中等回声，无或少血流。

鉴别诊断

- 导管内乳头状癌。
- 乳腺囊肿。

相关链接

- 该病为起源于大导管上皮的良性肿瘤，与机体内分泌功能有关。
- 多见于 40～45 岁经产妇。
- 患者乳头溢液，可为血性、暗棕色、黄色液体。
- 探查乳晕区时应多角度侧向扫查，避开乳头回声。
- 不典型患者，挤压乳头，得到的分泌物涂片，进行细胞学检查。
- 该病恶变率为 6%～8%。
- 确诊该病后应手术切除。

（五）脂膜炎

病因病理

- 乳房外伤或受挤压，早期出现皮下脂肪组织液化坏死，晚期有纤维化。

超声诊断要点

- 早期：脂肪层内显示不规则无回声区。
- 晚期：脂肪层内不规则低回声区，有时伴钙化。液体吸收后，形成粘连或纤维组织增生。

相关链接

- 脂肪坏死包括创伤性和酶解性两种。　创伤性发生于皮下脂肪组织，酶解性见于急性胰腺炎。
- 超声可确诊位于乳房脂肪层而非腺体层病变，腺体层显示正常。
- 皮下结节为该病主要特征。常与皮下组织粘连，活动度小，触痛明显。
- 乳腺脂肪坏死多发生于老年患者，平均年龄 53 岁，可能与老年人创伤后组织修复能力较差有关。

（六）副乳

病因病理
- 胚胎发育过程中，乳腺始基未退化或退化不全。

超声诊断要点
- 腋窝处皮下可见腺体样结构。
- 位置表浅，多位于皮下脂肪层内，呈长椭圆形或长梭形。

相关链接
- 是一种先天性发育异常。具有遗传性，为常染色体显性遗传。
- 与正常乳腺一样，在内分泌影响下可有周期性变化。
- 副乳亦可发生正常乳腺的常见疾病。

（七）乳房再造

方法
①由腹部或背部移植自身的肌肉和皮肤。

②假体：单囊充满硅凝胶；双囊的内囊为硅凝胶，外囊为盐水；盐水囊充满盐水。

超声诊断要点
- 假体：圆形无回声，周边有强回声包膜。
- 位置：乳腺组织深方。

合并症
- 假体破裂：假体变形。
- 包膜周围纤维化：包膜回声增厚、增强。

二、乳 腺 癌

病因
- 雌酮和雌二醇与乳腺癌的发病有直接关系。
- 乳腺癌发病有关因素：①月经初潮年龄早；②绝经年龄晚；③不孕；④初次足月产年龄小。
- 乳腺小叶有上皮高度增生或不典型增生者可能与乳腺癌发病有关。
- 营养过剩、肥胖、高脂肪饮食可加强或延长雌激素对乳腺上皮细胞的刺激，增加发病机会。

分类
- 原位癌

①小叶癌

临床表现：常发生于绝经前妇女，病灶小，孤立分散。

超声表现：微小钙化是诊断此病的唯一线索和特征。

②管内癌

临床表现：乳头溢液，多为血性。

超声表现：可见微小钙化及扩张的导管。

- 导管癌

①硬癌

临床表现：质硬、体积小的乳房肿块。

超声表现：低回声肿块形态不规则，边界粗糙，呈"蟹足"状。

②单纯癌

临床表现：肿块多为单发。

超声表现：内部低回声，边界不整齐，可见"砂砾"状钙化。

- 特殊类型浸润癌

①髓样癌（软癌）

临床表现：＜50 岁者好发，生长迅速，瘤体较大。

超声表现：边界光滑，内回声均匀减低，后方回声增强。

②浸润性小叶癌

临床表现：多见于绝经后，肿块多位于外上象限，质坚实如橡皮。

超声表现：肿块边界不清，回声不均匀，有微小钙化，可伴腋淋巴结转移。

③乳头状癌

临床表现：发生于乳腺大导管，位于乳腺中央区，乳晕区皮肤凹陷。

超声表现：乳腺中心导管内见乳头状突起。

④黏液癌

临床表现：老年女性好发，生长缓慢。

超声表现：与髓样癌相似。

⑤炎性乳腺癌

临床表现：乳腺皮肤红、肿、热、痛，病变范围广，发展迅速。

超声表现：皮肤及皮下组织增厚；皮下淋巴管扩张；腺体回声不均，有时可见低回声结节。

超声诊断共同点

- 乳腺腺体内不均匀低回声结节，大多形态不规则。
- 无包膜，边界不清，粗糙，凹凸不平。

- 可见微小钙化灶。
- 后方回声多衰减。
- CDFI：血供丰富，高速高阻（PSV≥20cm/s，RI＞0.7）。
- CEUS

①早期不均匀增强。

②增强水平高于周围腺体。

③较大病灶可见灌注缺损区。

④造影后病灶范围可见增大。

⑤边界不清。

⑥有时可见周边放射状增强。

⑦造影剂不排出或排出缓慢。

相关链接

- 在我国，乳腺癌占全身恶性肿瘤的 7%～10%。
- 一级亲属中有乳腺癌病史者，发病危险性是普通人群 2～3 倍。
- 转移途径：局部扩展、淋巴转移、血行转移。
- 最常见转移部位依次为：肺、骨、肝。
- "酒窝"征：乳腺癌累及 Cooper 韧带，使其缩短，肿瘤表面皮肤凹陷。
- "橘皮"样改变：患乳腺癌后，皮下淋巴管被癌细胞堵塞，致淋巴回流障碍，引起真皮水肿。
- 乳腺淋巴回流途径

①腋下淋巴结→锁骨下淋巴结→锁骨上淋巴结。

②胸骨旁淋巴结（上三肋间）→锁骨上淋巴结。

③皮下交通支→对侧腋淋巴结。

④深部淋巴网→肝。

- 关于乳腺临床检查

①病史。

②症状：肿块发生、乳房疼痛、发热、乳头溢液、淋巴结等。

③体检

a. 视诊：乳房大小、外形、表浅静脉、乳头、乳房皮肤。

b. 触诊：注意检查手法，对比双侧，扪及肿块与腋淋巴结。

- 超声测得肿块大小较临床触及的肿块小时，乳腺癌的可能性较大。良性病变超声测值符合或大于临床所扪及的肿块大小。其原因为触诊所及的肿块大小往往包括癌肿周围的炎性浸润、癌瘤扩散浸润和纤维组织增生。
- 判断肿瘤良、恶性，以下 4 项指标诊断特异性与准确性较高。

①肿块形态；②边界情况；③微小钙化；④肿块前后径与长径的比值。（注：彩色血流信号只提供参考信息）

● 乳腺癌纵横径比值常＞1。理论依据：恶性肿瘤的生长常脱离正常组织平面而导致前后径增大。

● 大部分乳腺癌肿块边缘毛糙、无包膜、边界呈锯齿状或"蟹足"状。理论依据：癌灶扩散所致或肿瘤生长速度不完全一致。

● 恶性环：肿块周围厚薄不均的高回声环，是肿块周围结缔组织增生反应。

● 乳腺、甲状腺恶性病变内微小钙化形成原因：细胞供血不足导致组织退变、坏死，细胞溶解，核酸分解出大量磷酸根，同时局部钙离子增加，碱性磷酸酶增加，致钙盐（磷酸钙）沉积。

● 少部分乳腺癌超声不显示肿块，仅表现为局部腺体增厚，乳腺局部腺体失去正常结构，排列紊乱。是一个少见征象，易被忽视。

● 三阴乳腺癌：特指雌激素受体、孕激素受体及人表皮生长因子受体-2无为阴性的乳腺癌。

● 乳腺疾病诊断方法

①X 线钼靶：依赖于放射性对比，主要是脂肪的 X 线透光性和纤维组织及腺体的致密。

②超声

a. 2D＋CDFI。

b. 超声弹性成像：对组织施加一个内部（包括自身的）或外部的动态或静态激励，在弹性力学、生物力学等物理规律作用下，组织将产生一个响应，如位移、应变、速度的分布产生一定改变。据此估计组织内部的相应情况，从而间接或直接反映组织内部弹性模量等力学属性的差异。

③乳腺导管造影：病变导管内注射盐酸利多卡因或生理盐水作为造影剂，使病变的位置、形态显示清晰。

● X 线钼靶与超声的比较与选择。（详见"相关影像知识与诊疗技术 ABC"章）

● 治疗

①手术。

②放疗、化疗。

③内分泌治疗。

④生物治疗。

● 治疗新技术

①早期乳腺癌介入治疗，包括间质性激光凝固治疗、乙醇消融治疗、冷冻治疗。与手术治疗相比，可取得相同疗效，且损伤更小，对乳房外观影响更小。

②高强度聚焦超声（HIFU）：将超声能量聚焦在某一点，产生瞬态高温，局部温度可达到70℃以上，使靶区病变组织发生不可逆性损伤，达到治疗肿瘤的目的。

第七节　浅表淋巴结疾病

一、淋巴结炎

分类

- 淋巴结反应性增生性肿大（非特异性淋巴结炎）。
- 淋巴结结核。
- 非转移性恶性淋巴结。
- 转移性恶性淋巴结。

分型

- 急性。
- 慢性。

病因病理

急性淋巴结炎

- 淋巴结充血水肿，镜下见白细胞尤其是嗜中性白细胞浸润。
- 白细胞集结于扩大淋巴窦内。
- 炎性细胞浸润累及被膜和淋巴结周围组织。

慢性淋巴结炎

- 淋巴结增大变硬。
- 表现为滤泡型反应性增生、弥漫型反应性增生，或以血管增生为主。

超声诊断要点

急性淋巴结炎

- 淋巴结径线长于正常，L/S（长径/短径）≥2，少有融合。
- 皮质回声减低，中央髓质呈高回声，皮、髓质分界欠清。
- CDFI：血流信号增强。
- PW：低速低阻，但高于正常流速。

慢性淋巴结炎

- 淋巴结径线长于正常，L/S≥2，皮、髓质结构均匀扩大。
- CDFI：淋巴结内血供减少。

相关链接

- 毛细血管内的物质交换

①血液通过毛细血管时，与间质液之间发生液体交换。

②毛细血管压是使液体向外渗透的压力，血浆渗透压是使液体向血管内渗透的压力。

③渗透到血管外的液体有很少部分没有回到毛细血管，而留在间质，变成淋巴液，通过淋巴管再次回到血液。

- 淋巴系统：包括全身淋巴结、淋巴管、淋巴器官。
- 淋巴器官

①中枢淋巴器官：包括胸腺（形成成熟 T 细胞）及骨髓（形成 B 细胞）。

②周围淋巴器官：包括淋巴结、脾、扁桃体、阑尾等。

- 淋巴组织：几乎所有器官的结缔组织中都散布有淋巴组织，它们虽不是独立器官，但在结构和功能上均与周围淋巴器官密切相关。
- 胸腺检查正常值（表 5-6）。

表 5-6　足月新生儿胸腺大小（cm）

组别	最大横径	左叶最大长径	右叶最大长径
男婴	2.97 ± 0.46	2.60 ± 0.37	2.72 ± 0.45
女婴	2.64 ± 0.31	2.41 ± 0.15	2.60 ± 0.36

引自：崔立刚，等.2006. 新生儿胸腺的声像图表现及正常值研究，中国超声医学杂志

- 淋巴结汇集了很多吞噬和处理异物的细胞与淋巴细胞，进行免疫反应。
- 全身淋巴结分深、浅两种：深淋巴结收纳深筋膜内淋巴，多沿血管排列；浅淋巴结位于浅筋膜内，收纳浅筋膜及皮肤的淋巴。
- 淋巴结功能：①产生淋巴细胞并参与免疫；②过滤淋巴液，阻止有害物质。

● 出生后人体有 500～800 个淋巴结,浅表淋巴结主要分布于头颈部、腋窝、腹股沟区及其他浅表部位。头颈部有 300～400 个,腋窝有 8～87 个,腹股沟区有 12～20 个。

● 颈部淋巴结分 5 大群

①颏下区:位于颏下三角区内,有 2～3 个,收集颏部、舌尖、下颌切牙处淋巴,汇入下颌下淋巴结。

②下颌下区:位于下颌下三角区,有 4～6 个,收集面部、牙龈、舌前部、颏下处淋巴,汇入颈深上淋巴结。

③颈前区:收集喉、气管、甲状腺等处淋巴。

浅组:沿颈前浅静脉分布。

深组:位于喉、环甲膜及气管前。

④颈浅区:位于胸锁乳突肌浅面,沿颈外静脉排列。 收集面部、耳后、腮腺等处淋巴,汇入颈深上淋巴结。

⑤颈深区:沿颈内静脉排列。 以肩胛舌骨肌与颈内静脉交叉处为界。分为以下两种。

a. 颈深上淋巴结,位于肩胛舌骨肌中间腱以上与颈内静脉之间。收集鼻咽、腭扁桃体、舌部、颏下、下颌下淋巴,汇入颈深下淋巴结。

b. 颈深下淋巴结,位于肩胛舌骨肌中间腱以下与颈内静脉之间。收集头颈部淋巴结、部分胸部及上腹部淋巴管,左侧汇入胸导管,右侧汇入右淋巴干或直接汇入颈内静脉。

● L/S≥2.0 可作为判断良性淋巴结指标之一。

● 下颌下腺附近正常小淋巴结可近似球形,L/S<2.0。

● 淋巴结炎多个结节间分界清晰,不融合。

● 慢性淋巴结炎无全身症状,颌下多见,中等硬度,表面光滑,压之疼痛不明显。常须与恶性病变相鉴别,必要时活检。

● 急性淋巴结炎多由口腔或头面部局部感染所致;慢性淋巴结炎常继发于急性炎症反复发作或治疗不彻底。

二、淋巴结结核

病因病理

● 在颈部淋巴结、颌下淋巴结多见,以渗出性或干酪样坏死为主。

● 结核结节粟粒大小,灰白,由类上皮细胞构成,散布朗格汉斯细胞。

● 结节周边有淋巴细胞,无中性白细胞。

● 结节中央出现红染无结构的干酪样坏死。

- 抗酸染色可检出结核杆菌。

超声诊断要点

- 淋巴结明显增大，类圆形且部分融合呈不规则状或串珠状。
- 淋巴结门不全或消失。
- 淋巴结内有斑片状或蛋壳样钙化斑。
- 晚期淋巴结结核灶液化形成寒性脓肿，为低或无回声，构成多房性囊性肿物。
- 内部血流信号不明显，周边可见血流，伴液化坏死的患者，血流位于实质部分。
- PW：低速低阻。

相关链接

- 青少年多见，女性多于男性，农村多于城市。
- 结核杆菌多经扁桃体、龋齿侵入，少数继发于肺或支气管结核。
- 病灶常呈串珠状排列，病灶内钙化、液化是淋巴结结核常见表现。
- 颈部淋巴结结核常伴周围组织水肿。 淋巴结周围肌肉、脂肪等软组织回声减低、肿胀。
- 临床表现：颈部一侧或两侧有多个增大淋巴结，位于胸锁乳突肌前后缘。少数患者有低热、乏力、食欲缺乏、盗汗、消瘦等。
- 颈部触诊：一侧或双侧胸锁乳突肌前、后缘或深层扪及多个"串珠"状结节。
- 晚期寒性脓肿破溃后流出豆渣样或稀米汤样脓汁，最后形成经久不愈的窦道或慢性溃疡。
- 多聚酶链反应技术（PCR）：结核阳性。

三、恶性淋巴瘤

定义

- 淋巴瘤起源于淋巴结和淋巴组织，其发生大多与免疫应答过程中淋巴细胞增殖分化产生的某种免疫细胞恶变有关，是免疫系统恶性肿瘤。

病因

- 辐射。
- 化学致癌剂。
- 病毒，如人类疱疹病毒（EB 病毒）。

病理分型

根据主要细胞成分、组织结构分两类。

- 非霍奇金淋巴瘤（NHL）：淋巴细胞或组织细胞的单一性肿瘤性异常增生，大部分为 B 细胞性。
- 霍奇金淋巴瘤（HL）：包括肿瘤性细胞和反应性细胞，R-S 细胞为其特征。

超声诊断要点

- 多发性淋巴结增大。
- 部位为一个或多个。
- 形态饱满，L/S<2.0，边界模糊。
- 皮质向心性或偏心性增宽。
- 部分淋巴结融合。
- 血流信号丰富，高速低阻。

相关链接

- 淋巴瘤认识过程

①1832 年 Thomas Hodgkin 报道了一种淋巴结肿大合并脾大的疾病，33 年后 Wilks 以 Hodgkin（HD）命名此病。1898 年发现 Reed-Sternberg 细胞（R-S 细胞），明确了 HD 病理组织特点，HD 现称为 HL。

②1846 年 Virchow 从白血病中区分出一种称为淋巴瘤（lymphoma）或淋巴肉瘤（lymphosarcoma）的疾病，1871 年 Bilroth 又将此病称为恶性淋巴瘤（malignant lymphoma），现称为 NHL。

- 我国 NHL 多见，占 70%～80%。男性发病率高于女性，多见于 20～40 岁。
- 相当一部分恶性淋巴瘤残留髓质结构，以下是其与良性淋巴结不同点。

①髓质偏心。

②髓质变细，甚至为线状。

③髓质变形。

- 淋巴瘤常见融合生长。
- 临床表现：无痛性进行性淋巴结肿大或局部肿块。具有以下两个特点。

①全身性：淋巴瘤可发生于身体任何部位，其中淋巴结、扁桃体、脾、骨髓是最易受累部位。

②多样性：组织器官不同，受压或浸润范围与程度不同，引起症状也不同。HL 和 NHL 病理组织学变化不同，也形成各自特殊的临床表现。

- 淋巴结受累以颈部多见，其次为纵隔、腹部、腋下、腹股沟等。

● NHL 往往跳跃式播散，越过邻近淋巴结向远处淋巴结转移，累及全身淋巴结及淋巴结外淋巴系统。

● HL 通常从原发部位向邻近淋巴结依次转移，病变部位主要是淋巴结，颈部及淋巴锁骨上淋巴结多见。

● 抗感染、抗结核治疗后，部分淋巴结可暂时缩小，出现"好转"假象。

● 凡淋巴结无原因渐进性增大，或先有淋巴结增大后发热的患者应高度警惕恶性病变。

● 实验室检查

①HL：常有轻、中度贫血，部分患者嗜酸性粒细胞增多，骨髓涂片找到 R-S 细胞是 HL 骨髓浸润依据。

②NHL：白细胞数量多正常，伴淋巴细胞绝对和相对增多，部分患者骨髓涂片找到淋巴瘤细胞。

③疾病活动期如红细胞沉降率加快、血清乳酸脱氢酶增高提示预后不良。

● 治疗

①以化疗为主的化疗、放疗结合。

②生物治疗。

③骨髓或造血干细胞移植。

④手术。

● 超声可观察治疗后淋巴结体积、淋巴结内血供、血流速度等变化，为临床提供治疗依据。

● CDFI 对恶性淋巴瘤化疗前后的评价

①短径变化是化疗前后主要变化指标。化疗有效标志为短径缩小，淋巴结呈椭圆形。

②恶性淋巴瘤供血丰富，化疗有效标志为淋巴结内血流明显减少。

四、淋巴结转移

病因病理

● 各类型癌细胞侵入淋巴管，于局部淋巴结形成转移。

● 早期癌转移多自淋巴结边缘窦开始，破坏淋巴组织，逐渐波及整个淋巴结。

超声诊断要点

● 淋巴结增大，多为圆形或不规则形，L/S＜2.0。

● 内部为不均匀低回声，部分混合液性回声。

● 淋巴结皮质不均匀增厚或消失。

- 淋巴结门偏心或消失。
- 多血供或少血供，血管分布形态失常。
- 高阻血流，RI>0.7。

相关链接

- 淋巴系统转移是全身系统恶性肿瘤转移的主要途径之一。
- 淋巴结内出现簇状微小钙化，提示淋巴结转移可能性大。
- 前哨淋巴结：恶性肿瘤从原发部位转移至特定淋巴结中的第一级转移淋巴结。
- 淋巴转移途经淋巴管路，故根据淋巴结增大部位，沿淋巴引流方向，可初步判定原发癌所在。

①乳突下淋巴结增大→鼻咽癌。

②下颌角前下方淋巴结增大→软腭、扁桃体和舌后 1/3 肿瘤。

③颌下淋巴结增大→上颌窦、鼻前庭和口腔癌。

④颈内静脉淋巴结增大→口咽、喉及甲状腺癌。

⑤锁骨上淋巴结增大→ 锁骨淋巴水平以下部位均须考虑(此处淋巴结汇集范围广泛，涉及乳腺、胃肠道、肝、胰、肾、子宫、卵巢及男性前列腺等部位癌变）。

⑥腋下淋巴结增大→乳腺癌、肺癌、胃癌、结肠癌、卵巢癌。

⑦腹股沟淋巴结增大→下肢皮肤、子宫颈、外阴、直肠、肛门、卵巢、子宫体、阴茎、膀胱、睾丸、附睾等部位癌。

⑧颈内静脉区，沿胸锁乳突肌周围淋巴结增大→多数头颈部癌。

- 颈部、腋下及腹股沟区出现一个或数个增大淋巴结，且排除良性淋巴结增大时，应积极寻找原发灶。
- 颈部淋巴结转移癌可在颈部淋巴结构成的屏障中维持数个月至数年再扩散。故不应过早行穿刺抽吸或活检手术，以免破坏防扩散屏障。

第八节　涎腺疾病

一、涎石病

定义

● 涎腺或其导管内形成结石，并发生一系列病理改变，多发生于下颌下腺（85%～90%）。

病因病理

● 下颌下腺为黏液腺，涎液内钙盐饱和且黏蛋白含量高，易与核心结石粘连。

● 导管长而弯曲，黏液运行缓慢，易于淤滞浓缩。

● 下颌下腺导管走行自下而上开口于舌下肉阜，异物易进入诱发结石。

超声诊断要点

● 涎腺内（常见下颌下腺内）有增强点状、团状强回声，后有声影。

● 腺体内可见扩张导管。

● 如伴涎腺炎，腺体回声增强且不均匀。

相关链接

● 涎腺包括腮腺、下颌下腺、舌下腺 3 对腺体。

● 涎腺各有导管通向口腔并分泌涎液。

● 涎石病与慢性涎腺炎有密切关系，主要发生于青壮年，男性多见。

● 涎石病多为单个、单侧，常见于腺门和排泄管开口附近，腺体本身少见。

● 结石可为细条状、长柱状或椭圆形，大小从砂粒样到 2cm 不等。

● 临床表现：早期无症状，较大涎石阻碍唾液分泌时，出现如下症状。

①进食后涎腺区肿大、疼痛。停止进食后疼痛缓解。

②导管口处黏膜红肿，挤压腺体有脓性分泌物自导管溢出。

③触诊可及硬块，有压痛。

④引起腺体继发感染，并反复发作。

● X 线可观察到阳性结石，下颌下腺结石多为阳性，诊断较易。

● 腮腺涎石多为阴性结石，此时进行涎腺导管造影术，结石不显示。

● 超声可诊断大多数涎石，可观察腺体实质回声，了解炎症程度，观察导管扩张程度等。

二、涎腺炎性病变

分型

- 急性：腮腺多见。
- 慢性：下颌下腺多见。

（一）急性腮腺炎

病因病理

- 导管扩张，管腔内大量中性粒细胞聚集，导管周围及腮腺实质内有密集白细胞浸润。
- 腺体组织出血、坏死，形成化脓性病灶。
- 机体抵抗力下降时，任何一个炎性病灶都有引起继发性腮腺炎的可能。

超声诊断要点

- 患侧腮腺肿大，内回声低且不均匀。
- 形成脓肿，可见蜂窝状无回声。

相关链接

- 该病好发于患有严重疾病（如急性传染病）、大手术后或老年患者。
- 急性炎症病变较轻时，超声检查时患侧应与健侧比较。
- 临床表现

①初期：浆液性炎症，腮腺区肿胀、疼痛、压痛，腮腺导管口红肿。

②进展为化脓性：持续疼痛或跳痛，伴高热、白细胞增多等。

- 腮腺炎症状明显，有典型急性感染指征，临床即可判断。　超声优势在于判断是否有脓肿存在，并可引导穿刺及动态观察炎症恢复情况。
- 急性炎症时，X 线涎腺管造影检查可引起逆行感染，不能进行。
- 腮腺区淋巴结约 20 个，分深、浅两群。

①浅群位于咬肌筋膜和腮腺的浅面，主要有耳前淋巴结和耳下淋巴结。

②深群位于深层腮腺实质内，集中分布在面后静脉和神经周围。

- 流行性腮腺炎：由腮腺炎病毒引起的急性呼吸道传染病。以腮腺非化脓性炎症、腮腺区肿痛为临床特征。
- 流行性腮腺炎易致睾丸炎的原因

①腮腺炎病毒从呼吸道侵入人体，在局部黏膜上皮细胞和局部淋巴结中复制，进入血流，播散至腮腺和中枢神经系统，引起腮腺炎和脑膜炎。

②病毒在进一步复制后，再次侵入血流，形成第二次病毒血症，并侵犯

第一次病毒血症时未受累的器官，如睾丸、颌下腺、舌下腺等。

（二）慢性涎腺炎

病因病理

- 由急性、亚急性炎症转变而来。
- 涎管阻塞，病菌逆行感染所致。
- 腺导管扩张，导管内和周围有淋巴细胞及浆细胞浸润。
- 腺泡萎缩，纤维组织增生。

超声诊断要点

- 腺体稍小或大小正常，内部回声增强、粗糙。
- 形成纤维性硬化时，腺体内可见边界模糊、不规则的异常回声区，但无明显包膜。
- 腺体内可见点线样强回声，并可见扩张的导管。
- CDFI 示多条线状或星点状血流。
- 腺体内可见反应性小淋巴结。

相关链接

- 该病多发生于下颌下腺。
- 临床表现：涎腺区局部肿大，反复或持续胀痛，唾液分泌减少，疼痛于进食后加重。
- 感染及疼痛症状不明显时，涎腺区肿大，触之有结节感，与肿物相似，应鉴别。
- 慢性涎腺炎的实质性肿块且无明显包膜是其特征。
- 因涎腺被纤维组织分隔成多个小叶，故由急性炎症转变而来的患者，可在涎腺（尤其腮腺）内形成局限性包裹性小脓肿。

三、涎腺肿瘤

（一）多形性腺瘤（混合瘤）

病因病理

- 含肿瘤性上皮组织和黏液样组织，因组织学呈混合性或多形性而得名。
- 实性，内可见软骨样组织或胶冻状黏液组织。

超声诊断要点

- 发生部位以腮腺最多。

- 腺体局限性增大，形态规则，边界清楚，均匀低回声结节。
- 结节较大（＞3cm）时，内回声可不均匀，出现强回声、无回声或分隔。
- 病灶边界不规则提示肿瘤穿破包膜；肿瘤生长迅速时警惕恶变，应观察周围淋巴结形态等。
- 后方回声可见增强，尤其肿瘤回声很低时。
- 结节内示"提篮"样血流，即肿瘤周边有细血管网，呈多支包绕；RI 为 0.61～1.1；PSV＜50cm/s。

相关链接

- 涎腺肿瘤来自涎腺上皮与间叶成分，来自间叶成分的患者较少。
- WHO 涎腺肿瘤组织学分类

①腺瘤。

②癌。

- 发病率

①大涎腺肿瘤 80%发生于腮腺。

②腮腺肿瘤中，80%为良性。

③良性肿瘤中，80%为混合瘤。

- 可发生于任何年龄，40 岁以上多见。
- 临床表现为无痛性、生长缓慢的涎腺肿块，多数在 2～5cm，单侧发生。
- 触诊结节状，边界清楚，活动，质地中等硬度。
- 肿瘤可局部浸润穿过包膜，若手术切除不彻底，极易复发。
- 当肿瘤内有点状强回声出现，应警惕恶变可能。
- 当肿瘤内血流 PSV＞60cm/s 时，可排除良性病变，但 PSV＜60cm/s，不可排除恶性病变。
- 高龄患者，肿块突然迅速增大，出现持续性疼痛、面部麻木或面瘫等症状时，应警惕混合瘤恶变可能。
- CT 特点：圆形或椭圆形等密度影，CT 值 30～50HU，增强后可见肿瘤体强化，CT 值达 60HU 或更多。
- MRI 特点：T_1WI 示肿瘤呈低信号，质子密度成像大多为等信号或高信号；T_2WI 大多为高信号。

（二）Warthin 瘤（腺淋巴瘤）

病因病理

- 来源于涎腺导管上皮，或腮腺内、外淋巴结内迷走的腺体。

- 有上皮及淋巴样组织两种成分。

超声诊断要点

- 多发生于腮腺。
- 腺体内形态规则、边界清晰、内部回声均匀的低回声结节。
- 囊性成分较混合瘤多，内部回声极低。
- 内部低回声被线状强回声分隔成"网格"状。
- CDFI：分支状血流，即血流通过一根或几根血管进入肿瘤体后呈树枝状分布；RI 为 0.55～0.8；PSV＜60cm/s。

相关链接

- 男多于女，男、女比例为 6：1。
- 50 岁以上老年人多见，50～60 岁为发病高峰。
- 发病原因可能与吸烟、离子辐射、EB 病毒感染有关。
- 该病占腮腺肿瘤 6%～10%，90%位于浅叶或下极，故该病几乎均位于耳下。
- 该病具有双侧、多灶性、易复发特点，肿块有消长史是腺淋巴瘤较突出的临床特点。
- 肿瘤质地柔软，有弹性感。
- 肿瘤体不大，一般＜4cm，很少＞4cm。
- 核素 ^{99m}Tc 显像为鉴别腺淋巴瘤与混合瘤方法之一。腺淋巴瘤中 ^{99m}Tc 浓集较其他肿瘤明显。
- 切除后易复发，恶变极少。

（三）恶性肿瘤

病因病理

- 黏液表皮样癌：源于涎腺导管上皮或口腔黏膜上皮。高分化患者，形成囊腔；低分化患者，实质性上皮团块多。
- 腺泡细胞癌：源于腺泡细胞。
- 鳞状上皮癌：源于涎腺导管上皮鳞状化生，生长快。

超声诊断要点

- 涎腺区形态不规则实性或混合性团块，边界不清，边缘不整。
- 实质部分呈低回声，分布不均，可见致密簇状强回声，部分伴声影。
- 肿瘤侵犯深面骨皮质，骨皮质强回声带毛糙，局部中断。
- 血流信号丰富，分支状血流，RI 为 0.45～1.1，PSV＞60cm/s。

相关链接

- 临床表现

①肿瘤生长快，活动度差。

②局部疼痛、麻木感。

③累及咀嚼肌发生开口困难，累及皮肤向外破溃，累及面神经出现面神经麻痹。

④部分发生颈淋巴结转移，或向远处转移。

- 黏液表皮样癌为最常见类型

①高分化患者，浸润性生长，较少发生区域淋巴结转移或远处转移，术后生存率高。

②低分化患者，常侵入周围组织，可有淋巴结转移或远处转移，术后生存率低。

- 下颌下腺恶性肿瘤所占比例高于腮腺，舌下腺肿瘤中恶性患者更常见。

- 腮腺内肿瘤多为原发，但腮腺内有丰富淋巴管，恶性肿瘤可转移至此，称腮腺转移癌。

- CT 特点：不均匀高密度或等密度病灶，高密度常见，造影明显强化。

- MRI 特点：T_1WI 呈低信号，T_2WI 以低信号为主，但信号不均，可见肿块与腺体之间脂肪消失。

- 良、恶性病变鉴别困难时，可超声引导穿刺活检。

第九节 甲状腺疾病

一、甲状腺肿

（一）毒性（弥漫性）甲状腺肿

定义

- 又称 Graves 病。是各种原因引起循环中甲状腺素异常增多而出现以全身代谢亢进为主要特征的疾病总称。

病因

- 遗传。
- 自身免疫。
- 环境因素：细菌感染、性激素刺激、应激等。

病理

- 甲状腺弥漫增大。
- 滤泡上皮细胞增多，滤泡小，含胶质少。
- 间质内血管增多，甲状腺扩大、充血。
- 间质内散在淋巴细胞及浆细胞。

超声诊断要点

- 甲状腺弥漫性增大，以长径增大为主，峡部增厚。
- 甲状腺内部回声弥漫性减低，较均匀。
- CDFI：甲状腺内小血管增多、扩张，血流呈"火海"征，部分呈局限性分布，呈"海岛"征。甲状腺上动脉高速湍流（PSV 为 70～90cm/s 或更高）。

鉴别诊断

- 早期桥本甲状腺炎。Graves 病时甲状腺长径增加明显。桥本甲状腺炎时以前后径增加明显。
- 结节性甲状腺肿。部分 Graves 病呈腺体散在性回声减低，该处血流信号甚丰富，探头加压回声减低区明显缩小，结节性甲状腺肿无此表现。

相关链接

- 甲状腺是人体最大内分泌腺，主要有以下功能。
①摄取及储存碘。
②合成及分泌甲状腺激素 T_3、T_4。
- 甲状腺激素的作用
①增加全身组织细胞的氧消耗及热量产生。
②促进蛋白质、糖类和脂肪的分解。
③促进人体生长发育和组织分化。

- 促甲状腺激素（TSH）：由腺垂体分泌。可直接刺激或加速甲状腺分泌，促进甲状腺激素合成。甲状腺激素的释放又对 TSH 起反馈性抑制作用。
- 甲状腺血供丰富，主要供血动脉有甲状腺上动脉（颈外动脉分支）、甲状腺下动脉（锁骨下动脉分支）。
- Graves 病由 Parry 于 1825 年首次报道，Robert Graves 和 von Basedow 分别于 1835 年和 1840 年详细报道。
- Graves 病在 20～30 岁多见，85%为女性，该病与精神因素有关。
- 临床表现：甲状腺肿大，眼球外突，性情急躁，失眠，怕热，多汗，两手颤动，食欲亢进却消瘦，心悸，脉快有力（＞100 次/分），脉压增大（收缩压升高），无力及易疲劳。
- Graves 病是一种特殊的 II 型超敏反应，即抗体刺激型超敏反应，患者体内可产生针对甲状腺细胞表面甲状腺刺激素（TSH）受体的自身抗体，该抗体与甲状腺细胞表面 TSH 受体结合，刺激甲状腺细胞合成、分泌甲状腺激素。
- II 型超敏反应：由 IgG 和 IgM 类抗体与靶细胞表面相应抗原结合后，在补体、吞噬细胞和 NK 细胞参与下，引起的以细胞溶解或组织损伤为主的病理性免疫反应。
- Graves 病眼球外突原因：交感神经兴奋，甲状腺激素作用致眼外肌增生、增厚，提上睑肌张力增高所致。
- 实验室：T_3、T_4 明显增高，TSH 降低。
- 治疗：轻度适宜用药物治疗，中、重度可行部分切除术（是目前最常用、有效的方法）。

（二）单纯性甲状腺肿

病因病理

- 缺碘导致甲状腺激素分泌不足，反馈性引起垂体 TSH 分泌增多，刺激甲状腺增生和代偿性肿大。
- 初期：增生、扩张的滤泡较均匀散布在腺体各部，引起弥漫性甲状腺肿。
- 后期：病变发展，扩张的滤泡聚集成多个结节，形成结节性甲状腺肿。

超声诊断要点

弥漫性甲状腺肿
- 甲状腺弥漫性、对称性肿大，增大明显时压迫气管、血管等。
- 滤泡充满胶质而高度扩张时，呈现多个无回声区，腺体回声不均匀，回声增强。

- 无正常甲状腺组织显示。
- CDFI：呈点状、散在少许血流，血流不增加或接近正常。

结节性甲状腺肿

- 甲状腺不规则非对称性增大。
- 甲状腺内多发异常回声结节。
- 结节质软，边缘较规整，内部结构较松散，类似海绵样表现或为囊性。
- 可伴钙化，呈强回声斑块伴声影。
- 结节周围无正常甲状腺组织。
- 血流信号无固定分布及特异性改变。

鉴别诊断

- 甲状腺腺瘤：单发多见，较大，有完整包膜，周围甲状腺组织较正常。
- 甲状腺癌：单发，增长迅速，肿物回声偏低，边缘呈锯齿状。

相关链接

- 高原、山区土壤中碘盐被冲洗流失，饮水和食物含碘量不足，故我国多山各省（如云贵高原）居民患该病较多。
- WHO 推荐，成年人每日碘摄入量为 150μg。
- 处于青春发育期、妊娠期，甲状腺激素需要量暂时性增高，部分人发生轻度弥漫性甲状腺肿，称生理性甲状腺肿，成年或妊娠后自行缩小。
- 单纯性甲状腺肿较甲状腺功能亢进症甲状腺增大明显。
- 肿大甲状腺压迫周围组织时，有呼吸困难、吞咽困难、声音嘶哑等症状。
- 病程长、体积大的甲状腺肿，可下垂于颈下胸骨前方压迫颈深部大静脉，使头颈部静脉回流障碍，出现面部发绀、肿胀和颈胸部表浅静脉扩张。
- 单纯性甲状腺肿实验室检查：甲状腺功能基本正常。
- 结节性甲状腺肿可继发甲状腺功能亢进，也可恶变。
- 甲状腺内有多个结节首先考虑结节性甲状腺肿。
- 结节性甲状腺肿时，结节发展压迫血管，结节供血不足而坏死、出血、纤维化，发生钙盐沉积，声像图中出现粗大颗粒状钙化。
- 甲状腺内强回声及无回声结节基本为良性；结节周边有蛋壳样钙化基本为良性。
- 内部结构致密的中低回声结节须警惕，注意边缘是否规整并结合核素扫描结果，超声引导下穿刺活检可确诊结节性甲状腺癌。
- 结节性甲状腺肿放射性核素（^{131}I 或 ^{99m}Tc）显像：一侧或双侧甲状腺

内多发、大小不等、功能状况不一的结节（囊性变和增生结节并存）。

- 治疗原则

①生理性甲状腺肿：多食含碘丰富的食物，如海带、紫菜。

②<20 岁的弥漫性单纯性甲状腺肿患者给予小量甲状腺素。

③以下情况的患者，应及时行甲状腺大部切除术。

a. 气管、食管或喉返神经受压引起临床症状。

b. 胸骨后甲状腺肿。

c. 巨大甲状腺影响生活和工作。

d. 结节性甲状腺肿继发功能亢进。

e. 结节性甲状腺肿疑恶变。

二、甲状腺炎

（一）亚急性甲状腺炎

病因病理

与病毒感染或变态反应有关。是可自行缓解的非化脓性甲状腺炎性病。

- 甲状腺单侧或双侧肿大。
- 病变区甲状腺滤泡大量破坏。
- 病变区炎性细胞浸润并有肉芽肿形成。
- 病变区间质水肿，纤维组织增生。

超声诊断要点

- 腺体内出现类实性低回声，边界模糊。
- 无明显占位效应，原有血管正常穿行。
- 局部肿痛、压痛明显（有鉴别意义）。
- 回声明显减低区内血流信号无或轻度增加。
- 血流速度正常或轻度加快。

鉴别诊断

- 甲状腺癌。
- 慢性淋巴细胞性甲状腺炎（桥本病）。

相关链接

- 30～40 岁女性多见，病程约 3 个月。
- 本病初期局限于一叶或一叶某一部分，不久累及另一叶。
- 常发生于病毒性上呼吸道感染之后。
- 临床表现：甲状腺突然肿胀、发硬，吞咽困难及疼痛，向患侧耳颞处放射。

- 据实验室检查结果本病分三期

①甲状腺毒症期

a．特征：血清甲状腺激素水平和甲状腺摄碘能力的"分离现象"。即：T_3、T_4增加，TSH减少，^{131}I摄取率下降（24h＜2%）。

b．原因：甲状腺滤泡被炎症破坏，其内储存甲状腺激素释放入循环→"破坏性甲状腺毒症"，而炎症损伤引起甲状腺细胞摄碘功能减低。

c．红细胞沉降率上升，可＞100mm/h 。

②甲状腺功能减退期

a．T_3、T_4下降至正常以下，TSH高于正常值，^{131}I摄取率逐渐恢复。

b．原因：储存的甲状腺激素释放殆尽，甲状腺细胞处于恢复中。

③恢复期：血清 T_3、T_4、TSH 和 ^{131}I 摄取率恢复正常。

- 抗生素治疗无效。
- 预后：多数病变逐渐消失，少数病变范围增大或"游走"。

（二）慢性淋巴细胞性甲状腺炎（桥本病）

病因

- 器官特异性自身免疫病。
- 本病特征：存在高滴度的甲状腺过氧化物酶抗体（TPOAb）和甲状腺球蛋白抗体（TgAb）。
- TPOAb 具有抗体依赖介导的细胞毒作用和补体介导的细胞毒作用。
- TSH受体刺激阻断型抗体占据TSH受体，促进甲状腺萎缩和功能低下。
- 碘摄入量是影响本病发生、发展的重要环境因素。 碘摄入量增大导致本病发病率升高。

病理

- 甲状腺弥漫增大，质地较硬。
- 甲状腺滤泡大量破坏。
- 腺体内大量淋巴细胞及浆细胞浸润。
- 间质纤维组织增生。

超声诊断要点

- 甲状腺增大，质硬，以侧叶前、后径和峡部增大为主。
- 腺体回声减低，条索状强回声和散在细小低回声，呈网格状。
- 腺体内血流信号丰富，血流中度增加或血流信号呈"火海"征。
- 甲状腺上动脉血流速度中度增快，多在 50～100cm/s。

- 治疗后血流信号可能减少，但回声低不可逆。

鉴别诊断

- 亚急性甲状腺炎。

相关链接

- 慢性淋巴细胞性甲状腺炎于 1912 年由日本学者 Hakaru Hashimoto（桥本）首次报道，故命名为桥本病。
- 本病多见于约 40 岁妇女，男女比例 1∶20，具有一定遗传倾向。
- 起病隐匿，常无特殊症状，或有甲状腺功能减退体征。
- 桥本甲状腺炎甲状腺内可有散在结节出现。 中强回声结节一般是良性，低回声结节要注意恶性可能。
- 实验室检查：T_3、T_4 减少或正常，TSH 增多，甲状腺微粒体抗体和球蛋白抗体（＋）。
- 治疗：主要针对甲状腺功能减退和甲状腺肿的压迫症状，尚无针对病因的治疗措施。

三、甲状腺肿瘤

（一）甲状腺腺瘤

病理分型

- 滤泡状腺瘤（多见）。
- 乳头状腺瘤。

病因病理

- 发病率不高，80%为女性，多数＞30 岁。
- 多为单发，生长缓慢。
- 大多数有薄的纤维包膜。
- 病理上有时与结节性甲状腺肿不易区分。

超声诊断要点

- 单发圆形或椭圆形肿块，中低回声多见。
- 边界清晰整齐，有薄的低回声声晕（包膜）。
- 内部回声较均匀，常见囊性变。
- 常有环绕血流，＞1/2 圈。
- 后方回声无变化或增强。
- 其余甲状腺组织正常。

鉴别诊断

- 结节性甲状腺肿。
- 甲状腺癌。

相关链接

- 内部回声偏低一般为滤泡状腺瘤；内部回声稍强一般为乳头状腺瘤。
- 乳头状腺瘤囊壁血管破裂致囊内出血，腺瘤体可迅速增大，局部胀痛。
- 腺瘤与正常甲状腺组织间有暗的环形声晕相隔，等回声结节可通过声晕被发现。
- 腺瘤 10%可发生癌变，20%属高功能性，可引起甲状腺功能亢进症。
- 甲状腺核素扫描经典使用的核素是 ^{131}I、^{123}I、$^{99m}TcO_4$。根据甲状腺结节摄取核素的多少，划分为"热结节""温结节""冷结节"。

①甲状腺良、恶性肿瘤均可表现为"冷结节"，故诊断意义不大。

②核素扫描仅对甲状腺良性自主性高功能腺瘤（热结节）有诊断价值。表现为结节区浓聚核素，结节外周和对侧甲状腺无显像。

（二）甲状腺癌

病理分型

- **乳头状癌**：占甲状腺癌 60%，中青年女性多见，恶性程度低，易淋巴转移。
- **滤泡状癌**：中老年女性多见，恶性程度高于乳头状癌，易血行转移。
- **未分化癌**：中年以后男性多见，生长迅速，恶性程度高。
- **髓样癌**：起源于滤泡旁细胞，多见于中年以后，常合并多发性内分泌腺瘤。
- **恶性淋巴瘤**：一般为非霍奇金淋巴瘤，常见于老年女性，多在桥本甲状腺炎基础上发生。

超声诊断要点

- 局限性回声减低区（内部结构较致密）。
- 边界模糊，形态不规整，"蟹足"样改变，后方回声衰减。
- 肿瘤周边晕环不规则，厚薄不均。
- 结节内有微小钙化灶（砂粒体）。
- 颈部淋巴结转移；或有静脉内癌栓，常见于颈内静脉或甲状腺静脉。
- 可侵犯甲状腺被膜、颈前肌肉或颈内静脉壁。
- CDFI：血流信号紊乱，可见穿支血管，周边环绕血流＜1/2 圈。

相关链接

● 甲状腺癌是人体内分泌系统最常见恶性肿瘤,可发生于任何年龄,20岁以下并不少见。

● 与甲状腺癌相关的病史

①头、颈部放射治疗史。

②骨髓移植的全身放射。

③一级亲属的甲状腺癌家族史。

④颈部迅速增长的结节,声音嘶哑,声带麻痹。

⑤同侧颈部淋巴结肿大。

● 甲状腺癌患者声音嘶哑,应考虑喉返神经受侵犯。

● 甲状腺结节的几个相关百分比

①10%～40%的普通人群患有甲状腺结节,其中 5.0%～6.5%为恶性。

②20%～25%的单发性甲状腺结节为甲状腺癌。

③4%～10%的多发性甲状腺结节合并甲状腺癌。

● 甲状腺癌钙化灶呈点状或微粒状,良性肿瘤内钙化呈片状、块状或弧形。

● 各型甲状腺癌超声特点分析

①乳头状癌:多有多发针尖样钙化,肿瘤内血供丰富,常伴颈淋巴结转移。

②滤泡状癌:边界清晰或模糊,高或等回声,可因滤泡融合出现类囊肿样图像。

③未分化癌:无包膜,短期甲状腺增大明显,病灶较大。

④髓样癌:单发,周边常无晕环,常伴密集钙化灶。

⑤淋巴瘤:少见,多在桥本甲状腺炎基础上发生。

● 甲状腺癌四大超声特征

①微小钙化。

②实性不均质低回声。

③边界模糊。

④形态不规则。

● 超声检查局限性:根据典型声像图表现,超声可对良、恶性结节做出较明确判断。但甲状腺癌具有多种不同病理类型和生物学特征,可呈现多种复杂图像,不要轻易做出或排除癌的诊断。

● 甲状腺疾病超声检查新技术:甲状腺肿瘤超声造影、三维彩色血管能量成像、甲状腺肿瘤弹性成像。

- 甲状腺癌其他检查方法：核素显像、CT、MRI、超声引导下活检。
- 治疗方法
①手术。
②内分泌治疗。
③放射性核素治疗。
④放疗。

甲状腺疾病鉴别诊断小结

- 甲状腺弥漫性肿大
①血流丰富：Graves 病。
②血流正常：单纯性甲状腺肿。
- 甲状腺结节
①多发：多为良性，如结节性甲状腺肿。
②单发
a. 边界清晰，有包膜，此为甲状腺瘤。
b. 边界不清，低回声，锯齿状，血流丰富，此为甲状腺癌。
c. 强回声：多为良性。
d. 低回声：警惕恶性。
- 囊性病变：多为良性。
- 结节内钙化
①微小钙化：乳头状癌特征。
②粗大钙化：多发生于良性肿瘤。
- 结节内血流
①良性：周围有少许点状、短棒状血流。
②恶性：周边及内部显示高速血流。
- 甲状腺结节 CEUS 特点
①均匀增强：良性及恶性结节（结甲、炎性病灶、甲状腺乳头状癌）。
②不均匀低增强：恶性病变典型特征。
③环状增强：良性病变典型特征。
④无增强：纯囊性结节或结节内出血、坏死。

第十节　甲状旁腺疾病

一、甲状旁腺腺瘤

超声诊断要点

- 甲状腺背侧上、下极异常结节，形态不一，边界清晰。
- 患侧颈长肌明显大于健侧。
- CDFI：结节内血流信号丰富，可见高速血流，PSV 可达 100cm/s。

相关链接

- 甲状旁腺位于甲状腺两侧叶背面，数目不定，一般为 4 个，分上下 2 对。
- 甲状旁腺毗邻：前面是甲状腺，后面是颈长肌，内侧是气管及食管，外侧是颈总动脉及颈内静脉。
- 正常甲状旁腺体积约 5mm×3mm×1mm，褐黄色，超声多难以显示正常甲状旁腺。
- 甲状旁腺分泌甲状旁腺激素（PTH），调节体内钙的代谢，维持钙磷平衡。靶器官为骨、肾，对肠道有间接作用。
- PTH 生理机制

①PTH 促进破骨细胞作用，使骨钙溶解释放入血，引起血钙、血磷浓度升高，超过肾阈则经尿排出，出现高尿钙、高尿磷。

②PTH→抑制肾小管对磷回收→尿磷增多，血磷减少。

- 甲状旁腺功能亢进，PTH 分泌增多，引起高钙血症、高尿钙、低血磷。

①骨质脱钙，可引起骨质疏松、骨折、畸形。

②血钙过高，可引起反复发作肾结石。

- 甲状旁腺功能低下，PTH 分泌减少，血钙减少，神经肌肉兴奋性增高，引起手足抽搐症。
- 80%甲状旁腺腺瘤患者有甲状旁腺功能亢进。
- 腺瘤发生位置以下极多见。
- 超声诊断甲状旁腺疾病假阳性原因：将食管、颈总动脉、甲状腺结节、颈淋巴结及颈长肌等误诊为甲状旁腺增生或腺瘤。
- 超声诊断甲状旁腺疾病假阴性原因：肥胖、短颈、颈部瘢痕、异位腺瘤（异位于甲状腺内、颈侧肌、胸腔、上纵隔等）。
- 上甲状旁腺常异位于气管与甲状腺之间；下甲状旁腺常异位于颈侧部、胸骨上窝、纵隔、胸膜后方。
- 实验室检查：血钙＞3.0mmol/L；血磷＜0.65mmol/L；血 PTH 增多；尿中环磷腺苷（cAMP）明显增多。

[注：PTH 正常值。①免疫化学发光法测值 1～10pmol/L。②RIA 测得氨基酸活性端（N-terminal）230～630ng/L，氨基酸无活性端（C-ter-minal）430～1860ng/L。尿环磷腺苷正常值：1.0～11.5μmol/24h]

● 核素扫查、超声为甲状旁腺病变首选检查方法。

● CT 平扫：位于甲状腺后方、颈动脉与食管之间的小结节，边缘光整，密度均匀，注入造影剂后强化明显。

● MRI 显示甲状旁腺腺瘤最常见信号特征：T_1WI 上呈低信号或稍低于正常甲状腺或肌肉的信号，T_2WI 为高信号，接近或超过脂肪信号，应用脂肪抑制程序，可更好地显示甲状旁腺腺瘤。

● 发现腺瘤，应结合 CT、核素扫查协助定位，应一次全部切除，避免再次手术增加患者痛苦。

二、甲状旁腺增生

超声诊断要点

● 甲状旁腺增大，可达 6mm×4mm×2mm，边界欠清。

● 内部回声多变，可为等回声、低回声、稍高回声，少有囊性变。

● CDFI：血流信号丰富，低速低阻。

相关链接

● 甲状旁腺增生是引起甲状旁腺功能亢进的病因之一，仅次于腺瘤。

● 甲状旁腺增生常由肾衰竭、尿毒症引起。

● 超声很难区分甲状旁腺增生和甲状旁腺腺瘤，如不止一处发现甲状旁腺增大时，应考虑增生。

甲状旁腺疾病影像学检查比较

● 超声：高频彩色超声可显示 5mm 左右病灶，敏感性＞90%，为甲状旁腺疾病首选检查方法。

● CT：分辨力高，易于发现软组织病变，对寻找异位甲状旁腺有明显优势，但对较小病变的敏感性和特异性尚不理想。

● 核素显像：利用甲状旁腺对药物的吸收和排泄功能进行显像，在诊断异位甲状旁腺方面具有优势。但核素对病理甲状腺组织，如甲状腺肿、慢性甲状腺炎、甲状腺肿瘤等亦有一定亲和力，可导致假阳性。

第十一节　眼玻璃体膜状回声鉴别

眼玻璃体膜状回声

- 玻璃体出血机化膜。
- 玻璃体后脱离。
- 视网膜脱离。
- 脉络膜脱离。

玻璃体膜状回声鉴别诊断（表5-7）。

表5-7　眼玻璃体膜状回声鉴别诊断

	形态	回声强度	固定点	运动	后运动	血流
玻璃体出血	不规则，分叉状	较低	无	显著	(+++)	无，不定
玻璃体后脱离	薄带状、光滑、弧形	较低	不定	显著	(++)	无
视网膜脱离	带状、规则、光滑，凹形向前呈"V"形	中高回声	与视盘相连	轻	(－)	有，与CRA延续
脉络膜脱离	带状较粗回声，规则，光滑凸面向玻璃体	中高回声	眼赤道部前	轻	(－)	有

一、玻璃体积血

概念

- 各种原因所致视网膜、色素膜血管后新生血管破裂，血液流出并积聚于玻璃体腔内。

病因

- 糖尿病视网膜病变。
- 高血压视网膜病变。
- 眼科手术及眼外伤。
- 视网膜血管炎。
- 老年性黄斑盘状变性。

- 眼内肿瘤。
- 玻璃体后脱离等。

超声诊断要点

- 少量出血：玻璃体内弱点状回声，广泛分布于玻璃体内，随眼球转动而活动。
- 出血多：异常回声充满玻璃体，形成中低至中强回声机化条。
- 异常回声运动度及后运动度均较明显。
- CDFI：机化条内无血流。

相关链接

- 后运动试验为玻璃体内疾病诊断及鉴别诊断的重要试验。

方法

①探查眼球轴位，观察病变与视盘之间连接或不连接。嘱患者眼球运动，观察玻璃体病变随眼球运动的情况。

②如玻璃体病变随眼球运动而运动，则运动试验阳性，反之则为阴性。

③嘱患者眼球运动后立即停止，观察此时玻璃体内病变运动情况，如病变仍运动为后运动阳性，反之阴性。

- 临床表现：出血量少，表现为"飞蚊"症；出血量多，眼前可有暗影飘动，视力下降明显。
- 眼底检查：玻璃体混浊，眼底看不清。
- 玻璃体出血既是全身疾病在眼部的表现，也可是眼局部疾病引起。
- 玻璃体积血吸收一般需 6 个月至 1 年，不能吸收的患者需手术治疗。
- 玻璃体内较多出血刺激眼部发生增殖反应，形成纤维增殖膜，此膜收缩可产生视网膜裂孔及牵拉性视网膜脱离。

二、玻璃体后脱离

定义

- 基底部以后的玻璃体与视网膜相互分离。

病因病理

- 玻璃体液化。
- 玻璃体内机化条牵拉。
- 玻璃体收缩。
- 视网膜、脉络膜的渗出、出血压迫。

超声诊断要点

完全型

- 玻璃体内连续条带状弱回声，不与后极部回声相连。
- 运动、后运动试验（＋）。

不完全型

- 玻璃体内条带状回声，与视盘、黄斑或其他后极部眼球壁回声固着。
- 运动、后运动试验（＋）。

共同 CDFI 表现

- 条带状回声内无血流信号。

相关链接

- 该病多为老年人玻璃体变性引起，好发于 60 岁以上者。
- 临床表现：起病急，主要症状是飞蚊症和闪光感。
- 眼底检查：视盘前环形混浊（Weiss 环），即自视盘脱离但仍附着在后玻璃体皮质上的视盘周围胶质样物质。
- 该病膜状回声运动特点：自眼球一侧向另一侧的波浪状运动。

三、视网膜脱离

定义

- 正常视网膜共 10 层结构，视网膜脱离指视网膜第 9 层（神经上皮层）与第 10 层（色素上皮层）之间的脱离。视网膜仅在锯齿缘与视盘紧密相连。

分型

- 原发性：多与近视有关。
- 继发性：继发于炎症渗出积聚在视网膜下、眼外伤、玻璃体视网膜增生性对视网膜牵拉等。

超声诊断要点

- 玻璃体腔内可见"V"形光滑带状回声，一端连于视盘，另一端连于球壁。
- CDFI：带状回声内可见与 CRA 相延续的动、静脉伴行血流。

相关链接

- 临床表现
①初发时，有"飞蚊症"或眼前漂浮物，某一方向有闪光感。
②累及黄斑区，可有视力显著减退，眼压降低。
- 眼底检查：脱离的视网膜为蓝灰色，不透明，隆起呈波浪状。
- 治疗不及时或治疗失败，将形成严重增生性玻璃体视网膜病变、严重色素膜炎导致虹膜后粘连、瞳孔闭锁、并发性白内障、继发性青光眼、眼球萎缩等。

四、脉络膜脱离

病因

- 手术。
- 炎症。
- 外伤。
- 血管性疾病致渗出性脉络膜脱离。

病理

- 脉络膜血管内皮细胞结合疏松。在外界因素作用上，血管外压力下降，血浆渗出，积聚于脉络膜上腔，导致脉络膜脱离。

超声诊断要点

- 轴位切面探及至少 2 个条带状回声。在眼球周边部，与眼球赤道附近球壁回声相连。
- 带状回声凸面相对，在玻璃体腔中轴相接，称"接吻征"。
- 类冠状切面探及多个弧形带状回声，有多个点与球壁回声相连，似"花瓣状"。
- CDFI：带状回声内见较丰富血流，与 CRA 不延续，呈低速动脉型频谱。

相关链接

- 该病视力下降不显著。
- 眼底检查：眼底周边部灰褐色或棕黑色环形隆起，边缘清晰，表面视网膜无脱离。
- 脉络膜脱离通常在 1～2 周自行消退，且不留痕迹。

第十二节　小儿白瞳症玻璃体内回声鉴别

概念

- 白瞳症指瞳孔区有白色反光的一组疾病。
- 视网膜母细胞瘤。

- Coats 病。
- 早产儿视网膜病变。
- 原始玻璃体增生症（表 5-8）。

表 5-8　小儿白瞳症玻璃体内回声鉴别诊断

病种	患侧	形状	内回声	声衰减	血流
视网膜母细胞瘤	单侧或双侧	球形，单个或多个	强弱不等，有低回声区	钙斑可见	与 CRA-CRV 相延续，频谱特征亦相同
Coats 病	单侧或双侧	多条带状，其下均匀点状回声	均匀，有流动性	不显著	带状回声上有与 CRA-CRV 相延续血流信号
早产儿视网膜病变	双眼	晶状体后花冠状	弱回声	不显著	与 CRA-CRV 相延续，频谱特征亦相同
原始玻璃体增生症	单侧或双侧	圆锥形由前向后	中强回声	不显著	与 CRA-CRV 相延续，频谱特征亦相同
先天性白内障	单侧或双侧		玻璃体内无回声		无异常血流信号
眼内炎	外伤侧	不规则	均匀，增强或弱回声		无异常血流信号

一、视网膜母细胞瘤

病因

- 来源于视网膜胚胎性核层细胞。

诊断要点

- 自球壁向玻璃体腔内隆起的单个或多个大小不等的肿块。
- 肿物边界不清，形态不规则。
- 内回声不均匀，70%～80%可探及不规则形斑块状强回声，即"钙斑"，后伴声影。
- CDFI：病变内可探及与视网膜中央动、静脉相延续的血流信号。

相关链接

- 为婴幼儿常见眼内恶性肿瘤，常因发现瞳孔区有黄白色反光、出现黑矇性猫眼症状就诊。

- 60%～82% 为单眼发病，18%～40% 为双眼发病，所以检查时一定要双眼均进行检查。
- 发现"钙斑"是诊断视网膜母细胞瘤的基本条件。
- 平均发病年龄单眼为 24 个月（7 岁以上少见），双眼病理在 10 个月左右（3 岁以上少见）。平均初诊时间为出生 12～24 个月。
- 视网膜母细胞瘤分为遗传型和非遗传型两类。约 40% 为遗传型，其发病为合子前决定，为常染色体显性遗传。约 60% 为非遗传型，为视网膜母细胞突变所致。
- 形态上分为 3 型：内生型、外生型、弥漫浸润型。
- 若同时伴颅内松果体或蝶鞍区原发性神经母细胞瘤者称三侧性视网膜母细胞瘤。是由于视网膜光感受器细胞与松果体有种系和个体发生的关系，是视网膜母细胞瘤基因异常表达的另一种方式，并非颅内的转移。
- 治疗：可以采用放射治疗、化学治疗、冷冻、激光等治疗，保存视功能疗法。应用超声检查可以及时了解治疗后病变的大小和形态变化，血流变化等，为观察治疗效果提供依据，患者应终身随诊。

二、Coats 病

病因

- 视网膜血管异常渗漏。
- 视网膜深层组织脂质性渗出。

超声诊断要点

- 玻璃体内可见与视盘回声相连的条带状中强回声。
- 条带状回声下为均匀点状回声，有自运动。
- CDFI：条带状回声上可探及与视网膜中央动脉-静脉相延续的血流信号，频谱亦相同。

相关链接

- 儿童、青少年多见，多见于 8～10 岁儿童。
- 多为单眼发病，男性多于女性。
- 眼底检查的典型改变为视网膜渗出和血管异常。
- 病情演变：眼底视网膜渗出→视网膜脱离→视网膜下和视网膜内渗出、机化→增生性玻璃体视网膜炎→虹膜睫状体炎→白内障、青光眼→眼球萎缩。
- 治疗：激光光凝和（或）冷凝封闭渗漏血管；手术治疗继发性视网膜脱离。

三、早产儿视网膜病变综合征

病因

- 出生时低体重早产儿。
- 常有大量吸氧病史。

超声诊断要点

- 玻璃体内晶状体后团状回声，并包绕晶状体。
- 自视盘与晶状体后可见带状回声，表面光滑。
- 玻璃体内可见不均质点状回声，不与球壁及玻璃体内条状回声相固着。
- CDFI：条带状回声上可探及点状血流信号，频谱为动-静脉伴行频谱。

相关链接

- 典型的病史：早产（尤其孕期<32 周），低体重（<1500g，尤其<1250g），产后高浓度吸氧。
- 胚胎 4 个月，由中胚叶间充质细胞分化而来的视网膜血管开始出现在视盘周围，随着胚胎发育，血管向鼻侧和颞侧锯齿缘延伸，胎儿 8 个月时达到锯齿缘，故早产儿出生时视网膜血管尚未到达锯齿缘，该区为无血管区，因此对氧特别敏感。
- 当吸入高浓度氧气时，脉络膜血液中氧浓度增加，提供给视网膜高浓度氧致视网膜血管收缩和闭塞；当吸入氧停止时，氧张力下降，脉络膜血管不能提供足够的氧到视网膜而形成缺血，刺激再生血管形成。
- 多为双眼发病。
- 治疗：视网膜缺血区光凝或冷凝（已有视网膜脱离患者需要巩膜环扎及玻璃体手术）。

四、原始玻璃体增生症

概念

- 为晶状体后玻璃体腔内一束粗细不一，中央较致密的纤维血管膜。

病因

- 胚胎发育时期的原始玻璃体在晶状体后的纤维增生斑块。该病出生后即存在。
- 晶状体后的纤维血管膜，其血管来自玻璃体动脉和睫状体血管的小分支。

超声诊断要点

- 玻璃体内三角形带状回声，前端包绕晶状体，后端与视盘相连。
- CDFI：其内可见血流信号，血流频谱表现为与视网膜中央动脉、静脉完全相同的动脉、静脉伴行的血流频谱。

相关链接

- 90%为单眼发病，无家族遗传史。
- 患眼常较对侧眼略小。
- 视力差，可以伴有斜视和眼球震颤。
- 超声与早产儿视网膜病变综合征不易鉴别，但后者有早产，低体重，产后吸氧史，多为双眼，所以结合临床病史很重要。
- 治疗：手术切除玻璃体机化膜。

第十三节　阴囊、睾丸和附睾疾病

一、睾丸、附睾囊肿

病因病理

- 睾丸囊肿

白膜囊肿：位于睾丸表面，内衬立方上皮或矮柱状上皮。

睾丸内囊肿：好发于睾丸网，是外伤或炎症后细小管腔狭窄所致。

- 附睾囊肿

精液囊肿：内含大量精子和淋巴细胞等沉积物。

附睾囊性肿物：含清亮的浆液。

超声诊断要点

睾丸囊肿

- 睾丸增大，内见圆形或椭圆形的小无回声区，透声好，有侧方声影。

- 囊壁呈菲薄而均匀的高回声带，边界清楚。
- 部分囊内有细线样分隔。

附睾囊肿

- 附睾头部圆形或近圆形小囊肿，直径数毫米至数厘米。
- 壁薄而光滑，内透声好。
- 精液囊肿内可有低水平回声或少许沉淀样回声，位于囊肿底部，呈分层征象。

相关链接

- 附睾囊肿好发于头部，由于多见且呈良性经过，故囊肿＜4mm 可视为正常变异。
- 附睾囊肿来自附睾内的小管，病因可能与外伤或炎症有关。
- 睾丸、附睾囊肿常无症状，无须积极处理，少数囊肿较大患者可手术治疗，效果良好。

二、睾丸肿瘤

病理分型（图 5-32）

原发性
  生殖细胞肿瘤
    精原细胞瘤
    非精原细胞瘤：胚胎癌、畸胎癌、畸胎瘤、绒癌等
  非生殖细胞肿瘤：间质细胞瘤和支持细胞瘤
继发性：主要来自单核-吞噬细胞系统肿瘤及白血病等的转移性肿瘤

图 5-32　睾丸肿瘤病理分型

超声诊断要点

睾丸肿瘤

- 睾丸形态、大小异常，睾丸弥漫性肿大同时常伴局部不规则隆起。
- 睾丸回声异常：均匀性低回声多为精原细胞瘤；混合性回声（强、弱回声）多为胚胎癌、绒癌；复合性回声（囊、实性回声）多为畸胎瘤或兼畸胎瘤成分的胚胎癌。
- 间接征象：转移性腹主动脉旁及肾门上淋巴结增大，同侧肾盂扩张。
- CDFI：肿瘤内局部血流信号增强，肿瘤侵犯睾丸实质致血管分布紊乱。

相关链接

- 原发性肿瘤多属恶性，青年人居多。
- 男性肾门和腹膜后、主动脉旁淋巴结肿大原因不明患者应警惕源于睾丸肿瘤（隐性癌）。
- 检测血 AFP 和 β-HCG 等肿瘤标志物，有助于了解肿瘤组织学性质及临床分期。
- 睾丸肿瘤切除后 HCG 持续升高提示转移，术后 HCG 降至正常后又升高提示复发。
- 精原细胞瘤对放射治疗敏感。
- 胚胎癌和畸胎癌切除病患睾丸后，应进一步做腹膜后淋巴结清除术，并配合化疗。
- 成年人睾丸畸胎瘤应视为恶性。

附：睾丸肿瘤的分期

第一期：肿瘤限于睾丸，无淋巴结转移，也未侵犯邻近组织。

第二期：淋巴结转移，但未超出腹膜后淋巴结范围。

第三期：淋巴结转移超过腹膜后淋巴结范围，可达纵隔和锁骨下淋巴结，或有其他远处转移。

三、睾丸、附睾炎

病因

- 睾丸炎：由流行性腮腺炎（最常见）、尿道炎、膀胱炎、前列腺炎、前列腺增生及切除术后、长期置导管等所致。
- 附睾炎：由泌尿系感染、前列腺炎、精囊炎扩散所致。

超声诊断要点

睾丸炎

- 患侧增大，表面整齐光滑。
- 实质回声不均。
- 继发性少量鞘膜积液。
- CDFI：极丰富血流信号，坏死灶和脓肿区血流信号减弱。

附：睾炎

- 附睾增大，以头部或尾部肿胀明显。
- 内回声减弱，亦可强弱不均，继发少量鞘膜积液。
- 血流信号显著增强，同侧睾丸血流信号也可增强。

相关链接

- 急性睾丸炎、附睾炎临床表现：患侧阴囊剧痛、肿胀，沿精索、下腹部及会阴部放射。全身症状有畏寒、发热，白细胞总数增多。
- 睾丸炎急性期可见睾丸充血、肿胀，白膜包绕限制静脉回流，可引起局部缺血性坏死。
- 急性附睾炎致病菌通过输精管或淋巴系统侵入附睾。
- 慢性附睾炎常为严重急性附睾炎不可逆的终末期。
- 超声为该病的首选检查方法。
- 治疗：卧床休息，热敷，给予广谱抗生素。
- 睾丸微结石：指睾丸实质精曲小管内微小钙化结石，可能与男性不育有关。发生精原细胞癌等生殖细胞肿瘤的概率增大。

四、睾 丸 扭 转

病因

- 鞘膜内型：发生于青少年，与以下解剖异常有关。
① 较长睾丸系膜。
② 睾丸系带过长或缺如。
③ 睾丸、附睾完全被鞘膜包绕，睾丸在鞘膜腔内呈"铃舌"样，易活动发生扭转。
- 鞘膜外型：少见。好发于睾丸未降的新生儿，多见于腹股沟外环。

超声诊断要点

- 睾丸增大。
- 急性期（<6h）睾丸回声减低或无异常，体积轻度增大。
- 亚急性期（1~4d）睾丸内部回声显著减低或增强。
- 患侧附睾增大明显，形态不规则，回声不均。
- 精索明显增粗，扭转部位回声异常呈"旋涡"征。
- 少量鞘膜积液。
- CDFI：无血流或较健侧明显减少，RI 增大。

相关链接

- 临床表现：青少年多见，少数有外伤史。
① 睾丸疼痛，常在睡眠时或剧烈运动后发生。
② 患侧阴囊皮肤发红，轻度水肿伴触痛。
③ 睾丸位置抬高，或呈横位。
- 睾丸扭转，导致静脉回流受阻，睾丸、附睾充血、水肿和缺血，引起

动脉血供阻断，组织严重缺血、坏死。

- 睾丸扭转手术时间与存活率

①发病后 6h 内手术者睾丸存活率 100%。

②发病 6～12h 手术患者，睾丸存活率 70%。

③发病 12h 以上手术患者，睾丸存活率 20%。

- 间歇性扭转：睾丸扭转患者极少数能自动复位，疼痛自行缓解。

- 提示：睾丸扭转后期睾丸实质无血流，周围组织可因炎性反应引起血流信号显著增强，是过期扭转典型表现，勿误认为是睾丸炎，勿用以除外睾丸扭转。

五、隐　睾

定义

- 睾丸下降异常，使睾丸不能降至阴囊而停留在腹膜后、腹股沟管或阴囊入口处。

超声诊断要点

- 隐睾多在腹股沟管、内环附近或阴囊根部的表浅部位被找到。

- 体积一般较正常稍小，形态尚正常。

- 回声与正常睾丸相似或稍低。

- CDFI 示隐睾血流信号明显减弱。

鉴别诊断

- 腹股沟淋巴结肿大

相关链接

- 阴囊的舒缩功能调节温度低于体温 1.5～2℃，维持睾丸生精小管的正常生精功能，隐睾受温度影响而致精子发生障碍。

- 胚胎时期睾丸在第 22 周开始下降，22～24 周进入阴囊。

- 隐睾 60%～70% 位于腹股沟管内，25% 位于腹膜后，5% 位于阴囊上方。

- 隐睾的合并症主要是精原细胞瘤。据报道，肿瘤发生率是正常人的 48 倍。

- 双侧隐睾引起不育达 50% 以上，单侧隐睾引起不育达 30% 以上。

- 腹膜后和腹腔内隐睾超声定位较困难。

- 睾丸缺如罕见，超声未发现隐睾，应借助 CT 和 MRI 进一步检查。

六、鞘膜积液

定义

- 鞘膜囊内积聚液体增多，形成囊肿。

病因

- 附着于睾丸的腹膜随睾丸下移而形成鞘状突，在出生前后大部分闭合，仅睾丸部分形成鞘膜囊。正常时鞘膜囊仅有少量浆液；当其分泌与吸收功能失衡时，形成鞘膜积液。

分型（图 5-33）

- 睾丸鞘膜积液：鞘状突闭合正常，睾丸鞘膜囊内有较多积液。
- 精索鞘膜积液：也称精索囊肿，鞘状突两端闭合，中间的精索鞘膜囊未闭合，且有积液，与腹腔、睾丸鞘膜囊不相通。
- 婴儿型鞘膜积液：即睾丸精索鞘膜积液，鞘状突在内环处闭合，在精索处未闭合，与睾丸鞘膜连通，与腹腔不相通。

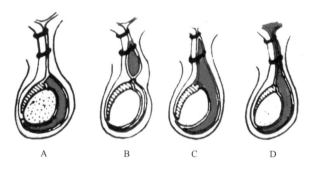

图 5-33　鞘膜积液类型

A.睾丸鞘膜积液；B.精索鞘膜积液；C.婴儿型鞘膜积液；　D.交通性鞘膜积液

- 交通性鞘膜积液：鞘状突完全未闭合，与腹腔相通。

超声诊断要点

精索鞘膜积液

- 腹股沟区梭形或圆柱形无回声肿物。

睾丸鞘膜积液

- 阴囊增大，睾丸周围包绕无回声带。
- 睾丸、附睾贴附于阴囊壁上（后外侧壁）。
- 婴儿型鞘膜积液：液暗区呈"梨形"，睾丸鞘膜腔内液体向上延伸至精索，上端狭窄。

交通性鞘膜积液

- 新生儿多见，液性无回声区随体位而变化，仰卧较小，立位增大。

相关链接

- 鞘膜积液是阴囊增大最常见的原因。
- 先天性鞘膜积液多在 18 个月内消失，不需要手术。
- 精索囊肿需将鞘膜囊全部切除。
- 交通性鞘膜积液应切断通道，在内环处高位结扎鞘状突。
- 阴囊珠：超声偶见鞘膜积液中有直径 3～6mm 圆球形或欠规则强回声伴声影，此为鞘膜腔内有形成分钙化，不引起症状，无临床病理意义。

七、精索静脉曲张

定义

- 精索内蔓状静脉丛的异常伸长、扩张和纡曲。

病因

- 精索静脉行程长，压差大，精索静脉瓣功能不全。

超声诊断要点

- 阴囊根部出现纡曲的管状结构或蜂窝状结构。
- Valsalva 试验静脉管径明显增宽，＞0.2cm。
- CDFI：显示精索、睾丸背侧及下极至附睾尾部红蓝相间的大量血流信号，Valsalva 试验可见静脉反流信号。

相关链接

- 多见于青壮年，发病率为 10%～15%。是引起男性不育症的病因之一。
- 临床表现

①患侧阴囊胀痛不适。

②男性不育。

③临床分级

Ⅰ度：立位时 Valsalva 试验可见精索静脉轻度曲张，平卧位消失。

Ⅱ度：立位时，精索与附睾旁静脉曲张，可触及曲张血管，平卧位缓慢消失。

Ⅲ度：立位时，精索周围、附睾和阴囊均有明显曲张静脉，并与大腿内侧静脉交通，平卧位曲张静脉不能完全消失。

- 该病可影响精子产生和精液质量致不育，原因有以下两个方面。

①静脉扩张淤血，局部温度升高，睾丸组织内 CO_2 蓄积，血液内儿茶酚胺、皮质醇、前列腺素浓度增高，睾丸生精功能下降。

②静脉扩张淤血，使健侧睾丸生精功能也受影响，因为双侧睾丸间有丰富静脉吻合。

● 精液分析正常值范围（表 5-9）。

表 5-9　精液分析主要指标正常值

主要指标	正常值范围
总精子数	$\geqslant 40 \times 10^6$/份精液
活动精子数	前向运动（a、b 级）精子比率$\geqslant$50%或快速前向运动（a 级）精子比率$\geqslant$25%
存活率	$\geqslant$75%

● 该病左侧多于右侧的原因：左侧精索静脉走行陡直，垂直入左肾静脉，静脉回流阻力大。右侧入 IVC，阻力小。

● 腹膜后肿瘤压迫、肾癌继发肾静脉癌栓和受压可引起继发性精索静脉曲张。

● 超声阳性结果还应结合临床症状、体征综合判断。

第十四节　精囊疾病

病因病理

● 精囊囊肿：先天性者多有同侧泌尿系畸形，后天性者多因射精管阻塞所致。

● 精囊肿瘤：继发于前列腺癌、膀胱癌及直肠癌。

● 精囊炎：常与前列腺炎同时发生。

● 精囊结石：射精管阻塞，精囊液潴留，致无机盐结晶附着于脱落的上皮细胞和炎性渗出物上，形成结石。

● 精囊结核：多为泌尿系结核的一部分。多双侧受累。

● 精囊发育不全：常伴单侧或双侧泌尿系畸形，可引起不育。

超声诊断要点

● 囊肿：精囊增大。囊肿呈边界清晰的类圆形无回声。

● 肿瘤：精囊增大。肿瘤边界模糊，可见回声强弱不均的小结节。可检出血流。

● 炎症：精囊增大明显，囊壁模糊、毛糙，囊内回声减低。

● 结石：低回声区内显示单个或多个粗点状强回声。

● 结核：精囊扭曲变形，回声杂乱，其间可见强回声点。

● 发育不全：精囊不显示或明显细小，仅为正常的 1/3。

相关链接

● 精囊左右各一，由约 15cm 长的纡曲管状结构（终末为盲端）盘曲成"橄榄球状"，表面凸凹不平。

● 精囊分泌的液体参与精液的组成。

● 精囊正常长 4～5cm，宽 1.5～2cm。

● 精囊疾病共同表现

①血精（炎症多见），精液量减少。

②会阴部不适、胀痛，腰骶部酸痛。

③尿道刺激症状，如尿频、尿急、尿痛等。

● 精囊疾病多与其他泌尿系疾病共存，故多有其他疾病相关表现。

第十五节　软组织疾病

● 软组织：体内非上皮性的、骨外组织结构的总称，但不包括各器官的支持组织和造血、淋巴细胞。

● 软组织包括纤维结缔组织、脂肪组织、骨骼肌、血管、淋巴管及外周神经系统，多源于中胚层，只有外周神经由神经外胚层发育而成。

一、血 管 瘤

（一）海绵状血管瘤

病因病理

- 囊状扩张的薄壁血管和数量不等的脂肪组织构成。
- 主要为小静脉和脂肪组织向周围延伸并相互吻合，囊腔内血流相对缓慢。

超声诊断要点

- 多数位于皮下，呈低回声肿块。
- 内部为含有小腔的混合结构，并可见高回声分隔。
- 探头加压可变形。
- 内可见红蓝相间静脉血流，色暗，或无血流信号显示，探头加压后快速放松，内血流信号增加。

相关链接

- 正常皮肤超声表现

可见 3 层结构：两条平行强回声细带，中间为较宽的中等回声带。

第 1 层：强回声，为表皮层与耦合剂之间界面回声。

第 2 层：较宽中等回声，为真皮层。

第 3 层：强回声，为真皮层与皮下脂肪层之间界面回声。

- 皮肤正常厚度：（1.82±0.37）mm。
- 浅筋膜：由疏松结缔组织构成，位于真皮深面，包被整个身体，内含浅动脉、浅静脉、皮神经、淋巴管及脂肪组织，对其深层的肌肉、血管、神经等有保护作用。
- 深筋膜：由致密结缔组织构成，位于浅筋膜深面，包被体壁和四肢的肌肉、血管、神经。
- 该病多数生长于皮下组织内，也可发生在肌肉层。质地柔软，边界不清。
- 局部皮肤外观正常或有毛细血管扩张，呈青紫色。
- 该病因血管扩张或血窦血流缓慢，可形成血栓及钙化，即"静脉石"。
- 肌海绵状血管瘤常使肌肉肥大，局部下垂，位于下肢者患者久站或多走时有发胀感。
- 超声作用：可准确测量血管瘤厚度，并明确其向皮下及黏膜的延伸程度。

- 治疗：及早手术切除，以免长得过大。

（二）蔓状血管瘤

病因病理

- 细小动静脉异常吻合使血管明显扩张、纡曲形成局部瘤样病理改变。
- 瘤体内有动静脉瘘存在。

超声诊断要点

- 病变位于皮下组织或肌肉组织内，可侵犯骨组织，范围较大，形态不规则，边缘不整齐。
- 内部多呈低回声，甚至近无回声，呈蜂窝状暗区，后方回声增强。
- 内部血流信号丰富。
- 按压患处或用力憋气，肿块内部血流加速，血流信号增强，这是诊断该病的重要依据。

相关链接

- 患处可见纡曲、扩张的血管，有压缩性和膨胀性。
- 瘤体部位触及震颤，闻及血管杂音。
- 瘤体内血管搏动时挤压皮下神经，可产生明显疼痛。
- 该病侵及范围较大，甚至超过一个肢体，侵袭性强，呈现良性肿瘤恶性表现特征。
- 该病在下肢的患者可因营养障碍而使皮肤变薄、着色、破溃出血。
- 累及较多肌群者可影响运动能力。
- 治疗：宜手术切除。
- 提示：术前应行血管造影，详细了解血管瘤范围，避免术后复发。

二、脂　肪　瘤

病因病理

- 切面呈蛋黄色，似正常脂肪组织，外覆一层菲薄且完整包膜。
- 由成熟脂肪细胞构成，内有不规则纤维结缔组织。

超声诊断要点

- 皮下脂肪层内结节，长轴与皮肤平行，呈扁圆形，较小者类圆形。
- 结节边界清晰（约 60%）或不清晰（约 40%），活动度好。
- 内部呈等或低回声。
- 无明显血流信号。

相关链接

- 脂肪瘤为常见浅表软组织良性肿瘤，属间胚叶肿瘤。
- 可发生于任何年龄及任何有脂肪存在的部位。
- 脂肪瘤内富含血管，但其被扩大的脂肪细胞挤压，难以显示。
- 肩、背、颈及四肢近端皮下组织内易发生，手、足等远心端较少发生。
- 颈、背部脂肪瘤的结构像肌纤维回声，易误诊为增厚的肌肉。
- 深部脂肪瘤多沿肌肉间生长，深达骨膜，但不影响骨骼。
- 脂肪瘤质地柔软，无痛，有一定压缩性。
- 脂肪瘤回声变化：回声低、均匀提示脂肪组织多；回声强提示结缔组织多。
- 脂肪瘤多发患者瘤体较小，常呈对称性，有家族史，可伴疼痛（痛性脂肪瘤）。
- 手术易切除。

三、囊　　肿

（一）表皮样囊肿

病因病理

- 外伤所致，是表皮进入皮下生长而形成的囊肿。囊壁由表皮构成，囊内为角化鳞屑。

超声诊断要点

- 皮下无回声，可单发、多发，椭圆形或圆形，边界清晰、光滑。
- 内部呈点状低回声或高回声，部分像实性，后方回声增强或无变化。
- 内无血流。

相关链接

- 临床表现：一个或多个坚硬的皮下结节，位于易受伤部位或磨损部位，如臀部、肘部，偶尔发生于注射部位。
- 与皮肤可有粘连。
- 治疗：宜手术切除。
- 皮脂腺囊肿：是一种发生于皮肤或皮下组织的增生性和肥大性皮脂腺囊肿，多分布于皮脂腺丰富的部位，囊肿壁由上皮组织构成，囊内物由皮脂物质逐渐分解而成，当其内容物为粉状皮脂时也称粉瘤。
- 临床常把表皮样囊肿和皮脂腺囊肿统称为皮脂囊肿。

（二）皮样囊肿

病理与病理生理

- 实为囊性畸胎瘤。
- 是先天性皮样新生物，胚胎期发育异常，外胚叶部分断裂，被埋于皮下而成。
- 外包结缔组织囊膜，表皮组织突向囊腔，两者间含发育不全的皮肤附属器，如毛囊、发腺、皮脂腺、血管等，有时混有软骨、肌肉、神经。
- 囊腔内有皮脂腺样物质、角化物质、胆固醇、毛发、坏死细胞等，可有钙化。

超声诊断要点

- 病变常位于皮下，偶见于黏膜下或体内器官（如卵巢成熟畸胎瘤），边界清晰、光滑。
- 内部回声可为无至高回声，后方回声可增强或不变，有侧方声影。
- 内无血流。

相关链接

- 不与皮肤粘连，但与深部组织粘连，不易移动，质地柔软有弹性。
- 好发于眉梢或颅骨骨缝处，可与颅内交通呈"哑铃状"，术前应充分评估与准备。

四、肌肉炎症、脓肿

病因

- 脓肿原发于急性化脓性感染后期。
- 脓肿可由原发感染处经血流、淋巴管播散而来。

超声诊断要点

- 病变处类圆形或椭圆形、边界清晰的低回声（厚壁形成）。
- 不清晰、不规则、由外向内边缘模糊的低回声（炎性细胞浸润），散在无回声（液化区）。
- CDFI：丰富的动、静脉血流信号。

相关链接

- 临床表现：病变处红、肿、热、痛及波动感。
- 浅表脓肿可向体表穿破而逐渐愈合，若向深部发展，可压迫或传入邻近脏器，引发并发症和功能障碍，全身中毒症状明显，白细胞增多。
- 含气脓肿显示为强回声，可遮盖脓液无回声。

● 皮下蜂窝织炎：皮肤、皮下脂肪肿胀，回声低，无明显边界，从水肿区逐渐向正常组织移行，深度不超过筋膜。

五、肌肉损伤、血肿

病因病理

● 直接或间接暴力引起肌肉撕裂、小血管破裂产生闭合性损伤、血肿。

● 全身出血性疾病（血友病、血小板减少性紫癜）及应用抗凝药治疗时发生。

超声诊断要点

● 局限性血肿呈椭圆形或圆形，长轴平行于肌束。

● 新鲜血肿呈稍高回声，有不规则壁。

● 4～6d 血肿溶解，实-液混合回声变为无回声，形态不规则，边界清楚，无包膜。

● 肌束断裂时，肌肉回声不连续，回缩的断端游离且呈高回声。

● 无血肿形成的肌肉挤压伤：受累肌肉肿大增厚，回声减低，血流增加。

相关链接

● 牵拉损伤致肌肉撕裂的部位常见于肌肉 G 肌腱连接处、肌 G 筋膜连接处。

● 肌间血肿动态变化过程与身体其他部位血肿类似：急性期呈高回声，数小时后呈较均匀低回声；细胞成分及纤维蛋白析出后出现液-液平面；血肿液化呈均匀无回声。

● 血肿重吸收缓慢，如不加干预，数周后才会逐渐消失。

● 高频超声优势：可清晰显示肌腹、肌束，根据连续性可明确诊断肌束有无断裂及断裂程度，还可清晰显示断裂处血肿及其与周围血管关系。

六、腘 窝 囊 肿

病因

● 成人：继发于其他膝关节疾病，如类风湿关节炎、骨关节炎、半月板损伤、创伤、感染性关节炎、非特异性滑膜炎。

● 小儿：多为原发性，由连续轻微外伤引起。

病理

● 膝关节滑膜袋状疝出。

● 腓肠肌-半膜肌滑液囊异常扩张。

● 囊肿有完整囊壁，内衬滑膜，腔内含滑液，约 50%与关节相通。

超声诊断要点

● 位于腘窝内侧,与腓肠肌内侧头关系密切,呈圆形或椭圆形无回声区,偶见纤维带状分隔。

● 边界清晰,囊壁光滑整齐。

● 合并出血、感染时,无回声内见点状回声。

● 横切面囊肿"颈部"呈"新月"状,位于半膜肌腱与腓肠肌内侧头之间。

● 囊肿上极位于膝关节水平。

● CDFI 示无血流显示。

相关链接

● 滑囊是位于人体摩擦频繁或压力较大处的一种缓冲结构。囊内有少量滑液。

● 人体滑囊多存在于大关节附近。

● 腘窝囊肿为临床最常见滑液囊肿,常位于腓肠肌内侧头与半膜肌腱之间。

● 临床表现:患侧腘窝内侧硬韧包块,合并感染时出现红、肿、热、痛和全身炎症反应,膝关节功能受损。

● 体积较大囊肿可破裂,囊液外泄,沿腓肠肌与比目鱼肌间隙向下扩散,致周围组织继发炎症反应,小腿肿胀疼痛,临床表现似急性深静脉血栓形成。

七、腱 鞘 囊 肿

概念

● 关节附近的囊性肿块。 目前,临床上将手、足小关节处的滑液囊疝和发生在肌腱的腱鞘囊肿统称腱鞘囊肿。

病因

● 慢性损伤使滑膜腔内滑液增多而形成囊性疝出。

● 结缔组织黏液性退行性变。

超声诊断要点

● 患处显示圆形或椭圆形无回声,单房或多房,边界清晰,壁薄光滑。

● 直径多约 2.0cm。

● 邻近肌腱、骨及关节无异常。

相关链接

● 女性和青少年多见。

● 增长缓慢,体积小时无症状,增大到一定程度在活动关节时有酸胀感。

● 治疗

①非手术疗法：原理为使囊内液排出后，囊内注入药物并加压包扎，使囊腔粘连消失。

②手术治疗。

八、关 节 积 液

病因

- 化脓性关节炎。
- 非化脓性关节炎。

病理

- 关节发炎，引起滑膜充血水肿，有浆液渗出，造成关节腔及邻近滑囊内积液。

超声诊断要点

- 积液较多：关节囊向外扩张，关节腔增宽，显示无回声，滑膜增厚。
- 积液较少：关节腔内带状无回声。

相关链接

- 化脓性关节炎常见于儿童，多由血源性传播所致，也可为关节附近化脓性骨髓炎蔓延所致。
- 非化脓性关节炎多由急性或慢性关节疾病（类风湿关节炎、结核、创伤、关节退行性变、血液疾病、代谢疾病等）所致。
- 膝关节囊内积液可向关节囊的两侧或髌上囊扩散。
- 双侧对比有助于诊断关节腔内少量积液是否为异常，双侧积液厚度相差＞3mm 时有诊断意义。
- 最易探测到积液的部位

①髋关节：股骨颈前间隙。

②膝关节：髌上囊。

- 临床表现：疼痛。初期为轻微钝痛，之后逐渐加剧。

九、骨筋膜室综合征

概念

- 骨筋膜室：由骨、骨间膜、肌间隔、深筋膜形成，内含肌肉、血管、神经。
- 骨筋膜室综合征：骨筋膜室内组织压力升高，引起肌肉、神经急性缺血而产生的一系列症候群。

病因

- 剧烈运动。
- 创伤。
- 外压。

病理

- 四肢骨筋膜室内组织压力升高，引起肌肉、神经缺血，肌肉毛细血管渗透性升高，大量血浆和液体渗入组织间隙，引起水肿，使室内压进一步增高，肌肉、神经内微循环压迫加重，形成缺血-水肿恶性循环。

超声诊断要点

- 患侧肌肉体积增大，包绕肌肉的筋膜呈弓形凸出并移位。
- 肌肉缺血坏死时，正常肌肉结构消失，内有无回声，表明骨筋膜室综合征发展到晚期。
- 无回声区不断扩展，内出现强回声物质，考虑为广泛的骨骼肌溶解所致。

相关链接

- 骨筋膜室综合征本质：肌肉水肿、缺血、坏死，引起水肿进一步加重的恶性循环。
- 临床表现：创伤后，数小时内出现肢体疼痛和压迫症状，被动拉伸时明显加重，常见于小腿前方、后方和侧方肌间隔室。
- 直接压力测量是唯一可以确诊骨筋膜室综合征的方法：局部麻醉后，将导管或开有侧口的细针插入可疑的肌间隔室内进行压力测量。正常压力是 $0 \sim 4 mmHg$；若 $> 15 mmHg$，可引起血流障碍和肌肉缺血坏死。
- 治疗：早期积极进行筋膜切开术。

（闫敏芳　杜起军　任路平）

第**6**章　介入超声

一、总　　论

应用范围：

● 超声引导下穿刺活检术：肝、胰、脾、肾、腹膜后、胸腹壁、胸腔及外周肺、部分前后纵隔，甲状腺、乳腺、颈部及四肢软组织等病变。

● 超声引导下穿刺抽吸及置管引流：胸腔积液、腹水、心包积液、肝内胆管扩张症、肾盂积水等。

● 超声引导下囊肿穿刺抽液及凝固治疗：肝、肾、胰腺、卵巢等部位囊肿。

● 超声引导下热消融治疗：肝癌、肺癌、肾癌、子宫肌瘤及子宫腺肌症等。

意义

● 超声诊断推进到病理诊断，超声影像诊断与临床治疗紧密结合。

常用器械

● 超声仪：高分辨率实时超声仪，具有彩色多普勒功能，能够进行超声造影检查更佳。

● 探头：①专用穿刺探头（很少用）。②普通超声探头配穿刺引导架（更常用）或无约束法（freehand）。

● 活检枪：①可重复使用活检枪（更换一次性活检针）。②一次性活检枪（针、枪一体化）。

● 穿刺针（表6-1）。

①普通穿刺针（PTC针）：针芯＋针管。

②组织活检针：取材的针芯＋切割的外套钢管。

●导管：塑料套管，猪尾巴管，主要用于液体引流及留置。

术前准备

●常规准备

①了解患者病史，明确介入操作目的。

②患者穿刺前 1 周停用抗凝血药。

表 6-1　穿刺针直径规格（外径大于 1.0mm 的穿刺针为粗针）

国内（号）	6	7	8	9	10	12	14	16	20
国际（G）	23	22	21	20	19	18	17	16	14
外径（mm）	0.6	0.7	0.8	0.9	1.0	1.2	1.4	1.6	2.0
内径（mm）	0.4	0.5	0.6	0.7	0.8	1.0	1.2	1.4	1.8

③必备化验检查：血常规、出凝血时间等。

④向患者及其家属介绍本次介入操作的目的、可能的并发症，签署术前同意书。

● 设备及材料准备

①超声引导下穿刺活检术

a. 彩色多普勒超声仪。

b. 超声探头及超声引导装置。

c. 穿刺针具：自动活检枪、18G 或 16G 活检针或一次性活检枪。

d. 滤纸条，标本瓶。

e. 2%盐酸利多卡因，碘伏消毒液。

f. 无菌穿刺包：消毒巾，弯盘，止血钳，纱球，纱布块，小不锈钢杯。

②超声引导下穿刺抽吸术

a. 彩色多普勒超声仪。

b. 超声探头及超声引导装置。

c. PTC 针：通常用 18G 针。

d. 延长管。

e. 2%盐酸利多卡因，碘伏消毒液，聚桂醇等硬化剂。

f. 置管引流包：消毒巾，弯盘，止血钳，纱球，纱布块，试管，小不锈钢杯。

③超声引导下置管引流术

a. 彩色多普勒超声仪。

b. 超声探头及超声引导装置。

c. PTC 针：通常用 18G 针。

d. 导管：8F 猪尾导管。

e. 导丝。

f. 扩张管。

g. 引流袋。

h. 2%盐酸利多卡因，碘伏消毒液，聚桂醇。

i. 置管引流包：消毒巾，弯盘，止血钳，纱球，纱布块，试管，小不锈钢杯。

④超声引导下肿瘤热消融治疗术

a. 麻醉和急救设备。

b. 超声引导装置：彩色多普勒超声仪，穿刺引导装置。

c. 微波仪或射频仪：微波天线或射频电极，测温系统。

d. 2%盐酸利多卡因，碘伏消毒液，75%乙醇。

e. 常规急救药品。

并发症预防及处理原则

● 预防

①全面了解病史，综合分析评估。

②选用适当针具及导管规格。

③熟练掌握穿刺路径设计原则，并术前模拟。

④重视术后处理，密切观察患者生命体征。

● 处理

①疼痛：轻者观察，重者查找原因并及时处理。

②出血：量少，充分压迫止血；量多，请临床医生紧急会诊，必要时手术治疗。

③感染：查清病原菌及药敏情况，针对性抗感染治疗。

④针道种植：发生率极低。穿刺时用套管针保护针道；退出消融针时沿针道开启消融，灭活处理。

⑤损伤其他脏器：重视局部解剖，规范介入操作过程。

相关链接

● 进针路径选择：最短路径，避免穿过腔隙，观察取材前方组织结构，尽可能不经过非靶标所在脏器。

● 盲区处理：侧动探头，抽提针芯。

● 影响穿刺准确性因素

①装备：导向器、导槽与穿刺针的匹配。

②呼吸动度：肝、肺、肾呼吸控制的训练配合。

③穿刺造成的移动：穿刺脏器不固定；穿刺靶区组织的过硬或过韧的被膜；穿刺针粗、钝；进针速度慢等。

④非对称形状的针尖：针尖易向直面方向偏离。

⑤穿刺区组织的阻力大或阻力不均匀，穿刺针过软，过细等。

- 选用的穿刺针越粗，进针次数越多，并发症发生率越高。
- 显著和致死性并发症主要见于肝和胰腺的穿刺。
- 针道多应该在未来手术切除范围内，避免增加手术难度。
- 肝病变穿刺活检前应让患者屏气练习。
- 胰腺活检应避免经过正常胰腺组织或扩张的胰管，以免诱发急性胰腺炎。
- 以下情况不适合甲状腺结节穿刺：

①成人核素显像为有自主摄取功能的"热结节"，无须穿刺鉴别良、恶性。

②超声提示为纯囊性结节。

③超声已高度怀疑为恶性的结节。

- "明显生长"甲状腺结节是穿刺活检适应证。
- 乳腺结节穿刺活检，如病变位于腺体深方，应尽量使进针方向与胸壁平行且控制进针深度，避免穿刺伤及肺造成气胸。
- 胸腔积置置管：沿肋骨上缘进针，以免损伤肋骨下缘神经及血管。
- 胸腔积液抽液量。首次：800ml；诊断性：50～100ml，以后每次≤1000ml。
- 腹水抽液量。诊断性：50～100ml；肝硬化患者一次放液≤3000ml，过多放液易引起肝性脑病及电解质紊乱。如穿刺孔渗液，可加压包扎。
- 胆管置管：所选择胆管内径＞0.5cm，距体表较近，穿刺针与胆管长轴夹角 60°～70°，进针路径经 1cm 厚的正常肝组织。
- 超声引导下囊性病变的穿刺抽液

①适应证：＞5cm，单纯囊肿为主，也可适用于淋巴囊肿，巧克力囊肿。

②临床意义：防止和减轻压迫、继发出血、感染、扭转等，减轻疼痛，减轻心理负担。

- 超声引导下梗阻管腔置管

①适应范围：胆道梗阻引起的胆管、胆囊扩张；尿路梗阻引起的肾积水。

②临床意义：与 X 线下的置管比较，方便、快捷、准确、有效。为后续临床处理提供机会。

二、肝脏疾病超声引导下自动活检

适应证

- 肝实性、混合性占位病变须明确性质。
- 肝弥漫性病变须明确组织学诊断。
- 典型恶性肿瘤，为治疗须明确其组织学类型和分化程度。
- 恶性肿瘤在非手术治疗各阶段须判断治疗效果。

禁忌证

- 出、凝血时间显著延长。
- 大量腹水、重度梗阻性黄疸或可疑动脉瘤、嗜铬细胞瘤。
- 近肝表面的占位病变。
- 呼吸急促或严重咳嗽不能自控。
- 无安全引导径路及可能损伤肺、胆囊等器官。

注意事项

- 肝穿刺路径

①穿刺病灶应距体表最近，避开周围脏器、大血管、胆管。

②病灶前应有 1cm 厚肝组织。

③不能经过有积液的胸腔或肝前积液穿刺。

④肿块较大时，避免在中央坏死液化区取材，应在小血管丰富部位取材。

⑤针尖斜面造成误差，应及时调整。

- 穿刺过程须保持穿刺目标及穿刺针始终显示在图像上，进针路径与引导线保持一致。

三、肾脏疾病超声引导下自动活检

适应证

- 原发性肾脏疾病：包括急性肾炎综合征、原发性肾病综合征、无症状性血尿。
- 继发性或遗传性肾脏疾病。
- 急性肾衰竭：根据病史、临床表现及实验室检查无法确定其病因。
- 肾移植

①原因不明的肾功能明显减退。

②出现严重排异反应，决定是否切除移植肾。

③怀疑原有肾脏疾病在移植肾中复发。

禁忌证

- 绝对禁忌证

①明显出血倾向。

②重度高血压。

③精神病或不配合操作的患者。

④孤立肾。

⑤小肾。

- 相对禁忌证

①活动性肾盂肾炎、肾结核、肾盂积水或积脓，肾脓肿或肾周围脓肿。

②肾肿瘤或肾动脉瘤。

③多囊肾或肾大囊肿。

④肾位置过高(深吸气时肾下极也不能达第 12 肋下)或游走肾。

⑤慢性肾衰竭。

⑥过度肥胖。

⑦重度腹水。

⑧心力衰竭、严重贫血、低血容量、妊娠或老年人。

注意事项

- 肾弥漫性病变穿刺点：靠近肾下极边缘，进针线选择肾下极与集合系统之间的外 1/3，避开大血管，合格取材应包括皮质和髓质组织。
- 肾穿刺活检组织标本分 3 份，供光镜（LM）、免疫荧光（IF）、电镜（EM）检查。标本两端各取 1 mm 的小块做 EM 检查，皮质端切取 2mm 小块做 IF 检查，剩下做 LM 常规石蜡包埋。
- LM 需＞10 个肾小球，IF 需＞5 个肾小球，EM 需 1 个肾小球。

相关链接

- 肾小球是位于入球小动脉和出球小动脉之间的一团彼此之间分支又再吻合的毛细血管网。
- 每个肾约有 100 万个肾小球，肾活检只需不足 20 个，不会影响肾功能。
- 肾小球在尿生成中的作用：血浆在肾小球滤过形成超滤液进入肾小管、集合管，选择性重吸收葡萄糖等营养物质，肾小管、集合管分泌尿素等物质，最终形成尿液。

四、经直肠超声引导下前列腺疾病自动活检

适应证

- 可疑结节，须明确诊断。

- 直肠指检有结节，无论声像图显示与否均应穿刺证实。
- 血清前列腺特异抗原（PSA）增多。
- 前列腺癌病理学分型。
- 前列腺癌非手术治疗前后进行以判断疗效。

禁忌证

- 泌尿系感染未控制。
- 严重内痔、混合痔或肛瘘，合并感染或活动性出血。
- 糖尿病未能控制者。
- 全身免疫功能低下或严重心、肾功能不全。

注意事项

- 提前 2d 预防性应用广谱抗生素，穿刺前禁食 8h，并清洁灌肠。
- 无明确结节的患者，选用 6 点穿刺法，即前列腺的左右两边外腺的底、中、尖部各穿刺 1 针。
- 有可疑结节，可在结节部位增加 2 针。特殊情况下，应根据临床需要增加或减少穿刺次数。
- 穿刺时在射程内要避开尿道、膀胱。
- 术后常规口服抗生素 3d。

五、超声引导下穿刺抽液或置管引流

适应证

- 凡临床须穿刺抽液或置管引流，能选择到安全穿刺路径，均为适应证。
- 常用于心包积液、肝脓肿或血肿、扩张胆道及肾盂、胸腔积液、盆、腹腔脓肿等。

肝脓肿操作步骤及方法

- 进针路径尽量通过一小段正常肝组织，避开胆囊、粗大的胆管和血管。
- 穿刺点局部消毒，局部麻醉。嘱患者屏气，通过穿刺导向器，迅速将穿刺针推至脓腔。
- 拔出针芯，脓液随即溢出，接注射器抽吸。
- 对多发性或分隔状的脓肿和较小的脓肿，一般采用多次穿刺冲洗法。冲洗用 0.25%的甲硝唑溶液，然后注入 8 万 U 庆大霉素或 0.5g 丁胺卡那霉素。
- 较大脓肿（一般直径＞6cm）穿刺后，置入导管引流、固定。
- 置管成功后每天用生理盐水冲洗 2～3 次，保持导管通畅，并注入适量敏感抗生素及甲硝唑溶液。

● 术后局部加压包扎，卧床休息 4 h，观察体温、脉搏、血压和腹部情况。全身应用抗生素或抗阿米巴药物。

● 待患者症状得到控制，白细胞恢复正常，脓腔消失，可拔除引流管。

优势

● 操作简便，创伤轻微，成功率高，并发症少，疗程短，疗效可靠。

● 适用于年老体弱、病情危重或复杂患者，显著提高肝脓肿治愈率，且减低治疗成本，可作为治疗肝脓肿的首选方法。

不足

● 对弥散性多发小脓肿或脓肿合并窦道、瘘口等复杂情况，超声引导下穿刺应用受限，建议及早手术切开引流。

（闫敏芳　谢媛媛　秦冰娜　杨国庆）

第 7 章　相关影像学知识与诊疗技术

常用缩略语

ASD	房间隔缺损	PTCD	经皮肝穿刺胆管引流
CAS	经皮腔内血管支架治疗	RIO	感兴趣区
CDFI	彩色多普勒血流成像	SPECT	单光子发射型计算机
CE/C	CT 增强扫描		断层显像
ECT	发射型计算机断层扫描仪	T_1WI	T_1 加权成像
ERCP	内镜下逆行胰胆管造影	T_2WI	T_2 加权成像
HRCT	高清晰度 CT	TACE	肝动脉碘油化疗药物
MPR	多层图像重建		栓塞术
MRA	磁共振血管造影	TIPSS	经颈静脉肝内门体静
PDA	动脉导管未闭		脉内支架分流术
PET	正电子发射型计算机断	TRUS	经直肠超声
	层显像	TURP	经尿道前列腺电切术
PSA	血清前列腺特异抗原	VSD	室间隔缺损
PTA	经皮腔内血管成形术	WL	窗位
PTCA	经皮冠状动脉腔内形成术	WW	窗宽

第一节　相关影像学知识

一、CT

概念

- 电子计算机断层摄影的简称，应用电子计算机技术的 X 线扫描断层摄影。"C"即电子计算机技术，"T"即利用 X 线所做的断层摄影。

工作原理

- 是用 X 线束对人体某部位一定厚度层面进行扫描，由探测器接收透过该层面 X 线，转变为可见光，转换成电信号，经过模/数转换形成数字信号，经计算机处理，数/模转换为黑到白不等灰度的小方块，形成 CT 图像。

工作流程

- 根据不同组织对 X 线吸收与透过率不同，将应用仪器测量得到的数据用计算机进行处理，获取被检查部位断面或立体图像，从而发现细小病变。

特点

- 具有较高的对比度及密度分辨力，可以显示体积小、密度差小的病变。
- 提供了人体的横断面图像，也可三维成像，重建正位、侧位、斜位像。

螺旋 CT

- 概念：又称体积扫描，X 线发射器（球管）连续旋转、扫描，同时床连续移动，提高扫描速度。
- 特点：可取得人体某一体积扫描图像，避免遗漏微小病变。

CT 设备主要部件

- 扫描部分：X 线管、探测器和扫描架。
- 计算机系统：收集到的信息数据进行储存运算。
- 图像显示和存储系统：处理、重建图像，用电视屏显示，并保存图像。

现代 CT 特点

- 探测器：少则 1 个，多达 4800 个。
- 扫描方式：由平移/旋转、旋转/旋转、旋转/固定改良至螺旋 CT 扫描。
- 计算机容量大、运算快，可即刻重建图像。

- 图像质量高：扫描时间短，避免了在呼吸、心跳等的干扰下产生伪影。
- 层面连续的超高速 CT（扫描时间可＜40ms），无盲区，且可三维重建，造影增强。
- 由于扫描时间短，可摄得电影图像，能避免运动造成的伪影。
- 适用于心血管造影检查，以及小儿和急性创伤等不能很好合作的患者检查。

CT 诊断术语

- 平扫：普通扫描，不注射血管造影剂。
- 造影增强（CE/C）：注射造影剂进行扫描，可显示组织器官及病变血流状态，使其影像密度增强，有利于辨别血管、器官和某些病变。
- 定位扫描：根据申请单上的病史及体征，确定扫描范围，然后根据检查部位，选择相对应的定位像，获取正位或侧位的定位像，再根据定位像的显示部位和影像信息，有目的、有步骤地确定扫描范围。
- 窗宽（WW）：表示图像 CT 值范围，由－1000～＋1000HU，扫描、观察不同的组织或部位采用不同窗宽。
- 窗位（WL）：窗宽范围内的均值或中心值。扫描、观察不同的组织采用不同窗位。
- CT 值：表示该部分 X 线衰减系数值，单位是 HU。组织密度高 CT 值大，密度低则小，可随时对图像感兴趣区测量，用于定性诊断。
- 部分体积效应：扫描层内有一定厚度，如密度不同，实际测量 CT 值与组织、病变的密度不一致，称为部分容积效应。
- 层厚：扫描每层面厚度，以 mm 表示，一般采用 10mm。观察微小结构时，可分别选择 1～3mm 薄层。
- 间隔：两相邻层面距离，以 mm 表示。病变不同可设定 1mm、2mm、5mm、10mm、15mm、20mm 等，一般多采用 10mm。
- 动态范围：选定某部位注射造影剂，按一定时相自动逐层扫描，观察造影剂充盈与排泄状态。
- 感兴趣区（ROI）：进行测量、分析的某重要区域，有 3 个指标。
  ①平均值是该区域平均 CT 值。
  ②标准偏差是该组织 CT 值偏差。
  ③面积是 ROI 面积，以 mm² 表示。
- 像素：构成 CT 图像的基本单位。像素小则图像清晰、空间分辨率高。CT 图像的空间分辨力不如 X 线图像高。
- 矩阵：将人体横断面各点的 CT 值像素以矩阵排列，构成图像。一般以 256×256 或 512×512 的矩阵显示图像。

- 伪影：因仪器或技术等原因出现并不存在的各种影像，有条状、环形、黑色区等。产生原因是物体运动、骨脑交界、气体交界等。
- 多平面图像重建（MPR）：应用多层扫描数据，由计算机做三维空间重建，可显示任何平面图像。
- 空间分辨率：高对比情况下，CT 图像可鉴别物体微细结构的能力。
- 密度分辨率：即对比分辨率，可区分最小密度差的程度。
- 高清晰度 CT（HRCT）：薄层高分辨率 CT，使空间分辨率达 1.5～2mm，层厚达 1～1.5mm，可显示微小病变。

CT 图像组成

- 主图像：于画面中央显示所扫描部位的断面图像。 主图像是观察重点，其与监视器图像相同，通过多幅照相机或激光相机转拍在胶片上。
- 灰阶：在图像一侧呈上下长条状浓淡不同灰阶，同时可见窗宽、窗位数值。灰阶（CT 值）确定图像浓淡。
- 扫描条件：标示图像采用的 KV 及 mA 及扫描时间。
- 患者资料：包括 CT 扫描序号、扫描层次序号（NO 或 S）、姓名、年龄、性别、有否增强（CE 或＋C）、时间。
- 其他资料：如医院名称，倾斜角（扫描架），扫描床位置，层厚（mm），层距，病变 CT 值，仪器名称，前、后、左、右，扫描部位，螺旋 CT 常用的螺旋标志等。

CT 图像特点

- CT 图像由不同灰度表示，反映器官和组织对 X 线吸收程度。故与 X 线平片图像一致，黑影表示低吸收区，即低密度区，如含气体多的肺部；白影表示高吸收区，即高密度区，如骨骼。
- CT 密度分辨力高，可更好地显示由软组织构成的器官，如脑、脊髓、纵隔、肺、肝、胆、胰及盆部器官等，并在良好的解剖图像背景上显示出病变影像。
- CT 值：规定水的 CT 值为 0HU（水的吸收系数为 10），人体组织的 CT 值则居于－1000HU 到＋1000HU 的 2000 个分度之间，空气密度最低为－1000HU，骨皮质密度最高为 1000HU。
- 人体各组织 CT 值（图 7-1，表 7-1，表 7-2）。

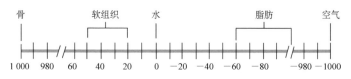

图 7-1 人体各组织 CT 值（HU）

表 7-1 正常人体组织的 CT 值（HU）

组织	平均 CT 值	组织	平均 CT 值
脑	25～45	肌肉	35～50
灰质	35～60	淋巴结	45±10
白质	25～38	脂肪	-80～120
基底节	30～45	前列腺	30～75
脑室	0～12	骨	150～1000
肺	-500～-900	椎间盘	50～110
甲状腺	100±10	子宫	40～80
肝	40～70	精囊	30～75
胰腺	40～60	水	0
脾	50～70	空气	-1000
肾	40～60	静脉血液	55±5
主动脉	35～50	凝固血液	80±10

表 7-2 病变组织的 CT 值（HU）

病变	平均 CT 值	病变	平均 CT 值
凝固血液	80±10	渗出液（蛋白>30g）	>18±2
鲜血	>0	漏出液（蛋白<30g）	<18±2
慢性血肿	20～40	炎性包块	0～20
囊肿	+15～15	肺癌	平均 40
结核灶	60	肿瘤	40～60
钙化	80～1000	转移肝癌	15～45
肾结石	300～600		

● 医史小档案

CT 诞生与 HU 的由来

①1963 年，美国物理学家科马克得出一些关于人体不同组织对 X 线透过率的计算公式，这些公式成为 CT 的理论基础。

②1967 年，英国电子工程师 Hounsfield 制作了一台能加强 X 射线放射源的扫描装置，即后来的 CT。

③1971 年 9 月，Hounsfield 与一位神经放射学家合作，检查了第一个患者。

④1972 年 4 月，Hounsfield 在英国放射学年会上首次公布了这一结果，正式宣告了 CT 的诞生。

⑤由于 CT 极大地促进了医学影像学的发展，Hounsfield 获得 1979 年诺贝尔生理学与医学奖。为纪念 Hounsfield 对医学做出的突出贡献，将 CT 值的单位定为 HU（其中 H 代表 Hounsfield，U 代表 UG nit）。

CT 诊断特点及优势

● 中枢神经系统：如颅内肿瘤、脑梗死、脑出血、椎管内肿瘤、椎间盘脱出效果好。螺旋 CT、CTA 可取代常规脑血管造影。

● 头颈部：可早期发现眶内、鼻窦、耳等部位占位性病变。

● 心脏、大血管：可很好地显示冠状动脉和心瓣膜的钙化、大血管壁的钙化及动脉瘤改变等。

● 腹、盆部：如占位性、炎性、外伤性、转移性病变及胃肠道病变向腔外侵犯。

● HRCT 诊断胸部疾病：可较好显示。

二、MRI

概念

● 利用高强度磁场与氢原子核振动原理，形成人体氢原子密度图像。

特点

● 可获取人体三维图像，更好地显示密度差小的病变，对脑、肝、胰、椎间盘、软组织成像优于 CT，不用造影剂即可显示血管内腔，对心血管疾病有特殊意义。对钙质显示较差。

● 磁共振最常用的核是氢原子核质子（^{1}H），因为它的信号最强，在人体组织内也广泛存在。

● 磁共振影像灰阶特点是，磁共振信号愈强，则亮度愈大，磁共振的信号弱，则亮度也小，从白色、灰色到黑色。

● 各种组织磁共振影像灰阶特点如下：

①脂肪组织、骨松质→白色。

②脑脊髓、骨髓→白灰色。

③内脏、肌肉→灰白色。

④液体、正常流速血液→黑色（流空效应）。

⑤骨皮质、气体、含气肺→黑色。

工作原理

● 磁共振是一种物理现象，作为一种分析手段广泛应用于物理、化学、生物等领域，1973 年用于临床。为避免与核医学中放射成像混淆，把它称为磁共振成像术（MRI）。

● 磁共振现象：给人体组织一个射频脉冲，其频率与质子的进动频率相同，射频脉冲的能量将传递给处于低能级的质子，使其获得能量后将跃迁到高能级，这种现象称磁共振现象。

● MR 是一种生物磁自旋成像技术，利用原子核自旋运动的特点，在外加磁场内，经射频脉冲激发后产生信号，用探测器检测并输入计算机，经过计算机处理转换后在屏幕上显示图像。

● 医史小档案

MRI 诞生

①1946 年 Bloch 和 Purcel 发现了物质的磁共振现象。

②1973 年 Lauterbur 发明了磁共振成像技术，明显促进了医学影像学的发展。由于这一贡献，Lauterbur 与 Mansfield 分享了 2003 年诺贝尔生理学与医学奖。

成像原理

● 人体器官正常组织与病变组织产生的磁共振信号强度不同，这种信号强度上的差别是磁共振成像基础。

● 原子核（如 ^1H）自旋轴的排列通常无规律，但将其置于外加磁场中时，核自旋空间取向从无序向有序过渡。

● 自旋的核同时也以自旋轴和外加磁场的向量方向的夹角绕外加磁场向量旋进，即拉莫尔旋进。

● 自旋系统的磁化矢量由零逐渐增长，当系统达到平衡时，磁化强度达到稳定值。如此时核自旋系统受到外界作用（如一定频率的射频激发原子核），即引起共振效应。

● 射频脉冲停止后，自旋系统已激化的原子核，回复到磁场中原来排列状态，同时释放微弱能量，发射出电信号，对其进行空间分辨后获得运动中原子核分布图像。

适应证

- 对神经系统病变几成确诊手段。尤其对脊髓脊椎病变，是首选检查。
- 心脏大血管病变。
- 纵隔病变。
- 腹、盆腔脏器检查。
- 胆管、泌尿系等明显优于 CT。
- 关节软组织病变。
- 对骨髓、骨的无菌性坏死十分敏感，病变的发现早于 X 线和 CT。

优点

- MRI 对人体没有损伤。
- MRI 能获得脑和脊髓的立体图像，优于 CT。
- 在胆管、泌尿系、直肠、子宫、阴道、骨、关节、肌肉等部位优于 CT。

缺点

- 对肺、肝、胰、肾上腺检查不如 CT，但费用要高昂得多。
- 对胃肠道病变检查不如内镜。
- 体内留有金属物品者、安装心脏起搏器的患者、妊娠 3 个月内不宜接受 MRI 检查。
- 危重患者不能做。
- MRI 空间分辨率不及 CT。

MRI 术语

- 磁共振：带有正电荷的原子核自旋产生的磁场。
- 弛豫过程：原子核从激化状态回复到平衡排列状态的过程。其所需时间称弛豫时间。
- 弛豫时间有两种，即 T_1 和 T_2，T_1 为自旋-点阵或纵向弛豫时间，T_2 为自旋-自旋或横向弛豫时间。
- 磁共振弛豫：射频脉冲关闭后，横向磁化矢量逐渐减小直至消失，
- 称横向弛豫，即 T_2 弛豫。纵向磁化矢量逐渐恢复直至最大值（平衡状态），称纵向弛豫，即 T_1 弛豫。
- T_1 值：以脉冲关闭后某组织的宏观纵向磁化矢量为零，以此为起点，以宏观纵向磁化矢量恢复到最大值的 63% 为终点，起点和终点的时间间隔即该组织的 T_1 值。
- T_2 值：施加 90°脉冲，使某组织宏观横向磁化矢量达到最大值，以此时刻为起点，以 T_2 弛豫造成的横向磁化矢量到最大值的 37% 为终点，起点与终点之间的时间距离即为该组织的 T_2 值。

- 加权："突出重点"的意思。
- 加权成像：通过成像脉冲序列的选择及成像参数的调整，使 MRI 主要反映组织某方面特性，尽量抑制组织的其他特性对 MRI 信号强度的影响，此种成像方式称加权成像。
  - T_1 加权成像（T_1WI）：指图像中组织信号强度的高低。主要反映的是组织的纵向弛豫差别。组织的 T_1 值越小，其 MRI 信号强度越大。
  - T_2 加权成像（T_2WI）：重点突出的是不同组织之间的横向弛豫差别。组织的 T_2 值越大，其 MRI 信号强度越大。

MRI 与 CT 对比的异同点

- 相同点：目的相同，即增加不同组织或病变间对比度差异，以利于诊断。
- 不同点（表 7-3）。

表 7-3　CT 与 MRI 主要区别

区别	CT	MRI
优势对象	骨	软组织
工作原理	X 线	磁共振
成像原理	根据组织密度不同	根据组织内原子的状态
观察内容	观察大体结构	观察特定组织
对人体损伤	电离辐射应该保护	轻微或无

注：此表仅列出主要差别点，临床应用中还应具体问题具体分析，如 CT 对骨皮质病变敏感，而 MRI 对骨髓、骨的无菌性坏死敏感等

MRI 对比剂

①常用的二乙三胺五乙酸钆（Gd-DTPA）本身不显示 MRI 信号，只对邻近质子产生影响和效应。

②这种特性受对比剂浓度、对比剂积聚处组织弛豫性、对比剂在组织内相对弛豫性及 MRI 扫描序列参数多种因素的影响，从而造成 MRI 信号强度改变。

③很少发生不良反应。

CT 对比剂

①是用水溶性有机碘剂，一般采用静脉注射，经血液运送到血管和血供丰富的组织器官或病变组织，使之碘含量增高，而血供少的病变组织含碘量较低，从而使正常组织与病变组织内部含碘浓度产生差别，形成密度差，从

而提供更加丰富病变信息。

　　②可引起过敏反应。

　　● CT 用来扫描大体结构，如脑部（脑出血、脑卒中后脑坏死在 CT 下显示都很清楚）、胸部、腹部、盆腔、四肢（观察骨和软组织）、颈部等。

　　● MRI 用来分析软组织，如某些特定疾病的脑组织、脊柱（脊髓）、四肢关节（主要看关节软组织）、体内脏器的肿瘤等。

三、核　医　学

（一）概述

核医学定义

　　● 应用放射性核素或核射线对疾病进行诊治及科研的学科。

核医学组成

　　● 诊断：包括单光子显像（SPECT）及正电子显像（PETCT）等。

　　● 治疗：包括核医学门诊及其防护病房。

　　● 功能检测

　　①放射免疫学检测。

　　②脏器功能检测（如肾图测定仪、甲状腺功能仪等）。

　　③^{14}C 呼气试验检测。

　　④骨密度检测。

　　⑤前哨淋巴结探测。

　　⑥核医学试验。

核医学基本原理

　　● 电离：射线引起物质电离，产生相应的电信号，其与射线的能量、种类有关，收集和计量这些电信号即可测出物质的性质。

　　● 带电粒子激发闪烁物质发出荧光：γ 射线可在闪烁体中产生光电子和康普顿电子及电子对，然后激发闪烁物质发出荧光。

　　● 感光：射线使感光材料形成潜影，经显影、定影，黑色颗粒沉淀，显示出黑影。根据灰度对组织、器官或样本中的放射性定位和定量。

基本术语

　　● 核素：具有特定质量数、原子序数和核能态，且平均寿命长得足以被观察的一类原子。

　　● 核素：具有相同原子序数，质量数不同的核素。

　　● 贝可勒尔：国际单位制中放射性活度的单位，简称贝可，符号为 Bq，表示放射性核素每秒衰变次数。

- 居里（Ci）：放射性活度的旧单位。$1Bq=2.703 \times 10^{-11}Ci$。
- 放射性药物有两类

①简单的放射性核素无机化合物（$^{99m}TcO_4$、$^{201}T_1C_1$、$Na^{131}I$ 等）。

②放射性核素标记化合物或生物活性物质（^{99m}Tc-MDP、^{99m}Tc-MI-BI、^{99m}Tc-生长抑素等）。

- 核衰变的类型

①α 衰变：原子核放射 α 粒子的放射性衰变。一次衰变后，原子核的原子序数减少 2，质量数减少 4。α 粒子即是核转变时放出的 ^4He 核。

②β 衰变：原子核 β 粒子或俘获轨道电子的放射性衰变。原子核 β 衰变使原子序数增加或减少，但不改变其质量数。分三种，即 $β^-$ 衰变、$β^+$ 衰变和电子俘获。

③γ 衰变：放射性核素原子核由高能态向低能态跃迁时，释放 γ 射线的衰变过程，也称 γ 跃迁。γ 射线是一种电离辐射或光子流，不带电。

④内转换：处于激发态的原子核向较低能态跃迁时，多余能量直接交给核外电子，使轨道上电子获得能量后脱离轨道成为自由电子，称为内转换电子。发生内转换后留下的空轨道因外层电子的跃迁可继续产生标识的 X 射线或俄歇电子。

- 放射性药物的主要特点有以下几个方面。

①具有放射性：产生 β 射线、γ 射线、α 粒子、俄歇电子。

②不恒定性：可自发衰变成另一种核素，放射强度随时间延长而降低。

③辐射自分解：放射性核素衰变发出的粒子或射线的物理效应、化学效应、生物效应，直接作用于放射性药物本身，使之发生改变。

④剂量小：不会产生药理作用，不需做皮肤过敏试验。

- SPECT 与 X-CT 比较（表 7-4）

表 7-4　SPECT 与 X-CT 的比较

	SPECT	X-CT
原理	发射	透射
作用	功能、血流和代谢	结构
成像方法	需显像剂	增强需造影剂
分辨率	低	高

（二）ECT

简介

● 医学中把应用发射型计算机辅助断层技术进行显像的设备统称为 ECT，即发射型计算机断层扫描仪。

● 工作原理：将放射性药物引入人体，经代谢在病变部位和正常

● 组织间形成放射性浓度差，探测这些射线并由计算机处理成像。

● ECT 成像是一种具有较高特异性的功能和分子显像，除显示结构外，着重提供脏器与病变组织的功能信息。

● 主要用于甲状腺癌、骨骼等部位肿瘤检查，尤其对骨转移性肿瘤更灵敏，可比普通 X 线摄片提前 3～6 个月发现病变。

分类

● SPECT：以放射 γ 射线的放射性核素为发射体的显像设备，称单光子发射型计算机断层显像。

①因为以前国内没有 PET，故人们习惯上把 SPECT 简称为 ECT，SPECT 仍属于较低端核医学设备。

②主要用于全身骨骼、心肌血流、脑血流、甲状腺等显像。

● PET：称正电子发射型计算机断层扫描，是最高水平核医学仪器。

①PET 所用的显像剂如 ^{11}C、^{13}N、^{15}O 是人体组织基本元素，可参与人体生理、生化代谢过程，故可从功能、代谢等方面评价人体功能状态，达到早期诊断、指导治疗的目的。

②具有定性准确、一次性完成全身显像的特点。

③适用于全身多器官，主要用于肿瘤、脑神经系统疾病及心脏病等方面诊断。

● SPECT 与 PET 具有本质区别：SPECT 最高探测效率为 PET 的 1%～3%，图像质量、诊断效能与 PET 差距大。

检查方式及适用范围

● 静态显像

①定义：采集某一观察面在一定时间内的总放射性分布图像。

②适用范围：全身多器官组织。多用于小器官显像，粗略观察器官形态、大小及放射性分布，占位性病变分析。

● 动态显像

①定义：对器官某一观察面进行连续分时采集，获得不同时间的动态平面图，提供感兴趣区（ROI）信息，并连续显示靶器官活动情况。

②应用范围：甲状腺、脑、心、肝、肾、胃排空、骨摄取、胆系等功能检测。

● 断层显像

①定义：360°（或180°）旋转采集靶器官多平面信息，用计算机进行图像处理，获得不同层面断面图像。计算机可将这些图像组合成立体图，按不同方向、速度旋转以便观察。

②应用范围：大器官显像，如脑、心、肺、肝，分析占位性病变、供血情况、脏器容积测量等。

③脑血流灌注断层显像诊断脑缺血性疾病和癫痫具有独特优越性。

④心肌血流灌注断层显像可诊断冠状动脉粥样硬化性心脏病、心肌梗死及判断预后等，是检查效果最接近于导管的无创检查。

● 运动（负荷）显像：即负荷显像，方法同 ECG 运动试验。

①定义：采集靶器官（主要是心脏）在负荷状态下核素显像剂分布信息的成像方法。

②心脏：最常用的是"心血池门控平面显像"和"心肌血流灌注断层显像"。对心肌梗死可恢复心肌细胞（存活心肌）判定有临床价值。

● 静息显像

①定义：显示静息状态下心脏对核素显像剂的摄取和分布情况。

②常与运动显像对照应用。

注意事项

● 脑血流断层显像

①检查前 1～2d，停服扩脑血管药，以增加检查灵敏性。

②注射显像剂前 30～60min 应遵医嘱口服过氯酸钾，以封闭脉络丛及甲状腺，减少干扰。

● 心肌灌注显像

①检查前 1d 停用硝酸甘油等药物。

②运动负荷试验最好在前 2d 停用普萘洛尔（心得安）等药物。

③进行心肌药物负荷试验者应于试验前 24h 停用双嘧达莫（潘生丁）、多巴酚丁胺及氨茶碱等药物。

● 全身骨显像

①检查前 2d 不宜做消化道钡剂造影检查。

②检查前排空小便。 如有尿液污染衣裤、皮肤，应擦洗皮肤及更换。

③置入金属假肢、假乳房应提前告知医生。

● 肾小球滤过率测定

①尽可能前 3d 停用利尿药。

②检查前 30min 饮水约 300ml，检查时排空小便。

- 因用于 ECT 检查的大部分药物经肾排出体外，检查后宜多饮水。

（三）PET-CT

简介

- PET-CT 将 CT 与 PET 融为一体，CT 提供病灶的精确解剖定位，PET 提供病灶详尽的功能与代谢等分子信息。

- 一次显像可获得全身各方位的断层图像，了解全身整体状况，达到早发现、早诊断目的。

特点

- PET-CT 以 PET 特性为主，同时将 PET 影像叠加在 CT 图像上，使得 PET 影像更直观，解剖定位更准确。

- 应用 ^{11}C、^{13}N、^{15}O、^{18}F 等正电子核素为示踪剂，快速获得多层面断层影像、三维定量结果。

- 从分子水平动态观察到代谢物或药物在人体内的生理生化变化，研究人体生理、生化、化学介质、受体乃至基因改变。

- 用于病灶组织的葡萄糖、蛋白质和氧代谢研究，在肿瘤学领域应用最广泛。

临床应用

- 对肿瘤进行早期诊断和鉴别：观察有无肿瘤、是否复发及肿瘤的分期、部位和转移灶。

- 对癫痫灶准确定位，是诊断抑郁症、帕金森病、老年性痴呆等疾病的独特检查方法。

- 心肌显像是评估心肌活力的"金标准"，是评价心梗再血管化（血供重建）的必要检查。

- 是体检的重要项目，能一次显像完成全身检测。

- 对易发生骨转移的癌症（乳腺癌、肺癌、前列腺癌、食管癌等），可早期发现。

- 注意：骨的炎症、骨的血流改变、骨折修复、关节退行性变、骨畸形性病变，以及代谢性骨病变可出现似骨肿瘤的阳性结果，应予以鉴别。

- 医史小档案

核医学发展史。

①1958 年 Anger 发明了第一台 γ 照相机。

②1962 年第一台商用 Anger 照相机于俄亥俄州立大学投入使用。

③20 世纪 80 年代推出单光子发射型计算机断层仪（SPECT）。

④随后出现正电子发射型计算机断层仪（PET，目前最先进的核医学设备）。

⑤近年，SPECT/CT 和 PET/CT 已应用于临床。

⑥展望：已完成 PET/MRI 的动物实验，并正在进行临床研究。

四、各系统影像检查方法比较

（一）肌肉骨骼系统

● X 线：四肢骨骼和外伤、感染、良性肿瘤或瘤样病变、全身性骨病等为首选。

● CT：脊柱解剖结构复杂，为全面观察脊柱外伤后附件有无骨折及小骨折片的准确定位，应直接进行检查。

● MRI：软组织疾病、脊髓压迫症状宜首选。

● 超声：诊断软组织肿瘤、感染、外伤和异物等。超声不易穿透骨皮质，但婴儿和成年人的骨质破坏、变薄、断裂或消失的部位，超声易穿透，可获取完整骨声像图。

（二）循环系统

● X 线对大血管病变起到粗筛作用。

● 超声对心脏、大血管病变诊断具有重要价值，且操作方便、迅速、可重复，可床旁检查。不足之处是空间分辨力较低和受患者体型及操作人员水平限制。

● CT 空间、时间分辨率高，对钙化敏感，且设备普及，故 CT 尤其 CTA 对多数大血管疾病有较高价值。

● MRI 和 MRA 检查无创、图像清晰，无对比剂过敏，在大血管病变检查中有更大优势。

（三）消化系统

急腹症

● 一般以普通 X 线为主，如透视、X 线片等。

● CT 图像更加丰富、明确，对疼痛、出血可提供更多诊断信息。

● 超声对腹部实质性脏器病变所致急腹症及出血有方便、迅速、可床旁检查等优势，对部分肠道病变及其并发症有一定诊断价值。

- 由于 MRI 检查时间较长，一般不作首选。
- 急诊血管造影对急性胃肠道大出血的诊断和介入治疗有较大帮助。

肝

- X 线血管造影用于拟介入治疗的肝检查。
- 超声常为肝疾病首选。
- CT 增强扫描是肝占位性病变（尤为肝癌）的常用手段。CT 三维成像在肝脏疾病的定位、定性诊断中有重要价值。

MRI 也可清晰显示肝，用于超声、CT 对肝脏病变鉴别困难时。

胆系

- X 线平片对胆系检查价值不大。
- 超声为首选，但对胆管疾病敏感性和准确性不如 CT、MRI。
- CT 对胆系疾病的定位和定性有较高价值。
- 目前 MRI 及 MRCP 是胆系疾病定位和定性诊断的最重要补充检查方法。
- PTC、ERCP 检查胆管阻塞性疾病的价值较高，但属有创检查。多在胆管内支架旋转或经内镜下胆总管取石的介入治疗时选用。

胰腺

- 胃肠道造影可显示胰头增大所致的十二指肠改变的间接征象。
- PTC 可间接推断胆总管下段梗阻是否由胰腺病变引起。
- 超声为首选，但易受腹壁脂肪、肠气干扰，且多依赖检查者经验。
- CT 可客观反应胰腺病变情况，也可清晰显示邻近脏器受累。
- MRI、MRCP 对诊断胰腺疾病也有重要价值。
- ERCP 对诊断壶腹肿瘤和胰腺疾病有重要价值。缺点是有创，应用受限。
- 因胰腺癌多为少血供肿瘤，血管造影价值不大，目前已被 CTA、MRA 取代。

脾

超声为首选。超声造影可用于出血的诊断和治疗。

- CT 图像更清晰，对钙化、气体、急性出血、脂肪组织更敏感。
- MRI 与 CT、超声类似，但对脾弥漫性病变（如淋巴瘤）显示得更好。
- 血管造影仅用于脾出血诊断。

（四）泌尿系统

● 超声与 CT 是肾与输尿管最常用的检查方法，可发现和确诊绝大多数肿瘤、结石、囊肿和先天性病变。

● MRI（包括尿路造影）为 CT 与超声的补充，用于检查不典型病变。

● X 线尿路造影对诊断肾盂、输尿管病变及病因、先天性发育异常有一定价值。

（五）生殖系统

女性

● 超声为首选。

● CT 图像清晰，但有辐射，对育龄期妇女应慎用。

● MRI 在先天性畸形及良、恶性诊断方面有优势。

● X 线仅用于输卵管造影及盆腔介入治疗。

男性

● 对前列腺疾病，超声为首选。超声对 CDFI、TRUS（经直肠超声）引导下穿刺活检有较高价值。CT 增强、MRI、MRS（磁共振波谱）、DWI（扩散加权成像）综合应用可鉴别良性前列腺增生（BPH）和前列腺癌并对肿瘤分期。

● 睾丸病变以超声、MRI 为主要方法。

（六）乳腺

● X 线乳腺钼靶摄影

①优点：对乳腺原位癌的微小钙化敏感性最高。

②缺点：有放射性，对致密型腺体内病灶、妊娠期和哺乳期乳腺显示效果差，易遗漏近胸壁病灶。

● 超声

①优点：清晰显示乳腺病灶的形态、边界、大小及血供信息。建议＜40 岁的年轻妇女（尤其是妊娠期及有家族史妇女）应考虑将超声作为优先检查手段。

②缺点：不能明确定性病变且难以辨认微钙化及很小结节。

● MRI

①优点：对软组织敏感，对早期乳腺癌征象显示优于钼靶和超声；易显示小病灶胸壁浸润；可区分乳腺癌复发或术后瘢痕。

②缺点：过程复杂，价格昂贵，呼吸活动影响图像质量，不能显示钙化，不能代替常规方法。

附录引：钼靶检查与超声诊断乳腺疾病的优劣。

- 东方女性乳腺较小，西方女性较大且脂肪组织多。
- 东方女性在 45～49 岁乳腺癌高发，西方女性 60 岁以上高发。
- 在 45 岁以下女性超声优于钼靶。
- 在 46～54 岁女性两者作用持平且互补。

由于脂肪组织增多，在 55 岁以上女性钼靶优于超声。

第二节　相关诊疗技术

一、经颅多普勒（TCD）

概述

1982 年挪威学者 Rune Aaslid 率先将 TCD 应用于临床，至今已 30 年，其应用领域不断拓宽，科研价值得到越来越多的肯定和重视。

TCD 可识别的颅内动脉

- 大脑中动脉（MCA）。
- 大脑前动脉 A_1 段（ACA-A_1）。
- 颈内动脉末端（TICA）。
- 大脑后动脉（PCA）。
- 眼动脉（OA）。
- 颈内动脉虹吸段（SCA）。
- 椎动脉（VA）颅内段。
- 基底动脉（BA）。

TCD 可识别的颅外动脉

- 颈总动脉（CCA）。
- 颈内动脉（ICA）。
- 颈外动脉（ECA）。
- 锁骨下动脉（SubA）。
- 椎动脉起始段（VA-pro）。
- 椎动脉寰枢段或枕段（VA-atlas）。
- 眼动脉分支滑车上动脉（StrA，必要时查）。
- 颈外动脉分支枕动脉（OcA，必要时查）。
- 颞浅动脉（必要时查）。
- 颌内动脉及桡动脉（必要时查）。

检查颅内动脉的透声窗

- 颞窗。
- 枕窗或枕旁窗。
- 眼窗。

缺点

- 因声窗不好而检测不到颅内血流信号。
- 将高速侧支血管或动静脉瘘误诊为血管狭窄。
- 颅内占位性病变导致血管位移而无法探及。
- 将 Wilis 环正常生理变异误诊为异常。

- 将血管痉挛误诊为血管狭窄。
- 将血管自发性再通后的反应性充血误诊为血管狭窄。

临床应用

- 脑供血动脉的狭窄或闭塞及侧支循环的建立。

①动脉血流速度增加提示各种原因导致的颅内血管局限性狭窄。

②正、负向频移以判定血流方向有助于明确颅外大动脉严重狭窄或闭塞后侧支循环建立情况。如颈内动脉狭窄后，通过同侧大脑前动脉血流反向可判断前交通动脉开放。

- 颅内压升高和脑死亡检测。

①脑供血动脉舒张末期血流速度代表舒张末期远端血管床残余血流量，可反映脑血流阻力情况。

②颅内压升高，舒张期脑血流量下降，呈高阻频谱。

③颅内压等于平均动脉压时，有效脑灌注压为零，脑循环停止。

- 用于颈动脉内膜剥脱术：提供围术期脑血管病（介入性和手术后栓子形成、夹闭过程所致低灌注，以及术后高灌注综合征）相关信息。

- 微栓子监测：血栓碎片等表现为短暂出现在血流频谱中的单向高强度信号，此项技术尚待普及。

- 用于蛛网膜下腔出血（SAH）：血管痉挛是 SAH 的严重并发症。TCD可测量治疗前后痉挛血管血流速度，以判断治疗有效性。

- 诊断脑动、静脉畸形和颈内动脉海绵窦瘘

典型动、静脉畸形供血动脉特点。

①血流速度加快，因血容量增加所致。

②低 PI，因缺乏小动脉和毛细血管导致的低阻力所致。

③频谱紊乱、响亮粗糙的血管杂音，因血液正常层流被破坏所致。

④脑动脉对 CO_2 反应性下降，因其自动调节功能减退所致。

颈内动脉海绵窦瘘特点。

①瘘口近端的颈内动脉血流速度加快、PI 减小。

②瘘口处频谱血流速度明显加快，可闻及机械样杂音。

③瘘口远端的颈内动脉血流速度减慢。

二、超 声 内 镜

概述

- 将微型高频超声探头安置在内镜顶端，可直接观察腔内形态改变，且可同时进行实时超声扫描，以获得消化道各层次组织学特征及脏器的超声图

像，从而进一步提供内镜及超声的双重诊断性能。

适应证

- 判断消化系统肿瘤的侵犯程度并判断有否淋巴结转移。
- 判断外科手术切除的可能性。
- 确定消化道黏膜下肿瘤的起源与性质。
- 判断食管静脉曲张程度与栓塞治疗的效果。
- 显示纵隔病变。
- 检查十二指肠壶腹部及邻近脏器的病变情况。

禁忌证

- 患者不合作。
- 怀疑有消化道穿孔。
- 急性憩室炎。
- 暴发性结肠炎。
- 食管严重狭窄或心肺状况不佳为相对禁忌证。

三、颈动脉狭窄的介入治疗

（一）概述

- 颈动脉狭窄或闭塞是造成缺血性脑梗死的重要原因，MRI、CTA、超声可显示病变部位、范围、形态学特征，血管造影是评价动脉狭窄及制订治疗方案的"金标准"。
- 介入治疗方法：有经皮腔内血管成形术（PTA）、支架治疗（CAS）等。
- 椎动脉及头臂干的介入治疗途径与颈动脉一致。

（二）PTA

适应证

- 狭窄段局限光滑，无溃疡、新鲜血栓及钙化。

禁忌证

- 狭窄段粗糙，有溃疡，有新鲜血栓或病变已钙化。
- 管腔完全闭塞。
- 病变血管为颅内唯一的供血动脉。
- 大动脉炎活动期。

操作方法与步骤

- 经股动脉途径插管，行诊断性造影以便全面了解头臂动脉，观察颅内血供及侧支循环的各种通路，动脉内若有血栓进行溶栓治疗。
- 将导管越过狭窄区，换球囊导管。
- 球囊就位后经导管或静脉给予肝素抗凝；以稀释对比剂充胀球囊，球囊内压设在 6～8 个大气压。
- 扩张后先测压，再造影复查。

（三）CAS

适应证

- 具有同侧脑缺血的狭窄（狭窄率＞70%），临床上近期有暂时性脑缺血发作或非致残性脑卒中。
- 不适合行颈动脉内膜切除术或术后再狭窄。
- PTA 失败或血管痉挛、内膜剥离。
- PTA 后管腔扩张不充分，狭窄率下降＜20%。
- 病变处溃疡形成、重度钙化、有附壁血栓或长段狭窄。

禁忌证

- 狭窄率＜70%，且无脑缺血发作。
- 已发生致残性卒中。
- 颈动脉过度纡曲，介入器械放在颈动脉内立即出现异常脑电图。
- 大动脉炎活动期。
- 病变血管为颅内唯一的供血动脉者应持谨慎态度。

操作方法与步骤

- 球囊扩张成形后，插入导丝，退出球囊导管。
- 支架跨过狭窄部位，将狭窄部位完全覆盖，两端应距狭窄部位＞1cm。
- 支架的 1/3 在狭窄的远端，2/3 位于狭窄近端，在透视下逐渐释放支架。

超声术后复查要点

- 支架有无塌陷、变形、移位。
- 血管腔有无再狭窄。

注意事项

- 介入治疗前常规应用脑保护装置。

预后

- 颈内动脉球囊成形术成功率近 90%，支架置入成功率 84%～100%，5 年血管通畅率 89%。

四、颈动脉内膜切除术（CEA）

适应证

- 短暂性脑缺血发作（TIA）。
- 半球性或单眼性短暂性脑缺血发作；同侧颈内动脉闭塞。
- 脑卒中。
- 有脑缺血症状。
- 无症状的颈动脉狭窄（可预防发生脑缺血症状，减少脑卒中发作）。

禁忌证

- 难控制的高血压。
- 心肌梗死<6个月。
- 慢性肾衰竭，严重肝、肺功能不全。
- 特别肥胖、颈项强直。
- 严重神经功能不全。
- 恶性肿瘤晚期。

手术方法及步骤

- 麻醉：局部麻醉、全身麻醉均可。
- 仰卧位，肩下垫海绵垫，头枕、头圈并偏向对侧，双下肢抬高10°。
- 切开皮肤、颈阔肌，将颈外静脉切断、结扎。游离颈内静脉，结扎其分支。
- 游离出颈总动脉，用1%利多卡因封闭动脉窦。
- 纵行切开颈总动脉，切口深度至看到动脉硬化斑块。
- 用剥离器在斑块和动脉壁之间剥离，直到内膜正常。
- 术后用肝素盐水冲洗动脉腔，清除碎片、血凝块，预防术后栓塞。
- 缝合或补片缝合动脉切口。
- 恢复动脉血流。
- 缝合颈阔肌及皮肤。
- 必要时在内转流术下完成上述过程。

注意事项

- 术前均应行颈动脉造影或数字减影血管造影（DSA）、脑 CT，以排除脑出血、脑肿瘤和脑梗死等病变。

　　附：1954年 Eastcot 报道了全球第1例 CEA，开创了外科防治缺血性脑卒中的新纪元。CEA 近50年的临床应用，使得数百万濒临残疾与死亡的患者得以恢复。

五、冠状动脉造影术

概述

● 冠状动脉造影术是目前临床诊断冠状动脉病变的"金标准"。其可直接显示冠状动脉病变并确定其部位和程度，为临床诊疗提供依据。

用于治疗目的的适应证

● 急性心肌梗死

①发病时间＜12h 的急性 ST 段抬高心肌梗死（STEMI），或时间＞12h 但仍有胸痛，拟行急诊冠状动脉介入治疗使梗死相关血管再通。

②急性心肌梗死并发心源性休克，血流动力学不稳定，可确定是行介入治疗还是血管旁路移植。

③急性心肌梗死并发室间隔穿孔或乳头肌断裂等机械并发症，出现心源性休克或急性肺水肿，内科治疗效果不佳，急诊外科手术前施行。

④心肌梗死后反复心绞痛发作。

⑤急性非 ST 段抬高心肌梗死（NSTEMI）高危患者，如出现肌钙蛋白增多、心力衰竭、持续性室性心动过速。

● 稳定型心绞痛药物疗效不满意，血运重建术前施行。

● 不稳定型心绞痛易发展为急性心肌梗死或猝死，药物不能控制，尽早实行冠状动脉造影术，是血运重建术前准备。

● 陈旧性心肌梗死如合并心绞痛、室壁瘤、充血性心力衰竭或二尖瓣反流者外科手术前施行。

● 经皮冠状动脉腔内介入治疗 （PCI）和冠状动脉旁路移植术（CABG）术后合并心绞痛发作考虑再次血运重建前施行。

用于诊断目的的适应证

● 胸痛症状不典型，须确诊。

● 原因不明心脏扩大、室性心动过速、心力衰竭、ECG 异常 Q 波等。

● 安静时无症状但运动试验（＋），尤其多导联 ST 段压低≥2mm 或运动时 ST 段抬高≥2mm，血压下降＞10mmHg，出现室性心动过速者，以及原发性心搏骤停复苏成功后。

用于非冠心病的适应证

● 瓣膜性心脏病：如合并胸痛应行冠状动脉造影以明确诊断。

● 术前常规检查：如各种瓣膜性心脏病、先天性心脏病患者年龄＞45 岁。

● 肥厚型心肌病化学消融治疗前。

禁忌证

无绝对禁忌证，相对禁忌证包括以下几方面。

- 凝血功能异常。
- 不能控制的严重心力衰竭和心律失常。
- 急性心肌炎。
- 活动性出血或严重出血倾向。
- 感染性心内膜炎。
- 严重电解质紊乱，低钾血症。
- 严重肝病，或不能控制的全身感染。
- 肾衰竭。
- 碘过敏。
- 严重外周血管病变。
- 腹主动脉夹层。

并发症

- 冠状动脉造影由于其"有创"性，可出现并发症，包括：①死亡（0.03%～0.08%）；②心肌梗死（0.05%～0.07%）。
- 脑血管并发症（0.07%），如脑卒中。
- 穿刺血管处并发症：假性动脉瘤、动静脉瘘等。
- 心律失常、过敏反应、肾损害等。

操作方法及步骤

- 病人仰卧位，局部消毒，铺无菌巾，局部麻醉。
- 经股动脉或桡动脉穿刺，置入动脉鞘管。
- 送入造影导管进入左或右冠状动脉开口，推注造影剂。
- 显示并记录冠状动脉情况。
- 术后局部压迫止血 10～15min，加压包扎。

六、经皮冠状动脉腔内成形术（PTCA）

概述

- 主要包括球囊扩张术和支架置入术，另有冠状动脉内斑块旋磨术、定向斑块旋切术等。
- 优点：能使狭窄病变得到更理想扩张，使再狭窄率降低 50%。效果立见，与外科旁路移植术比较风险下降，创伤减少，可多次重复应用。

适应证

- 冠状动脉单根或多根病变，病灶弥漫，长度<20mm，无钙化，不累

及重要分支。

- 心功能良好的稳定型心绞痛。
- 近期（<6 个月）闭塞的血管。
- 冠状动脉旁路术后堵塞。

禁忌证

- 冠状动脉多根病变，病灶弥漫，长度>20mm，钙化累及重要分支。
- 左总干严重狭窄。
- 血管完全闭合>6 个月。

操作方法及步骤

- 经股动脉或桡动脉穿刺，置入导管鞘。 送入造影导管行冠状动脉造影。
- 将沿引导导管送入冠状动脉口，导丝首先送入并通过狭窄段，推送球囊导管至狭窄区，加压充盈球囊。
- 按需要沿导丝送入球囊扩张式支架。

注意事项

- 全部操作均应在肝素化下进行。
- 扩张冠状动脉前给予硝酸甘油，预防痉挛发生。

附录 33：在西方发达国家，在冠状动脉粥样硬化性心脏病的 3 种主要治疗方法中，接受介入治疗的患者比例目前占首位，在我国也在逐渐增多，且数量超过旁路移植手术。PTCA 中有 50%～90% 的病变须置入支架。

七、继发孔型房间隔缺损封堵术

- 继发孔型房间隔缺损（ASD）封堵术是经皮穿刺股静脉，将封堵器经输送鞘管置入房间隔缺损处，恢复或改善患者的血流动力学状态的手术。

适应证

- 中央型继发孔型房间隔缺损。
- 外科手术后的残余缺损。
- 房间隔缺损≤30mm（国外标准），≤36mm（国内经验）。
- 房间隔缺损距上腔静脉、下腔静脉及二尖瓣≥5mm。
- 心房水平左向右分流或以左向右为主的分流。
- 无其他情况须外科手术矫治的心内畸形。

禁忌证

- 房间隔缺损合并严重肺动脉高压，有明显右向左分流。
- 原发孔型房间隔缺损。

- 混合型房间隔缺损。
- 下腔型及上腔型房间隔缺损。
- 超出封堵器适用范围的大房间隔缺损。

操作方法及步骤

- 用 Amplatzer 双面封堵伞。
- 穿刺右股静脉将导管及导丝通过房间隔缺损送入左心房，导丝头端进入左或右上肺静脉。
- 球囊导管测量缺损大小，选择相应 Amplatzer 双面封堵伞（＞球囊伸展直径 1～2mm）。
- 将 Amplatzer 双面封堵伞送入输送鞘管，使其顶端到达肺静脉口。固定封堵伞输送杆，缓慢撤回鞘管，封堵缺损左心房侧。继续回撤鞘管，右心房伞叶张开，封住缺损右心房面。
- 撤出输送杆和鞘管，压迫止血。

注意事项

- 直径＜5mm 的 ASD 既无临床症状，超声心动图又未见容量负荷增加的患者，一般不需要介入治疗。
- 下肢静脉血栓合并脑栓塞，如合并 ASD，无论大小，建议封堵治疗。
- ASD 不大，但心脏增大明显或合并肺动脉高压较重，应考虑存在其他心血管畸形，不应盲目封堵 ASD。
- ASD 边缘较硬，封堵器直径应大于缺损直径 4～6mm。
- 缺损边缘较软，封堵器直径应大于缺损直径 8mm 以上。
- 靠近下腔静脉较大 ASD，不主张介入治疗。
- ASD 与主动脉瓣后壁距离短甚至几乎为零的病例，可行封堵术，但须密切随访，警惕机械刺激致主动脉-右心房瘘、主动脉-左心房瘘等中晚期潜在并发症。
- 对房间隔中央多孔小缺损，可先外科微创条件下将多孔 ASD 扩大，多孔变一孔再封堵。
- 过敏体质或对金属过敏患者封堵术前应行镍钛金属过敏试验。

超声检查内容

- 术前

①是否为单纯房间隔缺损，若同时有肺静脉异位连接等畸形，则不适合封堵术。

②确定房间隔缺损类型、大小。

③判断残端大小和厚度。

④判断缺损与邻近结构关系。

⑤明确心内血流动力学。

● 术中

①协助判断导管、鞘管是否穿越房间隔缺损。

②观察封堵器左心房侧盘释放后的位置正确与否。

③右房侧伞盘释出后封堵器的位置正确与否。

④确定封堵器牢固性。

⑤检测有无二尖瓣反流。

⑥检测有无残余分流。

⑦术中特殊问题观察，如心脏压塞、封堵器脱落。

● 术后

①封堵伞有无移位。

②有无心房水平分流。

附：目前，Amplatzer 封堵器治疗继发孔型 ASD 是全球应用最广泛的方法。我国从 1997 年开始使用。一般用 UCG 即可完成引导。

八、室间隔缺损封堵术

概述

● 室间隔缺损（VSD）封堵术是经皮穿刺股静脉和股动脉，将封堵器经输送鞘管置入室间隔缺损处，恢复或改善患者的血流动力学状态。

适应证

● 膜部型室间隔缺损

①缺损口大小

a．左心室侧最大径≤16mm，儿童最大径≤10mm。

b．如左心室侧最大径≥12mm，儿童≥8mm，缺损口右心室侧径应＜左心室侧径 1/2，且右心室侧孔周缘粘连牢固。

c．缺损口左心室侧最小径＞3mm，右心室侧最小径＞2mm。

②缺损残端距主动脉瓣距离：偏心型封堵器≥1.5mm，对称型＞2.0mm。

③缺损残端距三尖瓣距离＞2.0mm。

④无病理性主动脉瓣反流和中度以上三尖瓣反流。

⑤年龄≥3 岁。

⑥心室水平左向右分流。

⑦左心室不同程度扩大。

● 嵴内型室间隔缺损

①缺损大小：左心室侧最大径≤8.0mm，儿童最大径≤6.0mm。

②缺损残端距肺动脉瓣距离＞3.0mm。

③无主动脉瓣脱垂及主动脉瓣反流。

● 肌部室间隔缺损

①缺损大小：最大径＜14mm，儿童最大径＜10mm。

②缺损残端距心尖及室间隔与右心室游离壁的前、后联合处的距离＞5.0mm。

③缺损口：单孔缺损。

禁忌证

● 缺损类型

①干下型：隔瓣下型室间隔缺损。

②部分嵴内型和部分肌部室间隔缺损。

● 缺损大小

①≥9.0mm 的嵴内型室间隔缺损。

②右心室侧缺损口与左心室侧相同的较大膜部型室间隔缺损（＞10mm）。

③超出封堵器适用范围的大室间隔缺损。

● 缺损残端距瓣膜间距及瓣膜情况

①缺损残端距主动脉瓣或三尖瓣≤1mm（嵴内型室间隔缺损除外）。

②主动脉瓣脱垂及主动脉瓣反流。

③缺损边缘由三尖瓣瓣叶构成。

④三尖瓣瓣叶的主要腱索附着于缺损缘。

● 紧邻心尖及室间隔与右心室的前、后联合处的肌部室间隔缺损。

● 心室水平右向左或双向分流。

● 感染性心内膜炎。

● 合并需外科手术治疗的心脏畸形。

操作方法及步骤

● 用 Amplatzer 双面封堵伞，静脉推注肝素 100U/kg 体重。

● 局部麻醉或全身麻醉下分别穿刺股动脉、股静脉，建立股静脉-右心室-VSD-左心室-股动脉轨道。

● Amplatzer 封堵器（＞造影测值 1～2mm）经鞘管送入左心室内。

● 打开封堵器，经透视或超声观察封堵器位置、形态、有无残余分流及主动脉瓣反流。

● 释放封堵器。

注意事项

- VSD 合并完全性左、右束支传导阻滞，有发生心搏骤停的可能，应慎行。

- 超声不能确认为适应证者，须完成左心室和升主动脉造影后才能判定其可行性。

- 左心室面有两个缺口且距离较近，可选用 Amplatzer 非对称性 VSD 封堵器，尽可能封堵靠近主动脉瓣侧的缺口。

- 对过敏体质或对金属过敏者封堵术前应行镍钛金属过敏试验。

超声检查内容

- 术前

①测量室间隔缺损残端距主动脉右冠瓣距离（长轴），距三尖瓣隔瓣的距离，缺损口左、右心室侧的大小（短轴），距主动脉右冠瓣、无冠瓣的距离（五腔）。

②观察三尖瓣附着位置、运动状态、缺损周缘与三尖瓣瓣叶和（或）腱索粘连等。

③观察测量彩色血流分流束宽度、瓣膜反流情况。

- 术中

①协助判断鞘管是否穿越室间隔缺损进入左心室。

②观察封堵器左、右心室侧伞盘位置。

③判断有无残余分流。

④检测主动脉瓣和三尖瓣有无反流。

⑤监测有无新出现的心包积液或原有的心包积液量增加。

- 术后

①评价封堵术成功率及术后完全封堵率。

②检测并发症：封堵器移位及残余分流；三尖瓣反流、腱索断裂伴关闭不全；主动脉瓣反流；假性动脉瘤、动静脉瘘。

③心脏大小及功能变化。

附：1988 年 Lock 首次封堵成功，目前我国主要采用 Amplatzer 封堵器闭合 VSD，但其适应证较窄、残余分流率及并发症较封堵继发孔 ASD 要高。

九、动脉导管未闭封堵术

概述

- 是经皮穿刺股动脉或股静脉，将封堵器经输送鞘管置入未闭动脉导管内，恢复或改善患者的血流动力学状态。

适应证

- 单纯动脉导管未闭的最窄径≤12mm，部分直径≥13mm 的亦可封堵，但须根据肺动脉压力、年龄等情况综合判断。
- 导管未闭或合并有房间隔缺损或室间隔缺损。
- 导管未闭外科术后合并残余分流。
- 体重≥5kg。

禁忌证

- 未闭导管为复杂性先天性心脏病生存的主要通道。
- 肺动脉压力过高，以右向左分流为主。
- 感染性心内膜炎。
- 合并其他须行外科手术的心脏及大血管畸形。

超声检查内容

- 术前

①观察封堵器位置。

②判断有无残余分流。

③封堵器对周围结构有无影响。

- 术后

①评价封堵术后闭合率及残余分流。

②心脏大小及左心功能变化。

并发症

- 溶血。
- 封堵器移位或脱落。
- 降主动脉或左肺动脉狭窄。
- 血管损伤。

操作方法及步骤

- 穿刺股动脉，降主动脉造影，测量未闭动脉导管直径，了解其形态及位置。穿刺股静脉，右心导管检查。
- 将右心导管经未闭动脉导管送入降主动脉，送入指引导丝，头端到达膈肌以下，换输送鞘管。
- 装载 Amplatzer 封堵器（比未闭动脉导管最大直径达 2～4mm，小儿可达 6mm）。
- 经输送鞘管送入 Amplatzer 导管，至头端伸出输送鞘管，主动脉侧伞叶张开。
- 回撤输送鞘管和 Amplatzer 杆至 Amplatzer 封堵器体部完全张开，输送鞘管退入右心房内。

- 完成后 5～10min，再次开始重复降主动脉造影，观察封堵器即刻效果。如效果满意，即位置合适，形状满意，无或微量残余分流，卸载 Amplatzer 封堵器。
- 撤出输送鞘管和输送杆，压迫止血。

注意事项

- 直径≥12mm 的动脉导管未闭（PDA）常合并较重的肺动脉高压，介入成功率低，并发症多，应慎行。
- 直径＞1.5mm 的 PDA，对血流动力学影响不大，是否需要介入治疗尚有争论。

附：1967 年 Porstma 首次施行非手术法封堵 PDA 成功，我国 1998 年引进 Amplatzer 技术，目前国内外普遍采用 Amplatzer 封堵器或可控弹簧栓闭合 PDA。

十、经颈静脉肝内门-体静脉内支架分流术（TIPSS）

概述

- TIPSS 是治疗肝硬化、门静脉高压症、食管 G 胃底静脉曲张破裂出血的介入技术，是在经颈静脉肝活检、胆管造影、门静脉造影基础上发展起来的。

适应证

- 肝硬化门静脉高压症，近期发生过食管-胃底静脉曲张破裂大出血的患者。
- 上消化道大出血，内科治疗效果欠佳，难以接受外科治疗的患者。
- 多次接受内镜硬化治疗无效或外科治疗后再出血的患者。
- 顽固性腹水的患者。
- 肝移植术前对消化道出血做预防性治疗的患者。
- 食管-胃底静脉中、重度曲张，有破裂出血危险的患者。

禁忌证

- 严重门静脉狭窄，阻塞性病变。
- 中、重度肝功能异常及肝性脑病前兆。
- 合并靠近第一、第二肝门部的肝癌。
- 难以纠正的凝血功能异常的患者。
- 严重肾功能障碍的患者。
- 器质性心脏病伴心力衰竭的患者。
- 感染及败血症，尤其是胆系感染的患者。

操作方法及步骤

- 穿刺点：右下颌角下 2～3cm 胸锁乳突肌外缘。
- 将导管沿右颈内静脉送入下腔静脉。
- 将导管插入肝静脉，并行选择性肝静脉造影。
- 于右肝静脉开口处穿刺门静脉主要分支，建立门体通道，送入直径 8～10mm 的球囊导管扩张穿刺道，置入支架。
- 穿刺成功后，局部压迫止血 10～15min，卧床 12h，观察生命体征。抗凝 3 个月，常规保肝、对症治疗。
- 手术成功率 95%～100%，急诊出血控制率 88%～100%，对肝功能代偿好者，控制顽固性腹水近期疗效显著。

超声检查要点

- 术前

①观察门静脉和肝右静脉的空间位置关系、解剖结构是否存在异常，以及右颈内静脉是否通畅。

②观察门静脉是否为入肝血流，有无血栓、扭曲、海绵样变或畸形。

- 术后

①观察管道结构是否通畅及血流特点，正常 PSV 是 70～200cm/s。

②门静脉流速较术前是否增高。

附录：1990 年德国学者 Richter 报道 TIPSS 用于治疗门静脉高压症，一度在全球掀起 TIPSS 热潮，取得满意的临床效果，TIPSS 成功率＞90%。

十一、肝动脉碘油化疗药物栓塞术（TACE）

概述

- 介入治疗常用方法。 把碘油与抗癌药物混合后注入肿瘤的主要供血动脉内，栓塞肿瘤供血动脉，使肿瘤缺血、坏死、缩小，且对正常肝组织影响不大。

适应证

- 肝癌诊断明确，一般情况尚可者。
- 肝癌术前化疗栓塞。
- 肝癌术后复发。
- 肝癌破裂出血。
- 肝癌术后预防性治疗。

禁忌证

- 肿瘤体积占肝体积的 70% 以上。

- 严重心血管．腹部疾病及严重肾功能不全。
- 肝功能严重损害。
- 明显凝血机制障碍，有出血倾向。
- 门静脉主干有癌栓。

并发症

- 严重的栓塞后综合征：腹胀、腹痛、恶心、呕吐、发热、黄疸、腹水等。
- 异位栓塞：胆囊栓塞、脾栓塞、肺栓塞。
- 上消化道出血，原因可能为以下几点。

①栓塞物反流入胃十二指肠动脉，造成黏膜缺血、损伤。

②化疗药物对胃黏膜的直接影响。

③肝癌患者多合并肝硬化、门静脉高压症，栓塞导致门静脉压力增高、胃黏膜病变或胃底-食管静脉破裂出血。

- 肝脓肿，病因是肿瘤坏死和肝癌组织中细菌生长，致肝区疼痛、高热。
- 肝破裂，多于栓塞后 1 周出现，可再栓塞。
- 穿刺部位血肿和下肢栓塞形成、血管内膜剥离、假性动脉瘤等。
- 造血系统并发症：骨髓抑制。白细胞计数降低，血小板计数降低，可相应成分输血。
- 肝功能异常：如转氨酶增多，总胆固醇增多，清蛋白减少。

十二、胆管梗阻的介入治疗

概述

- 近年来，介入治疗或取代部分外科手术，或成为外科手术前后重要协助手段，且是部分晚期病变姑息疗法最佳选择。
- 急性化脓性胆管炎采用经皮肝穿刺胆管引流（PTCD）配合药物治疗可明显降低病死率和缩短病程。

适应证及治疗作用

- 肿瘤致胆管完全梗阻，血清胆红素＞342μmol/L（20mg/L）。
- 胆结石等致急性梗阻性化脓性胆管炎，病情危重（可控制感染，为择期手术创造条件）。
- 胆管良性狭窄、梗阻严重患者（术中可帮助寻找胆管，确定狭窄部位，术后狭窄可经 PTCD 瘘道用非手术方法扩张）。
- 晚期恶性肿瘤无法手术切除（可解除梗阻症状，延长生存期）。
- 胆石症拟行经肝纤维胆道镜治疗或置管溶石治疗，可先做 PTCD，建立通道。

- 胆管外瘘，长期非手术治疗无效（PTCD 内引流或外引流减少漏出，促其愈合）。

禁忌证

- 静脉注射泛影葡胺过敏患者。
- 肝、肾功能损害患者。
- 在穿刺途径的肝实质内有肿瘤、囊肿或脓肿患者。
- 凝血时间经维生素 K 治疗后不能恢复到接近正常的黄疸患者。
- 不能自行控制呼吸运动患者。
- 胆管内肿瘤或结石已充满管腔，导管难以插入和引流患者。
- 胆管被肿瘤或结石分成数段患者。

并发症

- 出血。
- 感染。
- 胆漏。
- 右胸腔气胸。
- 导管移位。
- 胰腺炎。

操作方法及步骤

- 穿刺入路

①腋中线入路：适用于大多数患者。

②剑突下入路：适用于左肝管的阻塞。

③经手术孔道。

④经颈静脉入路：方法同 TIPSS。

⑤经内镜逆行入路（ERCP，见下文）。

- 局部消毒、麻醉。快速进针至脊柱旁 2.0cm。
- 平静呼吸，拔出针芯，连接注射器，一边缓慢退针，一边注射对比剂，直到胆管显影。
- 引入细导丝，用导丝送入外引流管进行外引流。
- 用超硬导丝引入内引流管进行内引流。送入内涵管进行永久内引流。
- 内支架置入术：一般在 PTCD 术后 1～2 周进行，前期操作同 PTCD，交换超硬导丝至十二指肠后，沿硬导丝将球囊导管通过狭窄部，充盈球囊将狭窄部扩张，撤出球囊导管经导丝送入支架释放系统至狭窄部，确认支架位置超越狭窄两端＞10cm，释放支架，造影复查。

十三、内镜下逆行胰胆管造影（ERCP）

适应证

- 愿因不明的梗阻性黄疸患者。
- 疑为胰腺、胆道及壶腹部恶性肿瘤患者。
- 病因不明的复发性胰腺炎患者。
- 胰胆系先天性异常患者。
- 胆囊结石腹腔镜切除术前，须除外胆总管结石患者。
- 胆囊切除术后反复发作性右上腹痛患者。
- 胆道感染并胆管阻塞须行鼻胆管或内支架引流改善黄疸患者。
- 不明原因上腹痛须除外胆管及胰腺疾病患者。
- 疑为 Oddi 括约肌及胆管功能障碍须测压患者。
- 因胆、胰病变须收集胆汁、胰液检查患者。
- 疑为胆管出血患者。
- 胰腺外伤后疑胰管破裂及胰漏患者。
- 胆管手术后疑有胆漏患者。
- 某些肝疾病及肝移植术后须了解胆管情况患者。

禁忌证

- 非胆源性急性胰腺炎患者。
- 严重的胆道感染及胆管梗阻无引流条件患者。
- 严重的心、肺、肾、肝及精神病患者。
- 其他上消化道内镜检查禁忌证患者。
- 严重碘过敏患者。

并发症

发生率 6%，病死率 8/100 000。

- 一过性淀粉酶升高。
- 急性胰腺炎。
- 急性化脓性胆管炎。
- 碘过敏性休克。
- 十二指肠壶腹部穿孔。

操作方法及步骤

- 患者禁食>8h，通常取左侧卧位。
- 按操作常规插入内镜。
- 进入十二指肠降段寻找乳头及开口。

- 插入造影导管。
- 进行胆管及胰管造影。
- 在 X 线透视下，当胰管尾部充盈后及胆总管、胆囊及肝内胆管显影后即可摄片。
- 术后禁食 1d，常规应用广谱抗生素 2d，并观察患者有无腹痛、恶心、黄疸加深等异常情况。

十四、宫腔镜手术

诊断适应证

- 异常子宫出血：可排除子宫腔内器质性病变，如子宫内膜息肉、黏膜下肌瘤、子宫内膜癌等。
- 不孕症或习惯性流产：可诊断子宫纵隔、内膜结核、宫腔粘连等。
- 子宫腔内异物：部分胎骨残留、断裂节育器等。
- 子宫腔粘连：确定粘连类型、性质及程度。

手术适应证

- 疏通输卵管开口，选择性输卵管插管通液试验。
- 取出断裂、嵌顿的节育器、残留胎骨患者。
- 行子宫腔粘连分解术、纵隔切除术、子宫内膜息肉切除术。
- 月经过多患者，排除内膜恶性病变，无生育要求，子宫腔深度<10~12cm，行子宫内膜切除术者。
- 子宫黏膜下肌瘤，肌瘤直径<3~4cm，可行肌瘤切除术和（或）子宫内膜切除术。
- 子宫颈管内赘生物切除术，如切除息肉、宫颈内突肌瘤。

禁忌证

- 体温≥37.5℃者。
- 子宫腔出血超过经量，或经期。
- 急性或亚急性生殖器官炎症者。
- 半年内曾有子宫穿孔修补术者。
- 子宫内妊娠者。
- 子宫内膜癌、浸润性宫颈癌。
- 子宫腔狭小，除外子宫腔粘连者。
- 子宫颈过硬难以扩张者。
- 生殖道结核未经抗结核治疗。
- 患有严重心、肺、肾等内科疾病者。

- 难以忍受膨宫操作者。
- 血液病患者。
- 子宫腔深≥10cm，合并盆腔内较大肿块者。

操作方法及步骤

- 一般选择在月经来潮后 5～7d 进行，子宫不正常出血者可随时检查。
- 根据操作需要及患者要求可选择麻醉，常规心电监护。
- 将宫腔镜置入宫颈管前排净接管内及管鞘内气体。
- 在直视下边观察边进入子宫腔。

注意事项

- 满意的膨宫效果是宫腔镜检查及治疗的保证。可采用液体或气体介质，如生理盐水、5%葡萄糖液、CO_2 等。
- 术后禁止性生活、盆浴 3 周。
- 若发热、阴道分泌物有异味或出血量超过月经量，须随时就诊。

附录：自 1869 年，爱尔兰学者 Pantaleoni 用改良的膀胱镜进行宫腔检查并首先提出宫腔镜的概念至今已有 130 余年历史，近 20 余年更是发展迅速，已广泛用于宫腔疾病的诊断和治疗。

十五、微创经皮肾穿刺气压弹道碎石取石术

概述

- 经皮肾穿刺技术是腔内泌尿外科技术的一个重要组成部分，尤其在治疗上尿路结石方面。

适应证

- 肾结石。
- 输尿管上段（第 4 腰椎水平以上）大结石，长径＞1.5cm。
- 输尿管上段（第 5 腰椎水平以上）结石，息肉包裹或嵌顿，体外冲击波碎石（ESWL）无效，或因输尿管扭曲输尿管镜手术失败。
- 各种梗阻性或不明原因肾积水。
- 手术后上尿路梗阻、感染积脓。
- 移植肾合并结石。
- 肾发育异常合并结石。

禁忌证

- 全身出血性疾病未纠正患者。
- 结石合并同侧肾肿瘤患者。
- 脊柱严重后凸畸形不能俯卧患者。

- 严重心肺疾病无法耐受手术者。
- 未纠正的重度糖尿病和高血压患者。
- 极度肥胖，腰部皮肤与肾距离＞20cm 患者。
- 2 周内服阿司匹林、华法林等药物患者。

操作方法及步骤

- 麻醉：通常采用连续硬膜外麻醉。
- 取截石位，患侧输尿管插入导管，术中经导管注水使肾盂积液便于穿刺。
- B 超或 X 线、C 臂机下定位。
- 穿刺点：通常在第 12 肋下或第 11 肋间腋后线到肩胛线之间。
- 穿刺针穿入肾集合系统后拔出针芯，有尿液滴出。
- 通过穿刺针鞘引入斑马导丝。 筋膜扩张管沿导丝向肾做通道扩张。
- 退出扩张管，插入输尿管镜，进入肾集合小管系统观察。
- 气压弹道碎石机腔内碎石，利用逆行导管和灌注泵高压脉冲往返灌洗，将细小结石冲出，较大结石用取石钳取出。
- 结石清除后，输尿管镜从肾盂进入输尿管，拔出逆行导管，直视下将斑马导丝顺行送达膀胱，沿斑马导丝顺行放置双 J 管。
- 使用输尿管镜再次检查肾盂和各肾盏，冲洗、钳取残留结石及血凝块。
- 术毕，放置相应的微创肾造口管，常规夹闭引流管 30～60min，使肾盂有压力，减少术后出血。

注意事项

- 对因角度过大，输尿管镜摆动无法到达的肾盏内结石，可用注射器加压冲出。如不能冲出，不必强行取出，可配合 ESWL 处理。
- 对损伤出血明显，全身情况不允许手术的，应立即终止手术，留置造口管或硅胶导管引流，待二期取石。

十六、经尿道前列腺电切术（TURP）

概述

- TURP 是腔内泌尿外科最常用的技术，已有 80 余年历史，创伤小，痛苦少，疗效高，在我国已普遍开展。

适应证

- 明显前列腺增生引起的膀胱刺激症状及膀胱出口梗阻症状。
- 残余尿量＞150ml，最大流速＜10ml/s。
- 梗阻引起上尿路积水和肾功能损害。

- 梗阻致反复尿路感染、血尿、继发性膀胱结石、腹股沟疝等。

禁忌证

TURP 属择期手术，多数是相对禁忌证。

- 全身性疾病

①心脑血管疾病：急性心肌梗死、偏瘫等。

②呼吸系统疾病：严重的支气管哮喘、肺气肿合并感染等。

③严重肝肾功能异常。

④全身出血性疾病。

⑤严重糖尿病。

⑥精神障碍。

- 局部病变

①急性泌尿生殖系感染。

②严重尿道狭窄，电切镜不能通过。

③估计切除组织＞60g。

④合并巨大膀胱憩室或继发较大膀胱结石需开放手术一并处理者。

⑤合并膀胱癌者，应先治疗膀胱肿瘤。

⑥髋关节强直，不能采取截石位；或巨大不可复性疝，影响手术操作。

操作方法及步骤

- 腰部麻醉或连续硬膜外麻醉后，取截石位，臀部超过床缘约 5cm。
- 术中补液：输入 5%葡萄糖盐水或平衡液，根据失血量及血压调整输液速度，以补足血容量为标准，必要时适当补充血浆代用品或全血。
- 置入电切镜，检查膀胱及后尿道，耻骨上膀胱穿刺置入引流套管。
- 前列腺组织切割方法包括以下几种。

①前列腺左右径和上下径约 4.5cm（前列腺Ⅰ度增生），切除组织约 10g。

②前列腺左右径和上下径 5.0～5.5cm（前列腺Ⅱ度增生），切除组织 20～40g。

③前列腺左右径和上下径＞6.0cm（前列腺Ⅲ度增生），切除组织＞50g。

- 止血，排空膀胱内组织块。
- 放置导尿管与膀胱造瘘管。
- 术后持续冲洗并常规心电监护、抗感染治疗。

注意事项

- 高压冲洗下行电切术，宜在 60～90min 切除＜60g 腺体。

● 装有心脏起搏器的患者术中应心电监护，并备有体外起搏器，以防意外。

十七、膀　胱　镜

概述

● 膀胱镜是诊断膀胱肿瘤的重要手段。直视下观察膀胱肿瘤的外观有助于推测肿瘤的类型、分化及浸润深度。

● 活检可明确膀胱肿瘤的性质及分化程度。

● 自 1804 年问世以来，膀胱镜已有 200 余年历史，是腔内泌尿外科的基础，大大地提高了泌尿外科的诊疗水平。

诊断适应证

● 明确外科血尿的出血部位及原因。

● 诊断膀胱尿道肿瘤及术后定期复查。

● 泌尿系统外疾病对膀胱的影响。

● 上尿路逆行造影诊断肿瘤、结石、梗阻部位及程度，获取尿样进行细胞学、细菌培养、尿常规、查找抗酸杆菌等检查。

治疗适应证

● 电灼膀胱小肿瘤。

● 取出异物、粉碎并取出较小结石。

● 通过输尿管导管向肾盂注药治疗乳糜尿。

● 放置输尿管导管或支架管，引流尿液，预防和治疗输尿管狭窄等。

禁忌证

● 绝对禁忌证

①男性泌尿生殖系急性炎症。

②膀胱容量过小，如结核性膀胱挛缩。

● 相对禁忌证

①尿道狭窄：是膀胱镜检查失败的主要原因，易造成尿道、直肠损伤。

②未控制的出血性疾病。

③女性月经期。

④某些原因不能耐受，如体质虚弱。

⑤该项检查结束后 1 周内。

操作方法及步骤

● 膀胱截石位，臀部超过床缘约 5cm。

● 局部麻醉后插入膀胱尿道镜，特殊情况用腰部麻醉甚至全身麻醉。

- 测残余尿，留尿液培养。
- 插入 70°观察镜观察膀胱，要轻柔、有序。
- 活检：取活检时分别钳取瘤体和基底部，必要时应取肿瘤周围组织，甚至随机活检。
- 疑输尿管及肾集合系统病变，可行膀胱镜下输尿管插管逆行造影。
- 在膀胱镜下放置输尿管双 J 管。
- 术后多饮水，口服针对革兰阴性杆菌的抗生素 2～3d，必要时静脉滴注抗生素并对症治疗。

　　附：放置输尿管双 J 管的适应证

　　①急性肾后性无尿。

　　②不适宜手术的输尿管狭窄，如腹膜后纤维化、输尿管狭窄段过长。

　　③预防输尿管结石形成。

　　④输尿管镜操作后要预防狭窄等并发症，有时须定期更换输尿管，勿长期放置。

十八、子宫输卵管超声造影

概念

- 是一种在超声监测下，动态显示子宫输卵管对超声造影剂排出过程的技术，能较好显示子宫宫腔形态、输卵管通畅性及盆腔粘连情况，并有一定治疗作用。

适应证

- 男方精液正常，女方疑有输卵管阻塞的不孕症患者。
- 下腹部手术史（阑尾、剖宫产等），盆腔炎史，内膜异位等不孕症患者。
- 绝育术、再通术或其他术后和药物治疗后疗效评估。
- 腹腔镜发现子宫腔外粘连的患者。
- 子宫畸形或子宫腔病变。
- 对碘过敏的患者。

禁忌证

- 内、外生殖器急性炎症、严重滴虫性或念珠菌性阴道炎。
- 妊娠或可疑妊娠，分娩、流产或刮宫术后 6 周内。
- 月经期或子宫出血性疾病。
- 子宫颈重度糜烂或分泌物较多的患者。
- 子宫颈或子宫腔疑有恶性病变的患者。

- 严重全身疾病、严重精神病不能耐受或配合手术的造影剂过敏史。

患者的准备

- 月经干净后 3～7d。
- 阴道分泌物检查，清洁度 1～2 度（妇科检查）。
- 造影前 3d 禁止性生活。
- 无全身性或心、肺、血管等重要器官疾病。

超声造影检查步骤

- 子宫输卵管超声造影常用造影剂

①负性造影剂（无回声）：生理盐水、葡萄糖。

②正性造影剂（强回声）：过氧化氢溶液、声诺维 SonoVue。

- 常规经阴道二维超声检查

a. 子宫附件常见病变。

b. 子宫卵巢空间位置。

c. 子宫卵巢移动度。

- 无菌操作下，消毒，截石位，放置窥器，子宫腔内置 6F 导尿管，球囊内注入生理盐水 1.5～2.0ml，卡住子宫颈内口。
- 注入生理盐水观察内容

a. 输卵管通畅度。

b. 子宫腔病变。

- 子宫输卵管造影观察内容

①子宫腔显影相：观察子宫腔形态、有无充盈缺损。

②输卵管显影相：观察输卵管走行、形态 。

③盆腔显影相：造影剂伞端喷出、盆腔弥散速度、形态和均匀性，（卵巢包容受溢出方向的影响）。

④逆流：肌层、血管、混合逆流。

逆流原因：造影压力、子宫病变（如子宫内膜异位症），月经周期内膜修复。

- 造影评估

①子宫腔显影征象：病变、畸形、粘连。

②输卵管腔显影征象：柔顺、纤细、僵硬、扭曲等。

③卵巢包容征象：环状、半环状。

④盆腔弥散征象：均匀、不均匀。

⑤逆流征象：肌层、子宫旁。

⑥压力、反流量、疼痛度评估的综合评估。

● 造影结论：子宫附件情况。

①输卵管通畅性。

②造影剂逆流情况。

（任路平　牛惠萍　赵　波　王玲玲）

第**8**章 操作平台解读

一个合格的超声医师，除有相应临床知识外，还须熟悉并能正确解读操作台面及监视器上的相关信息，针对不同患者、不同部位、不同超声模式做出恰当的调节，得到满意、清晰的图像，以利于诊断。

第一节 超声仪常见缩略语

● 显示较好的图像特征

①图像大小、深度要适当。

②组织结构显示要均匀、一致。

③图像亮度、灰度要自然、适当。

④无明显伪像存在。

⑤全视野内具有良好分辨率。

⑥不同结构间有良好对比和差别。

● Patient 键：可输入患者信息，包括 Patientname、ID 等。

●"FRxxHz"：帧频。

①F：frame（框架，帧）；R：rate（速度，比率）。

②定义：每秒形成的帧数，单位 Hz。

③帧频增加，时间分辨率增大，可捕捉到发生在很短时间内的信息。

④帧频减小，空间分辨率增大，可提高图像细微分辨能力。

●"××cm"：深度。

①Depth 键调节。depth：释义是深度。

②定义：声束所能达到的最大深度，范围 2～36cm。

③深度越大，远场侧向分辨率越大、帧频越小。

④深度调节要适当，包含感兴趣范围即可。

a. 成年人腹部、心脏 15～18cm。

b. 小儿腹部、心脏＜10cm。

c. 小器官约 5cm。

d. 经阴道超声＜10cm。

一、2D

● ××%：2D 增益，Gain 键调节。

①定义：主要调节回波信号的幅度，改变图像亮度（回声强度），不能改变分辨率。

②平衡回声对比度，用于增加或减少一个图像中显示回声的信息量，可使所有深度的回声增强或变暗。

③增益过高或过低均有可能造成漏诊。

● TGC：时间增益补偿（图 8-1）。

①T：time；G：gain；C：compensation（补偿）。

②主要补偿因深度造成的声衰减。

③多由 8～10 键组成，将深度方向划为 8～10 段，分别进行声像图近区和远区的增益控制。

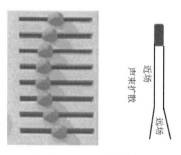

图 8-1 TGC 调节钮

④调节方式：近场抑制、远场抑制、远场增强。

● Power：输出功率。

①Power：释义是功率。

②用于改变探头发射超声波的总能量。

③功率增大可提高穿透力、增加扫查深度、增强回声，使图像显示清晰。

④原则：使用得到满意图像的最低能量输出。

⑤系统默认值应低于最大值

a．小器官系统默认值为最大值的 64%。

b．产科系统默认值为最大值的 64%。

c．血管系统默认值为最大值的 80%。

● Cxx：动态范围，也称压缩（compress，如图 8-2）。

①定义：探头能够接收到最大有用信号电压幅度与最小有用信号电压幅度间的差异。单位是分贝（dB）。

②用来优化灰阶图像的对比度范围。

a．信息量大，灰度也大，图像"发乌"。

b．信息量小，对比度好，图像"比较清亮"。

③调节方法：先采用一个较高动态范围，向低方向调节旋钮，放置在噪声干扰最小且图像较清晰的水平，一般 60～80dB。

● Pers：余辉。可减少斑点噪声，将几帧图像"叠加"到一起。

①Pers：即 persistence，释义是余辉。

②可均分连续的图像，以提供较少干扰的平滑外观。

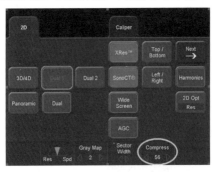

图 8-2　compress 调节键

③快速移动的器官或组织，使用较低余辉值，否则有"拖尾感"。

④慢速移动的器官或组织，使用较高余辉值，增加图像的连续性。

⑤分 Off（关闭）、Low（低）、Med（中）、High（高）4 种设置。

⑥优、缺点

a．优点：可提高组织的对比度和连续性。

b．缺点：影响图像的连续性。

● 频率/频带选择（图 8-3）

Res（resolution，释义是分辨力）：分为低、中、高 3 种设置。

Pen（penetration，释义是穿透力）：检查深部组织采用较大的穿透力显示力参数，反之，则用较小的穿透力。

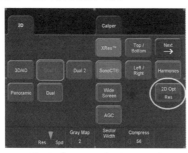

图 8-3　频率/频带选择键及图像

● 需要调整图像的分辨率、穿透力，可用选项包括以下 3 项。

①Pen：低频带穿透力强。

②Res：高频带分辨率好。

③Gen：普通模式两者兼顾。

● Harmonics：谐波成像（图 8-4）

①Harmonics：释义是谐波。

②作用：明显改善分辨率；减少边界噪声。

③心脏，表浅血管检查时建议加谐波。

④腹部及其他部位检查时选择性加谐波。

⑤往往与频率/频带选择组合应用。

a. HPen：谐波＋低频穿透力模式。

b. HRes：谐波＋高频分辨率模式。

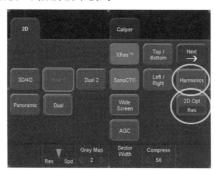

图 8-4　谐波成像选择键

● Gray Maps：灰阶图（图 8-5）

①灰色色调的数量，表示图像上从黑色到白色的不同亮度等级，灰阶范围为 128（2^7）～256（2^8）级。

②后处理参数。

③可调节图像的灰阶、对比度范围，根据医生视觉习惯，一般不调节。

● 聚焦点（Focus）：调整感兴趣范围内的图像空间分辨率。

①聚焦点过多和（或）聚焦区域过大降低帧频。

②聚焦数量：在某个深度范围内使发射或接收到的超声束变窄，提高图像的侧（横）向分辨力。

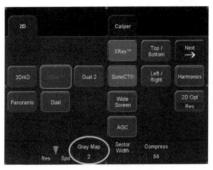

图 8-5　灰阶图选择键

a. 接收声束时，全程实时动态聚焦，仪器自动调节。

b. 发射声束时，可手动调节。

● 放大（Zoom）：包括整体放大（Read Zoom）和局部放大（Write Zoom），可提高分辨率和帧频。

相关链接

● 为使图像无闪烁感，两帧像之间的时间要小于视觉残留时间，即成像速度＞24 帧/s。

● 评价仪器优劣的主要指标：①检出低速血流的敏感度高；②抗低频噪声信号能力强。

● 赫兹（Hz）：德国物理学家赫兹于 1888 年首先证实了电波的存在，并对电磁学有很大贡献，故频率的国际单位以赫兹的名字命名。实际上赫兹是一个量词，表示数量。下面是与仪器相关的 3 个"z"

①帧频数（FR）：即每秒显示图像的帧数。

②探头频率：即每秒探头发射声波的次数。

③Nyquist 极限：每秒发射脉冲波的个数。

● PRF

①定义：是一个频率的概念，单位（Hz），通常为 2000～8000Hz。

②因其与检测流速间有一定对应关系，故超声仪上用直观的流速值来代替相应频率。

③Nyquist 极限：PRF/2，如频移超过 Nyquist 极限，则出现混叠现象。

④脉冲波重复频率（PRF）与最大采样深度关系：最大采样深度 $d_{max}=$ c/2PRF。PRF 越大，两个脉冲的间隔时间越小，最大采样深度也越小；反之，则最大采样深度越大。

● 声束向两侧扩散的角度称为扩散角。 超声波指向性优劣的指标是近场长度和扩散角。

● 超声频率越大，波长越短，则近场长度越大，扩散角越小，声束的指向性亦越好。

● 增加探头孔径（直径）也可改善声束的指向性，但是探头直径增大会降低横向分辨力。

● 解剖 M 型：是一种后处理技术。

主要优点有以下几方面

①可实时更新并调整取样线追踪移动结构。

②取样线角度可任意调节，垂直通过有关结构，测量准确，重复性好。

③可在用常规 M 型技术无法测量的心室节段或无法观察的切面进行测量。

④同时可取用多条取样线，对各个节段收缩运动定量分析，提高缺血心肌检出率，尤适用于心脏负荷试验。

● 宽景成像：全景超声成像技术、实时复合扫描成像技术、全景超声所产生的超宽视野图像是一系列移动实时图像所重叠部分，通过计算机高度重建程序形成。

● PACS：中文全名为图像存档及通信系统。包括图像存档、检索、传送、显示、处理、拷贝或打印的软件和硬件系统，采用信息技术的最新成果进行数字化管理。

● PACS 主要功能包括以下几方面：①超声图像存储；②病历管理系统；③检索病历资料；④规范诊断系统：预置各类超声诊断报告的规范化图像描述及诊断提示，并可自编超声诊断电子词典。

● 全数字化超声诊断系统：主要指波束形成过程中的数字化，比传统模拟延迟线的精度提高 10 倍以上，明显提高图像质量，且系统可靠，易升级，测量指标也相应提高。目前其基本代表了该领域的最高水平（图8-6）。

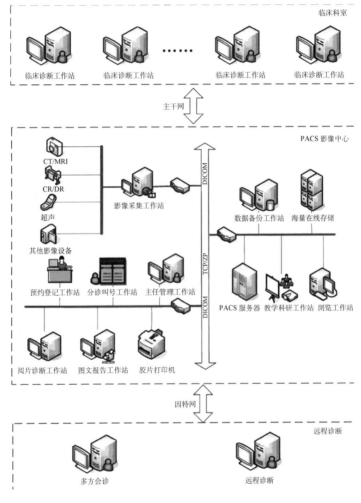

图 8-6　全院 PACS 系统

二、Color

● 什么样的 Color 图像才是清晰图像呢。

①血流叠加要自然，感觉真实。

②无明显外溢和运动伪像。

③血流信号连续、饱满。

④边界光滑。

⑤具有层次梯度。

⑥良好的空间分辨率。

⑦帧频要高，即具有良好的时间分辨率。

● ××%：彩色增益。

①CDGain 键调节。

②可放大或缩小彩色信号输出幅度，表现为彩色图像总体显示亮度的变化。

③过高则彩色信号外溢；过低则彩色信号不敏感。

④调节彩色增益至适当显示血管内血流信号为宜。

● WFxxHz：壁滤波。W：wal；F：filter，释义是过滤器。

①Filter 键调节。

②抑制低频率、高幅度的噪声信号，通常为 50～100Hz。

③低通滤波显示低速血流，如腹部和小器官等。

④高通滤波可删除低速运动信号，更好地显示高速血流，适用于心血管。

⑤降低壁滤波频率将使彩阶基线两侧的红蓝彩色间距减小。

● Scale：彩色速度标尺。

①Scale 或 PRF 键调节（scale：数值范围；PRF：脉冲重复频率；P：pulse，释义是脉冲；R：repetition，释义是重复；F：frequency，释义是频率）。

②调节原则：调至正常血管内血流信号不出现混叠现象为宜。

③检测低速血流要降低速度标尺，设置过高则彩色显示不良。

④检测高速血流要提高速度标尺，设置过低易产生人为混叠。

● Baseline：基线。

①Baseline 键调节。

②彩色多普勒基线位于彩阶红蓝色彩之间，调节后彩阶上下两端红蓝色彩长度发生改变。

③可增加单侧血流显示的最高流速值。

④流速超过单侧最高流速时，可调整基线，最多可达原流速 2 倍（但以牺牲对侧血流信号显示为代价）。

● Box Size：彩色取样框大小。

①Size 键或轨迹球旁 Set 键调节。

②调节原则：范围设置在刚好覆盖待观察区域的范围为宜。

③增大取样框和增加深度均会降低帧频。

④框大能显示毗邻关系，但帧频减小；框小帧频增大，局部清晰度高。

⑤避免全屏彩色。

- Steer：彩色取样框方向。Steer 释义是朝向。

①可减小多普勒声束与血流间的夹角，角度越小越好（<60°）。

②仅用于线阵探头。

- Invert：彩色血流反转。Invert 释义是上下倒置。

①Invert 键调节。

②可反转血流颜色，即朝向探头为蓝色，背离探头为红色。

相关链接

- 影响帧频的因素：①入射角度；② 探测深度；③探头频率；④PRF；⑤血流速度。

- 关于帧频注意事项

①过低会发生图像闪烁。

②彩色取样框越大，帧频越低，彩色灵敏度越低。

③多点聚焦数目越多，帧频越低。

④帧频越高，探测深度越小，扫描线数越少。

⑤彩色血流显像时，帧频应≥10～12 帧/s。

- 提高彩色多普勒显像时间分辨率：①减小检测深度；②缩小取样框；③调小取样容积。

- 减少彩色多普勒的杂波：①提高速度标尺；②提高彩色滤波；③降低彩色增益；④降低超声频率。

- 自相关技术

①表达不同时刻信号取值的相互关系。

②优点：高速处理数据，是实现彩色血流实时显像的基础。

③不足：只能给出不同流速平均值，不能获得最大流速值，不能用于血流定量分析。

- 彩色血流显示方式

①速度-方差显示（V-T），多用于心脏高速血流检查。

②速度显示（V），用于腹部及低速血流检查。

③方差显示（T），用于高速湍流血流检查。

④能量显示（P），用于中低速血流检查。

- CDFI 局限性

①易受多普勒角度影响。

②PRF 与最大测量速度：CDFI 血流速度会受到 Nyquist 频率极限限制，引起混叠现象，出现彩色反转（红变蓝或蓝变红）。

③探测距离与可测最大流速：成反比，两者互相制约。

④探测范围与成像速率：探测血流范围（角度、面积）越大，则取样容积越大，须分析数据量越大，帧频越小。

⑤平均流速：CDFI 显示是平均血流速度，不能用于流速定量分析（仍需 PW 完成）。

● 造成超声波频移信号混叠原因

①不恰当地移动零线。

②超声波发射 PRF 过低。

③红细胞高速运动。

④检测深度调节不当。

● 彩色优先阈值调节的意义：在彩色或能量成像中，灰阶标尺上的彩色比黑白回声优先显示，阈值有助于控制二维图像上不需要的彩色及确定血管壁内的彩色。

三、PW 和 CW

● PW 和 CW 的选择

低速（<2m/s）选择 PW，将取样容积定位于感兴趣区。高速（>2m/s）选择 CW，将聚焦点移至感兴趣区。

● PW 与 CW 比较见表 8-1。

表 8-1　PW 与 CW 比较

	发射及接收方式	主要优点	主要缺点
PW	一个（或一组）晶片发射或接收	具有距离分辨力，可进行定点血流的定量测定	最大显示频率受 PRF 限制，故在检测高速血流信号时受一定限制
CW	两个（或两组）晶片，其一连续发射，另一个连续接收	速度分辨力好，可检测高速血流信号	缺乏距离分辨力

● ××%：脉冲多普勒增益。

①PW Gain 键调节。

②调节多普勒频谱输出的幅度，即显示频谱的亮度。

③过大会出现频带增宽，甚至多普勒镜面伪像。

④调节方法：先调大增益，然后再逐渐调小，至杂波信号刚刚消失为宜。

● WFxxHz：壁滤波（W：wall；F：filter）。

①Filter 键调节。

②可调节须过滤掉的频率范围，即 xxHz 以下的频谱被滤掉。

③可降低或消除低频率高幅度噪声信号的干扰。

④低速血流选用低通滤波、低速度标尺。

⑤高速血流选用高通滤波、高速度标尺。

● SVxmm：取样容积（S：sample；V：volume）。

①Gate 键或 SVsize 调节。

②心脏：3～5mm 为宜。

③外周血管

a．诊断动脉狭窄时取样容积应尽可能小，多在 1.5mm。

b．观察血流方向、频谱特点或测量 RI、PI 时，SV 大小可为动脉内径 1/3～1/2。

● Invert：血流频谱反转。

①invert 键调节。

②调节后：朝向探头的频谱在基线下方，背离的在基线上方，不影响血流数值。

● 基线：频谱图中一条水平线。

①Baseline 键调节。

②基线代表流速为零的水平。

③改变基线位置，可达到完整显示一侧波形的目的，但以牺牲另一侧频谱波形显示为代价。

④基线调节是增加最高流速的显示方法之一。

● Angle：多普勒角度。angle 释义是角度。

①Angle 键调节。

②调节方法：angle 键标尺须与血管方向平行。

③Angle 键功能：测量多普勒角度大小，用于后处理时计算血流速度。

④角度≤60°，测值有效；角度＞60°，测值无效。

⑤Angle 键只能测量多普勒角度大小，不能通过调节此键改变角度。

例如，检查某根血管时，如已将探头放置在体表，并显示出相应频谱，此时角度已确定。如欲改变角度，可通过改变取样线方向、调整探头与患者位置，或将探头某一端加压实现。

相关链接

● 多普勒效应：说明振源与接收体之间存在运动时，所接收的振动频率发生改变的物理现象，公式如下：

$$f_d = \pm \frac{2V\cos\theta}{C} f_0$$

注：f_d 频移；f_0 入射超声频率；V 活动物体的速度（血流速度）；C 介质的声速；$\cos\theta$ 移动方向与声轴方向夹角余弦，即血流方向与声束探测方向夹角余弦。

● 关于 θ 角的知识

①余弦值的变化规律为从 1（0°）至 0（90°），角度越大，$\cos\theta$ 越小。

②多普勒角度越大，所测 V 值误差越大，故 θ 角越小越好。

③心血管检查时，θ 角≤20°。

● Doppler 技术可测最低流速≤0.5mm/s；最高＞8m/s。

● 频移在垂直方向上的宽度（频谱宽度）表示某一时刻取样容积中红细胞速度分布的范围。频谱内无频移信号的部分称为"窗"。

①频谱宽，速度范围大。

②频谱窄，速度范围小。

③层流速度范围小，频谱窄（窗大）。

④湍流速度范围大，频谱宽（充填）。

⑤频率信息强度以灰度表示,意义是取样容积内相同速度红细胞的多少。

● 层流：血细胞在血管中以相同方向做规则的分层流动，但血管断面上各点的血流速度分布不相同。

● 血管中心轴线上，血流速度最大；距管中心越远处流速越小，层流附着在血管壁上速度为零。

● 湍流：当血流在血管中流动遇到阻塞时，障碍物使流体产生加速和紊乱的旋涡喷射，血流运动变化反复无常，形成湍流。

● 提高 PW 检测流速方法

①选择较低多普勒频率。

②增加 PRF。

③减小取样框深度。

④移动基线。

● 防止频谱多普勒信号混叠的方法

①调节速度标尺。

②采用高通滤波和高速度标尺，以检测高速血流。

③移动基线，增大速度检测范围。

④减低多普勒频率，增大速度检测范围。

⑤减小取样深度，增大速度检测范围。

⑥超声入射角的校正。

● 阻力指数（RI）：RI＝（$S-D$）/S（S：收缩期峰值；D：舒张末期流速）。反映血流灌注的阻力，多用于对外周动脉阻塞的判断。一般 RI＞0.7 称高阻波，RI＜0.7 称低阻波。

● 搏动指数（PI）：PI＝（Vmax－Vmin）/Vmean（Vmax：取样容积最大流速，Vmin：取样容积谷值流速；Vmean：时间平均流速）。反映血管的搏动性，判断血管的顺应性。一般四肢动脉 PI＞5.0。当动脉血管壁弹性变差，血管顺应性下降，PI 减小。

平均压差：指瓣口两侧所有瞬时压差的平均值，是准确反映瓣口两端压力变化的指标。

第二节　超声相关物理知识

一、超声常用术语

● 超声波：超过人耳听阈上限的声波，即频率＞20 000Hz 的声波。

● 横波：质点运动方向与声束传播方向垂直的波。

● 纵波：质点运动方向与声束传播方向平行的波。

● 周期（T）：一次完整压力波变化（或震动）所需的时间。单位是秒（s）。

● 介质：具有弹性、能够传递声波的各种气体、液体、固体。

● 频率（f）：声波在介质中传播时，每秒钟完成振动的次数。单位是赫兹（Hz）。

● 波长（λ）：声波在一个周期内振动所传播的距离。单位是毫米（mm）。

● 声速（C）：声波在介质中传播，单位时间内所传播的距离。单位：（m/s）。声速只与介质的弹性系数（K）和密度（ρ）有关，遵循下列公式：

$C - \sqrt{K / \rho}$ 。

● 声速：固体＞液体＞气体，脂肪：1450m/s；骨骼：4500m/s；含气脏器：350m/s；平均：1540m/s。

● 声速随组织中蛋白质含量增加而增快，随脂肪、水分含量增加而减慢。

● 超声物理特性：机械波；$C = \lambda f$（λ：波长，f：频率，C：声速）。

● 分贝（dB）：声能量测量单位，反映两个声强的相对大小。

● 不同分贝声强对人体的影响（表 8-2）。

表 8-2　不同声强对人体的影响

声强度（dB）	对人体影响
0～20	很静、几乎感觉不到
20～40	安静、犹如轻声絮语
40～60	一般、普通室内谈话
60～70	吵闹、有损神经
70～90	很吵、神经细胞受到破坏
90～100	吵闹加剧、听力受损
100～120	难以忍受、待一分钟即暂时致聋

● 超声波属音频波，为球面波，由于波长短，其声束具指向性，但仍有扩散角，扩散角与波长、声源直径有关。

● $\mathrm{Sin}\theta \approx 1.22\lambda/D$（$\theta$ 角：半扩散角；λ：波长；D：探头直径）。为消除声束扩散，现仪器均采用声束聚焦技术。

● 声阻抗：介质密度（ρ）和声速（C）乘积，即 $Z = \rho C$。

● 界面：两种声阻抗不同物体的接触面。其存在说明该界面两侧具有声阻抗差。

● 小界面：界面尺寸小于声速波长；大界面：界面尺寸大于声速波长。

● 散射：指遇到不规则或微小的界面时，声束不规则地朝许多方向反射、折射或衍射等。

● 反射和透射：平滑大界面称镜面。声束入射至镜面时，部分能量从界面反射回原介质，称反射；而另一部分能量穿过第二种介质继续向前传播，称透射。

- 折射：当两种介质声速不同时，穿过大界面的透射声束就会偏离入射声束的方向传播。

- 绕射（衍射）：超声波在介质中传播，如遇到的物体直径<$\lambda/2$时，则绕过该物体继续向前传播。

- 衰减：超声波在介质中传播，声能随传播距离增加而减小。

- 衰减原因：吸收、反射、散射、扩散。

- 探头工作基本原理：压电效应和逆压电效应。 使用压电陶瓷元件来实现机械能（超声波）和电能（超声仪提供和处理的电信号）间相互转换。

- 压电效应：在压电材料（压电晶片）上施加压力或拉力，压力材料则产生电荷，即机械能转变成电能，接受超声波。

- 逆压电效应：压电材料在交变电场中交替压缩和舒张产生振动，即由电能转变为机械能，发出超声波。

- 目前，超声探头常用的压电陶瓷元件成分是钛酸钡、钛酸铅或锆钛酸铅构建。

- 变频探头：具有较宽频率范围的探头。 如 Acuson-v4c 探头可有2.5MHz、3.5MHz、4.0MHz 等频率。

- 宽频探头：采用短脉冲，发射频带很宽，如 2.0～12.0MHz。

- 人体组织声衰减一般规律

①骨＞软骨＞肌腱＞肝、肾＞血液＞尿液、胆汁。

②组织、体液中蛋白成分尤其胶原蛋白成分越多，衰减越快。

③组织、体液中水分含量越多，衰减越慢。 组织中钙质成分越多，衰减也越快。

- 分辨率：超声在人体软组织中传播时，显示器上能够区分声束中两个细小目标的能力或最小距离。

- 分辨率受多种因素影响

①频率。

②脉冲宽度。

③声束宽度。

④声场远近和能量分布。

⑤探头类型和仪器功能。

- 纵向分辨率：指辨别位于声束轴线上两个目标间距离的能力。理论上纵向分辨率为$\lambda/2$。

- 横向分辨率：辨别位于声束轴线垂直平面上的两个目标之间距离的能力。

- 横向分辨率与下列因素有关。

①与探头厚度方向上声束宽度聚焦性能有关，等于声束有效宽度。

②与探头厚度方向上曲面的聚焦性能有关。

③厚度聚焦最佳区的横向分辨率最好。

● 提高探头频率既可提高横向分辨率，也可提高纵向分辨率。

● 穿透力：超声波在介质中传播能到达最大深度的能力。 与声衰减系数有关，与频率成正比。

● 近场：近声源段超声场声束比较平行，似圆柱形，称近场。

● 远场：远离声源段超声场声束开始扩散，其束宽随距离增大而增大，似去顶的圆锥体，称远场。

● 评价超声指向性优劣指标是近场长度和扩散角。

● 关于聚焦技术的知识

①声透镜聚焦只能提高横向分辨率。

②电子环阵相控阵可提高横向和侧向分辨率。

③电子聚焦可达到全程动态接收聚焦。

④二维多阵元探头聚焦效果更好。

● 声压：衡量介质中声波强弱的物理量。

● 声强：单位时间内通过与声波传播方向垂直的单位面积能量。通常用 I 表示。单位 W/cm^2。

● 诊断用声强范围：$0.002 \sim 0.5 W/cm^2$。

● 诊断用声强 $<0.1 W/cm^2$ 时对人体无害。

● 利用伯努利方程计算跨瓣压差易低估。

原因：

①图像质量差，未记录到最大流速信号。

②声束方向与最大血流束方向不平行。

③心律失常患者，如主动脉瓣狭窄患者，不同时间测量跨瓣压差可为 $35 \sim 100mmHg$。

二、超声生物学效应和安全性

● 超声生物学效应及其产生机制

①热效应：超声传播时，部分超声能量经摩擦、传导等转换为热能。诊断用超声因声强低，通常 mW/cm^2 级，不会造成温度明显升高。

②空化作用：强功率超声照射下，局部组织产生压力升高或降低交替变化，使液体"断裂"，形成气体微泡。

③诊断用超声对细胞畸变、染色体、组织器官的影响，均在进行实验

研究。

● 空化是指存在于液体中的微气泡在声波作用下振动，当声压达到一定值时发生生长和崩溃的动力学过程。

● ALARA 原则（as low as reasonably achievable principle）：在保证获得必要的超声诊断信息前提下，用尽可能小的声强，在尽可能短的时间内完成检查。

●MI 和 TI：超声输出指数分两类，即机械指数（MI）和热指数（TI），它们分别表示当时的输出超声使生物组织产生机械效应和温升的难易程度。温升不超过 1℃是安全的。

●MI：只是机械效应产生的可能估计，MI 越高，可能性越大。

●TI：只是温度升高的相对标志，只表明温度升高的难易程度。

● 关于人体不同部位超声辐射强度安全性

①不同人体软组织对超声辐射的敏感程度不同。

②胚胎和眼球组织均属敏感器官，要求低剂量辐射。

③尽可能采用最低输出功率，减少检查时间。

●MI 通常应＜1.0，胎儿＜0.3，眼＜0.1。

●TI 通常应＜1.0，胎儿＜0.4，眼＜0.2。

● 对妊娠 3 个月以内的胎儿应尽量不做超声检查，如必须检查时，应降低能量输出，缩短检查时间。

● 对 3 个月以上胎儿的脑、眼、心脏及生殖器检查时，时间应在 3～5min。

三、超声成像技术

概述

● 近年来超声成像技术发展迅速，目前，除常规超声成像技术外，还有三维成像、彩色多普勒能量图、彩色多普勒速度能量图、组织多普勒成像、谐波成像。

三维成像

● 静态、动态和实时三维成像

①静态：采用自由臂扫查式的声束扫查和三维数据采集需要一定时间，每扫查一次只能重建一幅静止图像。

②动态：能连续显示脏器的三维图像的方式。

③实时：三维成像速度达到 24 帧/s，是最有前景的高速成像技术。

● 三维成像显示方式：表面成像技术、透明成像技术、总体显影技术。

● 容积探头：将二维探头和摆动机械封装在一起，操作者将此一体化探头指向所需探测部位，机械装置就可驱动晶片做扇形或环形扫查，系统能自动采集三维数据，并实时显像。

- 血管三维成像的应用

①显示心血管结构空间方位与毗邻关系。

②心血管结构形态学研究。

③动态三维 CDFI。

④定量研究，如心腔体积和心功能测定、心肌声学造影三维重建。

⑤心包积液、面积及异常心内血流定量测定。

- 腹部与妇产科三维成像的应用

①显示器官或病变内部及周围液腔。

②可观察病变形态、范围、大小、深浅与表面轮廓等。

③血管三维图像重建，了解脏器内血管走向、分支畸形、血栓等。

④幼儿颅脑检查，显示脑实质、脑室、脑血管等立体影像。

⑤观察脏器立体解剖关系，显示病变性质与程度。

彩色多普勒能量图（CDE）

- CDE：利用血中红细胞密度、散射强度或能量分布，即单位面积下红细胞通过数量及信号振幅大小进行成像，无方向性。

- 优点

①无彩色混叠现象。

②非角度依赖性。

③血流显示灵敏度高，可显示平均速度为零的灌注区。

- 缺点

①不能显示血流速度、方向和状态，但方向性能量多普勒除外。

②易产生组织运动引起的闪烁伪像。

- 应用范围

①实质脏器血流灌注显示。

②肿瘤血管检测。如结合超声造影，肿瘤血管显示更丰富。

③炎性组织血流检测。

④血管病变检测。

⑤血管三维重建。

彩色多普勒速度能量图（CCD）

- 即具有方向性的 CDE，克服其缺点而保留优点，具有血流平均速度和方向，保持 CDE 敏感度。从信号中消除固定的杂波、噪声和闪烁伪像，并联合选配彩色以显示能量与平均流速。

- 应用范围：能显示内径<0.2cm 的动、静脉血流及其血管内壁。

①鉴别管道是否为血管性。

②表达流速快慢。

③显示血流起源、走向、时相，判别血流性质。

④指引频谱多普勒取样位置。

组织多普勒成像（TDI）

- TDI：采用低通滤波器检测心脏室壁反射的低频高振幅信号，同时滤除血流反射的高频低振幅信号，对代表心肌运动的多普勒频移信息进行彩色编码。

- 应用范围

①检测室性心律失常。

②检测预激综合征旁道。

③引导射频消融术。

④评价起搏器电极起搏效果和缺血心肌活性。

- 不足

①过低帧频可遗漏快速变化的加速变化起始点和某些传导过程。

②心脏不同结构间、室壁不同层次心肌运动的作用，均可造成其他伪像。

③TDI 加速度模式不能检测隐匿性预激综合征中房室结双径路。

④室性心律失常可干扰异位起搏点观察。

谐波成像

- 基本原理：利用人体回波中谐波非线性现象所形成的声像图。根据非线性因素不同分成组织谐波成像、对比谐波成像。

- 组织谐波成像：可消除基波噪声和干扰、旁瓣产生的混响，改善信噪比，提高图像质量和对病灶检测能力。

- 对比谐波成像：也称造影谐波成像，是利用造影剂的非线性振动产生的谐波进行成像的技术。

- 自然组织谐波作用：增加界面分辨率、清晰度及信噪比。

- 应用范围

①增强心肌和心内膜信号。

②增强心腔内声学造影剂的回声信号。

③增强细微病变分辨能力。

④减少近场伪像及混响。

附：超声诊断技术发展

超声成像简史（表8-3）

表8-3 超声成像简史

1950s A 型	回声图
1960s M 型	M 型超声心动图
1970s B 型	2D 声像图
1980s 双功能	2D 声像图+多普勒频谱
1990s 三功能	2D＋PW/CW＋CDFI
1990s 三维	三维声像图

20 世纪现代超声显像的三次革命

● 1972 年灰阶超声成像仪问世，进入现代影像技术显示软组织结构新纪元。

● 20 世纪 80 年代，CDFI 问世，扩展了超声诊断的范围。

● 20 世纪 90 年代末，谐波成像及造影谐波成像技术在临床应用。

第三节 超声伪像

● 超声伪像：超声显示的断层图像与相应解剖断面图像间存在的差异，表现为声像中回声信息特殊的增添、减少和失真。

● 了解伪像的意义

①更科学地解释声像图。

②避免伪像可能引起的误诊或漏诊。

③利用某些特征性伪像帮助诊断和鉴别诊断。

一、2D 伪像

● 混响：超声垂直照射到平整界面，如胸壁、腹壁，超声波在探头和界面间多次反射。混响形态呈等距多条回声，回声强度依深度递减。

● 振铃伪像：超声束在多个微气泡包裹的少许液体中强烈地来回反射，产生很长的条状图像干扰。

- 切片（断层）厚度伪像：亦称部分容积效应伪像。指超声束较宽，即超声断层扫描时断层较厚引起。

- 旁瓣伪像：由主声束以外的旁瓣反射造成。低档超声仪较为严重，谐波成像有助于消除。

- 声影：扫描声束遇到声衰减程度很高的物质，如骨骼、结石、瘢痕等，声束完全被遮挡时，在其后方出现条状无回声区。

- 各向异性伪像：多见于肌肉骨骼系统的超声检查中的肌腱、韧带、神经和肌肉组织。因声束不能同时保持与肌腱各部分纤维呈垂直方向，形成肌腱的回声强弱不同，甚至低至无回声。

- 侧边声影和"回声失落"：声束通过囊边缘或肾上、下极侧边时，可由于入射角大于临界角而产生侧边声影或"回声失落"。

后方回声增强：由于 TGC 对于几乎无衰减的液体仍在起作用，当声束通过囊性结构等衰减少的器官或病变时，其后方回声增强。

- 镜面伪像：常在右肋缘下扫查右肝和横膈时出现，遇到声阻差很大的肺界面，可发生镜面伪像，也称多途径反射伪像。

- 棱镜伪像：常发生于腹部近正中线横断面扫查时如腹直肌横断面。

- 散射体伪像：肥胖体型经腹壁扫查时，深部内脏结构如胰腺等的图像出现大量细小点状回声。

- 声速失真：声速差别过大所致失真伪像。 肥胖症皮下脂肪厚度超声测量误差是由于声速失真伪像导致。

相关链接

- 较弱混响伪像可使肝、胆囊、肾、膀胱等器官的浅表部位出现假回声；强烈的混响多见于含气的肺和肠腔表面，产生强烈的多次反射伴有后方声影，俗称"气体反射"。

- 超声束在器官组织的异物内（亦称"靶"内）来回反射，产生特征性的"彗星尾"征，也称为内部混响。常见于子宫内节育器、胆囊腺肌增生症的胆固醇结晶等。

- 部分容积效应伪像常见于肝的小囊肿内出现的细小点状回声，回声来源是囊肿旁的部分肝实质，与超声束较宽有关。

- 关于旁瓣和主瓣

①声束由一个大的主瓣和一些小的旁瓣组成。

②超声成像主要由主瓣的反射信号组成。

③旁瓣的回波方向有偏差，易产生伪像。

- 旁瓣伪像常见于以下两种情况

①在结石、异物、肠气等强回声组织团两侧出现"披纱"征或"狗耳"征。

②胆囊底部可出现"沉积物"似胆泥形成。

● 边缘模糊的声影常是胸膜-肺气体反射伪像或"彗尾征"后方的伴随现象。

● 镜面伪像总是位于实像深方，由"多途径反射"造成。

● 妊娠早期子宫在腹部横断面扫查时，子宫内的单胎囊可能出现重复胎囊伪像，将探头方向改为矢状断面，该伪像消失。

● 散射体伪像是因为声束通过厚层胸腹壁皮下脂肪等软组织——散射体大量散射的缘故。利用组织谐波技术可以使图像适当改善。

● 超声诊断仪显示屏上的厘米标志是按平均软组织声速（1540m/s）来设定的。对肝、脾等进行测量时不会产生明显的误差；对声速过低或过高的组织，如大的脂肪瘤或胎儿股骨测量时产生测值过大或过小的现象。

● 深呼吸可造成脏器的运动幅度增加，无血流但出现彩色信号称为彩色多普勒闪烁伪像。故控制呼吸运动可消除闪烁伪像。

二、CDFI伪像

概述

CDFI伪像分以下4类：有血流，彩色信号过少成缺失；有血流，彩色信号过多；无血流，出现彩色信号；血流方向、速度表达有误。

有血流，彩色信号过少或缺失

● 多普勒超声衰减伪像：多见，即彩色信号分布不均，呈"浅表血供多，深部少或无血供"，如深部器官血流（如肾实质）、深静脉较难显示。

● 原因

①多普勒增益过小。

②聚焦不当。

③滤波设置过高。

④声束与血流方向近乎垂直。

⑤测低速血流时，不适当地采用较低频率探头。

有血流，彩色信号过多

● 原因

①多普勒增益过高，出现"彩色外溢"现象，滤波设置过低。

②仪器因素：多普勒血流信号空间分辨力差，表现为彩点粗大外溢。

无血流，出现彩色信号

● 原因

①速度设置过低。

②多普勒增益过高。

③快闪伪像：多见于表现有结晶的、不光滑的尿路结石，彩色信号位于结石回声的影像及声影内。

④组织震颤：类似高速血流、被检者发声振动的现象引起"组织马赛克征"。

⑤输尿管口喷尿："火苗"征。

血流方向、速度表达有误

- 彩色混叠：PRF 过低，测高速血流时，采用高频率探头或提高 Doppler 频率。

- 方向翻转键设置不当或探头倒置。

- 血管走行自然弯曲。

（赵　波　杜起军　闫敏芳）

第 9 章 值班备忘录

第一节 急诊特点与医生素质

- 发病急，要求迅速处置。
- 患者病情重，医务人员责任重。
- 病情变化快，要求医生有预见性。
- 病变广泛，考验医生知识面。
- 病情复杂，考查医生专业知识深度。
- 可单发、可群发，须仔细询问。
- 患者生命或有危险，要求医务人员有高度的责任心。

急诊分析原则

- 症状与体征：尽可能用一种疾病解释。
- 常见病与罕见病：优先考虑常见病。
- 器质性与功能性：先考虑器质性。
- 辅助检查与初步诊断：辅助检查的结果应能解释临床表现。

（注：急诊中与超声相关主要症状，如疼痛、出血、呼吸困难，其中腹痛最多见）

第二节 急性腹痛

分类

- 真性内脏痛。
- 体性痛。
- 牵涉痛。

机制

- 内脏痛：消化道平滑肌痉挛或强力收缩→管壁突然扩张→强烈化学刺激及缺血等作用于内脏→传入神经末梢产生冲动→定位模糊的弥散性钝痛。
- 体性痛：脏器病变累及脊髓性感觉神经→上行传导达丘脑→达大脑皮

质→尖锐、定位明确的局部疼痛。

- 牵涉痛：由于病变器官与牵涉疼痛部位具有相同脊髓节段后根神经支配或传入神经元沿相同中枢途径传导冲动→刺激体壁内面→远隔部位疼痛。

诊断思路

- 鉴别腹痛与急腹症

①内科急性腹痛：多为功能性或神经反射性，宜药物治疗。

②外科或妇产科急腹症：某器官突发器质性病变所致，常突然发作，急剧进展，可有腹膜刺激征或内出血综合征，宜手术治疗。

腹痛原发病变性质及临床特点

- 炎症性：腹痛＋发热＋压痛或腹肌紧张。
- 脏器穿孔性：突发持续性腹痛＋腹膜刺激征＋气腹。
- 梗阻性：阵发性腹痛＋呕吐＋腹胀＋排泄障碍。
- 出血性：腹痛＋隐性出血或显性出血（呕血、便血、血尿）＋失血性休克。
- 缺血性：持续腹痛＋随缺血、坏死而出现的腹膜刺激征。
- 损伤性：外伤＋腹痛＋腹膜炎或内出血症候群。
- 功能紊乱性等：腹痛无明确定位＋精神因素＋全身性疾病史。

与腹痛相关各系统主要疾病

- 胃肠疾病：①消化道穿孔；②肠梗阻；③Meckel 憩室；④嵌顿疝；⑤阑尾炎；⑥肿瘤。
- 肝胆胰疾病：①急性胆囊、胆管炎；②肝脓肿；③肝肿瘤破裂；④急性胰腺炎。
- 胸部疾病：①肺炎及胸膜炎；②肺栓塞；③心绞痛及心肌梗死。
- 脾相关疾病：①脾梗死；②脾破裂。
- 泌尿系统疾病：①输尿管结石；②肾绞痛；③尿潴留；④膀胱破裂；⑤肾梗死；⑥睾丸炎或睾丸扭转。
- 腹腔血管疾病：①主动脉、腹腔动脉瘤破裂；②急性缺血性结肠炎，如肠系膜血栓形成。
- 腹腔、腹膜疾病：①腹腔内脓肿、膈下脓肿；②腹膜炎。
- 妇产科疾病：①异位妊娠破裂；②卵巢肿瘤扭转；③卵巢囊肿破裂；④盆腔肿瘤。
- 其他：带状疱疹。

常见腹痛病变部位（表 9-1）

表 9-1　常见腹痛部位与病变关系

	腹痛部位	病变名称
上腹痛	右上腹	急性胆囊炎，胆石症，十二指肠溃疡穿孔，右膈下脓肿，肝脓肿
	中上腹	溃疡病穿孔，急性胰腺炎，阑尾炎早期
	左上腹	急性胰腺炎，胃穿孔，脾区病变，脾周围病变，脾梗死，膈下脓肿
脐周		小肠梗阻，阑尾炎早期，胃、肠炎，憩室炎
下腹痛	右下腹	阑尾炎，右嵌顿疝，肠梗阻，肠穿孔，肠结核，肿瘤
	中下腹	盆腔脏器，如异位妊娠、卵巢囊肿扭转、盆腔脓肿等
	左下腹	左嵌顿疝，乙状结肠扭转，结肠癌

第三节　急性胸痛

病因与特点

● 各种病变和理化因素刺激分布在该部位的感觉神经末梢，产生痛觉冲动，兴奋传导到大脑皮质的痛觉中枢，引起胸痛。

● 心、肺、大血管及食管的传入神经进入同一胸背神经节，不同部位脏器疼痛具有相似特征。

● 背神经节重叠了自上而下的 3 个节段神经纤维，源自胸部的疾病表现为更广范围的疼痛（上自颌部，下至腹部）。

与胸痛相关的主要疾病

● 高危性胸痛：①急性心肌梗死；②急性冠状动脉综合征；③主动脉夹层；④心脏压塞；⑤肺栓塞；⑥张力性气胸；⑦食管损伤。

● 低危性胸痛：①不稳定型心绞痛；②冠状动脉痉挛；③变异性心绞痛；④心肌炎；⑤气胸；⑥纵隔炎；⑦食管撕裂；⑧胆囊炎；⑨胰腺炎。

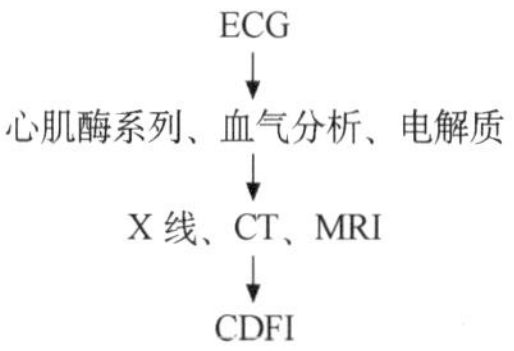

胸痛辅助检查顺序见图 9-1。
相关链接

● "岔气"：胸廓由肋骨、胸骨、胸椎体、

ECG
↓
心肌酶系列、血气分析、电解质
↓
X 线、CT、MRI
↓
CDFI

图 9-1　胸痛辅助检查顺序

肌肉、韧带组成，有大小关节共 60 个，在长时间肌肉、韧带群不对称、不定部位关节错位时，形成胸廓小关节紊乱综合征。

- 对气胸（尤其左侧）进行 UCG 检查时，可能在正常左侧胸前扫查心脏未显示，原因主要为胸腔内气体压缩肺使心脏裸露面消失所致。对策是做胸透。
- 张力性气胸：为气管、支气管或肺损伤处形成活瓣，气体随每次吸气进入胸膜腔并累积，致胸膜腔压力高于大气压，又称高压性气胸。
- 急性肺栓塞"三高"：高致残率、高致死率、高误诊率。美国每年新发病例 70 万例，未经治疗病死率高达 30%。

第四节　超声医师值班备忘

- 急诊患者往往体位受限，必要时医师可在患者左侧检查。
- 急诊患者不一定必须空腹，诊断时予以综合考虑。
- 膀胱未充盈时可置尿管，注入生理盐水。
- 可根据需要扩大检查范围，不必拘泥原申请检查部位，思路要开阔。
- 肝、脾、肾、胰损伤患者病情常危急，应床旁检查，减少搬动。
- 发现有肝破裂或腹腔存在游离液体，须再检查脾、肾等其他脏器。
- 肝、脾、肾、胰检查未见异常，但腹腔有游离积液，不能排除损伤，须进一步检查。
- 行非手术治疗时患者需动态观察。
- 临床有典型输尿管结石表现，但声像图正常，仍不能排除该病。
- 少数脾外伤患者常在外伤后数日至 2 周出现延迟性脾破裂，如腹腔内出现游离液体，不能排除脾破裂。
- 急性胰腺炎早期声像图可正常，且患者腹痛剧烈、腹肌紧张、胰腺周围积气均影响图像质量，必要时复查。
- 肾外伤患者应常规检查对侧肾，声像图正常者，不能除外轻度肾损伤。
- 临床疑诊睾丸扭转时应注意时效性且宜动态观察。
- 急性静脉血栓探头加压时力度至相邻动脉轻微被压瘪即可，防止血栓脱落。

（杜起军　杨国庆　佟乃琑）

主要参考文献